コレラ、クロロホルム、医の科学

近代疫学の創始者ジョン・スノウ

訳　井上　栄

CHOLERA, CHLOROFORM,
AND THE
SCIENCE OF MEDICINE

A Life of John Snow

Peter Vinten-Johansen
Howard Brody
Nigel Paneth
Stephen Rachman
Michael Rip
with the assistance of David Zuck

メディカル・サイエンス・インターナショナル

Authorized translation of the original English edition,
"Cholera, Chloroform, and the Science of Medicine: A Life of John Snow",
First Edition
by Peter Vinten-Johansen, Howard Brody, Nigel Paneth, Stephen Rachman,
Michael Rip

Printed and Bound in Japan

コレラ、クロロホルム、医の科学

近代疫学の創始者
ジョン・スノウ

まえがき

この本は、英国ビクトリア時代の前期に活躍した医師、ジョン・スノウ〔一八一三～五八〕の生涯と業績に強い興味を持つミシガン州立大学の五人の教授の共同研究の成果である。我々が仕事を始めた頃、ある人は我々をやや当惑させるあだ名「snowflake（スノウフレーク）」〔flake には「変人」の意もある〕と呼んだが、五人はくっついたフレーク《剥片》であった。教育や専門がみな異なっていたので、五人の間にいつも調和があったわけでもない。ピーター・ヴィンテン＝ヨハンセンはヨーロッパ出身の知的な歴史家、ハワード・ブロディは哲学者‐医学者、ニジェル・パネスは疫学者‐医学者、スティーブン・ラックマンは米文学・文化歴史家、マイケル・リップは医学地理学者‐疫学者である。我々は、スノウの著作と医学史における彼の意義について、かなり異なる観点をもってこのプロジェクトを始めた。全員が、一八五四年のロンドンのコレラ流行に関する彼の調査は非凡な業績であると同意したので、その事件を比較的短い伝記としてまとめようと考えた。いくつかの共同執筆原稿やプレゼン資料が出来て、スノウに関する共通の認識が生まれた。しかし我々は徐々に、包括的かつ学際的な伝記にすることこそがスノウのためでもあると考えるようになった。

我々の観点では、スノウの麻酔と疫学の研究成果は互いに関連するものである。彼は一八三〇年代に医学教育を受けた。この時代、新しい医学世代は、医学を化学や比較解剖学などの医学に並行する科学と関連させた科学的医学として作り変えようとしていた。並行科学のなかに基盤をおくことの最終目的は、臨床家の洞察力を強化し、公衆衛生を改善することである。スノウはこの方向性を完全に納得し、彼の短い人生のなかでこの未来像を実現させたのであった。

彼は最初、治療している患者の呼吸器疾患に特別の興味を持ち、動物実験を行い、その知見や症例報告を医学集会や医学雑誌で発表した。一八四六年にエーテル麻酔のニュースが米国からロンドンに届いたとき、彼はすでに呼吸器病と呼吸生理学の専門家で、それから二年もしないうちに彼はブリテン島—さらには島外でも—最も成功した麻酔科医になっていた。一九四八年の秋「アジアコレラ」がロンドンに到達したとき、彼は気体の法則、呼吸生理学、麻酔薬について理解しており、この恐ろしい病気の性質と伝播に関する当時の理論に疑問をもった。その翌年、彼は考えをまとめた予備的な二つの論文を発表した。その時から四五歳で亡くなる一八五八年の六月まで、彼は麻酔を実施し、新しい麻酔薬に関する実験を動物および自分自身を使って行いながら、コレラ集団発生の情報を追跡した。彼は、実践の麻酔医であり疫学者であったのだ。

我々がこの解釈に至るまで五年がかかった。しかしその間、他の学者が描いてきた彼の断片的な生涯と遺産によって悩まされた。無礼を働きたいわけではない。それどころか、英国・米国の麻酔医・疫学者のスノウに関する仕事に賞賛の念をもって感謝したい。ジョン・スノウ記念講演会は毎年、麻酔と疫学の両分野で行われている。一九八〇年代中頃から研究者たちは、スノウの初期の生活について見直し始めた。たとえば、スノウの麻酔に関する主要論文の編集、彼の晩年の十年間の症例報告への注釈づけ、伝記の自費出版があり、また歴史的-社会学的観点からの博士論文が書かれた。我々の考えでは、今こそこれらの研究成果を取込んで、臨床医かつ学際的な思想家としてのスノウに関する総合的研究を行う時である。

我々はアンソロジー（詩撰）でなくモノグラフ（一つのテーマに関する研究書）を作るため、チームリーダーかつ最終校閲者を選んだ。さまざまな理由で、ピーター・ヴィンテン＝ヨハンセンがこの役割を担ったので、彼が筆頭著者である。本書は共同作業の産物なので、あとの共著者名はアルファベット順にした。特定の章の「おもな執筆者」を指名したが、チーム全員で各章の大幅な編集と改訂を行った。プロジェクトが始まって二年目に、麻酔医を退職して医学史家として活動しているデイビッド・ザックを知った。彼の研究者および編集者としての貢献は大きかったので、本書の扉ページに感謝の印として名前を入れた。しかし、読みやすくするために彼が強く示唆した「英国主義」や麻酔の詳細な議論を入れることができなかったことは言っておかなくてはならない。

ジョン・スノウの著作の検索、単語解析、年代比較、地図や画像に関しては次のウェブサイトを参照されたい。http://msu.edu/epi/johnsnow

ミシガン州イーストランシング　　P・V-J

〔　〕は訳者注。原書脚注の一部を【　】で本文に入れた。上記注の文字サイズは小さくした。

H・B
N・P
S・R
M・R

謝辞

我々は、この研究に援助をいただいた次のたくさんの方々に感謝します。ミシガン州立大学図書館の特別収集課のピーター・バーグ、図書館間貸借担当係のマイケル・マックセオイン、目録編集者のアン・シルバーマン（退職）、人文書誌学者のアグネス・H・ウィッダー。ミシガン州立大学オナーズカレッジ（Honors College）〔優秀な学生を集めたコース〕から任命された教授補佐のジョシュア・コーテイド、クリスチン・スラッタリー、ジェリス・スチューランド、ダモン・ウィリアムズ。またミシガン州立大学では次の方々から研究の助けを受けた。ライマン・ブリッグズ校のジェニファー・ベッグズ、文学部のアンドルー・ビーラクジック、オナーズカレッジのダン・ヘッセ、歴史学理学博士候補のアン・フォレスター・バーカー。人間医学部のデブラ・ムルルーニーとタルメッジ・ホームズ。ミシガン大学図書館では、タウブマン医学図書館のシャビール・ボクスワラ、ブール棚施設技術操作調整員のキャロル・マッケンドリー、ブール棚施設技術図書館補佐のドーン・ウォーレス。米国立医学図書館では、医学歴史部門のスティーブ・グリーンバーグとベスティ・チューニス、収集品利用課のケン・ニルズ。カナダでは、ブリティッシュコロンビア大学ウッドワード生物医学図書館司書のリー・ペリー。英国では、ロンドン薬剤師協会記録管理人のディー・クック、ニューカッスル文学哲学協会司書のケイ・イーソン、ロンドンのギルドール図書館手書き原稿保管人のスティーブン・フリース、ロンドンのチェアリングクロス地区図書館司書補佐のハワード・R・ヘーグ、ロンドンのウェルカム歴史研究所のフェーブ・ハーキンスと故ロイ・ポーター、ニューカッスル市図書館司書補佐パトリシア・シェルドン、ヨーク市ボースウィック歴史研究所記録保管人のクリストファー・ウェブ。

個人名は出さないが次の施設の方々にも助けてもらった。ロンドン首都文書館（昔の大ロンドン記録局）、ミシガン大学タウブマン医学センター、ロンドンのウェルカム歴史研究所、ヨーク市中央参照図書館。

特定の事項については次の方々と議論をさせていただいた。アンソニー・アシュクロフト、フランク・A・バレット、チャールズ・クローナー、クライブ・ダベンホール、アンドルー・ディーン、ラスティ・ドドソン、パメラ・ギルバート、ビル・ヘンリック、ウィリアム・C・ホフマン、ジョエル・ハウエル、ダニエル・カーンズ、デイビッド・P・ラッシュ、カリ・マックレオド、アーサー・ロビンソン、キャサリン・シェンク＝イグレシアス。

ロサンゼルスのカリフォルニア大学公衆衛生校疫学部門のラルフ・R・フレリクス獣医学および公衆衛生学博士は、ジョン・スノウに関する広範なウェブサイトを維持しており、スノウが調査したコレラ集団発生の場所と地図作成に関し我々と議論した。H・スペンス・ガルブレイス医学博士はスノウの幼年時代と親戚関係についての疲れを知らない研究者であり、いくつかの初期の原稿を読んでいただき、また彼ののちに投稿論文となる原稿を送っていただいた。オックスフォード大学出版局は、ノートルダム大学のクリストファー・ハムリンに原稿の一部に関しコメントを頼んだ。彼からは、我々の改訂に役立つ極めて詳細な報告書をいただいた。米国立アレルギー感染症研究所のデイビッド・M・モレンズ医学博士にはいくつかの章の原稿を読んでいただき、十九世紀のコレラの歴史に関し助言をいただいた。

我々はこの長期にわたる企画を通して、ミシガン州立大学生命科学倫理人文科学センターおよび同大学疫学部門の教授会と職員から知的、情的、技術的、金銭的援助を受けた。一九九七〜九八年のミシガン州立大学全学研究グラントによってこの企画は効果的に発足し、その二年後の一九九九年、我々は研究チームとして同大学ファイ・カッパ・ファイ栄誉協会から学際奨学優秀賞を受けた。その賞金は研究費用と本書を制作するためのさまざまな費用に使った。さらに同大学疫学部門と中西部大学国際活動連合組合からは、共著者マイケル・リップの英国での研究のための渡航費用の一部を補助していただいた。

目次

序　章

一八三九年から四一年の間のある日、ジョン・スノウは一匹のモルモットを水に溺れさせた。モルモットは二分間で死に、彼は一時間後に解剖を始めた。心臓は完全な形であり、右側は血液でいっぱいで、左側はほとんど空であることが観察された。肺表面は空気に触れたときに赤味が増した。そのとき驚いたことに、右の心耳（心房の一部）の部分がピクピクと動いた。彼は気管を開いて、蘇生を行った。心室が動き始め、左心房（肺からの血液が入る場所）の表面を通して酸素で赤くなった血液を見ることができた。心臓は弱い収縮を続け、血液を送り出すことはできなかったが、四五分間拍動した。

これは死んだモルモットの組織を再活性化しようとした実験だが、スノウにどんな意図があったのか？　乳児に肺蘇生術を行うための生理学的基礎を確立しようとする、呼吸と仮死の研究の過程で行われたものであった。ウィリアム・コーウェンホーヴェンが一九五〇年代に心肺蘇生術を開発した時よりも、スノウの時の方がより未知の問題があったのだが、彼はそれに対処したのだ。一八四〇年代、スノウが引用したデータによれば新生児二十人に一人が死産であり、それはまさに出産時での窒息で起こっていた。慣習でなく原理に基づいたどんな方法がそのような児を蘇生させるかを彼は考えた。当時たくさんのやり方があった。新生児の顔に冷水を浴びせる、顔を温水に沈める、口から児の口へ息を吹き込む、鞴《ふいご》を使って酸素濃度の高い空気で肺を膨らませる、電気ショックを与える、など。これらの方法はそれぞれ利点があるがリスクもあると彼は認めていた。

スノウにとって、「あらゆる動物の生命に必須である」呼吸は基本的な生理学的原理であり、呼吸を直接的に回復する手段が最も適切である。冷水をかけるのも、温水に沈めるのも、皮膚に電気ショックを与えるのも、どれも神経系を刺激し呼吸を促進するが、それは間接的であり、直接的な人工呼吸をできるだけ早く行うべきである、と彼は考えた。しかし、肺に息を吹き込むことで呼吸を正常にさせることは不自然であり、そのような空気は二酸化炭素ガスを多く含む。また通常よく使われる鞴では肺を膨らませ過ぎになり、新生児の肺に傷害となると危惧した。

スノウは、一八四一年十月のウェストミンスター医学協会集会で新生児を考慮した蘇生器具の発表をした。それは鞴の危険性をなくしたものである。二つの小さな注射器が並んでついている。各注射器には弁が二つ付いており、ピストンを引いて一つの弁を介して空気を吸い込み、次に押して他の弁を介して吸った空気を排出する〔小さな鞴が二つ並んだようなもの〕。一つの注射器につながれた管の先は口の上において肺からの空気を吸い出し、それを外部に排出する。もう一つの注射器では新鮮な空気を吸い込む管〔温水につけてある〕で空気を温め、その空気を鼻の上に吹き出す。スノウの考案したこの人工呼吸器は、生理学的原理を適切に応用することで、広く現実にある医学的、社会的問題を実践的に解決するものであった。

病気を理解することは、正常機能の基本パターンを明らかにすることになるので、スノウにとって仮死は、呼吸の基本パターンを明らかにする重要な対象であった。呼吸は、第一にガスの化学的交換─空気からの酸素と血液からの炭酸ガスとの交換─である。このことは最初十八世紀にラボアジエによって、のち一八三七年にハインリヒ・マグヌスにより詳しく明らかになった。スノウは、生物に物理学や化学の一般的な力とは別の、特殊な生命力を想定した昔の生気論《せいきろん》を論破する生理学者や化学者を賞賛した。スノウの頭にあったのは、呼吸は生命に必須のものであるが、それはすべて物理化学的な力を導くのと同じ原則に従っており、生気論は認められない。ガス交換は「生命の過程でなく、単なる有機化学的作用である。空気を機械的に取り入れる状態が同じならば、生前でも死後でも呼吸は続く。」窒息は成人にも小児にも特別な症状経過を引き起こすということは認められていたが、何がそれを引き起こすのかには意見の違いがあった。ビシャは、酸素欠乏になった静脈血が再循環するとき毒として働くと結論した。それは正しいのか？　それとも、「静脈血中の炭酸の毒性効果」なのか？　もしそうなら、炭酸ガスは肺で作られたのか、それとも毛細血管内で作られたのか？　他の悩ましい議論もあった。循環は心臓の機械的作用で起こるのか、それとも血液中の化学交換で起こるのか？　動物の熱発生はこの化学的交換の結果なのか？　仮死はなぜ高体温時に起こりやすいのか？

スノウは、ウェストミンスター医学協会集会での新生児蘇生に関する発表でこれらすべての疑問に回答した。彼が最も信頼できると考えたことを引用し、彼自身の実験結果でそれを補足したのであった。ビシャが静脈血は毒であると言ったのは言い過ぎであると彼は考えた。というのは、呼吸が再開されれば静脈血の悪い効果は残らないからである。彼は、小動物と鳥を使った十八回の一連の実験で、炭酸ガスの障害効果はその物理的性質（血液中の濃度と溶解度）に依存するのであって、その毒性効果ではないことを見出していた。実験動物を窒素ガスや水素ガス中に置くと窒息することから、窒息は酸素がないことで起きるのだ。アリソン、エドワーズ、ライドの実験結果も同様に、酸素-炭酸ガス交換および熱と血流の発生は毛細血管中で起き、高体温はそのガス交換を促進することを示唆していた。

ではスノウは、窒息させたモルモットの蘇生実験から何を学んだのか？ 彼は、生と死の境界は固定されたものでなく、心臓は死後も酸素によって刺激される能力を保持していると仮定した。この実験的、理論的基盤のもとに、仮死状態で生まれた新生児に彼の人工蘇生器を使うことを医師たちに勧めた。新しい生理学は、呼吸は生命としての鍵であり、仮死患者には酸素が適切な刺激物質であることを示した。他の処置は良くて間接的であり、最悪の場合には有害である。とりわけ彼は、加温を避けることを勧めた―加温は医師の昔ながらの処置法であり、王立人道協会の推奨法であったのだが―。蘇生のために新生児が温浴させられた場合、高温で新しい空気が供給されない状態では、血液中に残った酸素はより速く炭酸ガスと交換されて仮死状態を促進する。当時の臨床手技に疑問を呈するだけでなく、彼の研究は仮死から子宮や尾状核や脳幹での呼吸とガス交換にまで及んだ。

スノウは、臨床の問題に科学の面から対処するようになった。一八四一年の発表では次のように言った。「丈夫な子供でさえ生まれた瞬間に呼吸をしているのではない。しかし臍帯《さいたい》を指の間で押さえるとすぐに呼吸が開始する。」 七年後の一八四八年十一月一日水曜日の朝、彼は難産例にアドバイスを求められた。何人かの子供を長引いたお産で苦労して生んだストラカンという女性が、次のお産で苦しんでいた。彼女は苦しみ、疲れ、我慢ができず、何か楽になることがないかを知りたがった。スノウは中程度の量のクロロホルムを与えた。彼女はすぐに楽になって分娩時間（二時間半）のあいだ軽い無意識状態にあり、女児を生んだ。しかし児は「仮死状態で、呼吸は一分に一回程度であった。…冷水を顔に浴びせると呼吸は少し速くなったが、唇はなお黒ずみ、四肢には力が入っていなかった。」とはいえ出てきた臍帯は拍動していた。後産《あとざん》が出てくる直前に、スノウは臍帯を親指と人差し指の間で押さえた。児は直後に呼吸を自然に始めた。彼が臍帯を緩めると呼吸は弱くなった。臍帯を縛ると児はよく呼吸し、速やかに回復した【スノウ「症例ノート」】。何年も前からの彼の生理学探究で予想されたように、呼吸を刺激することで仮死を解決したのだ。このようにして研究は実践になった。彼は生理学と化学の知識を使って、一見死んで生まれた新生児を救う仕事をしたのだ【仮死に関するスノウの研究は London Medical Gazette 29(1841–42):222–27 を参照】。

スノウの時代、科学的な医療実践には、慣習や確立された権威とはそぐわない技術を使うことがあった。また、人間は動物と異なるものでなく、動物の進化の一部分であるという世界観が必要であった。ロンドンのハンター医学校で学んだ比較解剖学と生理学を用いて、彼は一八四一年の仮死に関する発表を次の比較で終えた。「道徳家は、人間は他のいかなる動物より虚弱で無力な条件で存在すると言います。しかしそれは間違っています。というのは、有袋類を除いて、猫の仔や目を閉じて生まれるすべての動物は母親と一緒にいてもらうことで与えられる熱なしには生きられません。実際、彼らは自身の適切な体温を保つことができないといわれています。一方、月満ちて生まれた人間の子供は寒さから保護されれば体温を保てるのです。」 スノウの生命に対する観点では、新生児は世間でいわれるほどには無防備でない。出生時の体温は、人間の呼吸力、回復力を示すものであり、科学を知る臨床医にとっては、適切な手段によって見かけ上の死から生を回復する人間の適応力である。

＊　＊　＊

ジョン・スノウは今まで、すべてにおいて模範的であることを意味する「完全な医師」といわれてきた。しかしこれまでは示唆的な話ばかりで、明確な根拠は示されていなかった【Shephard 1965】。彼は、一八三八年に二五歳で外科医‐薬剤師の資格を得たとき、すでに十一年間の医学訓練と診療経験を持っていた。ニューカッスル産院付属の外科医‐薬剤師のところで見習いを六年間、次に、助産術もやる二人の薬剤師の助手を三年間務めていた。その後ロンドンでの医学校時代、産科に興味を持つ医師から医学を学び、王立産院で働く医師から助産術と女性・子供の病気を学んだ。資格を取ってから彼はロンドンのソーホー地区で一般開業医 general practioner（GP）として働き、多くの出産にも立会った。「臍帯を指で押さえれば無呼吸の新生児が空気を吸うようになる」と一八四一年に言ったこの若い臨床家は、たぶん数百の出産にすでに立会っていたのだろう。当時、臨床経験で彼以上の医者はいただろうが、彼は、医学の並行科学といわれるものに臨床実践の基盤をおく若い医師のグループに属していた。彼は解剖学の教育で有名なロンドンのハンター医学校で学んだ。そこには、欧州大陸での生理学と化学の進展に興味を持った教員がおり、その一部はエジンバラで教育を受けていた。そして、比較解剖学とラマルクの進化生物学の最新のアイデアを教えてくれる教員がいたのである〔ダーウィンの進化論『種の起源』が出版されたのは、スノウ死後の一八五九年〕。

スノウが医学校で向き合った反生気論哲学は、一八三〇年代の最先端の思想であった。その思想の影響で彼は、科学的医学は年長の同僚のなかで主流であった（ベッドサイドの）経験医学とは別個のものと主張した。臨床の手技については、彼の選んだ専門にふさわしい科学部門での最新の研究に基礎をおく、という取り組み方をした。医学的および社会的に考慮すべき問題に直面したとき―新生児が窒息死する率は恐ろしく高かった―彼は呼吸に関する文献を調べ、さまざまな動物を使って実験し、科学原理に従って機能する蘇生装置を考案した。一八四七年のエーテルやクロロホルムの投与は、単なる試行錯誤的な研究ではなく科学原理に基礎をおいた研究であったが、その考え方と過程はすでに彼の初期の仮死に関する研究に見られる。一八四七年考案のエーテル吸入器では、麻酔によって管理された仮死状態を作ることができた―これは、彼が一八四一年に考案した蘇生装置と逆の原理のものであった。ウェストミンスター医学協会の同僚と同様に、スノウの理論的、研究的興味はいつも実際の問題から生まれ、そして実際に応用される結果を生み出した。当時の英国の医学界では、医学研究者と臨床家とはイコールであった。

スノウは、欧州大陸やスコットランドの思想の導入者であったと同時に、ほどほどの急進的医学者の典型であった。この動きは下院への参政権を一部広げた（スノウの父はその時までに不動産保有者になっており参政権を得た）一八三一〜三二年の第一次選挙法改正と関連しており、急進派は、三つの医業階級（内科医 physician、外科医 surgeon、薬剤師 apothecary）を廃止し、かわりに医学教育、医師資格を一つにまとめ、民主的な医師免許認定機関を設立するという計画を煽った。一八三〇年代、ハンター医学校とウェストミンスター医学協会は、急進派とほどほどの急進派の温床であった。スノウが好きな教師はエジンバラ大学で医学博士（MD）を得ていたが、王立内科医師会 Royal College of Physicians〔医師免許試験を行う組織〕の権力に抗議してロンドンでの医師免許の取得を拒否した。しかしスノウは煽動家ではなかった。三つの資格を取得し、そしてその後は既成の組織に冷たかった。ウェストミンスター医学協会で仮死新生児の蘇生の発表をした二八歳の「スノウ氏」は外科医‐薬剤師であり、その後の呼び方では「一般開業医（GP）」であった。しかし三年後、ロンドン大学でMDを取得したので、「スノウ博士」と名乗ることができた。たしかに彼は自分の将来性を高め「専門医」として診療することを望んだが、彼が付き合った医学の同僚は急進派で、ときおり彼は既成の医学組織とは反対の立場に立った。

動物実験から新生児蘇生装置の発明までの仕事は、のちに彼を有名にする麻酔法の仕事での科学的手法につながっている。さらに彼は、当時の公衆衛生問題にも深い興味をもち、コレラという新しい大疫病に科学的観点から立ち向かった。一八五八年に亡くなるまで、彼は麻酔法の第一人者としての華々しい経歴と、公衆衛生・疫学での新しい冒険を巧みにこなしたのであった。

一八五五年の証言

一八五五年三月五日はスノウにとっていつもの忙しい月曜日であった。彼の住むサックビル街から二、三ブロック北に離れたハノーバースクエアの歯科医のところへ行った。抜歯の患者の麻酔をするためだ。患者には合併症があった。その歯科医は患者（若い男で名前はテューダー）が「虚弱体質」なので、クロロホルム処置に危険があるのではと心配していた。スノウは二人にすべてはうまく行くと安心させ、テューダーの脈をとったが、それは弱かった。スノウが患者に痛みはなく怖いことはないと言うと、患者はリラックスして、脈は強くなった。そのあとすぐにクロロホルムを投与した。何も問題は起こらず、脈も変わらず、歯科医は二本の歯を抜いた。

次に西のハイドパークへ向かって歩いた。メイフェア地区に寄り、中年の男にクロロホルムを処置した。その患者はスタフォードシャーから来ており、大腿骨中の壊死組織を取り除くための二度目の手術を受けようとしていた。外科医はボウマン氏で、スノウの長年の同僚である。結果は成功で、スノウの観点からは、患者は麻酔によく耐えた。その日の三度目の麻酔例は、南ロンドンのクラパム・コモン近くの患者であった。そこへ行くのにテムズ川を渡り、ワンズワース街道に沿って歩いた。そこは一八四九年にコレラ集団発生のあった場所で、それを彼の最初の評論『コレラの伝染様式について』に書いていた。もう一人の同僚シュピッタ博士が、叔父の膀胱結石を砕くための装置を膀胱に挿入した。スノウが麻酔を始めてからの最初の十年間は、抜歯例が膀胱結石粉砕例より多かった。三番目に多かったのは結石摘出術（膀胱を切開して結石を取り除く）で、乳癌、痔、肛門瘻《ろう》、兎唇《としん》、出産と続く。麻酔術は医療のなかで日常のものになっていた。スノウは、ほぼ十二年間で五千例以上の麻酔を実施した。ロンドンのあらゆる場所、あらゆる職業の人々、考えられる限りの種類の病気に対処した。

これらの訪問のあいだに、一八五五年三月の月曜の午後、ウェストミンスター寺院近くの国会議事堂で証言をする時間を持ったのだ。「有害物の除去および疾病予防法案」に関する公衆衛生特別委員会であった。議会の委員会は、英国の人口過密地区での衛生状態に関して四半世紀のあいだデータを集め、専門家の証言を聴取してきた。衛生向上運動は医学界から出たものであった。毒性の蒸気（沼地や居住者が出す腐敗物からの瘴気《しょうき》、ミアズマ）が、一八三一年以来イングランドで数万人を殺してきたコレラなどの病気の主要な原因である、というのである。この運動が制定させようとした法律は、汚物源と環境からの臭気を除去し、汚水処理を改善し、水道会社に清浄な飲料水を供給させようとするものである。特別委員会の議案は、悪臭や毒性気体を発する、いわゆる「不快業種」を規制する権限を役人に与える、というものだった。その業種とは、ガス製造業、骨処理業者、石鹸製造業、獣脂業、腸線紡ぎ業、染料製造業、造園業、農業用堆肥製造業である。衛生改革派は、少なくとも体質性疾患に良くない、そしてコレラ流行の伝播と原因になると思われる汚染物質で居住地域を汚すような業種を規制しようとした。しかし、骨処理業者であるヘンリー・ナイトと彼が代表をしている不快業種の組合は、法案が通れば彼らの仕事が無くなると信じていた。彼はスノウに会ったことはなく議論したこともなかったが、スノウを医学を専門とする証人として提案したのだった。

スノウと「不快業種」との関係は、完全に知的なものであった。ナイトは、スノウの本『コレラの伝染様式について』の改訂増補版を読んでいた。三回のコレラの流行（一八三一～三二、一八四八～四九、一八五三～五四年）は、この病気に特有な「病原物質」を飲み込んだことで広がったとの理論である。スノウは、コレラの原因として瘴気や臭気の吸入（環境からであろうが死体からであろうが）を除外した。この議論が彼の二つの記念すべきコレラ論文の特徴であり、二十一世紀に至る彼の評判の基盤となっている。一つは、テムズ川から別々に取水する水道会社二社が引いた水道水を飲んだロンドンの三二地区での死亡率の違いの分析であり、もう一つは、ゴールデンスクエアで多くの人が死んだ流行をブロード街のポンプの汚染と関係づけたことである。ナイト氏は、「公衆の健康を確保する手段は、有用な業種と干渉しない」というスノウの考えに関心をもった。スノウはそのとき、四二歳の真摯な医師としてロンドン医学協会会長であった。また英国でのエーテルとクロロホルム麻酔の主導者であり、二年前にはビクトリア女王がレオポルド王子を出

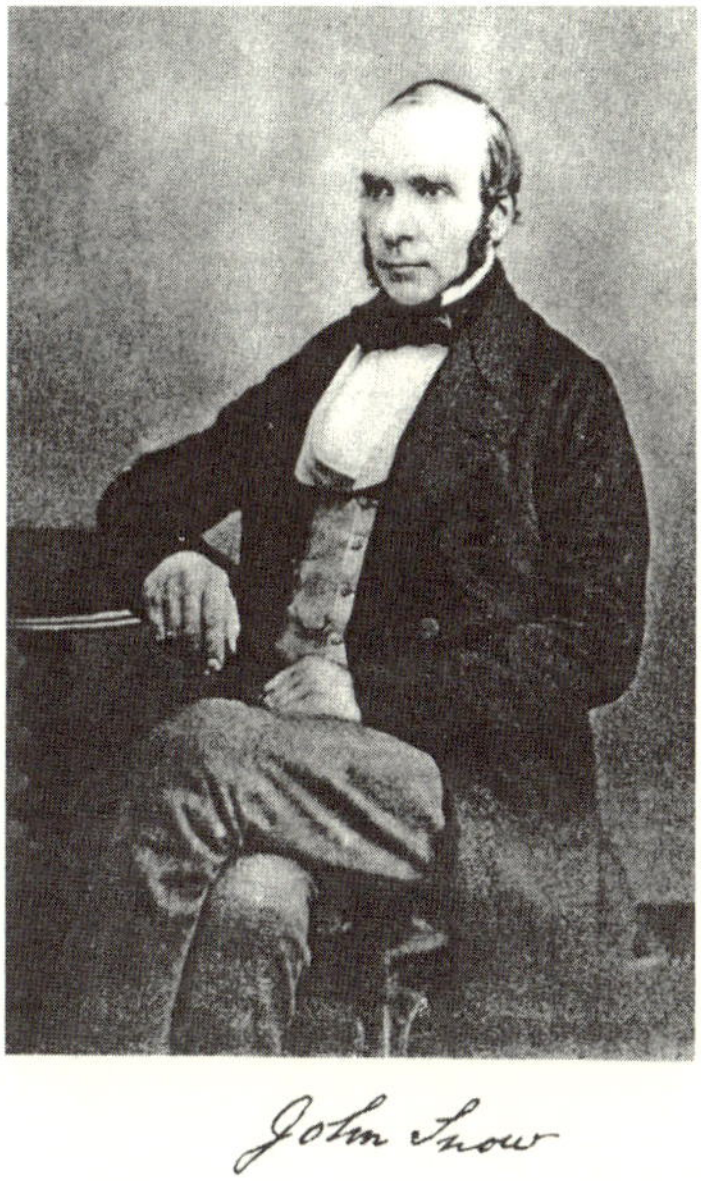

ジョン・スノウの写真（1850 年代半ば）

産したときにクロロホルムを使い、これはヨーロッパで出産に麻酔を使った最初の例として一般に認められていた。それにもかかわらず、彼の同世代の人々は、彼のコレラ理論と役に立つ提言を信用していなかった。

スノウは、証言の前置きで次にように言った。「私は疫病（とくにコレラ）および公衆衛生全般に大きな関心を払ってきました。そして、いわゆる不快業種に関し次のような結論に至りました。それらの職業の多くは疫病の広がりを助長しませんし、また公衆の健康に害を与えません。もしそれが有害であるとすれば、その職業に従事している人たちが最も害を受けるはずですが、私が知る限り、そのようなことはありません。気体拡散の法則によれば、その人たちに害がなければ、その場所から離れたところにいる他の人たちに害はあり得ません。」スノウにとって要点は、「不快業種」は我々の嗅覚に不快であるが、その労働者に害がなければ一般住民に病気を起こすことはない、ということだ。彼は長年の研究、とくに最近は麻酔薬の研究から、ガスは近距離で高濃度のときだけ害を及ぼすことを知っていた。それゆえ不快臭物質の最も近くにいる人が病気でなければ、そのような職業がどうして病気を起こす気体をまき散らすのか？　ある現代人は、汚染に寛容なスノウの公衆衛生の観念に異議を唱えるかもしれないが、家畜解体業者はコレラや他の疫病を広げていないという彼の結論はまともなものであった。

しかし「有害物の除去および疾病予防法案」に関する公衆衛生特別委員会の委員長ベンジャミン・ホール卿と十二人の委員はガス拡散の法則を知らず、驚くことではないが、スノウの前置きに驚愕した。委員長は尋ねた。「委員は理解しましたか？　骨煮沸のときの臭気がいかに不快でも、あなたはその地区の住民の健康を侵害しないとのお考えですか?」　スノウは答えた。「それが私の意見です。」　委員会は彼を追求し矛盾を探そうとした。廃馬解体業者の庭に接して住んでも害がないなら、すべての動物からの物質は無害なのか?　スノウの答えは「いいえ、疫病は病人から出る〈特別の動物性毒〉〔病原微生物のこと〕によって伝播し、他の人に同じ病気を起こし、その物質は極めて有害であると私は信じています。しかし動物に属する物質、つまり通常の腐敗物質は人間に病気を起こしません。」「では植物の腐敗物質はどうか、それは人に病気を起こさないとお考えですか?」「起こしません。マラリア熱（当時その原因は不確定であった）はたぶん例外ですが。しかしロンドンには、私の知る職業で腐敗する植物・動物からの物質で病気を起こすものはありません。」〔マラリアは〈mal 悪い＋aria 空気〉で瘴気を意味し、沼地から生じる瘴気がこの病気を起こすと信じられていた。実際は沼地にいる蚊がマラリア原虫を媒介することをロナルド・ロスが一八九八年に発見し、一九〇二年のノーベル生理学・医学賞を受賞した。〕

しかしホール委員長は、人の消費に適さない動物を扱う廃馬解体業に関するスノウの話を信じなかった。「腐った馬肉の山から出る極めて不快な臭気は周りの住民の健康に有害でないのですか?」　スノウは「有害ではありません」とくり返し言ったあと、次の質問者に答えた。「腐敗で発生したガスは、非常に高濃度の場合は突然死を起こします。しかし死なないで回復した場合、発熱もなく病気 illness でもありません。」　他の委員がこの論点をさらに明確にしようとし、二回のやり取りのあとスノウに訊いた。「ガスによる突然死の場合にはその人の身体に損傷はない、とあなたは委員会に証言するのですか?」　スノウは注意深く前と別な言葉で答えた。「発熱はなく、特別の疾患 disease でもありません。」　しかしグリーン委員はスノウの言った意味が分からなかった。「多数の死体がある保管室へ入った人が重症になり、時にはそれが原因で死ぬことがあるのを知らないのですか?」「知っています。ガスが極めて高濃度の場合、毒となり死を起こします。」しかし死の原因は気体拡散の法則に結果するもので、瘴気論の結果ではない。ガス毒は疾患の原因ではないのだ。「人体内で自己を再生産」する毒だけがその人に疾患を起こし、他の人に同じ疾患を起こすのである。それにもかかわらず、スノウの説明はもう一人の委員を混乱させた。「生きている人間からの排出物は危険であると言うのですね?」スノウはイエスと答え、「疾患で死んだ人からの排出物もそうです」と補足した。他の委員が質問した。「単なる動物の腐敗物は危険ではないのですね?」それは正しい、とスノウは答えた。

この時点で委員会は次の議題へ移った。しかしこの議会でのやり取りで、疫病伝播についてのスノウの理論を垣間見ることができ、また、彼と当時の議会有力者との間の隔たりがわかる。同時にまた、スノウの考えと彼の一八五八年の死のあと二、三十年間に成立した病原細菌論 germ theory との違いも分かる。スノウの理論は、「特別の動物性毒」の伝達 communication の考えに基づいている〔「communicable disease 伝染病」の語源はここにある〕。この考えが議会委員会を混乱させたように、彼の言葉は舌足らずだった。スノウの時代、たとえばコレラ、チフス、麻疹を起こす病原体（細菌やウイルス）は（分離培養、観察、分類の意味で）未知であった。それにもかかわらずスノウは医学的、社会的証拠に基づき、コレラや他の疫病は一人の人から他の人へとうつり、特定の病原体は他の人に別の疾患を起こすことはないと信じていた。しかし病原体は未知であったにもかかわらず、彼は疫病の特徴を知っており、疫病が人、家、町、都市、国、大陸からいかに他へ伝達するかの仮説を立てた。さらに、人体に疾患を起こす生物が同定されていようがいまいが、公衆衛生上の予防手段を策定するための伝播経路は十分に明らかであった。

議会の委員会はスノウの理論を信じがたいものと見なし、当時の指導的な医学週刊誌「ランセットLancet」は、スノウは経験医学への反逆者であり、暴利をむさぼる、「嫌な臭いがする」組合の一味であると考えた。彼の証言は、「疾病を起こす蒸気、瘴気、あらゆる種類の忌まわしい物」を製造し、「隣人を傷害して自身を肥やす」人たちを支持するものであった。ランセット誌の編集者〔トマス・ワクリー〕にとって同様に癪《しゃく》なのは、スノウが未実証の理論を公開討論の場で使ったことであった。ランセット誌は誇張して書いた。「この証拠は科学的なのか？　それは首尾一貫しているのか？　理論に目がくらむことなく問題を研究した人の経験と合致するものなのか？」　不快業種からの煙霧が周りに住む人々を病気にしている証拠は十分にあった。

経験を積み普通の観察力を持った医師ならば、同じ状況を日ごろ観察しない者はいない。それなのになぜスノウ博士の意見は風変わりなのか？　彼は証明する事実を持っているのか？　否！である。彼は、コレラ毒は飲み込んだ時だけ有害！との理論をもっている。肺はこの動物性毒に耐えるが、腸管が入り口である。すべてのコレラ症例は前のコレラ症例があって起こり、コレラ患者が排出した糞便を飲み込んで起こることにスノウ博士は満足している。非常に良いことだ！　しかし我々がこれを認めるなら、どうして腐敗する動物からのガスが無害となるのか？　…この論理が道理を満足させないとしても、理論を満足させる。そして我々は皆、理論はしばしば道理より横暴であることを知っている。事実なのは、スノウ博士が衛生の真実を引き出した源泉は下水道である。彼の住居は洞窟、下水管である。自分の趣味にはまり込んで、マンホールに落ち、そこから出られずにいる。…スノウ博士にとって脱出は不可能だ。我々は彼のもとから去ろう。【ランセット誌一八五五年六月二三日号634ページ】

ランセット誌のこの痛烈な批評は、スノウの考えが最初に発表されたときに世間に与えた侮辱に共鳴したものである。スノウの主張の最も不愉快な点―コレラ犠牲者は他人の糞便を飲んだ―に囚われ、ランセット誌にはスノウ自身が不快職業そのものに見えたのであった。現代の我々は、通常の分解物は病気の原因でないと考えたスノウとは意見を異にする。というのは、分解物や腐敗物には病気を起こす細菌や真菌も関与しているからだ。しかし骨処理業や他の不快業種に関連する「ガス病原体―スノウは無害と考えた―」は、コレラや他の疫病は起こさない。このことに関しては、スノウは（少なくともランセット誌より）正しかった。

＊＊＊

スノウの人生での二つの面―モルモットを切裂く男と議会で切裂かれる男―は、彼が歩んだ医学の道そのものである。彼の経歴は呼吸と仮死の生理学の研究から始まり、一八四六年以降は麻酔薬の研究とその投与へと進んだ。一八四八年に英国で第二次コレラ流行が起こったとき、この病気は基本的に通常の熱性疾患であると考えられていたのだが、彼はガス法則、呼吸メカニズム、ヒト生理学を理解していたので、それに疑問を持つようになった。またこの挿話は、彼が「特別の動物性毒」説とその公衆衛生への効果を明確にしようとしたときに彼が直面した壁を示している。

ランセット誌の論説は彼の理論を怪しげと見なした。基本的な意見の違いは、未知のことが多いなかでどの説を信頼するか、どの権威に従うかであった。その時代に病原菌は発見されておらず、未知のことが多いなかで多くの意見があったのである。スノウが議会の委員会で証言してから亡くなるまでの三年の間、彼はロンドンの医学出版物と医学界および社会のなかで自身の衛生思想を主張し続けた。一八六六年の第四次コレラ流行後に彼の正しさは証明されたが、存命中にはかなわなかった。とはいえ、ヨークシャーの単純労働者の息子であり、ソーホーの貧乏な医者になったスノウが、このような評判を得ることを誰が想像できただろうか？

第一章　ヨーク、ニューカッスル（一八一三〜三三年）

古い歴史を持つ英国ヨーク市の諸聖徒ノース通り教会〔図1・1〕に付属する美しい風景の墓地へ行くと、ジョン・スノウの生まれに関してわずかに残された確実な痕跡に触れることができる。それはスノウ家の区画で、市当局が教会内土葬を禁じる直前に埋葬されたスノウ家の四人の墓石がある。ミックルゲート区はウーズ川の南、四十エーカー〔約十六万平米〕ほどの広さの地で、そこにある六つの教会の一つがこの教会である。この区にはノース通りという道路が走り、それに隣接してタンナー（Tanner）路地、タンナー小径《こみち》、タンナー小路《こうじ》などと呼ばれる道がある〔図1・2〕。タンナーとは、昔からの地場産業の革鞣《なめ》し tanning を意味している。建物は、住居、工芸店、製粉所、倉庫などが混在していた。市の南部、西部の後背地から穀物や農産物を運ぶ荷車、中央市場へ向かう牛、大型馬車はすべて、ミックルゲート通り入口城門に集まり、点検を受け、通行料を取られた。北部、西部からの商品はウーズ川上流の支流であるスウェール川を介し、平底船や小型船で下流へ運ばれてウーズ川の埠頭《ふとう》で降ろされた。またロンドンやニューカッスルなどからの荷は、北海からハンバー入江を通ってウーズ川上流のヨークへ来た。空になった船には、ヨークシャーの牛や農産物、さまざまな商品が積まれた。大きな倉庫が川沿いに並んであり、流れの遅い川が定期的に氾濫するとき、低地のノース通りにある家を守る堤防の役をした。船や馬車の運送関係の労働者は引っぱりだこだった。埠頭とノース通りの間は小路が結んでいた。ミックルゲート通りがノース通りと交わった近くにウーズ橋があった。これは、川向こうの市の北部とを結ぶ唯一の荷車および歩行者用の橋であった。

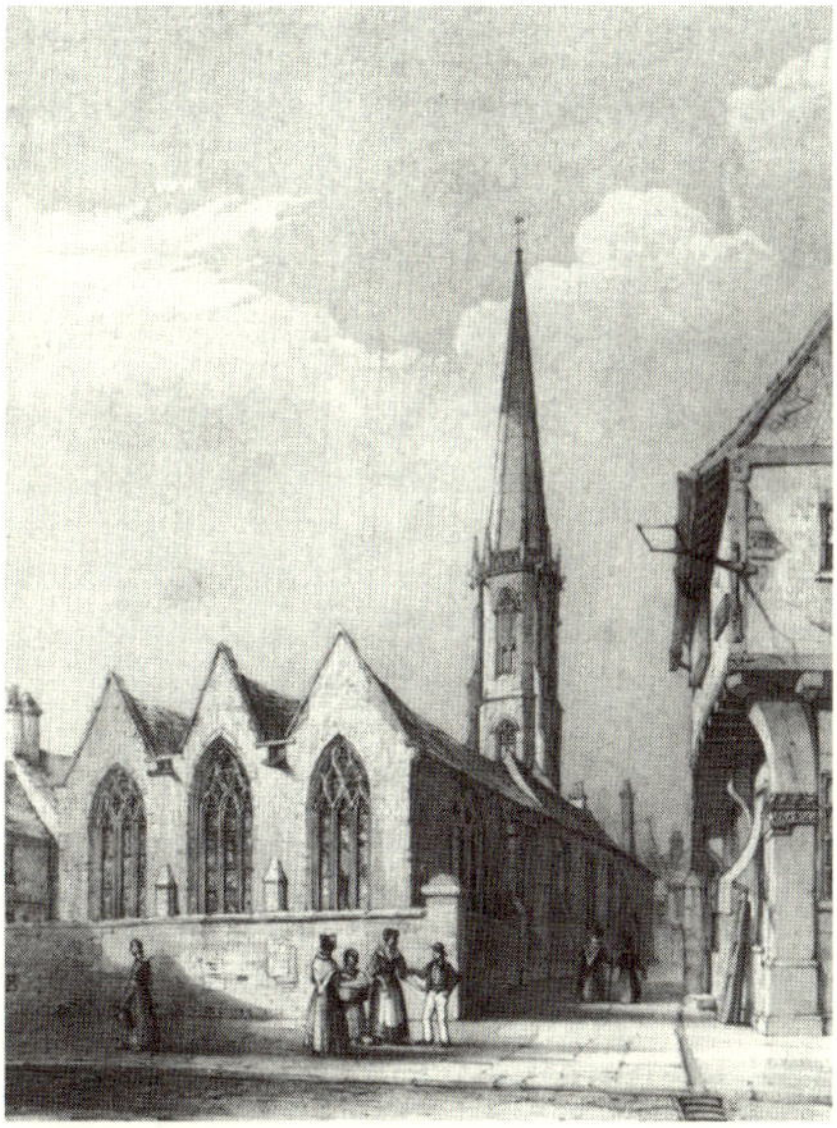

図1・1　諸聖徒ノース通り教会（1840年）
（挿絵画家F・ベッドフォード）

十九世紀初頭、ヨーク市は二千年に及ぶ歴史の痕跡を残し、なお城壁に囲まれた都市であった。城壁の基礎は、ローマ時代に帝国の小さな前哨基地として造られ、何世紀にもわたって拡大、補修されて、ヨークは自治都市となった。ある通りの名はゲート gate で終わるが、これは中世デンマーク語の「通り」に由来し、九世紀にバイキングによって占領されたことを示している。しかし中世後期までにヨークは大聖堂のある都市となり、二つの川が合流し、かつ後背地からの道路が集まる地の利から、イングランド北部の中心地と

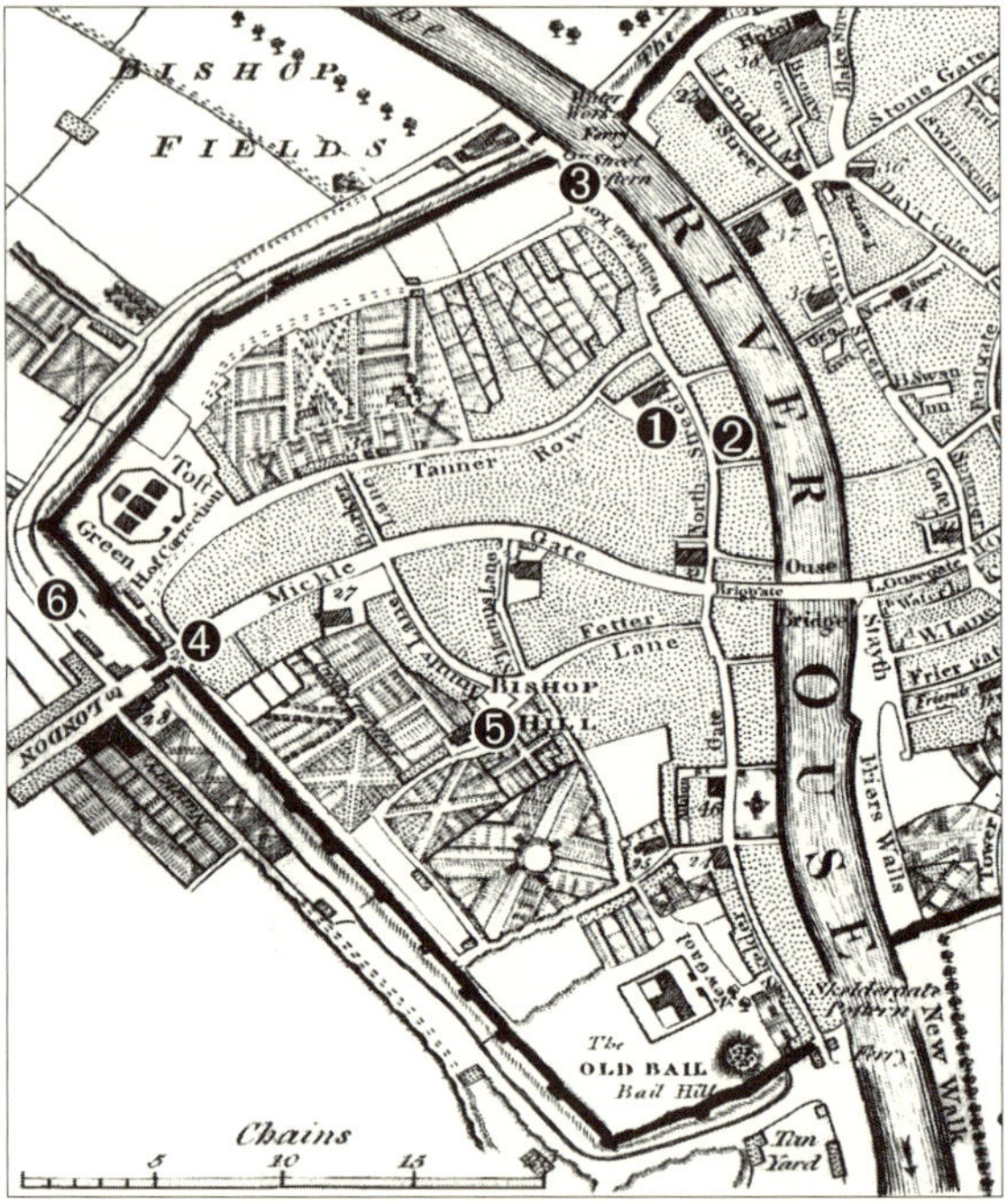

図 1・2　ミックルゲート区

❶諸聖徒ノース通り教会。❷スノウ家住居およびスノウの生誕地と思われる場所。❸ノース通りからウェリントン街へ。1820 年代にスノウ家はここへ移った。❹ミックルゲート城門。❺ドッズワース学校。ここにスノウが 1819〜27 年に通ったと思われる。❻クイーン通り。スノウはここへ 1825 年に移った。（ハーグローブの図を一部修正）

なった。十九世紀になったばかりのころ、埠頭やマーケット広場は賑わっており、九千人として計画された場所に二倍近い人々が住んでいた。産業革命時、イングランドの他の地域では経済生活が変容し、社会関係が攪乱され、風景が変化したが、ヨークでは職人組合が勢力を持っていた。市長は城壁外の土地が市の四つの区に属していることを示すために、毎年そこを馬で巡回する儀式を行った。

　ミックルゲート区のとくに川に近い街路は、スノウがいたときでさえ不衛生な場所であった。数世紀にわたって、ノース通り北端付近から取ったウーズ川の水を家庭用水としていた。一六七〇年代、市はヨーク水道会社に給水を依頼した。会社は一世紀以上にわたって比較的きれいな水をそこから取水していた。北部三区の顧客は裏庭や中庭の水槽につないだ水道管からの水を使ったが、ミックルゲート区の顧客は少なかった。そこでは水圧が低く、供給がときどき止まったからである。ウーズ橋の下にある木の貯留槽は、橋の交通量が多くしばしば漏水を起こした。そのため、とくに諸聖徒ノース通り教区の住民の多くは、近くの浅井戸や川からの水を直接使った。どの水の質も良いものではなかった。ノース通り取水口より下流の水は、渡し舟の近くにある家畜飼育場の糞便で汚れていた。教区のほとんどの家の便器は地下の汚水溜めにつながっていて、業者が来て定期的にそれを空にしていたが、ある家では処理料金を払わないですむように汚水溜めを直接川につなげていた。

人間の排泄物および産業廃棄物処理に関する、似たような条例違反は川の上流にもあった。また、ウーズ川は市街地の真ん中を流れるので水質は下流になるほど悪化し、川がスケルダーゲート取水口や南の郊外に達するとより汚くなっていた。ウーズ川の氾濫原にあるすべての井戸は、氾濫時に水が流れ込み汚染された。鞣し工場やマーケット広場から流れ出た水は、井戸水を供給する泉を汚染し、また井戸壁の裂け目を通って井戸水を直接汚染した。市内の地下水面は、墓地からの浸透水や共同野菜農園に撒いた糞尿からの漏出水で汚染された。ウーズ川近辺の衛生状態は悪かったのだが、ヨークの南でウーズ川に合流する支流フォス川沿いのワルムゲート区およびモンク区の東と南東の教区の状態はさらに悪かった。合流地点に造られた閘門によってフォス川は淀み、隣り合った沼地には近くの家からの悪臭がする下水が流れ込んでいた。十八世紀の市当局は水供給と衛生の問題は避けられない困りごとと考えていたが、この問題は一八二〇年代の衛生改革の先駆者たちの関心事となった。その頃ヨーク市の人口は二万二〇〇〇人と、一八〇一年の二五％増になっていた。そのような不衛生環境下で、フランシス・スノウ〔＝ファニー・アスカム。ジョン・スノウの母親〕は健康に成人した八人の子を育てた【この数は例外的なものである。当時、五歳以下の子供の死亡率は四四％であったので、スノウ家では母乳を長期に与え、幼児期の栄養が良く、個人衛生にも注意を払っていたと考えられる】。一八二五年には家族は城壁外の高台へ転居した。このとき第一子のジョンは十二歳であった。彼が後にきれいな水にこだわるようになったのは、人格形成期に不衛生な環境に住んでいたことから来ているだろう。

ヨークのスノウ家

フランシス（ファニー）・アスカムは、ジョン・エンプソンとメリー・アスカムの間に生まれた非嫡出子であったため、母親姓であった。一七九二年、ファニーが生まれてから三年後、両親は、ヨークの西二マイルにあるエークーム村（図1・3）の教区の教会で結婚の誓いを交わした。次の九年間に、もう一人の娘と三人の息子が生まれ、その全員にはエンプソン姓がつけられた（図1・4）。この間、ジョン・エンプソンは織工、「紳士の使用人」、労働者―いずれも、貧困層や中流下層の間で独立が尊敬の印であった時代に「上流階級の職業」―であった。両親は、一八〇一年より後にヨークの北はずれにある農業が行わ

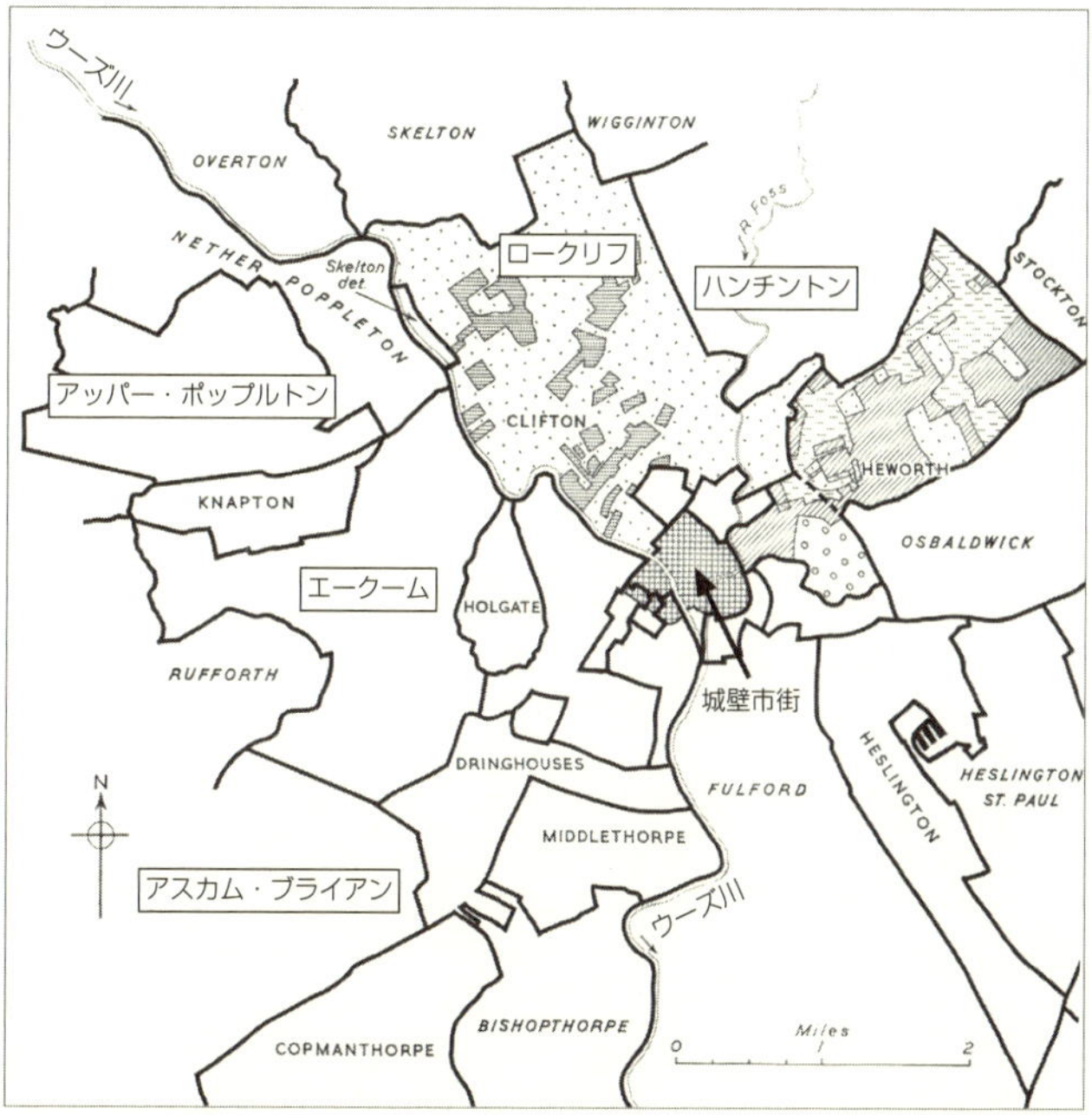

図1・3　ヨーク周辺の教区と町（1850年）（ティロットの図を一部修正）

れているハンチントン教区へ移った。

一八一二年に二四歳のファニー・アスカムは、二八歳の労働者ウィリアム・スノウと結婚した。両人とも読み書きができ、みずから結婚登録書に署名し、自分たちの住所をハンチントンと記入した。ウィリアムの両親については分からないことが多い。彼らの名前が諸聖徒ノース教会の墓石に刻まれているので、たぶん長くヨークのその教区に住んでいたのであろう。もっと確かなことは、彼らが市から数マイル西のアッパー・ポップルトンに農場を所有していたことである。ウィリアムとファニー夫妻は、結婚後すぐにヨーク市内へ移った。彼らはノース通りに家を構えた。一八一八年のガイドブックでは、その通りは前世紀からの

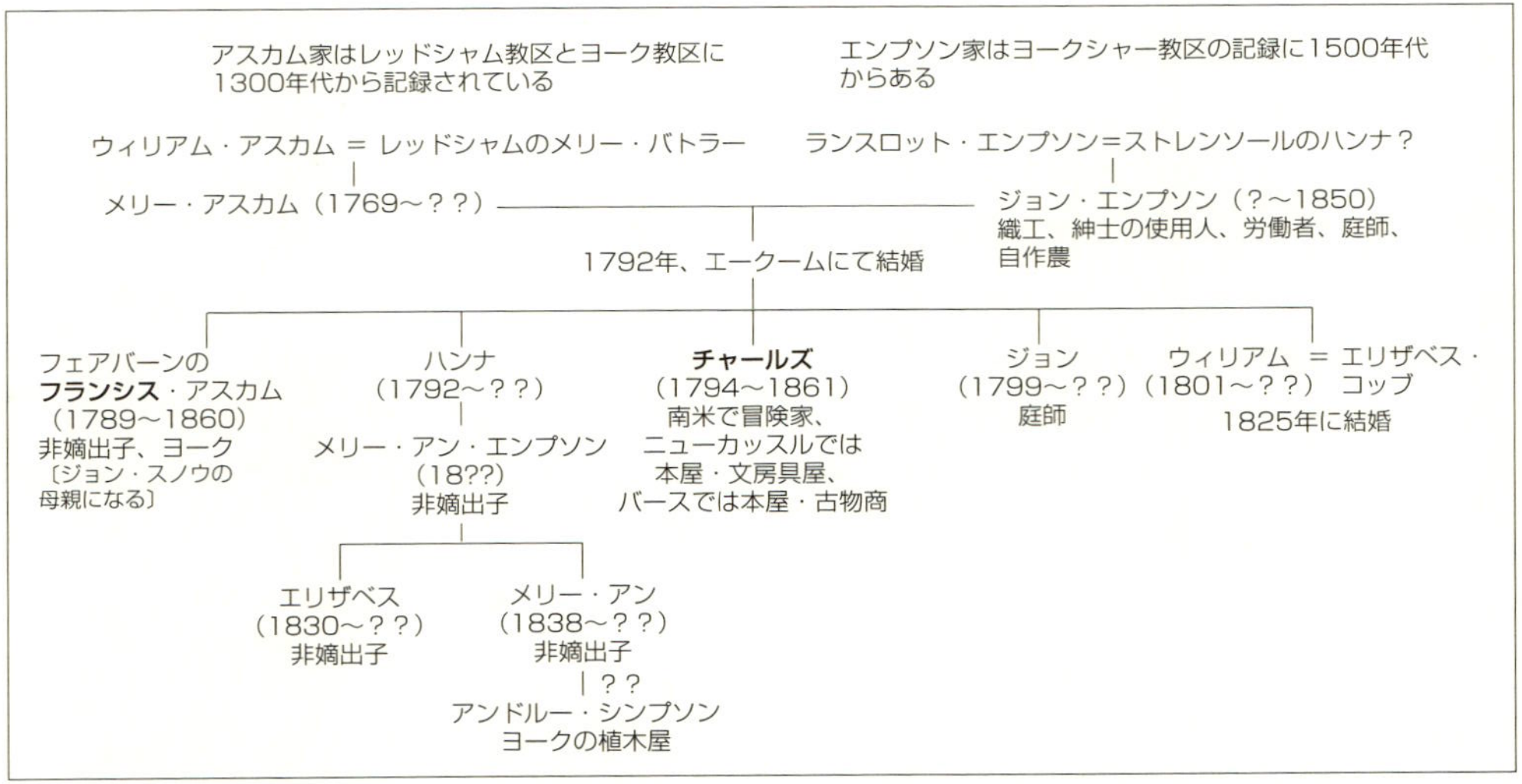

図1・4　アスカム家－エンプソン家の家系図〔キーパーソンは太字〕

「いくつかのお屋敷」が残っている「狭い」通りとあるが、多くの家は荒れた状態であり、賃貸しされていたようだ。スノウ家の隣人は、人夫、船頭、牛飼い、革鞣し業者、皮はぎ職人、製旗業者、織工、建具屋、パン屋、ペンキ屋、商人、零細製造業者であった。

ウィリアムとファニーは、読み書きできる利点を活用し、まあまあの資産を持つ親族と関係を持ちながら、労働者の家族として結婚生活を始めた。一八一三年三月十五日、諸聖徒ノース教会で一七九八年から牧師をしているG・ブラウン氏が、この日に生まれた子に「ジョン、ウィリアムとフランシス・スノウの息子」と洗礼名を付けた。ジョンは、両親の結婚十ケ月後に生まれた。それから十五年の間に、さらに八人（娘三人、息子五人）が生まれ〔うち一人のみが二歳で死亡〕（図1・5）、ずっとその教区に属した。両親は子供全員に期待をかけ、各人に基礎教育を受けさせようとした。単純労働者であったウィリアムがいかにその偉業を成し遂げたかは明らかでない。ウィリアム・スノウの父親が所有していたアッパー・ポップルトンの農場は長男に相続され、ファニーの父エンプソンは困難なときにはある程度の金銭的援助をしただろうが、彼らがエンプソン家からたくさんの遺産をもらう見込みはなかった。

一八二〇年代初期までに、家族の状況に大きな変化があった。ウィリアム・スノウの職業が、第三子誕生後のある時期に単純労働者からやや専門職になったことである。教会記録によれば、一八一九～二八年まで馭者《ぎょしゃ》となっている（表1・1）。この職業が馬車を動かすこと以外に何であったのかは明らかでない。自分で彼はノース通りの埠頭から市内の別の場所へと商品を運ぶような仕事をしていたのかもしれない。もしそうなら、馬小屋馬車を買うのに投資し、いくつかの馬車を所有するようになったのかもしれない。

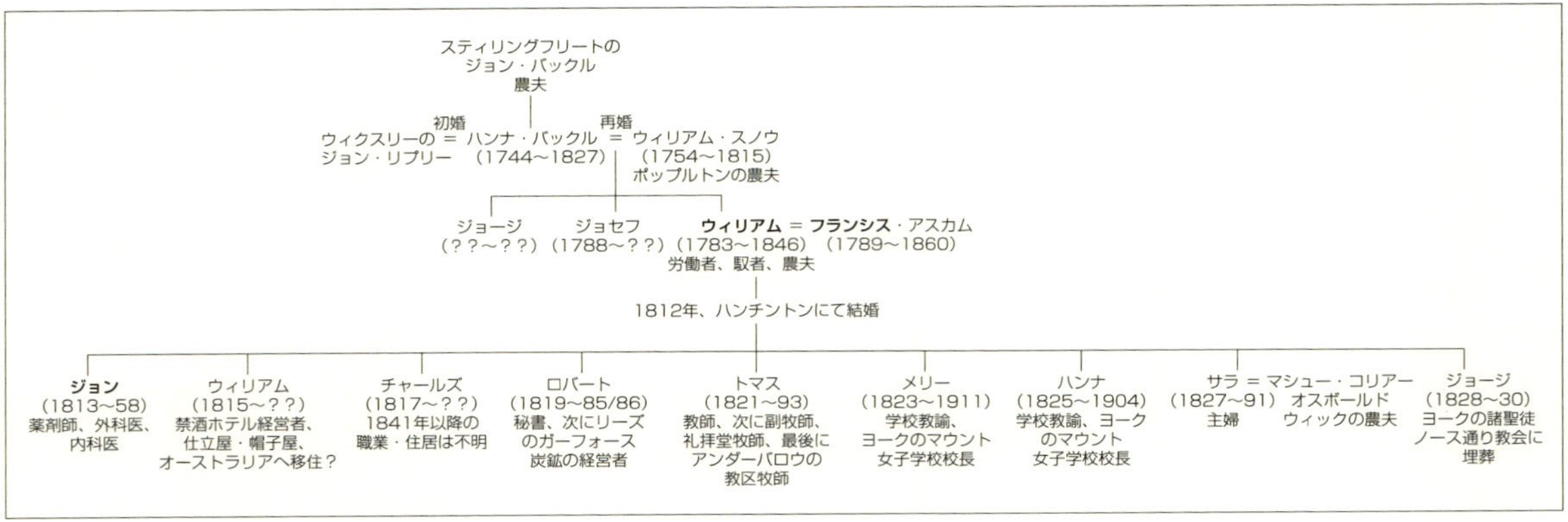
スティリングフリートの
ジョン・バックル
農夫
初婚
ウィクスリーの = ハンナ・バックル = ウィリアム・スノウ
ジョン・リプリー
(1744～1827)
再婚
(1754～1815)
ポップルトンの農夫
ジョージ
(??～??)
ジョセフ
(1788～??)
ウィリアム = **フランシス**・アスカム
(1783～1846)
労働者、馭者、農夫
(1789～1860)
1812年、ハンチントンにて結婚
ジョン
(1813～58)
薬剤師、外科医、
内科医
ウィリアム
(1815～??)
禁酒ホテル経営者、
仕立屋・帽子屋、
オーストラリアへ移住?
チャールズ
(1817～??)
1841年以降の
職業・住居は不明
ロバート
(1819～85/86)
秘書、次にリーズ
のガーフォース
炭鉱の経営者
トマス
(1821～93)
教師、次に副牧師、
礼拝堂牧師、最後に
アンダーバロウの
教区牧師
メリー
(1823～1911)
学校教諭、
ヨークのマウント
女子学校校長
ハンナ
(1825～1904)
学校教諭、ヨーク
のマウント
女子学校校長
サラ = マシュー・コリアー
(1827～91)
主婦
オスボールド
ウィックの農夫
ジョージ
(1828～30)
ヨークの諸聖徒
ノース通り教会に
埋葬

図1・5　スノウ家－アスカム家の家系図〔キーパーソンは太字〕

表1・1　ウィリアム・スノウの職業歴と住居の変化

年代	職業	住居
1812〜19	労働者	ノース通り（賃貸？）
1819〜21/23	馭者	同上
1821/23〜25	同上	ウェリントン街（賃貸？）
1825〜30	同上	クイーン通り（持ち家）
1830〜32	農夫	クイーン通り（住居不明）
1832〜46	農夫/地主	クイーン通り（持ち家*）
1841〜46	農夫	ロークリフ（1841年に購入した農地）

*この期間、クイーン通りで四軒から賃貸し料を集めていた。
出典：ヨーク大学ボースウィック歴史研究所

を利用しなくてはならない。彼が誰かと働いたのか、または自身で経営したのかに関係なく、ウィリアム・スノウの収入は一八二一年から二三年にかけて十分に増えて、家族は数ブロック先のウェリントン街（ノース通りの突き当たり西城壁までの区画）の「新築家屋の並び」に移った。一八二四年にはウィリアム・スノウの名前が、三八ポンドの土地の所有者としてビショップヒル小路にある聖メリー教会（郊外のアッパー・ポップルトンが属す教区）の州財産税登記簿に現れた。この金額は当時としては大そうなものであった。この人物はジョン・スノウの父親である可能性が高い。というのは、翌年ウィリアム・スノウはクイーン通り（城壁の外側だがウーズ川の南西側に位置する）に土地付きの家を買っているからである。つまり、アッパー・ポップルトンの土地を売った金でクイーン通りの家を買ったのだ。彼の職業は馭者だったが、一八三二年には土地所有農夫として登録し、第一次選挙法改正時に投票した。彼はクイーン通りに住み続け、四軒の賃貸し料を集めた。一八四一年にロークリフに農場を買い、一八四六年に六六歳で亡くなるまでそこで働いた。

しかし、もしウィリアム・スノウが一八二〇年代に馭者であったころに農業に憧れていたならば、正式に農夫として登録する前にすでに農業をやっていたかもしれない。ミックルゲート区の住民は、区の〝飛び地〟である、市南西にある約五〇〇エーカー〔約二〇〇万平米〕の囲みのない牧草地を使うことができた。さらにヨーク市民全員は、市周辺の荒れ地や共有地を牛や馬の放牧に一年中優先的に使用できる権利に応募できた。このような状況下、ウィリアム・スノウがクイーン通りの家を買う前に、ミックルゲート区の飛び地の荒れ野部分やその周りの草地で馬を放牧し、馭者としてその馬を使った（または所有した）というのは十分にありうることだ。ジョン・スノウが少年時代に「ときたま冬の朝早く、父親の農場を手伝った」という、そうでなければまごつく話は、これで説明できるだろう。

スノウの小学校時代

ウィリアム・スノウの職業は、長男が小学校入学のころ単純労働者から馭者に変わった。イングランドでは一八八〇年代以前には、全児童を対象とする国の教育は始まっていなかった。しかし一八一九年のヨークでは、貧困層や労働者階級への公的および私的なたくさんの教育施設があった。公的とは、宗教団体、地方政府、慈善団体などからかなりの外部資金を受け取る学校のことである。たとえばヨークでは、英国国教会の（寄宿制でない）通学学校やブルーコート慈善学校があった。生徒は無料またはきわめて少額で、そのような学校に通えた。また約五十の営利的な予備学校と少なくとも三十の「貧者の教育のための私立学校」（一般児童学校）が一八一九〜二三年に存在した。諸聖徒ノース教区には二つの一般児童学校があり、一週当たり六ペンスの授業料であった。しかしジョンの下にはすでに三人の弟がおり、両親は全員に基礎教育を受けさせようとしたので、ジョンをもっと低額の、隣の教区のドッズワース学校に行かせようとした、と我々は考える。

金物屋ジョン・ドッズワースはヨークに三つの学校を建て、貧しい少年に読み書きを教える教師の給料のための寄付金を募った。この点でドッズワース学校は慈善的なものであった。しかしある科目には授業料が必要で、学校は中央の英国国教会でなく当該教区の役人によって運営されていたので、この学校は当時の基準からすれば私立学校である。つまり、ドッズワース学校は一般児童学校と同等の教科課程であるが、授業料はそれより安かった。学校はビショップヒル小路にある聖メリー教会の隣の建物で一八〇三年に開校されたが、その憲章は、「ミックルゲート区の六つの教区からその大きさに準じて二十人の貧しい生徒を選び、無料で教育すべきである」となっていた。諸聖徒ノース教区の割り当ては三人であった。スノウ家は教区教会との関係が長かったので、長男ジョンは入学候補者として適していたのだろう。一八二四年から三二年まで、ウィリアム・スノウはその教会のためのさまざまな臨時の仕事をしており、一八三六年には管理人になった。したがって、もし一八一九年頃に空席があり、教区委員会がジョンを推薦したならば、彼が通った「ヨークの私立学校」とはビショップヒル小路のドッズワース学校であった、と我々は考える。

スノウがこの小学校に通っていたと仮定すると、彼は学校のある日は毎日二回、区の中心部を横切っていたことになる。家からノース通りに沿ってちょっと歩くと、ウーズ橋から来るブリグゲート通りと交差する。この大通りを越えると「狭くて、気に入らない」スケルダーゲート通りになる。この道を一ブロック東に歩くと〈象と城〉という「広い立派な旅館」があり、そこを右に曲がって「狭く汚い」フェッター小路に入る。約一五〇メートル西へ進むとビショップヒル交差点である。そのまっすぐ六十メートル先がドッズワース学校で、小さな家の一階にある。二階には校長が住んでいた。教科は「読み、書き、算術、聖書の教会教理問答、礼拝」であった。これは区の私立学校と似ていたが、ラテン語はなかった。全生徒は自分の教区での日曜学校に出席を求められた。諸聖徒ノース教区では、「約四五人の少年が自主参加する日曜学校」が行われていた。それゆえスノウの日曜学校は、英国国教会とは独立したものだった。

ニューカッスル・アポン・タインでの医師見習い

スノウが十四歳の誕生日に近づくと、両親は彼に適当な医師見習い口を探し始めた。彼の異色のキャリアコースを誰が示唆したのかは不明である。たとえばサフォークでは、見習いの半数は医者の家族で、残りは聖職者、農夫、紳士の息子であり、職工や商人からは少なく、単純労働者や馭者の息子はゼロであった。ブリストルでの内訳はサフォークに似ていたが、外科医-薬剤師の息子は少なく、職工からが多く、一人だけ運搬人の息子だった。ヨークに関してはこのような調査はないが、一八二七年までのウィリアム・スノウの職業欄〔馭者、表1・1〕は、土地所有者としての金銭的状況を反映していない。スノウ家は、地方の町での息子の見習いに必要となる年季証文金を用意できたのであろう。

ウィリアム・スノウは、ウィリアム・ハードカッスルと証文を交わした。彼はニューカッスル・アポン・タイン〔単にニューカッスルともいう〕の外科医‐薬剤師であり、スノウの母方の叔父チャールズ・エンプソンの親友であった。生まれは一七九四年ヨーク市ミックルゲート区で、靴修繕屋の息子であった。一八〇八年、十四歳のとき、外科医ウィリアム・スチーブンソン・クラークの見習いになった。この医者は、区の中心を走るミックルゲート大通りの自宅建物を広げ薬局も開いた。ハードカッスルは一八一四年に見習いを終え、ニューカッスルにある老舗《しにせ》の薬局の仕事についた。二年後にロンドンへ行き、薬剤師協会の免許を得るための講義コースと実践訓練を受けた。さらに半年間、外科・産科の講義と病院での外科実習を受け、ロンドン王立外科医師会の会員になるための試験に合格した。外科医と薬剤師の二つの免許を持ち一般開業医としての資格を得た彼は、ニューカッスルに一八一八年の春に戻り、以前の上司の仕事場を購入した。さらに数年以内にニューカッスル産院の外科医‐薬剤師に任命されて、男性助産師として二人の同僚といっしょに働いた。

イングランドにおける医業階級の変遷

スノウが医師見習いを始めたのは、医療法人への規制が地方から国家へ移管される時期であった。職業としての医療は、十六世紀イングランドで組織的に行われるようになった。地方行政当局が医業訓練および実践の管理をギルドや法人に委任し始めたのである。結果としてロンドンや大きな町での医業は、大陸ほど厳密ではなかったにしても三つに分かれていた。大学で訓練を受けた内科医 physician は、体「内部」の病気の診断をして薬 physic を処方した。理髪師 barber および理髪師-外科医は、瀉血《しゃけつ》（静脈切開）を行い、体「外部」の状態に処置をする肉体労働者と見なされていた。薬剤師 apothecary は、もともとは香辛料、薬草、薬剤の貿易商や小売商人で、のち薬を売ったり、内科医が書いた処方薬を調合するという特別の小売店主になった者であった。専門職とは紳士らしい職業であるべきと信じた人たちからは、彼らは商人であり、医業三区分のなかで最下位と見なされていた。

ロンドン市は、内科医および理髪師-外科医の法人に彼ら自身の管理を任せるという特権を与えていた。ヘンリー八世はロンドン王立内科医師会を創設し、その会員のロンドン市当局からの独立を認めた。しかしその権限を全国に広げる要求は拒否した（表1・2）。ロンドン理髪師-外科医法人はロンドン市に属したままであり、内科医と同様な独立性を求めたが成功しなかった。十七世紀、薬剤師法人は食料雑貨商法人から分離した。そのときジェームズ一世が「名誉あるロンドン薬剤師協会」を認定したが、条件は「協会員は、内科医師会認定の内科医が書いた処方箋だけを調合できる」であった。

外科医と理髪師の提携は十八世紀半ばまで続いた。その後、診療所の名称は理髪店と区別するために「外科医 surgeon」となった。また、外科医制度に残っていた「見習い」は、徐々に解剖学講義および死体解剖を含む正式な学校教育に変わった。一八〇〇年、ロンドンの外科医法人は王立外科医師会となったが、これはなかなかの立場で、ロンドン市内での診療免許を求める者に対して試験を課す権利を得たのだった。しかし王立外科医師会は、地方では権限を持たなかった。そこでは薬剤師とあらゆる形のピンか

表1・2　イングランドの医業階級―ロンドン市医療法人から医師免許統一登録まで

内科医	外科医	薬剤師
1518年 ロンドン王立内科医師会（ヘンリー八世憲章による）。内科医を教会からの支配から解放。医師免許を与え、無免許医師にはロンドンと7マイル以内での診療を禁止する権利があった。	1300～1540年 ロンドン市理髪師法人（1462年）、ロンドン市外科医同業組合（非法人）。 1540年 ロンドン市理髪師-外科医法人（市外へは権威なし）。理髪師と外科医は異なる機能。外科医は体外の傷／訴えに対し手術し処置することができる。徒弟期間が必要。	中世 薬種商（香辛料、胡椒扱い人）は王国の随行員になった。 十三～十四世紀 薬種商はロンドン市食料雑貨商法人に属した。薬品、香辛料、薬効物質の輸入・販売を規制する共同責任を持った。薬局は徐々に薬効物質の調製に特化した。
1523年 憲章が再確認される。ロンドン内の薬剤師に対する権限を確立。	1745年 ロンドン市外科医法人。ロンドンで新病院が増えるにつれて解剖学校が出現。徒弟制度は徐々に消えた。	1523年 ロンドン市内と7マイル以内の薬局は、免許を持った内科医が書いた処方のみを調合できた。
	1800～43年 ロンドン王立外科医師会発足。徒弟制度は不必要となる。1815年の薬剤師法までは最低限の公式の訓練。それ以後、外科医師会は会員希望者に訓練を義務づけた。講義はロンドン市内で受けなくてはならない。病院訓練は特定の首都圏病院で行われた。	1617年 「名誉ある薬剤師協会」、ロンドン市および7マイル内（ジェームズ一世からの憲章）。1523年の規制が強制された。
	1832年の解剖法 医療専門家は「身元不明死体」を医学校の解剖室で使うことを許される。	1703年 薬剤師は患者の身体の訴えに関し忠告できるが、金銭を要求できない、との上院の規則。
	1832年 外科医師会は、ロンドン市内の医学校と同じカリキュラムを実施する地方の医学校を認可した。ただし、最低6ヶ月の病院訓練は特定の首都圏病院で行わなくてはならない。	1815年 イングランドとウェールズで薬剤師が良い実践を行うよう統制する法律（薬剤師法）。
	1843年 イングランド王立外科医師会発足。	1834年 裁判の判決で、薬剤師は自身で処方した薬を調合できるようになった。別の判決では、薬剤師は次のように定義された。「症状から身体内の病気を判断し、薬でその病気を治そうとする人」。
	1858年 医療法で、統一された医師免許登録、資格要件が確立され、医療過誤や不適切行為を審査する総合医学協議会が創られた。	

出典：Cope；Royal College of Surgeons、Copeman；Worshipful Society、Holloway；ApothAct、Porter；Greatest Benefit、Select Committee on Medical Education, House of Commons, 1834、Wall；London Apothecaries、Wall, Cameron, and Underwood；Worshipful Society of Apothecariesより

らキリまでの医療者が幅を利かせていた。

驚くことに、「名誉ある薬剤師協会」は全国的に権限を持つ最初の法人であった。十八世紀中頃まで薬剤師の職業は、繁盛するが知的にはきつくない商売と見なされていた。一八一五年の薬剤師法は、薬剤師協会がイングランドとウェールズの全薬剤師に免許試験を実施し、会員の行動とサービスを監督する権限を与えた。それからは薬剤師の義務は、法律的には免許を持った内科医が処方した薬を調合することに限られた。これに怒って批判した人の言葉によると、薬剤師は「内科医のコック」に成り下がった。しかし、調合や投与は薬剤師のみの権限となり、その法律によって医療三区分のなかでの薬剤師の特権が、ロンドン市内からイングランドとウェールズの全域に広がった。こうして一八一五年法で、体内部の病気を治療するのは内科医のみであるという昔からの主張が確約され、体外部の病気の治療と外科手術を行うのは免許を持った外科医のみであると考えられた。

しかし一八一五年法は安普請の堤防で、一世紀前に始まった医療の一極集中の潮流を防げなかった。一つの問題は、免許を持った内科医の数は十九世紀が終わるころ全医師の五%以下であり、ロンドンと大きな地方都市に集中していたことである。薬剤師は、患者に体内の症状にどう対処するかを忠告し、そのアドバイスに対し別料金をとるか、薬代に含めることを続けた。中流、中流上層の階級の間では、外科医が同様の機能を果たした。外科医は体内および体表に関する病訴の患者を診療し、時には手術をし、また男性助産師として宣伝することが増えていった。薬を売って収入を増やしたい外科医は、一八一五年以降も告訴される心配なくそれを続けた。この法律は異なる機能を仕分けしたものだったが、外科医と薬剤師の二つの資格を持つ一般開業医が出現し始めた。薬剤師協会が一八一五年以降の二、三十年間に免許取得のための教育課程の水準を上げたとき、ロンドン王立外科医師会も会員の水準を上げることを進め、やがて協会と相補的な訓練計画を作るように動いた。一八二〇年代中頃までに、外科医‐薬剤師免許の取得者（ハードカッスルはその一人）が増えた。彼らは王立外科医師会会員かつ薬剤師協会認定者であった。一八一五年法の一般診療への法律的障碍は、いろいろな裁判を経てなくなっていった。一八三〇年代半ばまでに外科医‐薬剤師は基本的に診療上の制限を受けなくなった―王立内科医師会が轟轟《ごうごう》たる非難をしても―。

ジョン・スノウが小学校を終えたとき、一八一五年法によって制定された三つの医療区分はなお有効であった。投薬は医者の収入の大半を占めていたので、イングランドとウェールズで医者になろうとする者は、通常、薬剤師協会免許に必要な資格を取得した。協会は五年間の見習いを課したので、スノウはそれをハードカッスルの指導により一八二七年六月に開始した。

見習いとしての生活

ヨークからニューカッスルまでの距離は約八十マイルあり、一八二七年当時は徒歩で五、六日、乗合馬車で一日かかった。郵便馬車は、幹線道路を狙う泥棒から守る護衛が同乗したので最も安全な旅行手段だった。滑らかな有料の馬車専用道路がヨークからノーサラートンまで、次に荒れた道路がダラムを横

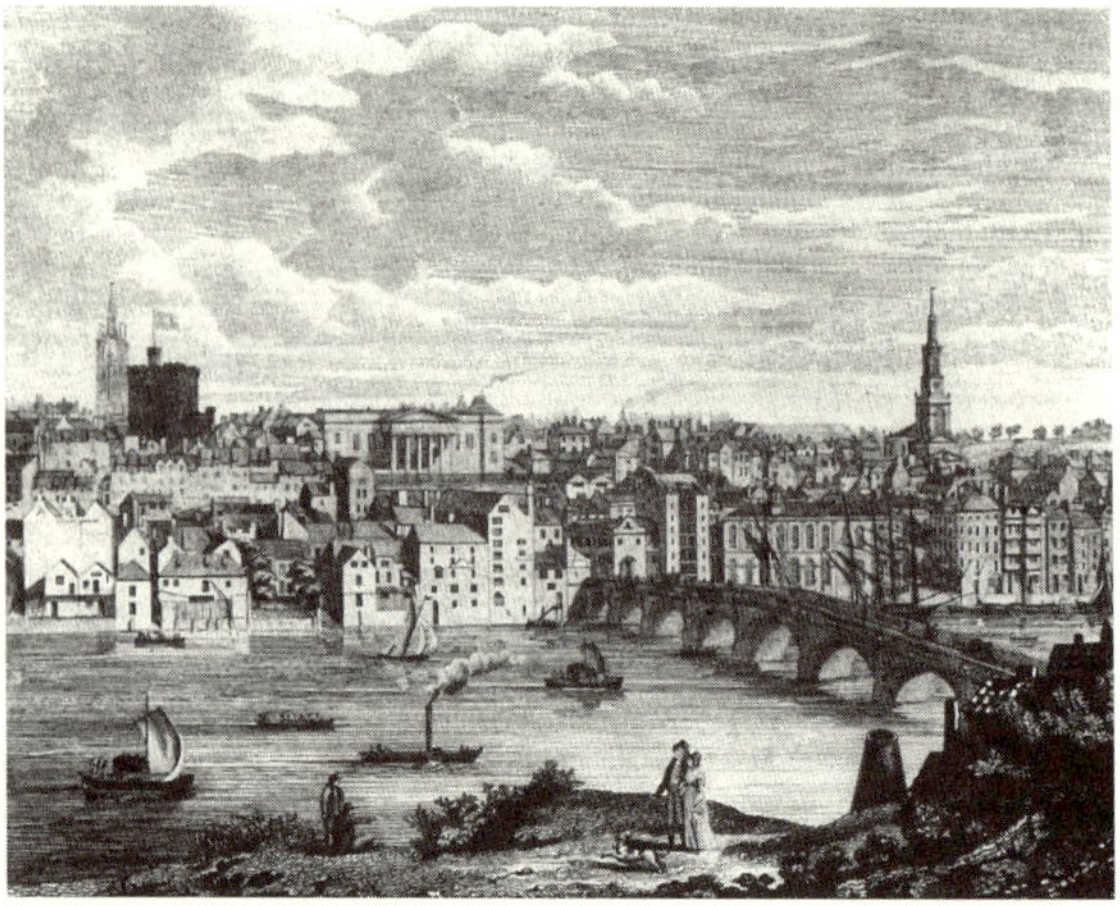

図1・6　南から見たニューカッスル・アポン・タイン（1827年）

切ってゲートヘッドへと続き、そこからタイン川を越えるとニューカッスル（図1・6）であった。ニューカッスルは、ヨークと同様に城壁都市であったが、人口は二倍あった。ハードカッスルはウェストゲート街五二番地の家に住んでいた。そこは聖ジョン教会の真ん前で、西城壁そばのスピタル・フィールドの隣であった。屋敷は広く、個人用居室、外科処置室、仕事場があり、裏庭には馬小屋があった。

我々はスノウの〔見習いの〕証文を見つけてはいないが、ジョージ四世時代に使われた標準的なものと考える。師匠は料金を請求することができるが、宿泊、洗濯、商売道具に関しては交渉の余地がある。見習い人は、師匠に「十分に、誠実に」仕え、すべての「正当な戒律」に従い、酒場へ行かず、「サイコロ、トランプ、賭博、玉突き、他のいかなる違法のゲーム」をやってはならない。さらに、師匠の身の回りの便宜をはかり、契約期間中は独身でいなくてはならない。

典型的には、見習いは早起きして仕事場の床を拭き仕事が始まるようにする。朝食をとる前に顔を洗い、その日のための服装を整える。仕事場では、瓶を洗い、薬の種類をそろえておき、「分配」し（処方薬を調合し、その薬を患者の家に届ける）、正確な元帳を残す。師匠に診てもらうほどの金を持たない患者には、見習いが診断し薬を分配するのは普通のことであった。そのような患者は、薬代を払うだけで医学的な助言をもらえた。多くの師匠は、各患者の年齢、職業、体質、生活条件、来院時の症状などを口述し、それを見習いが記録帳に書いた。見習いは同時に昼夜のいかなる時間にも薬を届ける責任があった。数年間の研修後には、師匠の助けなく患者宅を訪問し、緊急時対応をし、また師匠が地元の炭鉱に往診を頼まれると馬でその村へ行った。ハードカッスル宅近くのニューゲート街の建物に、外科医ジェームズ・マッキンタイアが住んでいた。彼の上級見習いとして一八二六〜二九年まで仕えたトマス・ジョルダニ・ライトは、日記に次のように書いている。「骨折を治療し、膿瘍を切開し、家族が納得したときには死者の解剖を行い、事故による怪我をまごつきながら処置し、腐った歯を抜き、聴診を行った。」このような臨床処置の体験は、処方薬の調合、子供の病気、くり返す嘔吐への対処、ときおりの麻疹流行への対応などの日常の仕事とは異なる、格別のものだった。

スノウの見習い時代の生活に関して彼自身が書いたものはないが、ハードカッスルは進歩的な考えの師匠であったという証拠がある。進歩的師匠は、見習いが医学書を利用できるようにし、いずれ治療できるようにさまざまな臨床例を観察させ、正式の訓練を受けるときはできる限り日常の仕事を免除するようにした。マッキンタイアは、ライトをエジンバラの医学講義コースに送ったが、穴埋めのため他の見習いも抱えていた。ハードカッスルにはスノウ以外の見習いはいなかったようだ。彼は、ニューカッスルから約百マイルのところにあるハルやリーズの地方医学校にスノウを派遣しなかったが、これがその理由かもしれない。

一八三二年に何人かのニューカッスルの内科医と外科医が医学校を創設し、それはのちに薬剤師協会から認証を受けた。創設者は、ピルグリム街のベル・コート入口の大部屋を確保し、参加した三人の臨床医による外科手術が行われた。彼らは入学案内書を印刷し、十月一日に開始する冬期授業に五つのコースを設けた。大ニューカッスル圏には約四十人の一般医がいたが、入学した学生はたった八人だった（スノウはその一人だった）。スノウは五年の経験を積んだ上級見習いであり、正式な訓練を始めるのに十分なラテン語、ギリシア語の知識を持っていた。ジョージ・ファイフ博士は、本草学と治療に関わる最良の施設を持っており、スノウとクラスメイトは「大きな薬草園」を使うことができた。他の講師は、化学のH・G・ポッター氏、医学理論および治療を講義したサミュエル・ノット博士、外科術のジョン・ファイフ氏、解剖学と生理学のアレクサンダー・フレーザー氏であった。教育施設は理想のものでなく、図書館はなく、病理学展示室には物が少なく、解剖室はなかった。一八三二年の解剖法で病院や作業所からの「身元不明死体」を医者が使えるようになっていたが、とにかく解剖材料は入手困難であった。それが実際に使えたときは、講義と展示説明は外科講堂で行われた。

講義の補足として、そして追加の収入のため、スノウはニューカッスル病院での症例発表に参加し、病棟回診をした。一八三二〜三三年、この病院は改装した建物に一五〇床を持っていた。急性症状のある患者と外科手術を必要とする患者のみが入院を許されていた。外科医長はトマス・マイケル・グリーンハウ（一七九二～一八八一年）で、エジンバラ大学出身者であった。彼は、ハードカッスルが働く産院で外科医-薬剤師を務めた。ハードカッスルは、スノウが新設医学校での講義に出席し、立派なニューカッスル病院で患者を診ることを勧めたが、それは、見習いはどうあるべきかについての彼の進歩的な見識と、スノウの能力に対する彼の信頼を示している。

ニューカッスルの叔父チャールズ・エンプソン

ハードカッスルの診療の場は、城壁を越えて西ムーア炭鉱のあるキリングワース鉱山村まで含むものであった。数年間、彼はジョージ・スチーブンソン家の主治医をした。スチーブンソンは、最初の蒸気機関車「ロケット号」を発明した鉱山と鉄道のパイオニアである。ハードカッスルは、スチーブンソンの息子ロバートをファニー・スノウの弟であるチャールズ・エンプソンに紹介した。この三人は上品で、コスモポリタンで、実務的であり、全員がニューカッスル文学哲学協会の会員であった。

一八二四年、あるロンドンの会社がロバート・スチーブンソンに頼みごとをした。それは南米コロンビアへ行って、いくつかの放置された金銀鉱山を再開できるかどうか調査することであった。今度はスチーブンソンが、スペイン語の堪能なエンプソンに頼んだ。通訳、秘書、実地踏査の管理者の役であった。エンプソンは、南米滞在時に土着の植物と動物のたくさんの標本を集め、観察し、その研究について包括的な日誌を作った。一八二七年夏の帰りの航海で、船はニューヨークに短期間寄港する予定であったが、ニュージャージー州サンディフック沖の浅瀬で転覆した。全員が救助され、ニューヨーク市に運ばれたが、エンプソンは収集品のほとんどを失った。すぐには代わりの船がないので、彼とスチーブンソンはモントリオールまで行ったが、そこにも英国行きの船はなかった。ニューヨークに戻り、リバープール行きの郵便定期船を見つけた。スチーブンソンの父親は、リバープール-マンチェスター間の鉄道建設の監督をするために、夫婦いっしょにリバープールに一時的に住んでいたのだ。

ロバート・スチーブンソンはニューカッスルへ帰ることを決心し、エンプソンもそこに定住した。その町にはすでに甥スノウが見習いとして一年半住んでいた。一八三〇年に彼は骨董品、古書、絵画の販売業者となり、コリンウッド街でハードカッスル宅から数ブロックの場所に店を開き、書籍販売・文房具商として広告を出した。数ヶ月後にその店は、美術品と博物学収集品（エンプソンの専門は貝）の博物館のようなものになっただけでなく、地元の文人、お歴々、専門家、博物学者などの集会所になった。彼は洒落《しゃれ》者《もの》で、「いつも正装で、黒い上着とひだ飾りのあるシャツを着て、温かい季節には白のチョッキ、白いズボン、白い帽子であった」（図1・7）。彼の会話は人を惹きつけた。地元の若者の芸術に対する興味を高め、ある貧しい学生には無料の描画レッスンを行い、他の学生にはささやかな奨学金を提供した。そのなかで、コロンビアでの生活をスケッチしたシリーズ物を描き、それに旅の物語を書き加えた。

スノウが六年の見習い期間に叔父とその友人に社交の場でどのくらいの頻度で接触したのか、彼らがスノウ自身の医学、健康、生活に関する考えにどのように応えたのかは不明である。しかし、チャールズ・

エンプソンがスノウ（母が非嫡出子であり、父の若い時の職業は単純労働者であったのだが）に、彼が期待した以上に高い社会階層に接触させたことは確かであろう。十九世紀前半、ヨーク市と同様にスノウ家もまた、流動する社会のなかに在ったのだ。チャールズ叔父には謎が多いが、スノウ家の関係を広げ、彼らを中流階級に据え、ハードカッスルの下での甥の見習いを援助した中心的な人物である。それ以降も、エンプソンは多くの点でスノウの医学におけるキャリアを援助したようである。

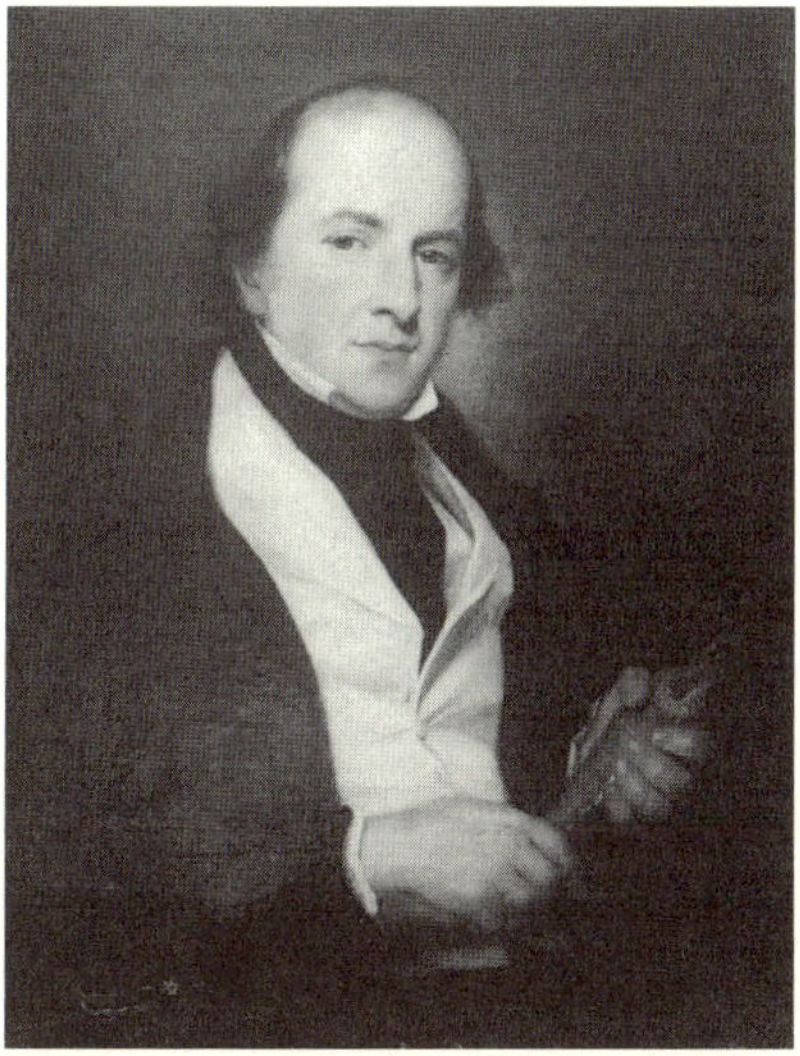

図1・7　チャールズ・エンプソン
（アンソニー・スノウの厚意による。デイビッド・ザックがモノクロ写真を提供）

第二章　上級見習い、助手（一八三〇〜三六年）

スノウがジョン・フランク・ニュートンの評論『自然への回帰―菜食擁護論』【Newton 1811】を読んだのは十七歳のときであった。彼は、菜食によって腸の過敏さが減って健康が増すという話に納得した。ニュートンの養生法には、飲料水に特別の注意を払い、それを蒸留で作り、出来た水を化学的に確かめることが含まれていた。スノウは、食事、純粋な水、健康な腸が個人の幸福につながると確信した。

ニュートンがその本を書いたのは、内科医であるウィリアム・ラムによる「重要な発見」を大衆に知らせるためであった。彼は弁護士で、ラムが言った次のことを信じた。「すべての医学的、社会的問題は、肉食が人体に及ぼす恐ろしい効果から起こる。肉食による喉の渇きを癒すために水や発酵飲料を飲むという有害な習慣もそれを後押しする。」ニュートンが「蒸留水と菜食」の養生法を始めてみると、腸の慢性的な不具合は二年以内に消えた。彼はそのことに感謝して、ラムの仮説を一般人に知ってもらうために『自然への回帰』を書いたのだ。

ニュートンの仮説では、エデンの園の野菜と果実は、人間の消費のために創造されたものであり、完全で健康的な生活に不可欠なものである。しかしアダムとイブの堕落のあと、人間は火を発見し、調理された肉を食べるようになった。賽は投げられたのだ。「肉食に付随する渇きが起こった。汚れた水に頼るようになった。神から授かった、計り知れない健康という贈物《たまもの》を失ったのだ。人間は病気になり、不安定な存在になり果て、墓に入る時期が早まった。」ニュートンは、野菜（あらゆる植物からの産物）が自然の食物であり、動物の肉は不自然で不健康であるという聖書の前提を強化する証拠を加えた。

菜食をする健康な人が必要とする水はわずかであるが、その水が汚いとせっかくの菜食の質が落ちる。近代人は自然界を汚染し、多くの人が住む場所の「共有の水」をいつも汚い状態にした。ロンドンやパリのような大都市では、蒸留水だけが安全である。ロンドン市ベルグラビアのチェスター街に住んでいたニュートンは、テムズ川の水は「動物油」や「腐敗物質」で汚染されているので、すべての家庭はニュートンが自作して台所で使っているような蒸留装置を備えるべき、と言った。最初に得られる蒸留水三ガロンを捨て〔英一ガロンは四・五ℓ〕、次の十～十二ガロンの「腐敗しにくい」水を蓄え、最後に三、四ガロンが残ったところ（そこには「残余汚物」がある）で蒸留を止める。飲む前に彼は「どの科学者も知っている純度試験をした。一杯の水に硝酸鉛を二、三滴加える。」適切に蒸留が行われていれば、水は澄んでいる。もし濁れば、彼は蒸留をくり返した。

お勧めの朝食は次のようなものであった。「干し果物（レーズンまたはイチジク、プラム）、トーストまたはビスケット（できればバターを塗らない）、そして蒸留水で作った薄いお茶に適量の牛乳を加えたもの」であった。子供にはお茶の代わりに薄めた牛乳。典型的な夕食は、「旬のトマトや他の野菜をポルトガル玉ねぎとクルミの漬物入りソースに和えたもの、マカロニ、卵の量をできるだけ少なくしたタルトまたはプリン、時にはこれにデザートも。」「水は飲まないが、どうしてもというときには蒸留水にする」と彼は注意した。一八一一年当時、ニュートンの家族七人を含む二五人がこの食事法を行っていた。その結果は見込みのあるものであった。全員が健康で、薬のお世話になることは稀で風邪を引くこともほとんどなかった。彼はこの野菜と蒸留水法を自分自身と家族、数人の友人で試したので、「〈実験〉から導かれた冷徹な結論という確実な基礎の上にある」と主張した。

スノウがニュートンの養生法を完全に取り入れるようになるのは数年してからだった。しかし約十年間は厳密に従い、その後は多少手を加えた方法で続けた。純粋な水を得ることは彼個人の生活で重要な事柄になり、これは水供給の考えに影響を与えた。子供時代に過ごした町に汚い飲料水があふれていたことが、たぶん十代のスノウがニュートンの養生法に惹かれるキッカケとなったのだろう。彼は一八四八年にコレラの病理学に関する考えを変えたが、ニュートンのアイデアを知っており、腸が第一の感染部位で、汚れた水は病毒の源になりうると考えたのであろう。しかし、一八三一年に英国に最初のコレラが発生したとき、彼は他のすべての人と同様に、コレラは吸入か接触で起こると考えていた。

スノウとコレラ（一八三一～三二年）

よく知られているように、ニューカッスルは石炭の町であった。ハードカッスルの診療対象には、採炭、その輸送、取引に従事する人々がいた。石炭は産業革命に必須のもので、半世紀にわたってノーサンバーランドの風景と社会構造は変わりつつあった。彼は、キリングワースという村の炭鉱医もしていた。この村は、タイン川南のダラムに広大な炭鉱地を持つ三つの裕福な親族の「人連合」が所有していた。スノウが一八二七年にニューカッスルに来たとき、近くの炭鉱は掘り尽くされていたが、町の中心部から北に五マイル離れたキリングワースを含むタイン川北側の半径三マイル〔一マイルは一・六㎞〕ほどの地域では、採掘はなお活発に行われていた。

英国の植民地であったインドで軍事や行政に携わった者や、東欧やスカンジナビアへ旅行した者以外で、一八三一年以前にコレラ症例を観察した英国人医師はいなかった。その年の初秋にサンダーランドで何人かの患者が発生したとき、地区の衛生委員はその病気がありふれた夏季嘔吐下痢症なのか、恐れられている輸入アジア型コレラなのか、確言できなかった。しかし毒性蒸気または瘴気に対する予防措置として、石灰が街路に撒かれた〔クロル石灰（さらし粉）が臭気を除くために使われた〕。十一月初めに一人のニューカッスル市民が死んだとき、病院のグリーンハウ氏を含む三人の外科医は、市長に心配は要らないと念を押した。コレラを起こす原因（大気中の瘴気と考えられた）は低地のみに漂い、病気は伝染しないからである。ニューカッスルの大部分は安全な高度に位置している。それゆえ死んだ男はどこかよそでコレラにかかり、当地では単発例にとどまる、とグリーンハウは考えた。

しかし十二月七日、市の衛生責任者はアジア型コレラが町に襲来したことを公式に認めた。その時以降、コレラはノーサンバーランドとその近隣のダラムの町や村に出現した。炭鉱村は特にひどくやられた。「ほとんどの家は二、三部屋で、長屋形式になっていた。豚小屋や鶏小屋が周りにあった。」過密居住と糞尿が不健康な空気を生み、それがコレラ病毒と他の疫病が犠牲者に運ばれる手助けをするというのが一般的な考えであった。炭鉱村ニューバーンは一三一軒に五五〇人が住んでいたが、一八三二年一月中頃に三二〇人のコレラ患者が発生し、人口の一割である五五人が死んだ。ニューカッスルからタイン橋を越えたゲーツヘッドではクリスマスの日に「五十人近くの患者が同時に発生した。」炭鉱、河岸、ゲーツヘッドで集団発生が起こったことがロンドンに伝わると、政府衛生局は医学調査員をタイン地区に派遣した。彼らは壁にさまざまなビラが貼られているのを見た。あるビラは人々に怪しい症例をすべて報告するよう求めていた。別のビラは予防薬や予防策を訴え、また警告を発し、混乱のなかでの平静を求めるビラもあった。ロンドンから来た医学調査員は地元のことに口を挟む権限はなかったので、町の勝手にさせておいた。その年の温暖な冬が病気の拡散を速めたと信じた人たちは、二月初めに気温が下がり、流行が終わったように見えたとき、自分たちは正しいと感じた。確かにそのとおりではあったが、夏の初めに新規患者が現れ始め、流行は終わったのでなく一時的な減弱であったことがすぐに明らかになった。十六世紀からの救貧法に従って、教区関係者は流行病の衛生対策と生活困窮者への医学処置をする責任があった。一八三二年八月七日、聖ジョン教区委員会はハードカッスルともう一人の外科医を危機事態中の救貧法医療職に指名した。このすぐ後に、今までコレラを免れていた、ハードカッスルの活動地の一つであるキリングワース炭鉱村でコレラが発生した。彼は手いっぱいだったので、スノウを非監督下の助手としてキリングワースに送った。スノウはその村の全員に医学処置をする責任があったが、坑内にまでは入らなかったようである。

バーノップ・フィールド

スノウは、ニューカッスルとゲーツヘッドを結ぶタイン川の橋を渡り、南西に向かってダラムのスタンホープへ通じる道を南西に七マイル行って、約百軒の家からなる村、バーノップ・フィールドに着いた。一八三三年四月の初め、スノウは田舎町の薬剤師の助手になったのだ。助手を二、三年やれば、ロンドンでの二年間の医学校の授業料を貯めることができる。その学校を卒業すれば自分名義で医者として開業できる。彼はたぶんニューカッスルで職を持てたであろうが、彼の叔父が一八三三年の初めにバースへ移ったので、この町に魅力はなかったのだ。スノウの新しい雇い主はジョン・ワトソンであった。彼は、薬剤師法が施行される前に修業を積んだ、正式の研修を受けていない「一八一五年以前の医者」であった。彼は村の中心にあるフロント通りに面する大きな家に住んでいた。スノウは　部屋と食事つきの条件で雇われた。ワトソン氏とその妻ジェーン（タワード）ワトソンには、一歳から十三歳までの五人の子供がいた。ワトソンは四十代半ばであった。その時スノウは彼に初めて会ったのだろう。ノーサンバーランドやダラムの田舎医師がニューカッスルの新聞に助手募集の広告を出し、そのあと郵便で交渉するのが普通のことであった。

ワトソンの診療のやり方は、ハードカッスルとは非常に異なっており、スノウにはショックであった。

私は、彼の外科手術が非常に乱雑であると思った。彼との最初の日、自分なりの勤勉さ（ワトソンの言葉）でがんばろうと思い、彼が立ち去るやいなや、この汚い「アウゲイアス王の牛小屋（ギリシャ神話で汚い場所）」の掃除を始めた。上着を脱いで、すべての抽斗《ひきだし》をきれいにし、カウンターの上の不必要なものを整理し、瓶のラベルを書きなおし、すべてをこざっぱりにした。帰ってきた医師は、その変わり様が気に入った。そして処方を日誌に記入し始めた。発疱剤を必要とする患者がいたのだ。調合を省略して医師は抽斗に手を入れた。彼がぞっとしたことには、抽斗は空だった。彼は叫んだ。「えっ！　発疱剤はどこへ行った？」　私は答えた。「その抽斗の湿布？　すべて燃やしました、古かったので。」「ノー。とんでもないことだ。そのようなことをしたら教区医師ができなくなる。治療が終わったら教区の全員にそれを返させる。一つの発疱剤は少なくとも五、六人の患者に使えるのだ。二度としないでくれ。本当にしてはならない。」【『ジョン・スノウの生涯』Richardson 1858】

この逸話は、スノウがてきぱきとし、性急で、精力的であったことを示している。彼は乱雑な仕事場を整理しようとしたのだが、まず上司に相談してからその指示に従うのが適切であるという如才なさは感じられない。当時、炎症の軽減には発疱剤、カッピング（吸い玉）法、串線処置（糸または馬の毛を皮下に挿入する方法）が行われていた。その目的は、局所炎症や軽い発熱を起こす刺激物を発疱剤塗布部位に濃縮して取除くことである。発疱剤がその目的を達したら、医者は腫れた皮膚を乱切刀《ランセット》で切開し、排出液を見ることでその処置で刺激物が除去できたかを判断した【発疱剤とは、皮膚に炎症を起こさせるカンタリジンを含むハンミョウ科のカブト虫の粉末をガーゼに塗ったもの。塗布部にわざと炎症を起こさせて、他の部位から刺激物を引張りだすという考え。十九世紀末まで使われた】。助手としてのスノウは、発疱剤はある状況では容認できる治療と見なした。彼の一八五〇年代の症例ノートには、発疱剤、塗布薬、串線を処方したことが書かれている。

この逸話で分かるのは、ワトソンが診療した人々は医者に直接金を払えないくらい貧しく、彼は「教区医」として診療をしたことだ。タンフィールド教区は彼に依頼料を払っていたが、それは「各教区の世帯主へ課せられたわずかな固定資産税で扶養されている教区民―貧困者、老齢者、衰弱者、病人」のためのものだった。当時の一般医の多くと同様に、たぶんワトソンは収入のかなりを投薬で稼いでいた。医療費を払う患者に四半期ごとの往診料と薬代の明細書を送るのが普通であり、ワトソンはかなりの数の患者を扱っていたに違いない。近くのバーノップ・フィールド炭鉱は、村の多くの男たちを雇っていたからだ。わずかの税で支えられている患者への医療費の補償もなく、ワトソンは貧者での損失を減らすために、患者にガーゼを返させ、それを他の患者に再利用した。スノウは、その後は決して使用済み発疱剤を燃やさないと言ったただけだったが、ワトソンはたぶんスノウに再利用を期待した。スノウはそうせざるを得なかった。「紳士としての実践」は規則に従って仕事をすることを意味した。ワトソンの診療室での初日から二十年後、スノウは「自分と尊敬すべき医師の間にはそれ以来、深刻な誤解はなかった」と語っている【リチャードソンによる】。

インフルエンザ患者が急増したとき、ワトソンはそれに対処するため、すぐにスノウをかつての「アウゲイアス王の牛小屋」から呼び寄せた。何年か後のスノウの記憶によれば、流行はその地域で「突然の高熱」で始まった。一八三三年四月初め「寒い湿った気候」が長く続いた後、急に「暖かい乾燥」になり、インフルエンザの流行が起きた。「症状は農業従事者よりも炭鉱労働者に多かった。現在、彼らは夜間に働くことが多く、仕事中は常に日光から遮断されていた。」夜間労働者は他の疫病である丹毒にもかかりやすいようだった。彼によれば丹毒は「無力症的 asthenic な炎症で、ある点ではインフルエンザに似ており、夜間の仕事はこのクラスの病気にかかりやすくさせるように思われる」【Lancet 1(1841–42):598】。彼のこのような意見は、一八三〇～四〇年代に引き合いに出されることの多かった次の三人の英国の医学理論家の定義に近い。

一人はイングランドの内科医、トマス・シデナム〔英国のヒポクラテスといわれた〕（一六二四～八九年）で、十九世紀に彼の思想はなお影響力があった。彼の「疫病体質」の概念は包括的なものであった。「この理論の要は、季節と大気はある病気の性質を決定する主要な要因ということである。これらの要因は特定の病気の蔓延に適した特定の大気条件を引き起こし」、個人が病気になるかどうかは、体液の不均衡などの種々の体質的因子に依存する。シデナムの「ベッドサイド（臨床）医学」の研究法はスノウの時代に流布していた。シデナムによれば、すべての病気はそれぞれ特有の症状があるので、明確な目的をもった上での臨床観察を勧めた。すなわち、患者が何の病気かを確定し、病気の種類と体の部分との関係を決め、そのまま自然観察すべきか治療薬を投与すべきかを決め、その病気が続く間の患者の変化を監視することである。

スノウの表現「このクラスの病気」は、有名なスコットランドの教師で内科医のウィリアム・カレン

（一七一〇～九〇年）の言葉に似ているが、カレンの病気分類は当たり前のことなので彼からの影響を考える必要はない。シデナムと同様に医学博物学者であったカレンは、病気を適切に分類することは適切かつ標準的な治療法を確立するのに不可欠であると信じた。彼はすべての病気を、神経の機能障害から起こる生理的攪乱によって四つの種類（またはクラス）に分類した。最も多い病気は発熱である。疫病の多くは熱病で、「大気に浮かぶある物質が人体に入ったとき、それは間接的原因と考えられる。」熱病は、職業の種類や神経系の状態などの病気に罹りやすくさせる因子に依存して異なる様相を呈すが、たぶん一つの共通の原因があるだろうと彼は信じた。しかし、多くの熱病の原因は不明であった。「夜間職業」は昼間の「自然な」スケジュールの職業よりもインフルエンザや丹毒に罹りやすくする、というスノウの示唆は、カレンの病気分類における第一段階である発熱への感受性と考えられた。

丹毒は「無力症的な炎症」であるというスノウのコメントは、ブラウン理論として解釈できる。カレンの弟子であるジョン・ブラウン（一七三五～八八年）はカレンの理論と袂を分かって、すべての人間の病気は不十分、または過剰な「興奮性」として位置づけられると仮定した。あまりに少ない興奮は「無力asthenia」（カレンの「衰弱」に相当）で、あまりに多すぎる興奮と体の反応は「亢進sthenic」である。ブラウン理論体系での適切な医学的対応は、症状に反対の処置を行うことである。低い興奮レベルを上げるにはアルコールのような刺激剤、強い興奮レベルを減弱させ望ましい中間点（健康）にするには鎮静剤（例えば阿片）を使う。ブラウンは、無力の死（0）から興奮の死（80）までを数値で表した。ブラウン理論を信奉する医師は、患者の興奮レベルを望ましい中間点（40）に戻すような治療薬を処方した。しかし我々は、スノウがハードカッスルの指導の下、あるいはニューカッスルでの正規の医学教育で、どのような教科書に触れたのか知らない。彼はシデナム、カレン、ブラウンの本を読んだだろう。あるいは見習いの初期に師匠の脇で、また見習い最終年の講義で伝統的な医学理論を間接的に吸収したかもしれない。書物からでない実際の臨床の体験が、見習い助手には望ましいものであった。

パトリー・ブリッジ

スノウはバーノップ・フィールドを一八三四年四月に去った。ワトソンと共感することが少なかっただけでなく、お金のために懸命に働かねばならないと感じたのだ。彼はすでに二十一歳だったが、医学修練を積むための資金が不足していた。次に何をするか確かでないまま、ヨークの家族を訪ねた。若干の変化はあったが、彼が一八二七年六月にヨークからニューカッスルへ行った時点からあまり状況は変わっていない。両親と七人の弟妹は彼の出発前と同様元気であった。三人の妹はなお家にいた（メリー十一歳、ハンナ九歳、サラ七歳）。弟たちは、十九歳のウィリアムは仕立屋の修業、十七歳のチャールズは父の農場の手伝い、十五歳のロバートと十三歳のトマスは学校へ行っていた。一八二八年に生まれたジョージは乳児期に亡くなっていた。スノウがジョージに会っていたかは分からない。家族はなおクイーン通りに住んでいたが、別の家に移っていた。ここへの転居は思いがけない幸運であった。というのも、一八三二年にノース通りで多数のコレラ患者が発生したが、クイーン通りではゼロだったのだ。ウィリアム・スノウは、第一次選挙法改正に従って土地所有農夫として選挙権を登録しており、クイーン通りに家を買って賃貸ししていた。

短期間ヨークに滞在したのち、スノウはパトリリー・ブリッジへ行った。そこは、ウエスト・ヨークシャーの谷を流れるニッド川に沿う小さな市場町である。スノウは薬剤師免許を持つジョセフ・ウォーバートンの助手になる契約をした。ウォーバートンはその町と北部ニッド渓谷の四つの田舎の教区で医業を行っていた。彼は五十がらみで、パトリリー・ブリッジに一八〇七年から住んでいた。その間、ロンドン病院で薬剤師免許を取得するための六ヶ月の研修を受けていた。ある統計によると、一八二〇〜七九年の間、北イングランドの一般医の七八％は彼らの生地で診療を行っていた。ウォーバートンが持つのは薬剤師免許のみで、この統計の出る二、三年前にパトリリー・ブリッジで開業していたが、彼はこのパターンに当てはまる。彼はパトリリー・ブリッジのハリエット・サッカリーと結婚し、一八二二年には三人の子供がおり、「フォッグクロース・ハウス」を買い、そこを住居兼薬局にしていた。

スノウは一八三四年にやって来てこの家族の一員となってすぐ、周辺の教区へ出かける医療チームに加わった。ウォーバートンは町内の患者を診ると同時に、見習いである息子の監督をした。スノウは町外の教区の患者に責任を持った。バーノップ・フィールドの時と同様にこの第二の助手期間でも困難は多く、夜間診療もこなした。くすんだ炭鉱村とは違ってこの地の風景は美しかったが、道は危険だった。彼は、田舎の一般医としてベッドサイド医療の経験を蓄積し続けた。内科的症状を診断して処方し、外傷を処置し、骨折を直し、小外科手術を行い、自分が処方した薬を調合した。ワトソンとの経験とは対照的に、こここでの十八ヶ月間、スノウは良く扱われたと思った。のちに、彼は「彼の古い師匠、ウォーバートン氏のことを真摯な尊敬心をもって語り、そこでの生活を生き生きと描写している」【リチャードソンによる。なお、ウォーバートンは一八四一年に落馬してパトリー橋から落ちて亡くなった】。

ウォーバートン夫妻は、菜食主義者としてのスノウの「食べ物の特殊性」を理解してくれ、彼の節酒運動に共感してくれた。リチャードソンによれば、「スノウは菜食主義者になったと同時に、節酒運動にも強烈にはまった。」節酒は、ジョン・フランク・ニュートンの自然食の信念の中心にあった。その養生法は「健康の守護神であり万能の命の薬」であった。スノウがニュートンの菜食主義と節酒主義に興味を持ったのは一八三〇年のことで、ニューカッスルに節酒協会が設立された年と一致している。スノウはこの協会でニュートンの考えを紹介されて、その本を読んだ可能性がある。しかし我々がそのことを確認することは不可能である。

だが、パトリー・ブリッジでのスノウの滞在の最後の時期に彼が公に菜食主義を勧め、ニュートンを超える反アルコール主義になったことは確かである。一八三六年に彼は、医学の面から菜食主義を正当化した。「この食事は体に力を与え、最も健康で自然の状態に保つ。この食材と飲料は、必要な栄養を与えると同時に、熱気や刺激を与えることが最も少ない」【スノウの禁酒論演説】。彼はニュートンの言葉「熱気と刺激」を借用したが、文脈からは、人間の自然養生法に最も近いのは菜食であるという彼の信念が示されている。その上で、アルコールは熱気と刺激の元であり避けるべきというニュートンの助言に従っている。スノウは冷水を好んだ。「のどが渇いたら控えめに飲む。決して飽きない。」「この澄んだ要素」は健康に良いが、人が住む場所で得られる水は不純物を含む。スノウは蒸留水が理想の飲み物と考えたので、「きれいな水を得る方法は蒸留である。国のそこかしこにある巨大な〔ウイスキー製造用の〕蒸留釜は、有名なパンドラの箱よりももっと広く悪を人間にもたらしているが、酒精の代わりに水を蒸留すれば健康を生む泉となる。蒸気機関があるところでは、わずかな費用でパイプを追加することで蒸気が凝縮でき、蒸留水が得られ、それを近隣の住民に供給できる。今、その蒸気は無駄に大気に捨てられているのだ。」こうしてスノウの理想的養生法として、非刺激の菜食に蒸留水が加わった。三番目の養生法は「運動」であった。彼は叔父と同様に歩行中毒であった。ウォーバートン夫妻の庇護のもとに彼は自分の理想を実現できた。彼らは、スノウが蒸留水製造の簡易装置を作るのを認め、コックは菜食料理（バター、牛乳、卵なし）を彼に作ってくれた。ウォーバートンは地元で節酒運動をし、どこにもあるパブリックハウス〔酒を出すパブ〕の代わりにココアハウスを造った。

ウォーバートンとの契約期間の終わりごろ、スノウは節酒主義から完全禁酒主義へ移行した。前者が福音主義の共和主義的な穏健派であるのに対し、後者はより世俗主義的で過激かつ民主主義的であった。この移行は、スノウがジョン・アンドルー・ジュニアに会った後の一八三五年末か翌年初めに起きた。アンドルーは、トウモロコシ製粉業者であり麦芽製造業者の息子で、父親は「節酒の誓い」に署名したのち麦芽製造を止めていた。息子アンドルーは一八三四年に完全禁酒の誓いを立ててから、家業をほとんどしなかった。リーズを拠点にアンドルーの小さな運動家グループはヨークシャー内の村と市場町を回った。そこでは考えを同じくする人たちが会合を準備していた。禁酒の利点を賞揚する演説のあと、聴衆に誓いのノートに署名して「完全禁酒主義」に賛同してくれるよう促した。スノウはそのうちの一つの会合に参加し、禁酒主義者になったのだ。彼が立てた誓いは一八三二年にプレストンで立てたものと同様であっただろう。「我々は、毒のあるすべての液体、すなわち医薬品として以外のエール〔ビール〕、葡萄酒、ポーター〔黒ビール〕、火酒を飲まないことに同意します。」アンドルーと同僚のW・A・パリスターが、一八三六年春にパトリー・ブリッジを訪問した。彼らはスノウと接触し、スノウは公開の会合を設定する手伝いをした。「リーズから来た若い熱心な主唱者の感動的な演説のほかに、スノウ氏がアルコールの生理学的作用に関しての講演をした。」翌朝アンドルーはリーズに帰ったが、パリスターは週末まで残り、近隣の村々で会合を持ち、揺るぎない結果を残した。スノウは、暇を見つけてこの公開の会合に参加して議論に加わった。

一八三六年の夏、スノウはヨークに戻り家族と過ごした。その頃には家族も禁酒を受け入れていた。トマスは一八三五年、十五歳のときヨーク禁酒協会に入会した。スノウより二歳若い弟ウィリアムも禁酒家になった。スノウが二年ぶりにヨーク市の中心部を歩いたとき、そこらじゅうで貧しい人が暴飲しているのを見た。スノウがヨーク住民に完全禁酒をもたらす手段を考えたとき、誰かが彼に言った。「学校の先生でウィリアム・レーコックという若い男が、友達を訪ねてはあなたと同じことをしている。」スノウは彼を捜し出して会い、二人は禁酒をしているメソジスト派牧師と会った。その牧師は二人に協力し、一八三六年六月の最後の日にメソジスト礼拝堂で集会を行った。スノウとレーコックは説得力ある話をして七人から誓約書を集めた。「スノウ氏の家族の何人かが出席しており、母親は出席者が快適なようにと気を配った。」母ファニー・スノウは、のちヨーク禁酒協会となる最初の集会でお茶とノンアルコールの飲み物を配った。スノウとレーコックはその成功に喜んで、マーチャント・ホールでの六月六日の公開集会を宣伝し、そこにジョン・アンドルーが中心的な発言者として出席した。「十五の誓約書が集まり、全部で二二となった。」そのなかには最初の会合に来られなかったトマス・スノウが入っていたようだ。レーコックは町を去らなくてはならなかったが、「スノウ氏は九月までいて、運動推進の努力を続けた。」レーヨーク市では毎週、集会を行った。近隣の村へも行き、「レイヤースロープのビルトン通りの学校とエーコム（エンプソンの生まれた村）の学校で、聖職者の許可のもと会合を開いた。」

スノウの禁酒論演説

ジョン・フランク・ニュートンと同様に、スノウは禁酒を菜食と蒸留水からの結論であるとした。一八三六年六月、パトリリー・ブリッジで二三歳のスノウは「完全禁酒論演説」【Snow 1836】を行った。それを読むと、彼の聴衆を評価する心は明敏であり、自分の意見に関しては判断力と決断力を持ち、しかし彼が嫌う習慣を持つ人々には寛容であった。

この演説は、九年間の見習いと助手のあとのスノウの医学的世界観を示す唯一の直接的な証拠である。彼の目的は、アルコールの有害作用を医学的に説明することであった。生理学的にアルコール消費は過剰な熱気と過剰な刺激を起こし、この二つは「身体経済の重大な攪乱」を起こす。アルコールは「発作性の痛み」などの症例に対して医薬品としての価値があるが、これは稀なことである。演説で使った術語はカレンの影響を受けているかもしれないが、一八三〇年代には一般的に使われていたものであった。コレラに関連して、スノウは一八三一～三二年流行の初期の「ブランデー処置」は徐々に行われなくなったと考えた。臨床家が、「強い酒は、恐ろしい二次発熱を促進し、頭部での炎症を強める傾向がある」ことを理解したからである。くり返すが、スノウはカレンとブラウンが使った言葉を採用したが、それらは一八三〇年代には一般的になっており、その使用をその二人からの影響とすることはできない。

しかしながら、スノウの演説はある点で不確かである。第一次コレラ流行時、彼は他の医師と同様に治療薬に疑問を持っていた（少なくとも理論的に）。一八三六年、彼は聴衆に次のように話した。「医薬品は偉大な恩恵である。しかし同時にその使用は一般的に巨悪（死）に対する小悪の代用である。」スノウは、「薬を使わない身体の自然治癒力は、薬ができることより常に優れている」と信じていた。この視点は、彼が治療薬懐疑論—自然治癒力 *vis medicatrix naturae* は助力を必要としないという考え—を抱いていたことを示す。この懐疑論者は、患者の病気との戦いを辛抱強く観察し、体内の神秘の生命力を信頼し、薬はそれが効くように見えるときのみに投与した。「現代の博物学と自然科学の進歩にかかわらず、我々は健康や幸福に関係する事柄の知識において古代の文明国に後れている」と彼は主張した。薬への過剰な依存に対する彼の警告は、食事と運動を強調する古代の学説への傾倒と相まった、ジョン・ニュートンの考えに共鳴したもので、ヒポクラテスを再評価したシデナムを思い出させる。治療薬懐疑論はニュートンやシデナムになぞらえられ、カレンやブラウンとは距離を置くものである。彼の蒸留水の飲用と、不浄な水によって運ばれる病気に対する若いころからの強迫観念は尋常ではない。これは、彼がそれ以降の生涯をロンドンで過ごす当初から公衆衛生に興味を持っていたことを暗示している。

第三章　ロンドンでの医学・外科修業（一八三六〜三八年）

一八三六年八月、スノウはヨークの家族と禁酒運動から離れて、医学修業のためにロンドンへ向かった。だが、ロンドンへ真っすぐ行ったわけではなかった。まずリバプールへ行き、禁酒運動での知り合いを訪ねたようである。リチャードソンによれば【Richardson 1856】、そのあと「徒歩でリバプールからウェールズに入って南に下り、そこから東のロンドンへ向かった。途中バースに寄り、叔父チャールズ・エンプソンを訪問した。」エンプソンは数年前にニューヨーク-モントリオール間を徒歩で往復していたが、叔父と同様にスノウも歩くことを楽しんだ。このリバプール-ロンドン間の距離は四〇〇マイル（六四〇km）ほどあり、たぶん四、五週間かかっただろう（図3・1）。

スノウが叔父を訪れた目的は、親族としての義務や個人的友情を超えたものであった。スノウは正式な医学生になりたかった。しかし三年間の薬剤師助手での貯えはそれほどでなく、二年間の医学教育のための授業料、本代、下宿代には足りなかっただろう。彼は叔父と親から経済的援助を受けたと思われる。

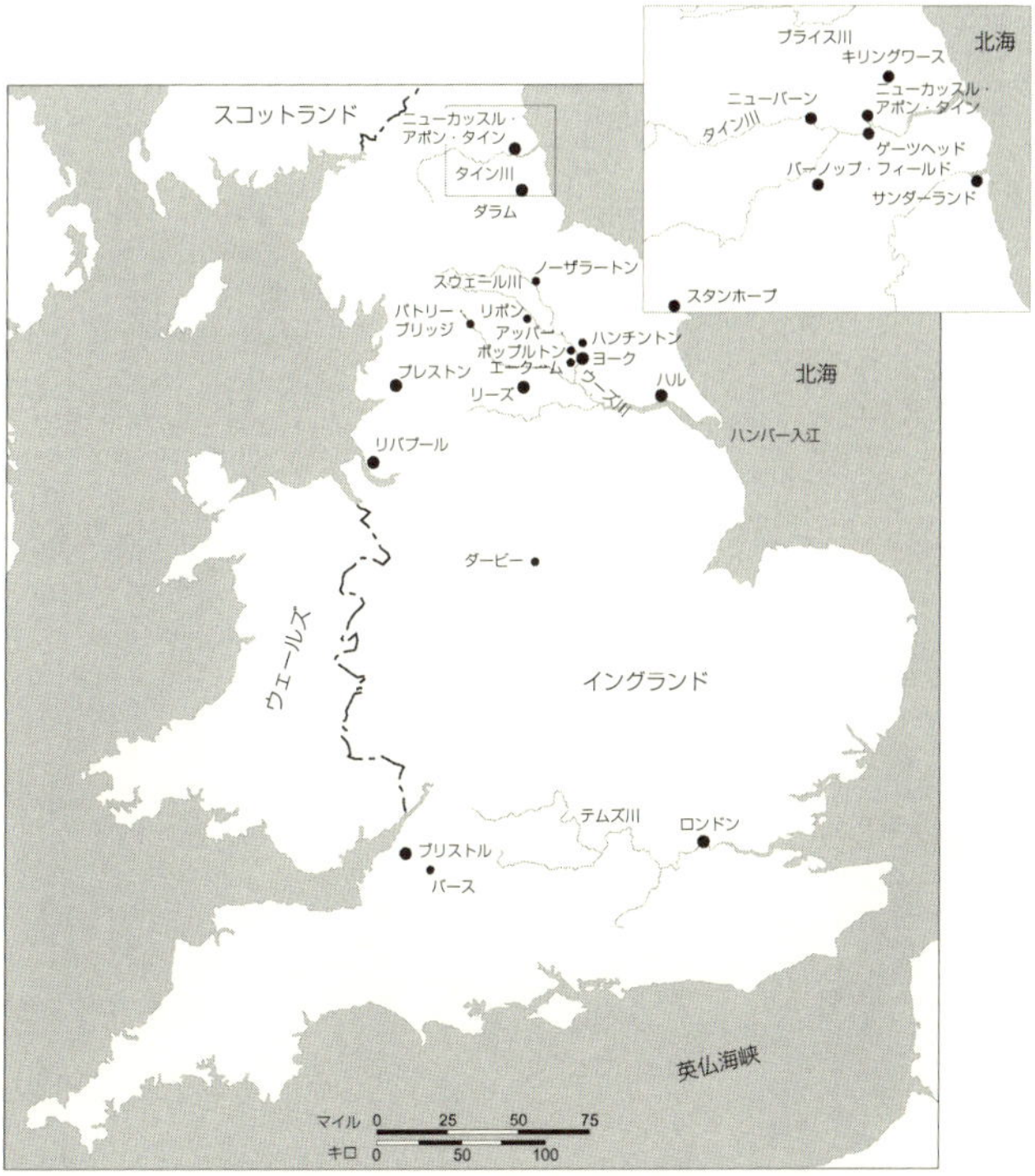

図3・1　スノウと縁の深いイングランドの地名

免許取得の条件

外科医と薬剤師の二つの免許を得るためには、ロンドン王立外科医師会と「名誉ある薬剤師協会」の要件を満たさなければならなかった。その要件は、毎土曜日に発行される医学ジャーナル「ランセット」の秋号（学校年が始まる前）に載った。講義が行われる学期は二つに分かれていた。冬学期は十月一日～四月中旬で、クリスマス期に二週間の休みがある。春学期は五月一日～七月末である。病院実習は一年中可能であった。薬剤師協会は、学生が出席する講義と医学実習の開始・終了時期を指定した。一方、王立外科医師会は外科実習のコースの数と期間を指定した。講義コースと病院実習のうちの一部は、両団体で共通であった。表3・1に、医学生が最短期間で免許受験資格を得るための講義や実習の割振りを示す。ロンドン王立外科医師会員になるには二二ヶ月、薬剤師免許取得には三一ヶ月の修業が必要であった。

スノウは、十八ヶ月の修業のあと一八三八年五月に外科医師試験を受け、その年の十月に薬剤師試験を受けた。それゆえこの二つの団体は、スノウのニューカッスルの未認可医学校での講義出席を認めたに違いない。そのうえ王立外科医師会は、彼のニューカッスル病院での十二ヶ月の実習も認めた。病院実習の要件の残りを満たすためには、ロンドンの病院で行う六ヶ月分だけで良かった。しかし薬剤師協会は半分だけしか認めず、丸一年の病院実習を要求した。

ロンドンの医学校

スノウが首都ロンドンに着いたとき、そこには規模や教科課程の異なる二十一の医学校が競争状態にあった（図3・2）。学生たちは講義、解剖学示説、解剖実習へ出席した証明書を集めなくてはならなかった。学校のいくつかは臨床実習を行う病院に付属していた。ほとんどは専門学校で、そこで講義のすべてが行われていたが、そうではない学校もあった。高等教育を行う二つの学校―キングス・カレッジと新しく出来たロンドン大学―は、すべての必要な講義、示説、解剖を行う医学校と提携していた。

表 3・1　外科医と薬剤師の 2 つの免許取得のための講義・病院実習スケジュール（1836 年 10 月開始の場合）

第一学年冬学期（1836 年 10 月〜37 年 4 月）	第一学年夏学期（1837 年 5 月〜7 月）	第二学年冬学期（1837 年 10 月〜38 年 4 月）	第二学年夏学期（1838 年 5 月〜7 月）	第三学年冬学期（1938 年 10 月〜39 年 4 月）
化学	植物学	解剖学と生理学	*法医学*	*解剖実習*
解剖学と生理学	*選択科目*	解剖学示説	*産科および女性・小児の疾患*	*出産立会い*
解剖学示説		解剖実習		
解剖実習		**産科講義**		医薬品（内服薬）
薬物学と治療学[a]		内服薬講義		
		外科講義		
外科講義		病院実習	病院実習（9 月まで）[b]	*病院実習*[c]

斜体：薬剤師協会のみが義務づける
太字：外科医師会のみが義務づける
普通書体：薬剤師協会・外科医師会の両団体が義務づける
[a] 薬理学のこと。薬の確認・調合、保管、ミネラルおよび植物薬の投与を含む。外科医師会は 3 ヶ月を義務づける。
[b] 外科医師会は、ロンドン、ダブリン、エジンバラ、グラスゴー、アバディーンにある認可病院での 12 ヶ月の外科手術立会い、または上記病院のいずれかで 6 ヶ月、かつ認可地方病院（ニューカッスル病院など）での 12 ヶ月の外科手術立会いを義務づける。
[c] 薬剤師協会は、承認された病院または薬局での全 18 ヶ月の実習（外科手術立会いを含む）を義務づける。
出典：Lancet 1（1836–37）：6–7.

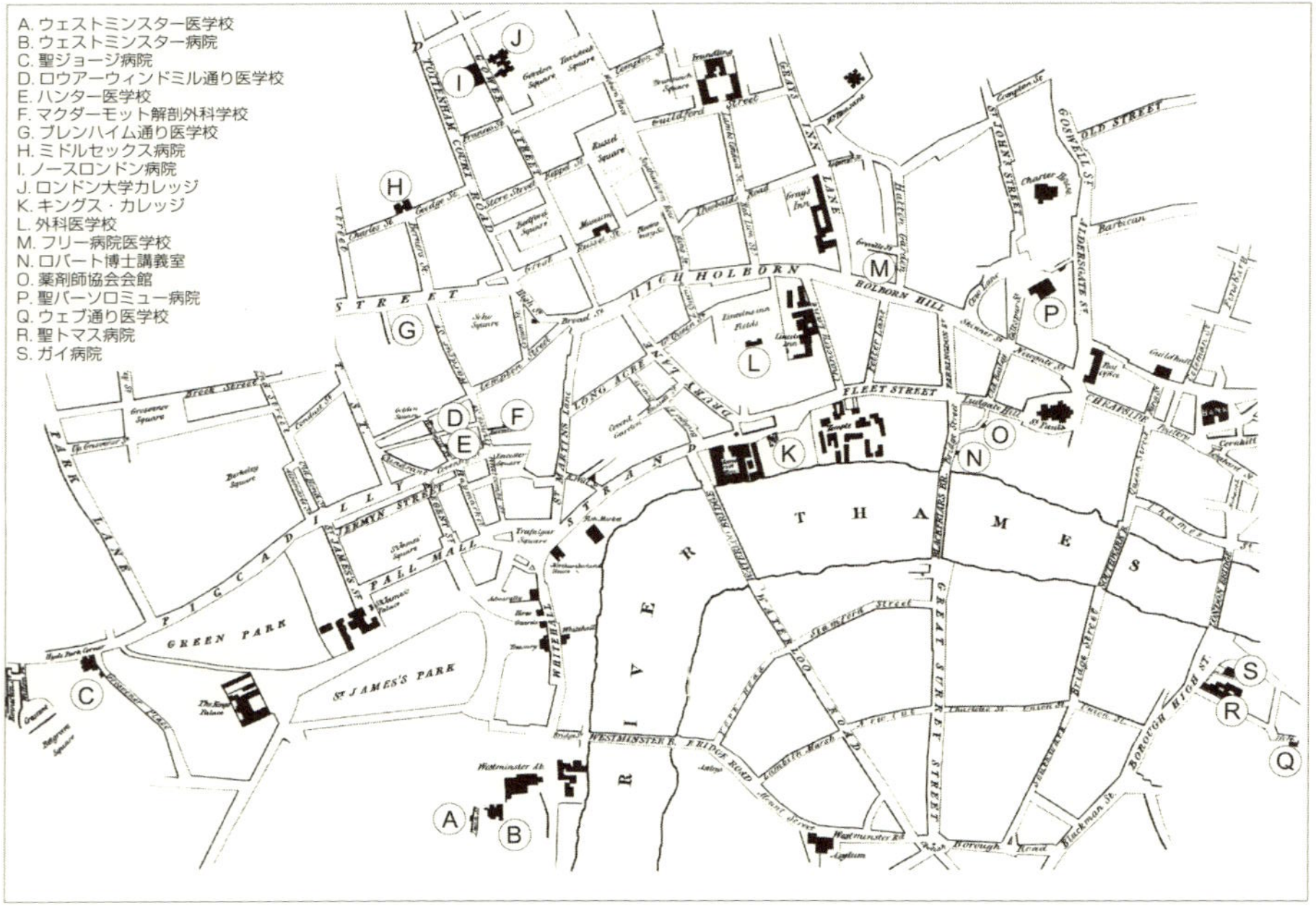

図3・2　ロンドンの病院と医学校（1836〜37年）（「ランセット」誌1836年9月24日号より）

ロンドンにある解剖学、内科、外科の専門学校の起源は、十八世紀中頃に個人見習い制度のあり方に疑問が生じたことに遡る。少数の外科医と薬剤師が多数の見習いに正式な教育を行う方が、一人の師匠がその見習いに教えるより効率が良い。多くの意識の高い、新取の精神に富んだ医師たちが、首都の建物を改築し拡張して、講義のための階段講堂、解剖学と示説のための部屋、外科展示室、ときには植物学・薬物学の勉強のための薬草園や小部屋を造った。ロンドン外科法人が王立外科医師会として再編されたとき、専門学校が多人数を訓練できるようになったので、その新団体は会員資格としての見習い制度を廃止した。これによってロンドンの病院外科医の収入は減ったが、一部の医師はすぐに講義コースを創り、学生はそれへ出席するために参加費を払った。また、病院付属医学校は専門学校と競争するようになった。講堂と病室が近くにある施設の方が有利であった。とくに最初の冬学期のあとには、理論〔座学〕と臨床〔実学〕の統合がより図られるからだ。

スノウが一八三六年にロンドンに着いたとき、医学教育は急成長する市場経済に組込まれていた。すべての学校が次学期コースの入学案内を配布し、それには講師名、設備、特典が書いてあった。特典とは、学生が同じ学校で全コースを履修するための「継続」チケットを買えば、別々の学校でそれぞれのコースを履修するより授業料が安くなる、というものである。学校は、新聞広告で教職員の質の高さ、卒業生の医師免許試験での合格率の高さを吹聴した。しかしランセット誌の編集委員はそれを総じて信じていなかった。

誇大宣伝や見せかけは数えきれない。しかるに優秀と断言できる教師や学校の数はわずかである。システム全体が強奪と詐欺を生み出している。学生に入学の「チケット」と、講義への出席は強制であるとの口実のもとに出席を証明する「修了証書」を買わせて、大金を手にしている。講義の種類の多さから考えると、その四分の一は実施されていない。【Lancet 1(1836–37):5】

それにもかかわらず、イングランドとウェールズで一般開業医をやろうとするならば、外科医師会と薬剤師協会が要求するすべての証明書を集めるしかなかったのだ。

スノウは一八三六年十月、ロンドンへやってくる他の何百人もの医学生と同様に、次の学期のコースをどこで履修するかを決めなくてはならなかった。学生が格安なコースを探せるように、講義の最初の十日間は無料であった(表3・2)。スノウは、西ロンドンはウェストミンスターのヘイマーケット近くのグレート・ウィンドミル通り十六番地にある、ハンター医学校の「継続」学生になった。ハンター医学校は、ロンドンでの最初の解剖学校という歴史を持ち、熱心な教師がいることで有名であった。一八三六年秋、そのなかにジョン・エップスがいた。彼は内科医、骨相学者、医学急進派、節酒改革派であった。たくさんの医学校の選択肢があったが、スノウは同じ反アルコール観を持つ教師が少なくとも一人はいる学校に惹かれた可能性がある。さらにハンター校には、大企模な病理学博物館や大解剖室を含む立派な施設が整っていた。継続授業料は三四ポンドであり、それには閲覧室・図書館の利用料が含まれていた。二つの免許取得のための全コースを提供する最も授業料の安い学校だった。病院に付属する学校ではなかった

表3・2　ロンドンの医学校と施設、および「継続」授業料（1836年10月現在）

講義課程と解剖実習の全必要数を備えた私立医学校	限られた課程数の私立医学校	病院付属医学校（課程数はさまざま）
アルダーズゲート医学校（図書館と医学協会費込み：36ポンド15シリング）	ダーモット氏解剖学階段教室（示説、解剖実習、生理学、外科を含む：10ポンド10シリング）	チェアリングクロス病院医学校（医学、産科、解剖学、外科のみ：19ポンド19シリング）
ブレンハイム通り医学校（36ポンド15シリング）	ロバート博士講義室（医学理論・実践：10ポンド10シリング）	フリー病院医学校（化学と植物学はなし：授業料記載なし）
ハンター医学校（図書館、閲覧室、博物館費込み：34ポンド）	スミス氏解剖学階段教室（示説、解剖実習、生理学、外科を含む：10ポンド10シリング。病院実習を含む産科：5ポンド5シリング）	ガイ病院医学校（全課程：69ポンド6シリング）
グレイナー氏医学校　ウェブ通り（博物館と医学協会費、サリー診療所＋ロンドン熱性疾患病院での実習を含む：48ポンド6シリング）	ウォーラー博士産科講義（ロンドン産院での出産立会いを含む：5ポンド5シリング）	ロンドン病院医学校（全課程：61ポンド19シリング）
キングス・カレッジ医学校（63ポンド）	聖ジョージ病院解剖学階段教室（解剖学、生理学、示説、解剖実習：16ポンド16シリング）	ミドルセックス病院医学校（全課程：45ポンド）
ロンドン大学カレッジ医学校（70ポンド10シリング）		聖バーソロミュー病院医学校（全課程：66ポンド4シリング。図書館利用には1ポンド10シリング追加）
聖ジョージ病院解剖学・医学校（46ポンド4シリング。解剖学と示説の16ポンド16シリングを含む）		聖ジョージ病院医学校（39ポンド18シリング。解剖学なし）
ウェストミンスター医学校（45ポンド）		聖トマス病院医学校（全課程：55ポンド13シリング）

出典：Lancet 1（1836–37）：7–15.

が、近隣にいくつか病院があった。

スノウは、学校から歩いてすぐのソーホースクェア近くに手ごろな下宿を見つけた。ソーホースクエアとクイーン通りを結ぶ小路に沿う長屋「ベートマン荘」の十一番の部屋を賃借りした。十八世紀に投機目的で造られたこの建物は地上三階、地下一階からなり、十一番は小さな区画であったが、各階に約二五〇平方フィート〔二三㎡〕の居住スペースがあった。とはいえ読書と睡眠には十分な広さであった。医学生一年生は、ほとんどの時間を講堂か解剖室で過ごしたのだ。

医学生スノウ

資格を増やすためか、ロンドンの年長の医師と密な関係を築くためか、スノウはニューカッスルですでに履修した科目を再履修しようとした。ハンター校での一八三六／三七年の冬学期に履修したのは、P・ベネット＝ルーカス氏の解剖学・生理学の講義、解剖学示説、解剖学実習、ハンター・レーン博士による化学、マイケル・ライアン博士による医薬の原理と実践（physic と呼ばれていた）の講義であった。ライアンはアイルランド出身の内科医で、とくに産科に興味を持っており、また医学急進派であった。ハンター解剖学階段講堂で行われるジュウェル博士の助産術、女性と子供の病気の講義にも出席した。たぶんその授業料で、ハンター校からも階段講堂からも近いクイーン通りの王立産院で出産に立会うことができるからであった。この施設はハンター階段講堂での講義に臨床産科病院として登録されており、学生は

表3・3　スノウが履修したと思われる課程（1836/37年冬学期）

	月曜日	火曜日	水曜部	木曜日	金曜日	土曜日
9：00	←		化学		→	
10：00						
11：00	←		実用解剖学と解剖学示説			→
12：00						
13：00						
14：00						
15：00	←		解剖学と生理学			→
16：00	←	医薬の原理と実践（physic）			→	
17：00						
18：00						
19：00	外科[a]	産科[b]	外科[a]	産科[b]	外科[a]	産科[b]

[a] 我々は、スノウがこれらの講義に出席したと考える。薬剤師希望者は外科講義を履修する必要なし。
[b] ハンター医学校でなく、ハンター解剖学階段講堂で講義。
出典：Lancet 1 (1836–37)：12 、薬剤師協会

ジュウェル博士と一緒に病棟へ行って、産科学を学ぶことができた。この領域は一般診療で重要になりつつあり、ハードカッスルも関与し、その数年後にはスノウ自身も関与することになるのである（表3・3）。

薬剤師協会は、学生が植物学と選択科目を最初の夏学期の三ヶ月で履修することを勧めた。ジョン・エップスはハンター校で植物学を教え、スノウはたぶん一八三七年の夏学期にその単位を取った。彼が講義室や薬草園にいないときは、「死者の部屋」で解剖を行っていた。つまり、スノウはエップスの四つのコースを履修した。薬物学二コース、法医学一コース、植物学一コースである。

ロンドンでの一年目、スノウは同級生のジョシュア・パーソンズと仲良くなった。「我々二人はいつも解剖室に他の学生より遅くまでいて、しばしば夕方にまでなった。それで、知り合いが親友になり、下宿も相部屋にして、教科書調べも一緒にするようになった」と、パーソンズは振返った【リチャードソンによる】。毎日が講義を中心に回っていた。教師は指定された時

間に到着し、学生に医学情報と意見を説明し（ときには医学ジャーナルに載った論文をそのまま朗読し）、それから個人の診療所へ戻るか、病院で回診を行った。所定の講義以外では、自習が多くを占めた。講義ノートを教科書で補い、病棟で症状を観察し、解剖学博物館のガラス瓶に入っている標本を見て病変構造を知り、解剖した構造を死体標本（あれば、蝋標本）とつき合わせ、化学教室で実験をし、薬草園で医薬用植物を勉強することは学生に委ねられていた。とにかく、正規の医学修業の後に受ける包括的な医師免許試験を一回でパスするために、十分な知識を蓄積することだった。

スノウは自分の体験を書いた日記を残していないので、他の人の記録が助けになる。たとえばジェームズ・パジェットは、スノウがハンター校に入学した二年前に聖バーソロミュー病院付属医学校に入学した。パジェットは備忘録に次のように書いている。「大多数の学生および私自身にとって、当時は自分で決定し、自分で物事を動かすものだった。教師や教材によるものは少なかった。」多くの学生にとって「個人的な指導は無いに等しかった。少数の学生を個人的に持ち、彼らに医師免許試験に備え特別な指導をする教師もいたが、それは一握りであった。」「アルダーズゲート医学校では状況は比較的良い。そこには熱心な教師がいて、授業で追加の試験対策をやってくれた」【Paget 1901】。スノウとパーソンズはその必要もなく、また家庭教師を雇う金もなかった。二人は他の学生より年長で、より経験豊富であった。スノウは二三歳で約九年の医学経験があった。パーソンズは一つ年下だったが、五年間の見習いをしており、ノースロンドン病院で十二ヶ月の修業を済ませていた。二人は互いに勉強しあい、十月にパーソンズは二つの試験に合格してロンドンを去り、サマセットで一般開業医となった。

表3・4　スノウが履修したと思われる課程（1837/38年冬学期）

	月曜日	火曜日	水曜部	木曜日	金曜日	土曜日
9：00	← 薬物学と治療学 →					
10：00	← 実用解剖学と解剖学示説 →					
11：00	← 化学 →					
12：00						
13：00						
14：00						
15：00	← 解剖学と生理学 →					
16：00	← 医薬の原理と実践（physic） →					
17：00						
18：00						
19：00		産科		産科		産科

出典：Lancet 1（1837-38）：14-15、薬剤師協会

一方スノウは、別の一連の講義を受け、病院実習の要件を満たさねばならなかった。一八三七／三八年の冬学期の間、薬物学、化学、産科の第二コースを前年と同じ教師から受けた。しかしこの年度にはロバート・ベナブル博士が医薬の原理と実践、G・ジョーンズ氏が解剖学と生理学の講義を、サベージ氏が解剖学示説を行った（表3・4）。さらにスノウはウェストミンスター病院で内科と外科の実習を受けた。そこはスノウの下宿から南へ一マイル（一・六㎞）とやや遠く、聖ジェームズ・パークを抜けてウェストミンスター寺院と国会議事堂の脇を通るブロード・サンクチュアリを行かなければならなかった。スノウのような歩行中毒にとって一マイルはたいしたことではないが、下宿から三分の一マイルにあるセント・パンクラスのガワー通りにある大学病院を避けたのは奇妙に見える。その病院ではとくに有名な外科医、アストリー・クーパーとロバート・リストンによる事例研究と臨床指導の講義があった。パーソンズは、かつてノースロンドン病院と呼ばれたこの病院で実習を受けていた。たぶん彼はそこでの実習に満足できず、同宿のスノウに他の場所へ行くことを勧めたのではないだろうか。あるいは、大学病

院の講義に登録しないで実習に参加する学生にはペナルティを課すという、大学病院の授業料支払い規定に変化があったので、躊躇したのかもしれない。

次の十二ヶ月間、スノウは週六日、正午過ぎにはウェストミンスター病院にいなくてはならなかった。ほとんどの時間、彼は指導医に付添った。一人の内科医が毎日外来診察室に張付いた。たとえば、ジョン・ブライト博士が火・金曜日、ジョージ・ロウ博士とジョン・バーン博士が残りの曜日を担当した。診察室で内科医は患者を診断し処方した。患者の多くは事故の被害者や、病院診療のために共済組合にお金を積み立てている労働者階級の人々であった。患者は医師の診察を受けた後、病院薬局での薬の調合と投薬を待つ。それで症状が改善しなければ、翌日病院へ来て別の医師にかかり同じことをくり返した。急性の患者のみが入院を認められた。これらの患者の多くは家庭外科医の診察が必要だった。スノウがウェストミンスター病院の「病棟を歩き回っていた」時期には、四人の外科医、アンソニー・カーライル卿、アンソニー・ホワイト、ジョージ・ガスリー、B・ライアンがいた。

これらの内科医と外科医は病院医学と呼ばれるようになるものの主唱者であった。この取組みは、ベッドサイドで熟達した臨床家が持つ特徴的な気質を身につけることで、それを見習いでなく学生が都会の病院で行う。そこには見習い制にはない二つの利点がある。一つは、都会の病院では個人診療所と比べより多くの患者とより多くの種類の病気を観察できる。もう一つは、死体安置所のある病院では、臨床観察と診断を、死後に解剖学的構造や病理学的変化と比較できる。病院医学は、臨床と病理学とを結びつけるのに望ましい場であるといわれた。ランセット誌は、熱意を持って外科医になろうとする学生の最重要課題として、解剖学の次に「病院病棟の患者のベッドサイドで病気の勉強をし、階段講堂での手術を見て術者の手の動かし方を学ぶという臨床医学」があると言った【「医学生への助言」Lancet 1 (1837-39):20】。スノウは、ニューカッスル病院で診療を行っていた時にすでにこの比較的新しい医学的見解に接していたが、ウェストミンスター病院でそれを深く経験したのだ。

ランセット誌は英国の進歩的な医学的思考を代表する雑誌であり、病院医学を唱えていた。しかし、それにふさわしい基盤は実験的経験主義であるとの考えにすべての人が合意していたわけではない。この医学ジャーナルによれば、「医学は観察の科学であり、他のすべての科学とは異なり、病気の症状、健康の現象、治療薬の結果を注意深く長期にわたって観察することで研究が成功する。」系統的な観察は、患者が次々に変わる外来診療所ではしばしば困難である。学生は、家庭で治療できない発熱患者を診る病棟の医師の指導を受けることができる。ただし、そのような感染症患者の入院は季節で変動する。一方外科病棟では、授業のある時期にたくさんの症例を学ぶ機会がある。この時期には、手術を行う階段講堂はぽかんと見つめる学生で一杯になり、少数の上級生が手術の助手を務める（その特典のためにかなりの金を払う）。学生にとって病院実習は、一人の医者だけに見習いとしてつくよりも多くの病気を観察することができる最良の機会であった。ランセット誌はこの機会を最大限に活用するような制度を提唱していた。「学生が病院に来たら…病棟患者の正確な記録を取り始めるべきである。…ありふれた病気や怪我の症例を選別して数を限ることで、特定の患者を最後まで（患者の治癒または死まで）診ることができるようになるだろう。病院での診療の利点の一つは、もし症例が不都合に終わった場合に死後の様子を霊安室で調べられることである。」　その目的は、症例記録を個人的に集めることであり、それをのちに参照するのである。スノウの現存の症例ノートを見ると、彼がこの目的を達成し、医学集会のときに特別な症例を思い出す能力を身につけていたことがわかる。それは彼の自主性、ハードカッスルの指導、ロンドンでの修練の組合せの結果であろう。

個々の学生の経験がランセット誌のいう理想に合致していたかどうかについては、もしその学生が見習いの経験がなくベッドサイドで症例ノートをつけたことがないならば、臨床実習を受ける病院の指導医の考え方に大きく左右された。再度、ジェームズ・パジェットのバーソロミュー病院時代の回想が参考になる—それが代表的なものかどうかは別として—【Paget 1901】。「二年目の一八三五／三六年の冬学期、私は一年目よりも病院実習に力を入れた。一年生のときには、実習を軽視していたわけではなかったが、外科病棟へ行くくらいであった。そこでは、稀な症例を見ること、症例について話をすることだけで、指導医からの言葉がない時があった。私は外来診療室で座っていることが多かった。」　ウェストミンスターでのスノウと同様に、パジェットは包帯交換をする外科助手ではなかった。というのも「助手をするには金がかかり（最低一〇ギニー）、また、見習い時よりも外科を勉強する機会が少なかったから。」　彼は内科病棟での実習の方を気に入り、ほとんどの時間をそこで過ごし、一人の病院住込み医師の臨床書記を数ヶ月間務めた。「教育内容は立派で、継続的な研究で何が学べるかを予想する方法」は、彼のこれ以降の医師生活における標準となった。ある一人の内科医は際立っていた。「彼と一緒に回診する学生に、自分自身で調べるようにさせ、どのように学ぶか、症例ノートをどのようにつけるかを教えた…その細かさと早朝からの仕事は大多数の学生にはあまりに負担であった。」 しかし午前の回診に出席した十三人は、みな彼から教えられた方法を真似した。パジェットの言葉によれば、「私は冬の学期中ずっと勉強しながら、できる限り解剖を行った。機会がある時にはいつも剖検に協力した。」 つまり彼は、新しい病院医学がもたらした学習機会を十分に利用した。大学病院や医学教育の新規参入組であるウェストミンスター病院などと比べると落ち目の病院と思われたバーソロミュー病院で、彼はそれをやってのけたのだ。

スノウがウェストミンスター病院での十二ヶ月の輪番実習を行っている間に、いくつかの出来事があった。一八三八年四月の終わりに、王立外科医師会が義務づける病院での六ヶ月研修を終えた。五月二日に外科医師資格試験を受けた。彼の経験は二年前のパジェットのそれに似たものだっただろう。

試験はきわめて簡素であった。十人の試験官が丸い長テーブルの外側に座っていた。試験官は順番に受験者を担当していた、と思われる。担当試験官の口頭試問が終わると、他の試験官から質問がある。私の担当者はウェストミンスター病院のアンソニー・ホワイト氏（スノウの教師の一人）であった。彼の質問は難しくなく、第五脳神経〔三叉神経〕の分枝についての質問に答えて、眼神経節とその神経連絡について述べ、終わりになった。その神経節を知る者は当時は少なく、それを知っていればすべての必要なことを知っていると思われた。ホワイト氏のあと、アストリー・クーパー卿がいくつかの質問をし、彼は私の回答に満足したように見えた。そして、私は退出してよいと丁重に言われた。

義務づけられたすべての講義と病院実習を終えた受験者のグループは、リンカーンズ・イン・フィールズの外科医師会館の一室へ入り、一人ずつ口頭試問を受けた。試験官はとくに受験者の解剖学の知識に注目していた。スノウは、いかなる質問にも試験官の満足いくよう答えたに違いない。そのあと「ロンドン医事週報」が通知「外科医師会 免状授与者名簿 一八三八年五月」を公表した。「J・スノウ、ヨーク」の成績は一一四人の合格者のうち七番目であった。彼はこれをもってロンドン外科医師会会員になったのである。

スノウが外科医の称号を手に入れる直前、ウェストミンスター病院の薬剤師が辞職していた。スノウは八人の推薦状を添えてその職に応募する準備を始めた。病院薬剤師の仕事は幅広く、ランセット誌によればウェストミンスター病院の仕事は特別に印象的なものであった。薬剤師と看護師長の尽力によって、ロンドンのいかなる病院とくらべても病院食は健康的かつたっぷりで、衣服は良質かつ清潔で、つまり全体の仕事の効率が良かった。スノウは、病院の規定では薬剤師免許取得者のみが応募できることを知っていた。彼は資格試験を数ヶ月前倒しで受験できると考えたが（そうした例が過去にあった）、夏学期の終わる七月に試験をしてほしいとの彼の要望は拒否された。彼の実習義務は九月終わりまであるとされ、例外は認められないと言われたのである。彼は応募を取り消すしかなかった。その時点では、これは挫折であった。スノウは、大きな教育病院で安定した収入を得ながら経験を積んでいくのではなく、一般開業医であふれた自由市場のなかで何とか稼いで行くしかなかった。しかし、彼はのちに薬剤師協会の杓子定規なお役所仕事に感謝するようになったと考える人もいただろう。というのも、ウェストミンスター病院の病棟患者の環境に関して褒めたたえたランセット誌は、同じ論説で、病院が辞職した薬剤師を酷使していたことを非難したのである。自身の部署の仕事のほかに別の仕事（秘書がすべき書類の記入など）をさせていたのである。「この堕落した部署に優秀な人が長く来なくても不思議ではない」【Lancet 2(1836-37):59-60】。もしスノウがウェストミンスター病院で薬剤師の職を長年続けていれば、彼が収入の保証よりも重要と見なした活動に割く時間とエネルギーは大きく損なわれることになったであろう。その活動とは、研究と医学協会の集会への参加である。

公衆衛生研究者としてのスノウ

一八三六年十一月、ハンター医学校での二ヶ月目に、レーン博士が砒素《ひせ》とその化学的性質について講義した。スノウは特別な興味を持ち、講義後に居残った。レーン博士は、外国の医学ジャーナルに載った解剖用の死体を処理する新しい方法に関する論文を教えた。それは、飽和亜砒酸カリウム溶液を血管内に注入して固まった血液を取り除いたあと、赤インクを入れる方法であった。スノウはこの方法を解剖中の死体に応用し、のちに同級生の希望で他のいくつかの死体にも試みた。

スノウは図らずも、公衆衛生の問題を医学校に持ち込むことになった。砒素処理した死体を解剖した学生の一人が、激しい腹部痙攣、嘔吐、下痢を催したのである。スノウは一八三七年の夏まではその原因が砒素とは考えていなかった。「私は他の死体に砒素を注入し、八月の非常に暑い日に同級生五人と一緒に解剖をした。腐敗は砒素のおかげでかなり遅れていた。しかし五人のうち四人が気分の悪さ、主に腹部に不調を感じた。死体は特異な臭いがした。私は、砒素の蒸発と腐敗によるガスの発生とが同時に起こったと疑った」【Lancet 1(1838-39):264】。彼はクリスマス休暇までその考えを検証する時間がなかった。死体の一部を検査のために取り出したとき、組織中に砒素は検出できなかった。彼は、砒素は気体になって死体から消え失せたと考えた。またしてもスノウの研究は他に先行していた。「その後しばらくして」、彼と同級生が経験した症状は砒素蒸気を吸ったためなのか、または個人の体質（全員が同様の症状を呈したわけではなかった）によるのかを調べる「決定実験」を考え出した。彼の最初の発表として知られるランセット誌編集者への投稿文《レター》（一八三八年印刷、スノウ二五歳）には、数学者ジョン・ハーシェル著『自然哲学研究入門』【Hershel 1830】のなかの当時よく知られた文章が引用されていた。「もし一つ以上の原因がありそうなときには、我々は新しい事実を見つけるよう努力しなければならない。もし見つからなければ、それを作り出さねばならない。ベーコンが名付けた〈決定実験 *experimenta crucis*――二つの原因のどちらであるかを決めるための現象――〉を用いる。我々は、単なる受動的な観察とは異なる実験の有用性を理解しなくてはならない。」 スノウが考える本事例における決定実験とは、「腐敗した動物の組織を一つのペトリ皿に亜砒酸カリウム溶液と一緒におき、他の皿では亜砒酸粉末と一緒におく。」 彼は「皿を釣鐘形のガラス容器で覆って二、三週間おき、発生するガスを集めた。ガラス容器内の気体を十分量の水素ガスに加えて可燃混合物とし、それを小さな吹出し口から燃やした。」 すると、少量の金属砒素が生じた。つまり蒸気に砒素が含まれていたのだ。彼は医学校当局に報告し、彼がハンター校で始めた「砒素注入法」は中止すべきとの勧告は受け入れられた。

スノウによる砒素処理した死体の研究は、彼が参加したウェストミンスター医学協会による毒蝋燭《ろうそく》の研究と重なるものである。この協会は一八〇九年にマンスフィールド・クラークとベンジャミン・ブロディーによって創設された。ブロディーはグレート・ウィンドミル通りにあるハンター医学校の外科講師で、これが協会の集会が最初は医学校の博物館で開かれた理由である。「ある時期、協会は医学校の付属物のようだった。というのも、外科講義に出席した学生は全員が会員となったのだ。」しかしスノウがロンドンに来る一年前に規則が改正され、正式な推薦と承認が必要になった。集会は、夏の数ヶ月は休みで、十月から四月までの毎土曜日の夕方に開かれた。スノウは一八三七年四月八日以前までは参加していなかったが、その日ジョン・エップス博士のゲストとして出席した。エップス博士は、ストリキニーネ、ビスマス、砒素を治療目的に使うことにコメントした。一八三七／三八年度の集会が十月に再開したとき、スノウは一般会員に推薦され、それが認められた。

協会は数年前に重大な方針転換を行っていた。医学改革に関して五ヶ月続く議論を経て、三つの身分〔内科医、外科医、薬剤師〕を一つの民主的機構に統合しようとする動きが起こった。その動きは、守旧派の妨害があったものの圧倒的多数に支持された。やがて、政治信条が対立する双方の強硬派が去るという犠牲が払われたが、最終的には妥協派が主流となった。

ウェストミンスター医学協会は一八三二年のコレラ流行時などに公衆衛生の問題を議論したことで名高く、スノウが会員になった最初の年に「砒素蝋燭」について調べることを決めていた。一八三七年十月二八日、ジェームズ・スコット博士は白砒素を含ませたステアリン（牛脂）蝋燭からの煙を吸い込むことのリスクを会員に喚起した。その蝋燭は、純蝋すなわち鯨蝋から作った蝋燭に比べて安価で明るかった。その年の初めにエベリット氏が、ロンドン医学植物学協会の会合でそのような蝋燭は砒素を含む気体を生ずると報告していた。彼は蝋燭を沸騰水中で溶かし、生じた沈殿〔蝋は水面に浮く〕を硫酸を通した水素ガス〔キップの装置で作った〕で還元し、一本の蝋燭から少量の砒素粉末を得た。適量の砒素は危険ではないと思っている医師もいたが、スコット博士は、少なくとも二つの製造会社が一般の要望に応えて砒素の割合を最近劇的に増やしたとの信頼すべき情報を持っていた。「今やこのような蝋燭は家庭だけでなく、教会でも使われるようになっており、劇場での使用もありうる。」スコット博士は「燃やされた毒物の量と吸入量の安全性に関して協会が見解を述べることは、協会の目的に適う事柄である」と考えた【Lancet 1 (1837–38):212】。翌週、リチャード・フィリップス氏と「スノウ氏はこの蝋燭中の亜砒酸の検出に成功し」、エベリット氏の発見を確認した。十一月四日の集会にゲストとして出席したエベリット氏は、その月のうちに公開実験をしてもよいと言った。調査に協力を同意したエベリットス氏およびフィリップス氏と連絡を取る委員会が設けられた。

毒蝋燭についてはそれ以降、協会の議題としてくり返し取り上げられ、その間特別委員会が水面下で調査を実施していた。約束通りエベリット氏が、十一月中旬に会員の前でステアリン砒素蝋燭の化学分析を何回かくり返した。ガイ病院医学校の最近の卒業生ゴールディング・バード氏が、酸素濃度を変えて蝋燭を燃やす実験を行った。すべての実験で、彼は砒素化合物を検出した。次に、生理学の面からの実験を行った。「テムズ川岸のスコット博士邸の天井が高く広い離れを実験室にした。特別委員会委員が四つの箱を作り、それぞれの箱にヒワ、グリーンフィンチ、モルモット、ウサギを入れた。箱には換気口があり、前面のガラスから中の動物を観察できる。彼らは二つの箱でステアリン砒素蝋燭を燃やし、他の二つの箱で鯨蝋を燃やして、十二時間ごとに六回（全七二時間）観察した。観察結果が記録された。モルモットとウサギに変化はなかったが、砒素蝋燭を燃やした箱に入れられた鳥は死んだ。一方、「鯨蝋の箱に入れられた鳥は、実験終了時にも開始前と同じように元気であった。」委員会は十二月九日の集会で実験の詳細を報告し、次のように結論した。「燃焼で生ずるガスは有毒である。報告を終えるにあたり、この委員会報告が公衆に役立つことを願う。これは非常に重要な事柄であるが、この国には医学警察が存在しない。ヨーロッパで政府が公衆衛生を重んじない唯一の国である。」しかし協会の内規によると、この委員会報告を承認する投票の前に、報告を印刷して全員に配布しなくてはならない。そしてもし認められたならば、大衆に提供しなくてはならない。協会は侃々諤々《かんかんがくがく》の議論のすえ、印刷代を支払い、調査費用を支給するかどうかの決定を先送りした【Lancet 1(1837–38):425–426】。

一八三七年十二月十〜十六日の週、三人の会員が追加の職権上の調査を行った。ゴールディング・バード氏が、砒素蒸気に曝露された五羽の鳥の剖検を行った。少量の砒素が一羽の鳥の体内から検出されたが、どの鳥の羽からも砒素は検出されなかったかった。飲み水は相当に汚染されていた。彼は「鳥は飲み水からの毒で死んだのだろう」と考えた。飲み水から摂取される砒素の毒性は一般常識であったからだ。十二月十六日の集会で彼が報告した後、ジョシュア・トインビーとスノウが発表した。砒素蝋燭の燃焼が動物の生命に与える影響を調べるための一連の実験の結果についてであった。まず、彼らはモルモットで実験した。スコット博士邸での実験と同様に、この動物では曝露時間や蝋燭中の砒素濃度を変えても症状は出なかった。また鳥での同様の実験では、装置が発火したので結論が出なかった。その集会の報告書は、特別委員会報告の議論には言及していない【Lancet 1 (1837–38) :463】。

医学メディアが首を突っ込んできた。十二月二三日ランセット誌は、論説でウェストミンスター医学協会の「砒素蝋燭」調査に関してすでに報道してきたことを読者に示し、さらに追加の情報を伝えた。一八二〇年代のフランス人化学者による発見の歴史、「フランス政府の用心深さ」からその蝋燭が検査されて健康に有害であるとわかったこと、フランスでは製造は禁止されたこと。「安蝋燭」と呼ばれるようになったが、「その売れ行きは急増し、投資家が国民の犠牲の上に莫大な利益を得た」とランセット誌は書いた【Lancet 1 (1837–38) :457】。その論説は、ウェストミンスター医学協会の特別委員会が実施したさまざまな実験結果を要約し、イングランドの内務大臣が毒蝋燭の販売を許可していると非難した。その蝋燭は、「用心深い医師が体内に投与してみようとする量の五倍以上の砒素に生命をさらしているのだ」【Lancet 1 (1837–38) :458】。ランセット誌が協会集会の要約を引用したのに対し、ロンドン医事週報は一八三八年一月初めの号で、論説とともに実際の委員会報告書からの抜粋を報じた【London Medical Gazette 21 (1837–38) : 577–80】。二月初めの協会特別集会では、大多数の会員がこの不満分子による情報漏洩行為を非難し、またこの問題に時間と金をこれ以上費やさないことを決めた。協会は委員会の調査結果を拒絶したのではなく、規定に沿って行動したのである。報告書の重要な部分を早まって公表することは、内規で規定されている審議過程を妨げることだった。

新しい科学的医学の展望

毒蝋燭事件でウェストミンスター医学校が公衆衛生の問題であいまいな態度をとることはできなかったが、スノウがその調査の過程に関与したことは彼がロンドンで受けた薫陶を示すものである。ウェストミンスター医学協会の会員としての一年目、彼は自身をベッドサイドにおける単なる技術屋ではなく、それを学術と考える人たちと同じ立場に位置づけた。医学校で処理した解剖用死体から出る砒素蒸気についての調査と同様に、協会のために行った化学分析と生理学的実験は、純粋な科学としてでなく健康に害となるものを調べようとする実用的な研究であった。この二つの事例での調査法の特筆すべき点は、仲間とは違う彼の独自性である。彼は化学を医学に並行する科学と考えた。これは一八三〇年代では一般的な考え方である。たとえば、当時の「ロンドン医事週報 London Medical Gazette」の副表題は「医学および並行科学の週刊誌」であった。彼は、病院医学における臨床病理学に相当する、実験室で訓練を行った若い医師の中核となる一人であった。

砒素蝋燭の調査から、スノウが医学へ新しい研究方法を取り入れる並行科学の研究者であったことが分かる。その研究方法は、のちの麻酔とコレラの研究のモデルになっている。研究の初期、彼は医学校解剖室、砒素蝋燭を燃やした部屋、およびその部屋に入った人の体内の砒素を追跡する一連の実験を立ち上げる能力を示した。つまり彼はすでに、化学分析、動物実験や、彼がのちに名付けた「毒伝達経路」の問題設定に関心があった。特定の毒が社会に入り込む経路と、それがどこでどのように人体に居座るのか、という問題設定である。摂取された砒素は毒なのか（当時の一般的な考え）？　吸入しても毒なのか（一般的でない考え）？　彼は十年後、エーテルやクロロホルムがどのように体内を循環し、特定の効果を及ぼすのかの原理を考えた。そのすぐ後、コレラが隣近所、町、都市の水道を介してどのように循環するのかについて仮説を立てた。循環と伝播のパターンおよび経路を想像する能力は、スノウの研究に共通する概念志向となっている。

スノウが体験した病院医学は、啓蒙主義による西欧における発展の英国版である。十八世紀中頃のロンドンでは何人かの外科医は、学生の知識の基盤を見習いがベッドサイドで技能を学ぶ際に蓄積する観察よりも、むしろ解剖学におくべきと考えた。ウィリアム・ハンターは一七四六年にコヴェント・ガーデンに私立解剖学学校を設立した。弟のジョン・ハンターが二年後に合流し、その学校は十年以上繁栄した。一七六六年、ウィリアム・ハンターはグレート・ウィンドミル通り十六番地の家を買って改修し、自宅兼学校にした。これがハンター医学校の始まりである。スノウがロンドンに来たときには栄光の時期は終わっていたが、死体解剖を重視するハンター医学校のような解剖学校は、フランスで始まったより包括的な医学カリキュラムを英国の病院付属医学校が採用する嚆矢となった。

一七八〇〜一八三〇年、パリの病院で医学改革グループ（「理論派」といわれた）は、病院内で教育と研究を行うことで患者のケアと外科の質を高めた。彼らは、従来のヒポクラテスからガレノスの流れを汲む体液病理説は、啓蒙主義的世界観の範疇にある科学的な医学へと代わるべきと考えた。自然科学をモデルにし、ロック〔一七世紀英国の哲学者〕の経験論の原理に基づく、個人と社会のシステムがいかに機能するかを理解するという意味での実用的な世界観である。彼らの信じる法則―医学においてニュートンの重力の法則に相当するもの―は、次のようなものであった。特定の病気は人体の特定の器官や組織と結びついている。啓蒙的な医学思考は、個々の患者をベッドサイドで経験的に観察するとともに、数多くの観察結果を統計的に処理し、剖検での病理変化を調べることであると信じた。「理論派」を支持する人たちがパリのいくつかの病院の支配権を得て、そこで医学教育を、解剖学、生理学、数学、化学といった、並行科学を含めた啓蒙主義的医学へと組換えた。その中心的な人物にピエール・ルイ（一七八七〜一八七二年）がいる。彼は「数値法」を考案し、パリの診療所での多数の症例の統計学的分析から、瀉血は肺炎の治療としてあまり効果がないことを示した。

十九世紀中頃の英国では、新しい科学的医学観を持つ支持者のなかにルイのような統計学者がいたが、病院医学を自然哲学の一分野と考えるのが一般的傾向であった。自然哲学とは、自然現象のもとにある原理と法則を探究することである。一八三〇年に数学者ジョン・ハーシェルはその入門書を出版した【Herschel 1830】。その本はスノウの修業時代にもなお人気があった。ハーシェルによれば、自然哲学者は探究を立証可能な身近な原因に絞るべきである。彼らは「どの学問分野でも、一般原因による作用と一般法則による例証を追跡すべきである…研究者の前に現れるあらゆる対象物は、原理を明らかにし、教えを与え…調和と秩序の意味を与えてくれる。」　観察と実験（ベーコンは能動的観察と言った）で得られる経験は自然哲学の土台である。ハーシェルの言う「完全な観察者」とは、「彼の観察が関係する特定の科学だけではなく、無関係の攪乱原因による効果を評価あるいは否定することのできる他の科学分野にも通暁する者である。」我々は観察を続けて経験以上のものを含んだ一般的な結論〔仮説〕を帰納法で構築し、その仮説から演繹を行い、次にその演繹の妥当性を実験とさらなる観察によって検証する。つまり、「科学探究が成功する過程では、帰納法と演繹法の二つを交互に連続して用いること【現代では仮説-演繹推論という】が必要である。」

推論科学と類推論法が医学研究の中心にあるという観点は、自然哲学の核となるものである。ハーシェルによれば、「いくつかの、またはすべての科学を総合することなしに、あらゆる状況下で十分かつ完全に説明できる自然現象はほとんどない…それゆえ、いかなる科学も一分野のみで一般性のある法則を知ることは難しい。しかし、そのことは多数の他の科学についての我々の知識を広げる手段を与えてくれる。」たとえば、類推論法と並行科学間の水平移動というハーシェルの主張は、スノウが砒素毒による二つの医学的問題を調査するときに化学を使うと決断したことに似ている。スノウはわずか二十代半ばですでに、ハーシェルが科学の進歩の中心となると考えた「完全な観察者」であり、熱心な実験科学者であった。

＊＊＊

スノウは一八三八年十月に薬剤師の資格を得た。彼はロンドンに残ると決めており、一ヶ月前にベートマン荘から数ブロック離れたフリス街のアパートへ移った。そこはソーホーの中心部で、そのアパートでまず外科を開業し、のちに一般医・産科医として身を立てようと考えた。ロンドンの中心で開業することは「クレージーに見えた」【Hamlin 1990】。この地域では外科医-薬剤師はだぶついており、スノウが外科医の看板を出した周囲の数ブロックに六人が開業していた。彼には常識的な選択肢はなかったにちがいない。地方から出て来た医学生の多くは、免許を得たあと地元へ戻り、医者の親戚に頼って身を立てるか、開業している医者の年若の共同診療医となった。スノウは数年前、すでにヨークシャーとノーサンバーランドとの繋がりを断っていた。ヨークとの関係もなかったようだ。しかもそこは医者過剰の町でもあった。もし彼が一八三三年にハードカッスルの助手を続けようと思わなかった（または乞われなかった）ならば、五年後にハードカッスルがなお活動している町に戻る理由もなかった。さらに、ウォーバートンの長男はすでに共同診療医になっており、父親の診療所を継ぐ予定であった。そのことも、スノウがパトリー・ブリッジで一から節酒運動を再開するという誘惑を絶った。

ロンドンで開業することにはリスク以上の利点があった。ウェストミンスター医学協会は科学者集団であり、ヨークシャー節酒運動での友情と同じような仲間意識を感じることができた。彼にはコネもカネもなく、首都の病院で職を確保するための後押しもなかった。しかし、どこかの医学校で講師になるのを望むことはできた。さらにロンドンには今、オックスフォードやケンブリッジ出身でない者に医学博士の称号を与える大学が一つあった。そこで内科医の資格を得れば、彼のような経歴の医者が上流階級の患者を診るのを拒む社会のガラスの天井〔見えない障碍〕を破ることができる可能性があった。

第四章　ロンドンでキャリアを積む（一八三八〜四六年）

一八三八年十月ジョン・スノウは、ビクトリア時代に最も人口過密であった地域である聖アン＝ソーホー教区の一部、フリス街五四番地に外科医を示す看板を取付けた。商店、事務所、住居が入り乱れていて、スノウの新しい隣人たちは人も商売もピンからキリまでだった。かつて外国貴族とユグノー移民の住処であったソーホーは一八三〇年代まで流動的な場所であった。北の端はソーホースクエアで、中心に庭園があり、まわりに弁護士、歯科医、建築家の住宅、ラウトレッジ出版社、クロスアンドブラックウェル社の食品工場があった。広場の北西の角にはソーホー市場があり、この頃は閉鎖されていたが、もともとはナポレオン戦争の終わりに造られ、陸軍将校の未亡人や娘が露店を日極めで安く賃借りし、手芸品、主として宝石、婦人帽、手袋、レース、鉢植え植物を売っていた。スノウはその反対の角、フリス街がキング街で行き止まりになる近くに住んでいた。

一八四一年の国勢調査によれば、フリス街の長さ六〇〇フィート〔約一八〇m〕に五四〇人が住んでいた。十九番地人通りの多い往来で、各戸に平均九人も住んでおり、この平均をはるかに超える世帯もあった。

の五階建てには二九人がリストされている。一階には、五五歳の本綴じ屋ウィリアム・サールと四五歳の妻ルクレチア、成人した二人の息子と九歳から十三歳の三人の子供。二階には九人。三階には、自活している四十歳の女性、塗装工見習いの十二歳の息子、女中。四階には、塗装工、妻、四人の子供。五階には、六五歳の金モール職人、妻、二五歳の未婚の娘。当時のロンドン市民は、近年流入してきた移民と地方からの移住者とひしめき合って生活していた。画商や弁護士の隣に見習いが住んでいた。仕立屋、刺繍屋、楽師、本綴じ屋、彫刻師、パン屋、鉄商人、チーズ商人、茶商人、杖職人がいた。さらにバイオリン・ギター職人、語学教師、玹瑯職人、コーヒーハウス、パブ「馬車」。日雇い労務者、芸術家、医者もいた。しかしフリス街五四番地はこの喧噪からの避難所のようだった。国勢調査によればそこに住んでいるのは四人だけだった。五五歳の自活する女性サラ・ウィリアムズ、彼女の三十歳の娘ハリエット、外国生まれの三十歳の女中ジェーン・ウェザーバーン、そして二五歳の外科医ジョン・スノウである。

同じ通りでスノウの近くに四人の外科医がいた。五六番地のオーガスト・サニエル、五八番地にジョージとジョセフのトインビー兄弟、六六番地にアレクサンダー・アンガスである。スノウが定期的に一緒に診療を行っていたピーター・マーシャルは、フリス街に並行するグリーク街に家を持っていた。彼らはスノウと同様、ロンドンで新興の医師中流階級に入ろうと懸命であった。一番近くに住む内科医がいたのは、南西方向に四分の一マイル〔約四〇〇m〕にあるゴールデン・スクエアであった。

最初の十年近く、スノウは近くに住む患者を診療していた。一般開業医が過剰で患者を集めるのに苦労する首都でゼロから医者を始めようとした決断について、スノウ自身に疑問がなかったわけではない。医者の入れ替わりが始終起きており、ソーホーもその例外ではなかった。たとえば一八四一年までに、J・L・カーチス外科診療所が七番地に出来た。トインビー兄弟とサニエルはすでに市の登録から消えていた。もう一人の外科医ヒュー・W・ダイアモンドは精神医学写真の先駆者になろうとして、五九番地に越した。カーチスは共同診療を行っていた。ダイアモンドは見習いを連れていた。アレクサンダー・アンガスには助手がいた。スノウは五四番地に一八五二年までとどまった。成功できた者にとって、この地区には明らかに一般開業医への需要があった。すくなくとも当初、スノウは外科医として四つの共済組合または疾病共済会と提携した。一八二〇~七九年の統計では、六四パーセントの一般開業医は少なくとも一つの共済組合と契約していた。これらの任意団体は二十世紀の保険組合の先駆けで、すべての労働者から週当たり数ペンスの金を集め、開業医に年あたり一括して(わずかな)金を労働者—ときにはその家族—の代わりに支払っていた。スノウは研究をしたいとの強い気持ちを持っていたが、十九世紀半ば以降まではロンドンに有給の医学研究職はなかった。一八四八年に「公衆衛生法」が施行されて初めて「調査研究」医官の職が設けられたがその数は少なく、しかも臨時職であった。

麻酔術の普及前、スノウはロンドンで一般開業医として生活費を稼ぎながら、なお研究と医学協会への出席のための時間をつくった。これは、彼が倹約をしたことと、情熱があったことによる。彼のささやかな収入はいつも期待以下の額であった。リチャードソンは次のように言う。「彼は節約して、将来の自分のために、そして友人を助けるために必要になる金をなんとか蓄えた。」 開業して最初の五年間は完全禁酒の厳格な菜食主義者であり、それ以降は節酒で控えめな菜食主義者となったが、彼は生涯、健康志向であった。衣服は質素で、独身のままだった。

自身の道を探る（一八三八〜三九年）

スノウの診療でのわずかながらの成功は驚くべきことである。彼のベッドサイドでの振舞いはぎくしゃくしたものだったからだ。ジョン・スノウの評判は、「物静かな男。よそよそしくて…簡単に理解されない、非常に変わった人」である。彼はしゃがれ声でしゃべることが多く、「初めて聞くときは苦痛である。」集会で発言を聞いてもらうのにも支障があった。実際、スノウが麻酔で成功したとき、彼はこの診療で甘い汁を吸っているのではないかと世間から疑われた。研究では明らかな能力を持っていたが、人付きあいでは欠けているものがあった。リチャードソンはこのような非難からスノウを守らなくてはならなかったが、回顧録では次のように告白した。「彼は日常の診療でアイドルではなく、その反対であった。」リチャードソンは、スノウの不人気は彼が高潔な医者であることの証しであると感じた。彼はあまりにも疑り深いので人気がなく、インチキがなく、「世間が好んで詮索する日常的な医療過誤」もなかったと、リチャードソンは言う。ヨーク出身の貧乏人であり、「薬マニア王朝の皇太后のベッドサイド」への入場権がなかったのだ。彼のような懐疑論者は、処方を書き、薬を調合して金持ちになることは受け入れられなかった。疑いもなく彼は、自分の人気のために他人が聞きたいことを話す人ではなかった。それにもかかわらず、スノウの麻酔症例ノートを見ると、彼が神経質になった患者の心を鎮めたことがわかる。リチャードソンが言わなかったことに、スノウの節酒態度がある。近所の大酒飲みの労働者の患者は彼から遠ざかっただろう。症例ノートには、近所の人たちに愚かさを感じたときの彼の短気さや、ときおり訪れる激しい興奮が書かれている。一八五〇年四月に振戦譫妄《せんもう》の患者を診たときの例では、彼のアルコールに対する反感と地元の人に対する懐疑的態度とが重なった。友人であり同僚であるピーター・マーシャルが、二日間眠れなかった慢性アルコール中毒患者のことでスノウに助けを求めた。男は叫び声を上げ、激しく震えていて、スノウが来たとき幻覚を起こしていた。彼の処置は、基本的に阿片で患者を鎮め、クロロホルムで普通の眠りを誘導することであった。この方針はうまく行くように見えた。しかし男は「無知な人たちに囲まれており、男を静かにさせようとした彼らの乱暴な試みで、男は余計興奮した」と彼はノートに文句を書いている。男は聖ジョージ病院に運び込まれ、もっと安定した環境でさらなる治療を受けた。彼の文句からは、医者がいるときの一般人の振舞いと彼の行動との違いが分かる。アルコールの有害作用に関しては、彼は患者に対し率直であったことも分かる。

一方でスノウは同僚からは非常に尊敬されており、研究一筋なだけではなかった。彼の日常診療での診断は的を射ていた。ソーホーの同僚は、難しい症例について彼に定期的に相談した。マーシャルは、スノウの診療上の知識と百科事典的な知識に感心していた。スノウが優れていた一面は、新生児の娩出とケアについてであった。彼の産科に関する興味は、女性と子供の病気にまでわたり、ニューカッスルの産科病院での見習い経験とロンドンでライアン博士とジュウェル博士から訓練を受けている間に覚えたものだろう。スノウがジャーナル論文として、また医学協会集会で症例報告を行ったとき、しばしば産科、婦人科、小児科の専門知識を引用した。産科の仕事は診療所の運営に役立った。しかし時間を取られるわりに、貧乏人相手の出産当たりの報酬はわずか一〇シリング六ペンスかそれ以下であった。とはいえそれは外科医が一般開業医になるための道であった。

スノウは、診療と往診でささやかな収入をなんとか確保して、ウェストミンスター医学協会との関係をさらに深めようとした。医学研究者としてのキャリアとウェストミンスター医学協会との関係は固く結びついたものである。リチャードソンは言う。「彼がロンドンに残り、その後学者として成功したのは、早くからこの協会との関係があったためだ、とスノウが個人的にも公にも話すのを私はしばしば聞いた。」協会は一時千人の会員がいたが、スノウが会員になった頃は右肩下がりだった。スノウが卒業したすぐ後に、グレート・ウィンドミル通りのハンター医学校は閉鎖になった。これは協会にとって二重の災難であった。会員の多くはハンター医学校関係者であり、長年にわたって協会の集会に医学校の施設を無料で使ってきた。会員は劇的に減り、貯えも減った。一八四三年には会員数はわずか十二人になった。スノウはこの暗い時代にも忠実な会員であり続けた。会員になってから最初の五年間、毎週土曜日夕方の集会の九割以上に出席し、その三分の一以上はゲストとしてであった。彼はいろいろな役員を務めた。一八四二／四三年度、一八四六／四七年度には諮問委員、一八四八／四九年度は副会長だった。そうこうしている間に新会員が加わり、二七五人になった。財政問題はそのままだったので、一八四九年、役員は同じ目的を持つ組織であるロンドン医学協会との合併を考えた。多くの会員が一つの協会をかけもちしていたからだ。

ロンドン医学協会は、一八三〇年代になって医学急進派の先駆者として有名になったジョン・レットサム博士によって一七七三年に設立された。彼は六十年前に、内科医、外科医、薬剤師は対等であり、クエーカー教徒、非国教徒も含む協会の必要性を感じてロンドン医学協会を設立したのだ。この協会は長い間繁栄したが、ウェストミンスター医学協会と同様に落ち目になった。この二つの協会の合併は当然のなりゆきであったが、ロンドン医学協会の所有物を賃借するため、合併後の名称には「ロンドン」が残った。

しかしスノウがキャリアを求めていた初期には、ウェストミンスター医学協会は独自の性格を持っており、彼の職業上、社会上の要求に見合う快適な環境であった。スノウのウェストミンスターへの愛着は深く、長年にわたるものであった。ただし、それだけに限られたものではなく、一八四三年、彼は王立内科医外科医協会会員にも選ばれた。ただ、その協会の会報を見ると、スノウの論文は少なく、医学メディアもそれを取り上げなかった。スノウの血気盛んな面は、前述したハードカッスルがコレラにブランデーを処方したことに対する反論や、ワトソンの外科診療室を本人に相談しないで勝手に片づけたことにも表れているが、ウェストミンスター医学協会でも見られた。そこでは敵を作ることはなかったが、お粗末な議論にも参加した。協会では会員間の世代の違いから、明らかな意見の相違があった。古参の会員が正式の訓練を受けたのはロンドンで、その履修課程数はスノウより少なく、彼らが勉強した時期はカレンやブラウンの理論が「近代的」と思われていた頃であり、また、一八三〇年代に英国の医学校の教育を変えた大陸や外国の思想の影響が及ぶ前のことであった。これと対照的に新世代は、さらに研修を受けるために大陸へ行くといった社会的な利点を持っていたり、医学ジャーナルを介して病院医学、実験室医学の新しい研究成果を知っていたりした。スノウは自身のキャリア形成のために新世代側に立ち、旧世代に対して病院医学や実験室医学を受け入れるようにと（できる限り丁寧に）論じた。当時の研究、とくに実験室研究は個人研究がなお一般的であったので、スノウは新世代の権威とその論文を引用した。

世代間の相違とその中での彼の立場は、彼がウェストミンスターで発表した初期の論文で明らかである。一八三九年十二月七日土曜日、彼は重度の浮腫を伴う猩紅熱《しょうこうねつ》の十二例、うち四人が死亡した件について、長い報告をした。彼の結論は「腎臓の破壊が猩紅熱によって起こる」であった【Lancet 1(1839-40):441】。これら症例に関する議論は、経験医学でなく最近の医学研究に基づいていた。文献を調べてリチャード・ブライト博士の発見【Bright 1836】を取り上げた。それは、尿中アルブミンと特定の腎臓病との関係についてである。そしてブライトの研究が、スノウの症例をいかに説明できるかを示した。一例は十二歳の少女で、胸部と腹部を含む全身の腫脹により死の転帰をとった。剖検では腎の腫大があり、それを会場で見せた。他の二死亡例では腎に鬱血があり、肺は腫脹し、心膜炎があった。十例で尿にアルブミンがあり、他の二例でもたぶんあった（検査が不十分）。症例の多くで尿は薄く、尿素濃度も低かった。尿素は血液中に濃縮されていると彼は言い添えた。他の研究者によって同様の症例が報告されているので、血中尿素濃度の上昇が心臓を含む病変の原因であると示唆した。鬱血があることから、彼が勧めた治療法は、病初期に瀉血をすること、便通を良くさせることであった。

即座にウィリアム・アジソンが反論した。アジソン博士は、腎臓が浮腫の原因であるとのブライトの研究には納得しなかった。そのかわり、スノウが述べた腎を含む種々の症状はすべて不節制や他の原因によって引き起こされた体のシステムの特別の状態と考えられる、とした。体全体の系が障害され、原因は一つの臓器に限局されないと考えた。彼は、アルブミンが尿に存在するという実験室での発見を、病気の過程に寄与することのない単なる偶然の現象と見なした。

しかしガイ病院の助手医師職に最近就いていたゴールディング・バード博士が、スノウの解釈には賛成はしなかったものの、新世代に灯火《ともしび》を掲げた。彼は尿素濃度の上昇が症状に関係するかには疑問を抱いた。フランソワ・マジャンディー（一七八三〜一八五五年）が尿素を血液に注射したが有毒作用はなかった、ということを指摘した。バードは、優秀な神経生理学者で実験薬理学者であったマジャンディーの実験データを引用することで、理論と実験研究が病気の解釈に必要であるという臨床医学への新しい展開を主張するスノウの側に付いたのだ。

この比較的初期の症例報告と議論から、若いスノウの進歩の一面が垣間見られる。とくに病気の進行を理解するために種々の器官系の間の関係を見て、体液がある器官から他へ移動するのを追跡する必要があるときに、病態生理学の基本概念を積極的に把握することを彼は喜びとした。彼はまた、剖検を行う能力を示した。しかし瀉血と便通が望ましい治療法であるという彼の提案は、その選択肢がワトソンの使い古しの発疱剤の処方とあまり変わり映えしないことを示している。

スノウの初期の論文

ウェストミンスターでの自由討論の伝統は、スノウの最初の科学論文の作成に役立った。彼は最初から、議論をあたかも講義をしているかのような構成で書いた。臨床または公衆衛生の問題を明らかにして、そのトピックについて最近の医学論文を調査し、予想される反論に前もって対処する―すなわち医学ジャーナルを、協会の集会で喋るのと同じ、メッセージを伝える場として使った。彼はまた観測気球を同業者の前で上げた。口演することで同業者からの批判を検討し、その材料をジャーナルに送って自腹で別刷りを印刷してもらう価値があるのか、または口演にとどめておくかの判断ができる。後者の選択もある意味で功を奏すことがある。というのも、ランセット誌やロンドン医事週報のレポーターが発表の詳細なまとめを載せてくれる。医学協会で起きたことのレポートには解説者の反応が往々にして載るので、スノウは、同業者やたまのゲスト講師による講演に質問することで存在感を示すことができた。十九世紀の医学者にとって、医学協会のイベントへ参加することで職業上認知されることと定期的に論文を発表することはキャリア形成のために重要であると一般的に言えたが、それはスノウにとっても例外ではなかった。

ジャーナルでの彼の最初の四つの発表は、ランセット誌とロンドン医事週報の論文に対して書かれた「編集者への手紙《レター》」であった。このレターは単なるその場限りの反応とは異なるものである。死体保存に砒素を使うというグッドイヴ教授に対するスノウのレターは、彼が学生時代に行った実験を記述・分析したものである。ランセット誌の編集者トマス・ワクリーは、「グッドイヴは、砒素処理死体は有害でないと報告した」との趣旨の文章を添付した。ワクリーのコメントは不当かつ目立つものであった。彼は保守的な外科医で、医学は帰納的科学であり、実験医学は一時的な流行であるか有害なものと考えていた。しかしスノウはくじけなかった。一八三九年一月、彼はもう一つのレターをランセット誌に送り、ジョン・グッドマンの論文「心臓の機械的活動の生理学【Lancet 1(1838-39):515】」は「反対意見を受け入れるべき」と書いた。グッドマン氏は、心房は心室よりも筋肉が薄く、その壁には筋線維が必要ないとの提案をした。心室が収縮するとき体積が減少して心嚢に真空が生じる。大気圧がこの真空にかかり心房を絞り、心房は収縮することなしに心室に押し出される、と議論した。肋骨がつくる籠《かご》と横隔膜の構造は、「大気圧(一平方インチ当たり十五ポンド)に耐えられるようになっている。肋骨が作るアーチはその曲がりにくい構造からして樫《かし》のように堅く大気圧に対抗するのに対し、曲がりやすい横隔膜は風に揺れる柳の枝ように大気によって撓《たわ》み凹状になっているが、なお大気に耐えて体を保護している。」

スノウは右記の論文(木にたとえた比喩表現以外の部分)に応えた【Lancet 1(1838-39):653】。彼は言った。「地球上の繊細な構造は傷つかずに大気圧に耐えられる—圧が全方向で同じであれば。膨張した膀胱やシャボン玉は内部と外部で圧が等しいので耐えられる。しかしそれはグッドマン氏が言うものとは違う。」「スノウによれば、胸郭の解剖学と生理学はグッドマンの結論を支持しない。「幅一〇インチで周囲三〇インチの胸郭は三〇〇平方インチの表面積を持つ。その場合四五〇〇ポンド(つまり二トン以上)の圧力がかかる。横隔膜+胸郭上部はその半分の圧に耐えなくてはならない。そのためには肉と骨ではなく厚い鋳鉄の壁が必要であろう。実際は、胸郭内部の内臓壁のあらゆる場所で圧力は胸郭外部と同じである。」胸郭の壁は可動で伸縮でき、壁への圧と肺内部の圧は大気圧なので、肺表面と胸郭内部壁とは密に接する。肺の内部と外部との圧の差は、吸気と呼気のときに生ずる。スノウは、自分が呼吸しているときの鼻内の圧を水銀および水を使った二つの圧力計を使って測定し、その圧の差は小さいと説明した。

レターの残る部分はいつものように書かれており、グッドマンからの引用、そして当時の医学的権威およびスノウの臨床経験から導かれる修正の記述が続いた。彼は、マジャンディーの犬の血圧に関する論文を引用し、グッドマンの混乱はヨハネス・ミュラー著『生理学』を読み違えたことから来ていると示唆した。この教科書はこの主題に関して、一八三〇〜四〇年代のヨーロッパでは最新のものだった（スノウは翻訳を読んでいた）。ミュラー（一八〇一〜五八年）は博物学全盛の世代に属し、科学の真実は年長世代と開きのある見解の間のどこかにあると考えていた。ミュラーにとって啓蒙主義的生理学はあまりに機械論的、還元主義的であり、生命の力を説明できない。一方、古い考えやロマン派自然哲学におけるプラトン主義は「おとぎ話」であった。彼の別の考えである「合理的創造力」は生気論に近く、発生学の体系の原理として使われた。しかしスノウは、ミュラーの生理学原理をグッドマンの推論の誤りを暴露するのに使った。だが彼は、相手の失点で議論での得点を稼ごうとしたのではない。彼の方針は新しい科学世代の大義を前進させることであった。フランスやドイツへ留学して大家のもとで勉強する経済的余裕はなかったが、彼らの著作を読み、実験室医学を変えつつあった実験生理学や化学の動きのなかに身を置いた。もしグッドマンがミュラーやマジャンディーの貢献を完全に理解していたならば、彼は迷うことなくスノウと同じように行動できただろう。

数ヶ月後に、スノウが新しい医学の提唱者としてリストに載る機会が訪れた。M・Hという人がランセット誌に「呼吸と仮死」という短報【Lancet 2(1838-39):240】を投稿した。M・Hは呼吸を刺激する種々の神経に触れたあと、新生児の最初の呼吸を引き起こす刺激は成体の呼吸を起こすメカニズムとは同じではないと議論した。その理由は、後者は酸素を吸入し始めたあとに生ずる炭酸に依存しているため、とした。その著者はさらに、仮死は癲癇《てんかん》に密に関係している。仮死動物が呼吸をしようとする時の痙攣《けいれん》に似ているから、とまで言った。スノウは投稿したレター原稿で、子宮内の胎児は二酸化炭素を作り、それは生後に酸素から作られる物質と化学的に区別できないものである、とほのめかした。彼がのちに書いたように、新生児に最初の呼吸をさせるものが第二、第三の呼吸と違うと考える理由はなかった。編集者ワクリーはスノウのレターを公表しなかったので、その内容はよく分からない。そのかわり、一八三九年五月二五日号のランセット誌には次の文がある。「M・Hの呼吸生理学に関する短報に対するスノウ氏の意見を受けとった。我々は、スノウ氏が他人の論文を批判するよりも自分自身のものを作ったほうが良いと考えざるを得ない。」ワクリーの文は冷淡にあしらっているように読める。スノウは成上がり者であり、年長者の誤りを見つけて自身の名を上げようとした、と思われた。それは、ジャーナルに間違いの論文を載せたことでスノウに非難されたと考えた毒のある編集者の反応とも読める。また、キャリア形成の初期には自重すべきとの、スノウに対する年長者からの不器用だが柔らかな警告とも読める。ワクリーの意図が何であれ、彼のコメントはあきらかにスノウに不当なものであった。ランセット誌に発表された彼の最初のレターは砒素実験のもので、スノウがウェストミンスター医学協会集会で研究発表したことはランセット誌に報告されていた。スノウは気分を害したようだった。そして彼は、ロンドン医事週報の方が彼を友好的に受け入れてくれるのを知った。

方向性を定める（一八三九〜四三年）

ワクリーのコメントの影響で、スノウは今後二、三年はランセット誌にレター原稿を送らず、実験に打ち込んで特別の興味の領域を確立しようとした。その領域とは、産科に役立つことを念頭に置いた呼吸生理学と吸入ガスの化学・物理学であった。スノウの研究初期の題目は多岐にわたっていたが、呼吸の生理学と病理学には継続的に興味を持ち、呼吸のメカニズムと、呼吸が阻止されたときに生命力を回復する方法を研究した。また吸入される毒物の性質と、組織レベルでのガス交換を研究した。麻酔ガスの投与で起こる痛みの防止と呼吸抑制とのバランスを見つけることは、彼の職業上やりがいのある仕事であり、呼吸の刺激や抑制、ガス交換の持続や干渉の諸因子を理解すれば非常に役立つことになる。さらに、毒物の吸入ルートを深く理解することで、コレラが瘴気で起こるという説への疑念がすぐに浮かんできた。次の六年間のスノウの論文や口演の内容は、ウィリアム・T・G・モートンのエーテル麻酔の発見やコレラの英国への再襲来とは無関係である。しかしスノウが医科学に足を踏み込んで得られた洞察があったからこそ、麻酔とコレラの二つの分野で彼は成功を収めたのだった。

ウェストミンスター医学協会で一八三九年三月にゴールディング・バード博士が、炭酸ガスがいかに動物の死を起こすかの発表をしたとき、スノウの興味はそれに集中した。スノウはその発表に非常に興味を惹かれ、議論の続きを要請した。翌週の集会で彼は次のように発表した。「バード博士の発表を聴いて、木炭の煙の作用に関する自分の意見を修正しなくてはならない。以前は炭酸ガス（二酸化炭素）は水素・窒素ガスと同様に単に酸素を排除することで死を招くと考えていたが、バード博士とコラール・ド・マーチンの実験について聴いて、その逆であると考えるようになった。」二酸化炭素が活性毒であるとのバードの見解を受け入れるわけにはいかないが、それは有毒であるということだ。この発表の次の週、スノウは大気、二酸化炭素、酸素のさまざまな濃度の混合気体が小鳥とマウスに与える影響を調べる実験を行った。彼は結果を詳しく述べて次の結論を下した。「酸素はある程度二酸化炭素の解毒作用がある。二酸化炭素の生理作用は不明であるが、その破壊力は空気と接触する粘膜の細胞を刺激することで生まれる」【London Med Gaz 24(1838–39):60, 62】。

このコメントは、特定の問題に回答するための一連の実験を計画し実施するスノウの能力を示している。彼が述べた結果を導くための化学操作には相当の装置とかなりの技能が必要であり、彼のコメントから物理学的および生理学的原理を理解していることがわかる。彼はこれら研究の公衆衛生的意味にとくに興味を持っており、「蝋燭の炎をともす室内空気で死が起こり得る」という最近の研究を引用した。蝋燭の炎は実験的に二酸化炭素を四％含む空気で消えるので、「そのような空気ではなおさら生命は支えられない。」この結論は、煙突のない家庭用木炭ストーブは安全であるという化学者の保証とは逆であった。

スノウはその次の論文を一八四一年に発表した。彼が自分の研究を注意深く絞り込んでいることがわかる（表4・1）。彼は、吸入されたガスの化学・物理学への全般的な興味から、仮死という側面に注意を向け始めた。とくに肺と代謝が亢進している組織での血流の抵抗性の増加に関してである。また、毒物が吸入された場合の中毒例とそのメカニズムについても研究を始めていたようだ。装置の発明とデザインへの興味と能力も示した。

再開した論文発表は、子供の胸部と脊椎の奇形についてであった。成長中の子供では腹部拡張が胸部奇形の基本的な原因であるかもしれないことに焦点を当てたが、とくに奇形が呼吸機能と肺発達に与えるインパクトに関心があった。ウェストミンスター医学協会集会で一八四一年十月十六日に初めて発表したものを六ヶ月後には印刷論文にした【Lancet 1(1841-42):132】。新生児の蘇生に関する彼の説明から、彼の興味の対象がわかる。それは実験装置の考案に関する実際的な興味だけでなく、呼吸と仮死に関するものである。もっと一般的に言えば、スノウの考え方と書き方の重要な特徴と、彼がキャリアの比較的初期に身につけた科学的能力の程度を知ることができる。この論文はアイデアと材料が詰まっており、文章は明解で勢いがあった。

スノウはこの論文で、仮死に関する多数の生理学論文や自然哲学論文をレビューすることから始め、動物が酸素不足に耐えるには体温が高いより低い方が良いことを示す実験的証拠を整理した。彼はその道の権威によって行われた生理学実験を引用した—とくにラザロ・スパランツァーニ（一七二九〜九九年）とマリー・フランソワ・クサヴィエ・ビシャ（一七七一〜一八〇二年）のものを—。多くの一般的な蘇生法

表 4・1　スノウの研究発表（1836〜46 年）

題目	発表年[a]	実験の実施	装置作製	呼吸・ガス関係	毒物関係	応用した並行科学
死体保存剤としての砒素[b]	1836〜37	×		×	×	化学
腹直筋の作用[b]	1838					解剖学、生理学、物理学
呼吸のメカニズム[b]	1839			×		生理学、物理学
腹直筋の作用[b]	1839					解剖学、生理学
腹部拡大児における胸部変形	1841			×		解剖学、病理学、生理学、臨床症例報告
新生児蘇生	1841	×	×	×		生理学、物理学
胸腔穿刺	1841		×	×		生理学、物理学
胎盤停留に伴う子宮出血	1842					生理学、臨床症例報告
毛細血管内の血液循環	1843	×		×		生理学、物理学、顕微鏡観察
新型のペッサリー	1843	×				臨床症例報告
炭酸鉛中毒	1844				×	病理学、化学、臨床症例報告
出血を伴う天然痘	1844					病理学、臨床症例報告
猩紅熱後の心外膜炎[b]	1845[c]					病理学、臨床症例報告
低酸素、正常炭酸ガス濃度の環境	1846[d]	×		×	×	化学、物理学、生理学
腸間膜での回腸の嵌頓	1846					病理学、臨床症例報告
アルカリ尿	1846[e]	×				化学、生理学、臨床症例報告

[a] 観察・実験が以前に行われたとの明記がない場合は発表年。
[b] 他の著者による発表への応答。
[c] 1844 年の症例の報告。
[d] 1839 年に行った研究についての言及。
[e] 1842 年の症例の報告。

はこのように多数の実験データがあるのに不満足なものであることを説明した後、彼の設計のもとリージェント・サーカスのジョン・リード氏が作製した新装置の説明をして、その利点を述べた。それは二つ並べた注射器から成り、一つの注射器は口を介して肺の空気を吸い取り、もう一つは鼻から新鮮な空気を肺に押し込むものだった〔序章参照〕。

もし仮死が可逆的なものならば、この効率のよい装置で送られる新鮮な空気は呼吸を回復するのに十分である。酸素を追加したければ、「純粋の酸素ガスは塩素酸カリウム液、アルコールランプ、蒸留器を使って数分で得られる」【London Med Gaz 29(1841-42):226】。呼吸の刺激に軽い電気ショックを用いることの可能性についてコメントした後、スノウは彼が実施したモルモットでの実験で、死後一時間でも人工呼吸下で心臓の拍動が回復したことを述べた。論文の最後で、胎児が最初の呼吸を始めるメカニズムに関する観察（たぶんランセット誌へ投稿したM・Hへのレター原稿にあった）を述べ、胎盤の血流が止まってからさまざまな月齢の胎児がどれくらいの時間生存するかを論じた。

この論文は、リードの装置が新生児の呼吸を刺激すると言ったのと同じくらい、ウェストミンスター医学協会の会員を刺激した。協会は十月二三日と三十日に異例の二回の延長討論を行うことにした。伝統的なベッドサイト医学の視点からの多くのコメントや批判があったが、ウィリアム・D・チョーヌ氏は統計学的視点から議論をした。彼はスノウの記録を調べ、五〇〇の出産で十六の死産があったとし、スノウが仮言う二十人に一人というのは過大評価であると異論を唱えた。フォーブス・ウィンスロー氏はスノウが仮死の二つの原因である多血症と虚脱とを区別していないと指摘し、瀉血が有効なのは前者だけであると述べた。議論は、水に溺れた成人を蘇生するとき無呼吸が何分続けば回復不可能になるのか、になった。発言者は各人が自分の症例を報告したが、他の人の報告と相反することが多かった。ベンジャミン・ブロディー卿だけがスノウの実験生理学の視点にかかわるコメントをした。彼は、もし心臓が停止していれば人工呼吸は効果はないと言ったのである。

十月三十日にスノウは、これらの質問に答える時間を与えられた。彼は質問に注意深く回答するための準備に一週間を費した。彼は多血症と虚脱の区別には言及せず、「仮死」という語を「呼吸停止によって起こる病理学的状態」に限って使ったと言った。仮死は生理学的な一つの現象であり、彼が引用した実験データが適用できる。溺れた成人の蘇生に関しては、前回の集会で言及された症例の多くはハイドパークの池で起こっており、王立人道協会はその遭難者を助ける際に収容する小屋を作っていた。スノウは、人道協会が遭難者の呼吸を回復させる前に温浴（すぐに使えるようにしてある）に入れることを勧めていることに失望した。そうではなく、成人サイズのリード氏の装置をボートに備えておき、収容小屋へ運ぶ前に人工呼吸を始めるべきである。

これらのスノウの発言は、最終結論の答弁への下準備であった。彼は先週の発表後に、ジョン・ハンターが「王立協会会報」に載せた論文を見つけていた。ハンターは十八世紀の外科医で、ウィンドミル通りにある解剖学校の創立者である。彼は、リードの二筒装置と同じ原理の鞴を人工呼吸に使うことを勧めていた。彼は心臓を露出させた犬を使った実験を行い、鞴による人工呼吸を止めると心拍も止まり、人工呼吸を再開すると心臓も動くことを示した。心臓が十分間止まった後でも、心臓の拍動を再開させることを十回もくり返すことができた。もしベンジャミン・ブロディー卿がスノウのモルモットでの実験を疑ったとしても、彼がハンターの実験を知ればほとんど反論できなかったであろう。スノウはハンターを「最も偉大な生理学者」と見なしていた。

スノウの科学思想の進展

新生児蘇生の論文では、医科学における問題を解決する複雑な方法が示された。スノウは、病院医学や実験室医学の新しい観点と最近の臨床医学との間の望ましいバランスを見つけた。彼にとって臨床観察の理想形は、それが医学ジャーナル論文で補完された個人的な臨床観察であろうが病院病棟での観察であろうが、注意深く記録され統計学的に分析された一連の症例から成るものであり、それが実験室データによって確認されなければならない。この事例では、低温が良いという実験結果と加温が望ましいとする臨床で蓄積された経験との間の対立を解消しなければならなかった。しかし彼は両方を否定した。かわりに彼は、二つの知見を両立させるための別の視点を示した―新生児が自発呼吸をすぐに開始しようとしているときには温め、蘇生努力をずっと続ける場合には低温が良い。

スノウはまた諸科学分野の間を楽々と移動した。蘇生の論文は応用生理学に基礎があったが、実験室とベッドサイドの間を軽々と行き来したように、化学、解剖学、物理学へと回り道をした。医学と並行科学との正確な関係を明示することを生涯の行動パターンとした。彼はシステム・ネットワーク型の推論家であった。原因と結果を直線的でなく相互作用のネットワークとして扱った。人間を、その環境と相互作用する変数の複雑なシステムと見なした。注意深く選り分けた変数それぞれが、臨床的‐科学的問題に有用な手掛かりを与える。ただし、適切な文脈で観察するときにのみ、そして一旦分離した変数をシステムの中に戻して環境の中で再考察するときにのみ、手掛かりが得られるのである。新生児蘇生論文での温／冷の議論はこの考え方の好例である。化学のレベルでは、温度が高いほど反応は速く進む。もし酸素を消費する化学反応ならば、温度が高いほど酸素を速く消費する。一方、生理学のレベルでは、温度変化は動物の神経系に影響を与え、吸気反射行動を含む神経反応を刺激する。スノウは、生体機構のあるレベルでこれらの変数を一つずつ分析し、一方では、環境内での個体における複数レベルでの変数間の相互作用を観察する、という両方を好んで行った。ある臨床の状況では、神経系を刺激するという加温のプラスの効果は、利用できる酸素が限られているときに加温により酸素消費を増加させることのマイナスの効果を代償する。また他の状況では、この反対のことがありうる。

スノウは新生児蘇生論文の発表から二ヶ月後、ウェストミンスター協会で胸（膜）腔穿刺《せんし》のための新装置を発表した【Snow 1841】。これは、彼が知識を臨床応用する能力を持つことを示すだけでなく、呼吸の物理学と生理学を理解している証拠である。胸腔穿刺とは、胸膜腔から液体を吸引し肺が完全に広がるようにして呼吸を楽にさせる術式である。従来の術式では、胸膜腔から液体を除去するときに空気が入ってしまっていた。なぜこれが望ましくないかを、スノウは呼吸のメカニズムを簡単に概観して説明した。「正常であれば、胸膜腔に空隙はない。胸膜腔は肺表面を覆う臓側胸膜と肋骨の内側を覆う壁側胸膜との間にある空袋であり、両胸膜が接触しても胸膜から分泌される血清成分が潤滑油の働きをして呼吸時にゆるやかに滑る。胸膜腔に液体やガスが蓄積したときには、それを除くことが望ましい。」正常の吸気時に横隔膜が下方に引張られると、肺の中の圧は大気圧より若干低くなり、空気が気管を通って肺に入り、肺が膨らむ。「しかし胸膜を貫通して孔をあけると、肺の内外の圧は等しくなり、肺はしぼみ、肋骨や横隔膜の動きがあってもしぼんだままである。」このような状況で横隔膜が下方に引張られても、孔から空気が入ってきて肺は膨張しない。「今までのやり方では、穿刺ですべての液体が除去されると、胸膜腔は空気で満たされ、肺は虚脱する。実際、この操作中に聴診器を胸に当てると、液体が流れだすなかを空気が泡となって逆流する音を聴くことができる。」胸膜腔内の液体（血清や膿）を空気と交換しても、基本的な問題の解決にはならないのだ。

次にスノウはうまく行く巧妙な方策の説明をした。「もし外気が胸膜腔に入らないで液体を除けるならば、液抜きは安全かつ成功裏に行われることになる」と考えたのである。グラスゴーの内科医デビッドソン博士が瀉血用吸い玉をカニューレに使ったが、空気の逆流を止めることはできなかった。スノウは、今度もまたリージェント・サーカスのリード氏に精巧に作ってもらった装置を聴衆に見せた。それは中空管（カニューレ、挿管）とその中に入れた棒（トロカール、套管針）から成る。二つの管の端は斜めに切ってあり、二つで一本の太く堅い針となっており、それを胸膜腔につき刺す。次にトロカールを抜き、中空管を介して胸膜腔の液体を吸取ることができる。新たな機能として、カニューレの体外側の端に栓が付いている。トロカールを、栓を越えて抜いてから栓を閉め、次にその管を胃洗浄に使うような大きな注射器につなぐ。こうすることで空気を入れないで液を排出でき、「この処置を行う間、ガス交換装置としての肺は無傷に保たれる。」医療は公共への奉仕であるという寛容の心で、彼は協会員の誰もが自身の身近な製作者に作ってもらえるよう、装置の設計図を公開した。スノウは、明確な生理学的根拠と、患者を救うためにその知恵をベッドサイドにもたらす実際の方法とを提供したのである【一九二〇年までは医者の間で肺の生理学が理解されておらず、一九一八〜一九年のスペイン風邪の流行で細菌性肺炎による膿胸を起した患者に外気が入る切開が行われ、多数の死者が出た】。

仮死をさらに探究する

仮死のメカニズムに関するスノウの興味は、二年後に発表された毛細血管での血液循環に関する論文でも明らかであった。またもや、彼は生理学理論と実践的治療法の領域の間を行き来していた。論文での重要な問題は、心臓のポンプ力は毛細血管での血液循環を完全に説明できるのか、であった。多くの実験での結果はそうではないことを示唆しており、彼は関係する論文を精査し、そして統一的な解釈を提案した。「血流は、毛細血管で起こる血液と組織との間の相互の変化によって引き起こされる引力と斥力によると」【Snow 1843】。ある物質が血液から流れ出て周囲の組織の栄養となり、また他の物質が組織から血液に流れ、これらの物質交換のすべての過程が血液の駆動力を作りだす。この仮説を支持する一片の証拠として、仮死で肺循環が止まることがある。いったん肺毛細血管でのガス交換が止まると、心臓の駆動力は肺での血流を促すには不十分である。同様に、カンフルなどの揮発性医薬が呼吸困難の助けになることを述べた。これらの物質は代謝変化を受けずに呼気に排出されるという事実があるので、その物質が肺循環力を高め、ある種の肺疾患の治療に役立つと考えられる。

この種の医薬品を、「diuretics 利尿剤」との類推から「diapnetics 利息剤」とでも呼んだらどうかと提案した—前者は腎からの、後者は肺からの排出を高める物質なので—。命名の理由は彼独特のものだ。これらの物質を発見したことを主張したのではない。そうではなくて、それらは共通の医薬品的、化学的性質から一つの群に属すという事実を発見したと主張したのだ。化学の面ではそれらは体内で変化を受けずに排出されること、治療薬（と称する）の面では呼吸機能の低下を抑えること、の二点で類似している。個々の薬はすでに知られていたが、専門家はそれらの薬の類似点と化学的メカニズムを評価できなかった、とスノウは示唆した。一連の薬の間の仮説的な類似から、これら物質の性質と作用メカニズムを実験室とベッドサイドの両方で研究し、実験室の結果をベッドサイドの観察と統合しようとする試みを模索した。化学は、スノウが最も採用したい実験室科学であった。一方で顕微鏡検査は、価値を見いだしたときには他人の研究結果を引用した。彼は、この並行科学〔顕微鏡観察〕の発展は多くの実例でまだ不十分であると見なしていたようだ。

スノウの研究の焦点は呼吸にあったが、彼はウェストミンスター医学協会で議論されたすべての領域に関わっていた。意見を述べるときには、自分自身の実験研究に言及した。たとえば、犬と猫を被験動物として使うこと、通常の呼吸と咳との違い、腸吸収活動における化学的研究、糖尿病に関係する実験、モルモットへのクラーレ毒の効果。一八三九年二月には鳥類や爬虫類の奇形にコメントし、四月には精神疾患の適切な治療法について議論した。何年か後には心身の相互作用、ペストと外気温との関係について述べ、ライオンの成獣の橈骨動脈の拍動から心拍数を測り、六〇であると知った。

スノウは引っ込み思案で、同僚とは距離を置いて接した。しかし何人かとは親密な関係があった。その一人は近くのグリーク街に住んでいた外科医ピーター・マーシャルである。三つの印刷物で、マーシャルを「私の友人」と書いている。マーシャルはスノウの主治医でもあった。一八四五年の夏、スノウが腎臓病と疑われる病気が長引いたとき、マーシャルが彼を診察して、最終的には腎疾患の権威であるリチャード・ブライト博士とウィリアム・プラウト博士を紹介した。彼らはスノウに休暇を取ることを勧めた。それは彼にとって異例なことだった。彼は、昔の同居人であり、その当時サマセットにいたジョシュア・パーソンズを訪問した。パーソンズはその時、スノウがワインを少し飲み、肉を少し食べるのを見て驚いた。たぶん彼を診た二人の内科医が、彼の完全禁酒と完全菜食主義は健康に悪いと説得したに違いない。彼はワイト島へ短期間旅行して夏季休暇を終え、ロンドンで今まで通りの生活に戻った。

医学校での地位を求める

スノウが一八三八年に得た外科医免許と薬剤師免許との二重資格は一般医を開業するのに法的必須条件であったが、彼はそれ以上のものを望んだ。医学協会への参加と自宅実験室での研究以外に、医学校での地位および内科医の資格を求めたのだ。

当時、医学校で職を得るには二つの道があった。各病院は二〜三人の外科・医学「訪問員」を受け入れていた。これは無給であったが格式のある地位で、その後の就職先は引く手あまただった。金持ちの患者は経験のある外科医や内科医を希望した。そのような医者にかかるには病院以外の場所はない。ロンドンで最もひっぱりだこの訪問員ポストは、病院付属の医学校にあった。医学校で職を得るにはそこで訪問員になるか、外科、医学、産科の講師職に就くことだ。もちろん他の課程の講師職もあり得た。外科医の資格があれば（医学ジャーナルではスノウ氏と呼ばれた）外科訪問員の地位に就ける。リチャードソンによれば、スノウはチェアリングクロス病院外来部に地位を得た。しかし、病院に保管されている文書にはそのような記録がない。たぶん、非公式な臨時職だったのだろう。

内科医だけが「医学」訪問員になれる。また、多くの医学校の講師職は医学博士が占めていた。そこで彼は、究極の目的が何であろうと、第三の王冠〔医学博士〕を得ようと決心した。そのためにはまず医学士の資格が必須であった。イングランドでは数世紀にわたってオックスフォード大学とケンブリッジ大学でしか医学士と医学博士の資格を得ることができなかった。しかし一八二八年以降は、スノウの下宿から歩いて行ける距離のガワー通りにあるロンドン大学でも、二つの学位を出すようになっていた。表4・2に医学士の資格項目と、スノウが該当した項目を示す。ハンター医学校は「認可された」学校であったので、スノウは必要な講義課程を再履修することなく、自分の準備が整ったと感じたときに資格試験を受けることができた。彼は一八四三年十一月二三日に受験した。合格のためには理論および実践の知識が必要

表 4・2　1844 年ロンドン大学医学士学位（MB）試験のための必要条件

必要条件	スノウの状況
最年少で 19 歳	1843 年当時 30 歳
認可された大学での人文科学履修またはロンドン大学入学許可試験合格	人文科学履修なし：ケルススの『医学論』の一部を翻訳したことで入学許可試験を免除
認可医学校へ最低 2 年間通学	ハンター校とニューカッスルでの 1 年間で全カリキュラムを履修済み
次の講義のうち四つを履修：記述・外科解剖学、一般解剖学と生理学、比較解剖学、病理解剖学、化学、植物学、薬物学と薬学、一般病理学、一般治療学、法医学、衛生学、産科学、外科学、医学	ハンター校またはニューカッスルで 10 コースを履修済み
九ヶ月の解剖実習	ハンター校で履修済み
実践化学のコース履修および一般的な実験手技を行う能力	ハンター校で履修済み：論文発表でその能力を示した
薬剤調合の実践知識	薬剤師免許取得済み

出典：ロンドン大学

であった。たとえば、錆《さび》汚れと血液汚れを区別する質問への回答、乳児における阿片チンキの毒成分量とその症状、種々の例での妊娠の確定法、門脈の解剖学、繊毛運動の性質、イカ・魚・爬虫類の聴覚器官の構造。彼は、第二区分の成績で合格した。医学士の資格を得ると、外科医スノウ氏の代わりに内科医スノウ博士と呼ばれるのが慣例であった。もちろん「博士」は医学博士（MD）に使われるべきと期待されていたのではあるが。

一年後、彼はロンドン大学で医学博士号を取得するため、難関の口頭・筆記試験を受けた。哲学と論理学に精通している必要があった。ロック、バークリー〔十八世紀アイルランドの哲学者〕、ライプニッツ〔十七世紀ドイツの哲学者、数学者〕からの抜粋について論評を書く。フランス語、ラテン語の文章を訳す。胸痛と心雑音を伴うリウマチ患者例、膀胱結石の手術例、二次的な陣痛停止があったが自然分娩となった産科例について議論する。最後に、心臓の転位、猩紅熱、肺炎、胸膜炎、下痢症、振戦譴妄に関して質問される。今度は、スノウの成績は第一区分であった。スノウは、この一里塚を越えた機会に肖像画を初めて（そして最後だが）描かせた（図4・1）。ここに至ってスノウは、医学校で教職に就く資格を得たのだった。

当時ロンドンの医学校は過渡期のまっただ中にあった。臨床施設を持つ大きな教育病院に付属する医学校は大きく成長して影響力を持ち、私立医学校に代わりつつあった。ハンター校のような多くの医学校が閉鎖になった。しかしロンドンの東部、アルダーズゲートの私立医学校はしばらくの間、近くの聖バーソロミュー（バート）病院医学校と激しくしのぎを削った。長年にわたってアルダーズゲートは学校が誇りとする一連の人気講義を行っており、バートはこれに対抗できずに閉鎖の瀬戸際にあった。ウェストミンスター医学協会でスノウの友人であったアルフレッド・バーリング・ギャロッドは、一八四四年にアルダーズゲートの薬物学の講師

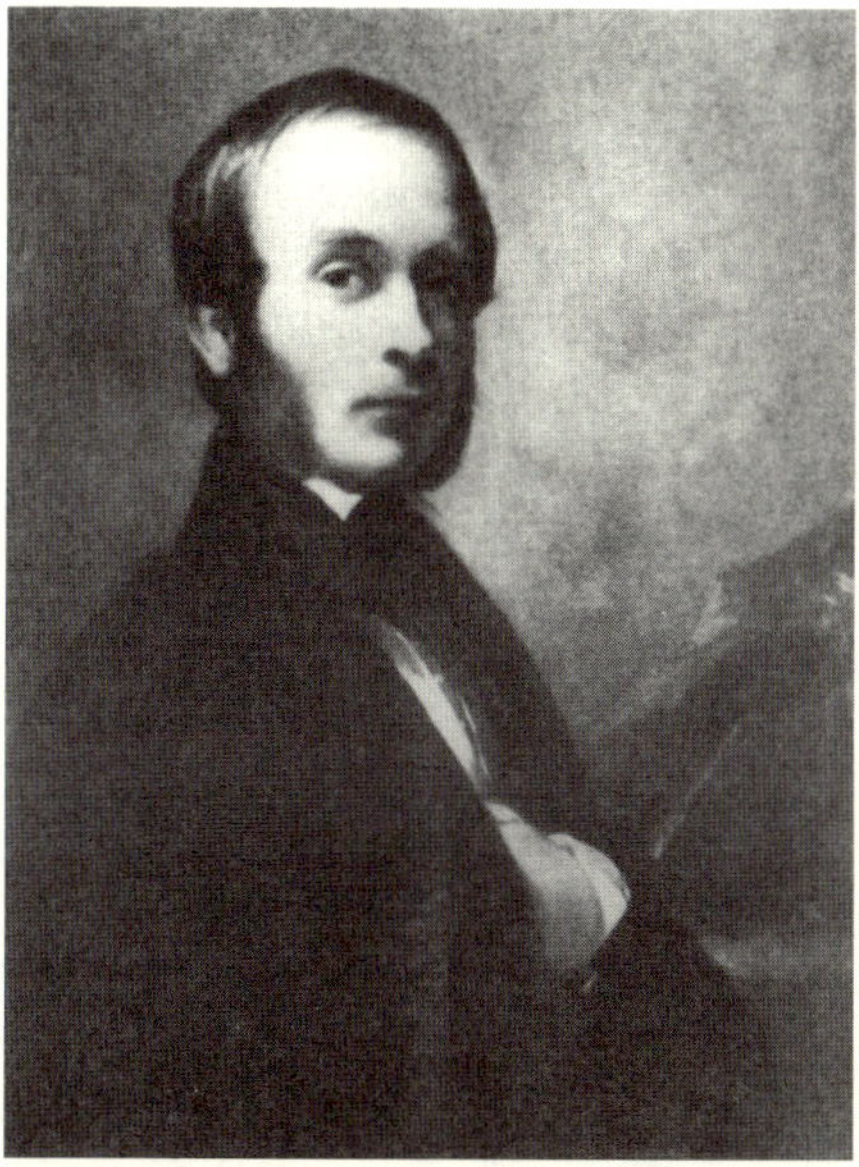

図4・1　33歳のジョン・スノウ
トマス・ジョンズ・バーカーによる肖像画。（ジオフリー・スノウの厚意による。モノクロ複写をデビッド・ザックが提供）

になっていた。その二年後に法医学講師のポストが空き、スノウが指名された。スノウの毒物の研究や産科の知識が役に立ったようだ。ランセット誌の秋号に、スノウの「最初の法医学講義は一八四七年夏学期に行われる」との例年通りの広告が載った。授業料は二ポンド二シリングであった。彼は、一八四六〜四七年に発表した論文に「アルダーズゲート医学校法医学講師」との肩書を入れることができ、満足であった。

しかしバートとの競争は劇的な変化を辿り、アルダーズゲートは落ち目となった。五年ほど前に、バートは競争相手から二重の勝利を得ていた。解剖学講師として尊敬されているジェームズ・スカイ氏をアルダーズゲートから引き抜き、さらにきわめて人気のあるジェームズ・パジェットを生理学の新講師に任命したのだ。時間が経つにつれアルダーズゲートが、基本科目でバートの新講師陣の評判に匹敵する教員を揃えられないことが明らかになった。混乱は一八四八年秋までに起こった。次の学期の入学案内の印刷が遅れ、それが印刷されたときに法医学講師は載っていなかった。しかし、たぶん彼はその授業をしただろう。学校は一八四八／四九年度の終わりに完全に閉鎖された。この学校との短い関係で彼が得た報酬は、学校の負債を軽くするのを彼が助けたという名誉であった【リチャードソンによる】。アルフレッド・ベアリング・ギャロッドは大学病院へ移ったが、スノウが次の教職を探す様子はなかった。

一八四六年のスノウ、心の準備―何に対して？

医学校を卒業してから最初の十年間、スノウは都会の一般開業医として生活した。科学研究のかなりの技能を得て、医者として世間からある程度認められ、職業としての頂点に近い教育レベルに至り、資格を得た。一方で、イングランド北部の田舎を捨てたようでもなかった。彼は毎日、ヨークで育ったときに接していたであろう貧民労働者の診療を行い、全般的に平等主義的な見解を強めていた。彼の禁欲的な生活様式は、道徳的に正直であるという彼の習慣によく合致していた。彼は、一般医としての経験から得た幅広い医学的問題を個人で研究していた。生理学と化学の最も進んだ思想を代表する権威は誰であるかを見極め、その人たちから学んだ。ベッドサイド、病院、実験室の三つの領域の間でものを考えるという稀な能力を発達させた。どんな医学的問題が起こっても、次のことをすぐに想像できた。患者をベッドサイドで診て何が見えるか、一連の患者の観察からどのような統計学的規則性を発見できるか、実験によって基本的なメカニズムをいかに明らかにできるか―そして最後に、研究成果をベッドサイドに持ち帰り、患者のケアと公衆衛生をいかに改善できるか、を。

スノウの研究能力は広い範囲に応用可能であったが、網羅的というよりは焦点を絞って努力する性質であった。初めから呼吸と仮死を得意分野とした。血液循環への呼吸の効果と吸入ガスの化学・物理学にとくに力を入れた。彼は、基本となる化学的メカニズムを明確に理解したうえで、実際の役に立つ装置を考案する名人であった。すべての科学論文で、彼の技能と興味が明らかに示されている。なかでも一八四一年の新生児の蘇生に関する論文は特別である。そこに載っている主要な哲学的設問は次のようなものだ―生と死、生物と無生物を分けるものは何か？　死んだように見えても生き残る児と死んだままの児との基本的な違いは何か？　死に近い状態から回復できるものとできないものの違いは何か？　生体の酸素利用と、痛みなどの刺激に対する感覚や無感覚との関係は何か？　いかに仮死と、仮死に似てはいるものの根本的に異なる他の状態とを区別できるか？　これらの過程で体温はどのような役割を果たすのか？――これらの質問は、将来のスノウが遭遇する難問を研究するための枠組みとなっている。一八四七年が近づく頃、スノウはありがたく感謝すべき多くのものを手にしていた。

それにもかかわらず、スノウはあまり目立たない一般開業医であり、ロンドンの二つの医学協会と、廃れつつあった小さな私立医学校の外では彼を知る人はほとんどいなかった。彼はなおフリス街のアパートに住み、ほとんどの時間を労働者階級の患者のために割いていた。医学研究のための時間とエネルギーは限られていた。彼の生活がよりよい方向へと変わる気配はなかった。そこへエーテル麻酔のニュースが飛込んできた。

第五章　エーテル

一八四六年十二月十九日日曜、ロンドンの歯科医ジェームズ・ロビンソンが大西洋の東側で最初にエーテルを使った。その場所は、ロンドンに住むアメリカ人、フランシス・ブート博士の書斎だったが、彼はボストンにいる友人からエーテルのことを耳にしていた【米国ボストンの歯科医モートンは一八四六年十月十六日、ハーバード大学の関連医療機関であるマサチューセッツ総合病院でエーテル麻酔を公開で行った。この出来事は米国内とヨーロッパへすぐに伝わった】。エーテルをしみ込ませた海綿がガラス瓶に置かれ、その瓶にはマウスピースからの管がつながっていた。ロビンソンがこの装置を持ち、ロンズデール嬢がガスを吸い意識を失った。ロビンソンは彼女の口からしっかりと根付いた親知らずをすばやく抜き取った。彼女の意識はすぐに戻った。この手技はわずか三分で済んだ。患者は痛みを感じず、筋肉を動かすこともなかった。

ブートは、ロンドン大学病院の外科教授、ロバート・リストンにもそのことを知らせてあった。リストンと助手の医学生ウィリアム・スクワイアがロンズデール嬢の歯科手術のあとに到着した。ロビンソンが他の三、四人の患者にエーテルを投与したときには、麻酔はそれほどうまくは行かなかった。リストンは、ウィリアムの叔父でビクトリア女王の薬剤師であるピーター・スクワイアにオックスフォード街にある彼の店で相談した。再度の麻酔（この時は海綿の代わりに布を使った）も失敗したので、スクワイアにヌースの装置（炭酸水を作る器具）の一部を使って吸入器を作るよう命じた。こちらの方がうまく行った。十二月二十一日月曜午後、多くの有力者の見学のもと、リストンは二つの手術（大腿切断と足の親指の爪の除去）を大学病院で行った。彼は、エーテルが大手術時に患者の感覚をなくすかどうか確信はなかった。ある催眠術者は被験者を無感覚にすると主張していたが、催眠術の実演は医療というより余興であった。ウィリアム・モートンの主張はより確たるものとして証明されるのか？　手術室の階段席は、この新術式がロンドンで最初に行われることに好奇心を刺激された医学関係者や一般の人々で一杯だった。リストンは次のように宣言したとの報告がある。「紳士諸君、今日は人を無感覚にするヤンキー術を行います。」　この手術が成功したとき、彼は叫んだ。「諸君、催眠術はヤンキー術に完敗です。」

この改良型ヌース装置でもうまく行かないことがあり、ロビンソンはそれを気にしていた。彼は吸入器とマウスピースをさらに改良した。一週後に歯の手術に数回成功したことで勇気づけられ、ブートに実演して見せ、それはうまく行った。十二月二八日月曜、ロビンソンはエーテル麻酔を使って歯の手術を「私の友人であるストックス氏、スノウ氏、フェニー氏の前で行い、成功裏に終えた。」　こうしてジョン・スノウは自身の目でエーテルの作用を見たのだった。

医療者と一般人の反応

麻酔薬エーテルのニュースは、ロビンソンの第一回の手術の報よりも前にロンドン中に広がっていた。リストンの手術の一日前に「ロンドン医事週報」十二月十八日号は次のように吹聴した。「催眠術は終わった—新催眠法の発見」。編集者は、「患者に短時間〈エーテル蒸気《vapour》〉を吸わせるだけで完全に無感覚、または酩酊状態になる」との記事を載せた。しかし次の条件付きであった。「エーテルは強い麻酔薬で、その蒸気は速やかに完全な無気力と昏睡を起こす。神経系が強力な影響を受けて一時的な中毒状態となると見なすべきである。」眠りをもたらす力が痛みを無くすことになるとして、編集者はその謎について思案を始めた。

ロンドン医事週報の記事から一週間のうちに、リストンはエーテル麻酔の成功者ともてはやされた【Lancet 1(1847):5】が、それはすぐに失望に変わった。他の患者では痛みがまったくなくならなかったか不十分であったのだ。とはいえほとんどの医学の専門家は、すぐにエーテル麻酔を重要な発見と見なした。患者に効果的な治療法がほとんどなく、リスクがあり厳しい試練である外科手術が最後の手段であった時代に、エーテルは痛みと苦しみを和らげてくれる新時代を約束するものに映った。投与法の問題や場合によっては死亡例もあったのだが、「ウィリアム・モートンが、大変化が起りつつある医療に抜本的な新治療法を導入した」との大方のコンセンサスがすぐに生まれた。大胆な治療法に大衆が失望した時代が何十年と続いていたのだが、エーテルは医学への信頼を回復するための有効な治療法と考えられた。たとえばロビンソンはモートンの発見を派手に説明し、エーテルのガスを「蒸気《スチーム》」と呼んだ（「メディカルタイムズ」十二月二八日号）。ちょうど蒸気機関《スチームエンジン》が工業生産と輸送手段に革命を起こしていたように、エーテルが医療に革命を起すとロビンソンは信じたのだ。

一般のメディアも、医学ジャーナルに後れずにこの新しい話題を取上げた。一八四七年一月九日の人気雑誌「絵入りロンドン・ニュース」はエーテル吸入器の絵を載せた。「タイムズ」紙は褒《ほ》めたり貶《けな》したりし、風刺雑誌「パンチ」はエーテルを口やかましい奥さんの治療に使えると茶化した。大衆がこの新発見で医療の世界の上下が逆さまになったと考えたならば、それは的外れではなかった。エーテルのおかげで医学界の序列の下の人々がエリートと接触した。歯科医が教育病院の手術室へ入り、間もなくして分娩室へも入るようになった。医学的訓練を受けていない起業家が公然と、ときに危険な医療現場にかかわるようになった。エーテルに関する多くの初期の重要な発見と発明が、医学での異なる社会階層の合流をもたらした。米国ではモートンやホーレス・ウェルズ〔笑気での麻酔を実施した〕などの歯科医は当初から特許や優先権について話をし、ハーバード大学医学部はその主張を正当と認めた。実際エーテルは、薬屋の店頭から病院手術室まで、医療の全領域で大きな影響力があった。一八四七年、ほとんどの開業医がエーテルが経済的利益をもたらすことに満足しているなか、エジンバラのジェームズ・ヤング・シンプソンのように、人々の痛みを魔法のように取除いてくれる強力な薬を大胆に推進する人もいた。一八四七年の初めの数週間、公にエーテルについてコメントする英国の内科医（スノウもそうしたが）は、目立とうと競っている多くの開業医のなかの単なる一人と見なされたであろう。

スノウのエーテルに対する初期の取組み

英国の医療関係のさまざまな日和見主義者たちは目敏く、痛み止めとして使えるとの話を聞いて二週間も経たずに「エーテル診療にのめりこんだ」。スノウが一人の薬剤師に遭遇したときのことをリチャードソンが書いている【Richardson 1858】。「エーテル麻酔の化学と生理学は一切知らないのに、エーテル吸入器をもって町中を歩き回って、結構な商売をしていた。」スノウはリチャードソンに言った。「もし彼らにエーテル診療ができるならば、その残り物が不運な科学者に回って来るだろう。」

一八四七年のスノウは、彼自身の言葉では「不運な科学者」——十九世紀半ばのロンドンの医学界の本質を表現したもの——であった。スノウはウェストミンスター医学協会で積極的に活動をし、主要な医学ジャーナルで頻繁に論文を発表し、十年近くも医科学へ奉仕をしているにもかかわらず、世間からはほとんど認められていなかった。しかしエーテル現象が起こってから、彼の実験室での経験とベッドサイドや病院での仕事が、謎めいた強力な化学物質であるエーテルに伴うたくさんの問題に対処するのに役立った。エーテルの効果については賛否両論があったが、それは単なる装置の技術的な問題ではないことを彼は理解していた。投与量と体内での正確な作用についての基本的な知識が不足していたのである。粉末や液体の薬であれば、臨床経験から特定の患者にふさわしい投与量がわかるが、エーテル蒸気をどれくらいの量、どれくらいの時間投与すべきかについては実験室医学が必要だった。このような状況で、彼の十年以上にわたるガスの化学・物理学に関する経験、および呼吸や仮死に関する臨床的知識や実験的興味にもとづいて麻酔を科学的に理解することで、お金の取れる臨床応用へとつなげていった。しかしスノウにとって、麻酔術で個人的に得た金は科学と公衆衛生への関わりの副産物であった。米国でモートンは自分の発見を特許にしようと頑張っていたが、スノウは自分が考案した装置の特許は取らなかった。対照的に彼は他の人が使えるようにと、彫版印刷の図を含む明解な記述の本を出版したのだ（米国ではモートンがエーテルを「Letheon《レテオン》」──ギリシア神話でレーテー川の水を飲んだものは過去を忘れる──との名で特許申請したが、認められなかった）。

リストンがすぐに理解したように、エーテルの投与法には問題があった。ある患者は静かに意識がなくなったが、他の患者は力強く抵抗し、ときには卑猥な語を発し、手術室の階段席にいる女性を当惑させた。ロビンソンは吸入器具、とくにマウスピースをいじくり回して改良し、彼独自のモデルを発表した。ロンドン医事週報の記事から一ヶ月経たないうちに、自分を麻酔士と称する人と同じくらいの数の異なる吸入器が存在した。ロビンソンらは簡単に使用できる装置を考案することに関心があったが、設計原理はエーテルの化学と呼吸の生理学に基づくものではなかった。

スノウが麻酔薬としてのエーテルの投与を最初に目撃したとき、彼はすでにエーテルの特性についてよく知っていた。数年前に毛細血管内の血液循環の研究において、「エーテルと他の揮発性薬品」を実験に使っていた。「エーテルは肺で血液から分離されて炭酸ガス・水蒸気と一緒に肺から呼気として排出される。こうして鬱血を減少させ、鬱血に伴う切迫症状を軽減させる」【London Med Gaz 31(1842-43):810】。この一八四三年の実験ではエーテルを「diapnetic（呼吸促進剤）」として使い、呼吸の正常機能の亢進に使えると（早まった）結論をしていた。つまりスノウは、吸入されたエーテルは循環器系に特異的な効果を持つと考えていた。

彼はエーテル投与症例を見てすぐに具体的な研究課題を考え、それに一、三ヶ月間、心を奪われた。動物実験で、感覚を持つすべての動物はエーテル効果に感受性を持つことが分かった。よって、ロビンソンや他の先駆者たちが経験したエーテル吸入での不確実な結果は、患者間の体質の違いによるものではない。原因は、投与者が考えた量のエーテルが投与されなかったからに違いない。化学者やスノウのような化学に詳しい医者の間では、空気中の飽和エーテル量は温度に左右されることは当然の知識なので、彼はまず一定量の空気に含まれる飽和エーテル量を測定した。そしてその次は、投与エーテル量を調整する吸入器の考案である。これは主として自宅で行った。

医学界はエーテル吸入法を「麻酔術 anesthesia」と呼び始めた。これは十八世紀に創られた語で、無感覚または感覚の一時停止（最も有効で目覚ましい効果）の意味であるが、新しい科学によってそれを意味あるものにしなくてはならない。人々はこの強力なガスに酔っていたが、スノウはエーテルの謎を分析する視点を持とうとした。エーテルの問題点を明確にするだけでなく、それらをすべてのレベルで解決しようとした。臨床的かつ理論的に、生理学的かつ化学的に、個人的かつ集団的に、である。成功すれば、目立たず苦労ばかりのソーホーの開業医から、「ロンドンのすべてのトップ外科医から常に手術時に要請さ

表5・1　スノウの麻酔の研究および診療（1846年12月〜47年9月）

1846.10.16	ボストンのモートンがエーテルを手術に使う
12.19	ロンドンでジェームズ・ロビンソンがエーテルを初めて麻酔に使う
12.28	ロビンソンが抜歯にエーテルを使うのをスノウが見学
1847.1.16	温度別のエーテル蒸気濃度を計算する暫定表を作成
1.23	温度制御エーテル吸入器の展示
1.28	聖ジョージ病院で改良吸入器を使って最初のエーテル麻酔を行う
1.29	温度別エーテル蒸気濃度計算表を改訂
2.4	聖ジョージ病院で改良吸入器を使ってエーテル麻酔
2.13	ウェストミンスター医学協会で発表「エーテル蒸気の観察と外科手術での痛み防止への応用」
2.20	吸入されたエーテルは変化せず、炭酸ガス産生は減少すると討論
3.18	太いチューブ（3/4インチ径）を使ってエーテルを投与
3.19, 26	論文発表「エーテル蒸気の吸入」
4.3	携帯用エーテル吸入器の展示
5.6	聖ジョージ病院でシブソンの顔マスクを使用
5.12	講義「外科手術でのエーテル蒸気吸入」
6.10	シブソンの顔マスクを改良。空気を入れるための二つの開閉弁を取付ける
9月	冊子『外科手術でのエーテル蒸気吸入法』
11.12	ロンドン医事週報へのレター「エーテル蒸気の効果」
1.28〜9.2	聖ジョージ病院で52例にエーテル投与
5.3〜9.8	大学病院で23例にエーテル投与

出典：ランセット誌、ロンドン医事週報

れる、麻酔専門の医学博士」になれると考えたのだ。

一八四七年九月までにスノウは八七頁の冊子『外科手術でのエーテル蒸気吸入法 On the Inhalation of the Vapour of Ether in Surgical Operations』〔以下『冊子』とする〕を出版した。これはエーテル麻酔の実践的、包括的な案内書である。そこには彼が九ヶ月間で達成した四つの目標が示されている。一、温度と種々の条件下で投与すべきエーテルの精密な量。二、投与量を一定に調整するためにエーテルの化学物理的性質を利用する吸入器。三、吸入麻酔の基本的原理を明らかにする動物実験（ときには彼自身が実験台になった）。四、豊富な臨床経験・観察だけでなく必要な財源も与えてくれる積極的なエーテル診療。これらは一八四七年前半に同時に達成された（表5・1）。

用量の調整

エーテルの公開実験を見てから二週間半後に、スノウはウェストミンスター医学協会の集会に参加した。そこでは多くの会員がエーテル吸入法にコメントした。手術前に患者を無感覚にする試みの結果——ときには成功するが失敗もある——について述べた。しかし、

スノウ博士は次のように述べた。大気中の空気とエーテルとの関係は温度が重要であるが、このことは今までに使われた装置の構造と使い方で見逃されている。この事情は、結果のバラツキと失敗をある程度説明する。現時点では術者は空気中のエーテル蒸気の量を知らない。その量は室温によってきわめて大きく変わる。スノウは計算した表を部屋に掲示した。【Lancet 1(1847):99】

スノウはすでにエーテルを使っており、ガスの化学・物理学と呼吸生理学の十分の経験を持っていたので、時を移さずに実験を開始していた。彼は吸入麻酔の科学研究を始めつつあったが、他のほとんどの会員は裏付けに乏しい症例をロンドンの医学ジャーナルに報告するだけだった。

スノウは、エーテルが揮発物質であるという性質が、効く速度、その効果が消える速度、および多くの問題の源であると悟った。ジエチルエーテルとして知られる無色で高可燃性の液体は通常、硫酸とエチル

アルコールから作られる。化学者はすでにその麻酔作用が発見される何年も前にエーテルを合成していた。この最初の麻酔薬が化学の面から広く研究されていたことはスノウにとって幸運であった。一八〇二年、ジョセフ・ルイ・ゲイ＝リュサックとジョン・ドルトンはエーテルをガス膨張率の研究に使っていた。

ドルトンはエーテルの弾性、室温での液体からガスへの変化を研究していた。化学者で王立内科医外科医協会会員であるアンドルー・ユアも同様な研究を行った。スノウはユアの一八一八年の広範な論文「カロリーの主導理論」に馴染みがあった。この論文はドルトンの知見をレビューし、とくにエーテルの弾性の温度による変化を示す表を載せていた。スノウはまた、「液体から出て液体と接するすべての蒸気」はその弾性（現代では飽和蒸気圧という）に比例して空気を飽和する、というドルトンの研究をよく知っていた。スノウは書いている。「ふと思ったのだが、エーテルに触れている空気の温度を調整することで空気に含まれるエーテル蒸気の量を調整できる。」いくつかの実験で「種々の温度でのエーテル蒸気の量はユアの表にある弾性から計算される量に対応した。」そこでスノウはユアの式と表を使って「エーテル蒸気の濃度を計算する表」（図5・1）を作り、一月十六日のウェストミンスター医学協会の集会で示した。しかし、彼の数字はユアのものに近かったが、ともにアルコールが若干含まれる気体のものであることに気づいた。彼は「ユア博士のユージオメーターのように曲げた目盛付きガラス管」を用意した。管の一端は閉じており、もう一端には水銀が入っていて、中間に空気が閉じ込められている。水銀のなかに少量のエーテルを注入し、そのエーテルが水銀のなかを上昇して閉じ込められた空気に接する。この装置を温度が一定の温浴に入れ気体量を読んだ。次に異なる温度での気体量を量り、データを集めた。飽和の比率は同じであったが、温度に4°Fの違いがあった（気圧一定の条件下で、アルコール混合エーテルで40°Fであれば純粋エーテルで36°Fと同じ）。スノウは三月までに純粋エーテルを使った改訂表を作り、吸入時に生理的により近い条件であるデータとして発表した。

吸入器の考案

スノウは論文「エーテル蒸気の吸入について」（ランセット誌一八四七年三月十二日号と十九日号の二回に分けた）を発表してすぐに、実験室研究の臨床的意味を導き出した。「臨床医は治療に使う種々の化合物の濃度を知っておくべきで、可能ならばその有効性を調整するのが望ましい。エーテルと空気の混合物もこの例外でない。」調整とは、エーテルの濃度-温度

TABLE FOR CALCULATING THE STRENGTH OF ETHER VAPOUR. BY JOHN SNOW, M.D.

TABLE of the quantity of vapour of ether in 100 cubic inches of air, saturated with it at various temperatures :—

Temp. Fahr.	CUBIC INCHES.		WEIGHT IN GRS.	
	Æther.	Air.	Æther.	Air.
40°	24·3	75·7	19·1	23·1
42	25·6	74·4	20·1	22·7
44	27·0	73·0	21·2	22·2
46	28·3	71·7	22·3	21·8
48	29·7	70·3	23·4	21·4
50	31·2	68·8	24·6	20·9
52	32·7	67·3	25·8	20·5
54	34·3	65·7	27·0	20·0
56	36·0	64·0	28·3	19·5
58	37·7	62·3	29·7	19·0
60	39·5	60·5	31·1	18·4
62	41·4	58·6	32·6	17·8
64	43·3	56·7	34·1	17·3
66	45·3	54·7	35·7	16·6
68	47·4	52·6	37·3	16·0
70	49·4	50·6	38·9	15·4
72	51·5	48·5	40·6	14·7
74	53·6	46·4	42·2	14·1
76	56·0	44·0	44·1	13·4
78	58·4	41·6	46·0	12·6
80	61·0	39·0	48·1	12·0
82	63·7	36·3	50·2	11·0
84	66·6	33·4	52·5	10·1
86	69·5	30·5	54·8	9·3
88	72·5	27·5	57·1	8·3
90	75·6	24·4	59·6	7·4

図5・1　1847年1月16日のウェストミンスター医学協会集会で壁に掛けられた表
ランセット誌1月29日号に印刷された。

の関係を知っておき、精確な量を投与できる装置を考案することを意味する。一八四七年一月十六日のウェストミンスター医学協会での発表では、さまざまな温度の「エーテル蒸気で飽和した空気」に関する研究成果の表について話した。彼は近いうちに「安価で携帯できる」「ジェフリー氏の吸入器を参考にして考案された」吸入器を見せることができるだろうと言った。

最初の不完全な表を使っても、スノウは他とは違う吸入器を考案できた。リストンの手術で使われた吸入器は「オックスフォード街のスクワイア氏の考案によるもので」、一八四七年一月によく話題になったものだ。ランセット誌は種々の装置の図やその説明を出版した。一月十三日、薬剤師協会は種々の吸入器を展示した。初期の吸入器の多くはガラス製で、エーテルの液体を注ぐ海綿が入っていた。化学者のジェイコブ・ベルが作製した簡単なガラス吸入器が、通常は耐えがたい痛みを伴う砕石手術に使われた。患者は何の痛みもなかったことを自慢し、手術が終わった日の夕方「夢のよう〈非常に楽な状態〉」であった【London Med Gaz 39(1847):218】。しかし全般的に、これらの吸入器を使った結果は不安定であった。スノウは次のように推論した。エーテルが液体からガスになるときに大気から熱を吸収する。ガラスは熱伝導が極めて悪いので、吸入器内の空気の温度は低下し、飽和エーテル量も減少する。その結果、無感覚を起こすには量が不十分になる。そこでスノウは「吸入器を温浴に入れて一定の温度に保つ」ようにした【Lancet 1(1847):99】。

一月二三日土曜、彼はウェストミンスター医学協会集会でエーテル麻酔に関して最初の発表をし、新しい装置を見せた。スノウが設計し、ギルップール通りの外科用器具職人で刃物師であるダニエル・ファー

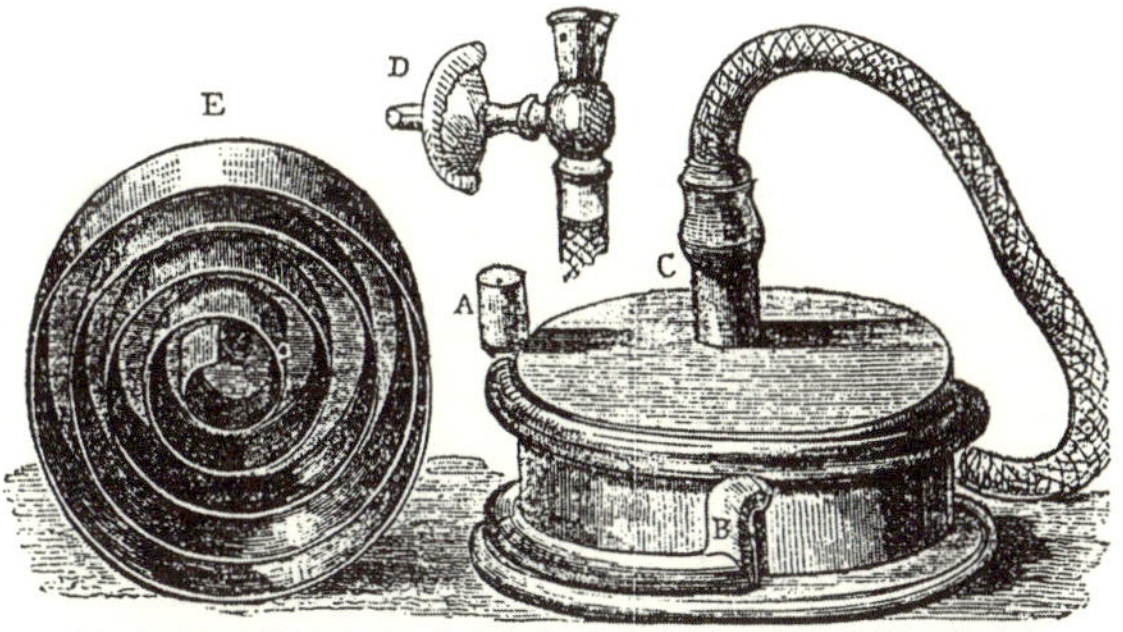

A, Opening of pipe at which the air enters.—B, Termination of pipe in the tin box —C, Point at which flexible tube is removable by unscrewing.—D, Mouth-piece.—E, Tin vessel, with bottom removed, to show its interior.

図5・2　スノウの最初の吸入器
1847年1月23日ウェストミンスター医学協会で展示。「深さ2インチ、直径4〜5インチの丸いブリキ製容器（E）の周りに直径1/2インチで長さ1.5フィートの白色合金のチューブが巻付いて（A〜B）ハンダ付けされている。容器の中心部に孔（C）があり、そこからエーテルを入れる。入れた後、その孔と端にマウスピース（D）がついた曲がるチューブを繋ぐ。容器内上部には渦巻き状のブリキ板がハンダ付けされ（E）、その下部は底部すれすれになるよう作られている。」〔Lancet 1 (1847)：120〕

ガソン氏が作ったものである。直径四〜六〔10〜15㎝〕インチで深さ二インチ〔5㎝〕のブリキの丸い容器であった（図5・2）。金属管が容器の外側に巻付いており、外気が容器内に入るまでに温まる。容器内部はエーテルの蒸発を最大にするようにしてある。渦を巻いた金属板が上部にハンダ付けされ、その下部は底にぎりぎりに接している。容器に入った空気はエーテル表面を三、四周巡って、容器中心の孔から出る。最終的には、直径六インチ〔15㎝〕、深さ1・25インチ〔3㎝〕、渦巻きの隙間は5/8インチ〔1.6㎝〕というサイズにした。容器中央から着脱できる曲がるチューブでマウスピースにつながっていてマウスピースの直前に弁が二つあり、呼気は装置に逆流しないようになっている。管が詰まるような海綿はなく、容器は熱伝導の良い金属で出来ている。装置は携帯可能で安価である。それを望みの温度にした温浴に入れる。金属容器では熱は温浴からエーテル蒸気に伝わりやすく、通常、比較的短い手術の時間内にエーテルの温度が下がることはない。

これは、ジュリアス・ジェフリーが一八四二年にロンドン医事週報で発表した渦巻き型加湿器【London Med Gaz 29(1841-42):821】のデザインを借用したものだ。スノウはロンドンの医学ジャーナルに載ったほとんどすべての論文を知っていたのだ。ジェフリーの装置は、慢性気管支炎を加湿した空気で改善するために作ったものである。スノウは毛細血管内の血液循環の論文を書いたときにジェフリーの一八四二年の論文を読んでいた。彼は診療でその加湿器を使ったこともあった。そして一八四六年、それをエーテル吸入器に改造することをすぐさま考えた。エーテルは水より揮発しやすいので、渦巻き数はジェフリーの装置より少なくて良かった。

スノウの吸入器はその後、数回改良された。たとえば、エーテル蒸気を薄めるための空気を入れる二方栓が付けられた（図5・3の6）。容器外側の空気を温める管の効果はそれほどではないと考え、簡素なものにした。麻酔施術者は必要なエーテル蒸気濃度を表から読んで、温浴の温度を調整した。水の比熱はエーテルよりもはるかに大きいので、当時行われたほとんどの短時間の手術の間、温浴の温度は比較的安定していた。麻酔は、ある症例では70°F〔21℃〕、三十秒で効いた。渦巻きを容器内の上部にハンダ付けしただけだったので、エーテルの注入と廃棄が楽であり、製作も楽であった。

四月初めには、携帯用吸入器の要望に応えて、小さくて便利な装置を協会の集会で見せた。これもダニエル・ファーガソンに作らせたもので、外套のポケットに入るサイズだがチューブを太くして空気が多く供給できるようにした。しかし「それは大型の吸入器にとって代わるものではない。正確な観察には大型

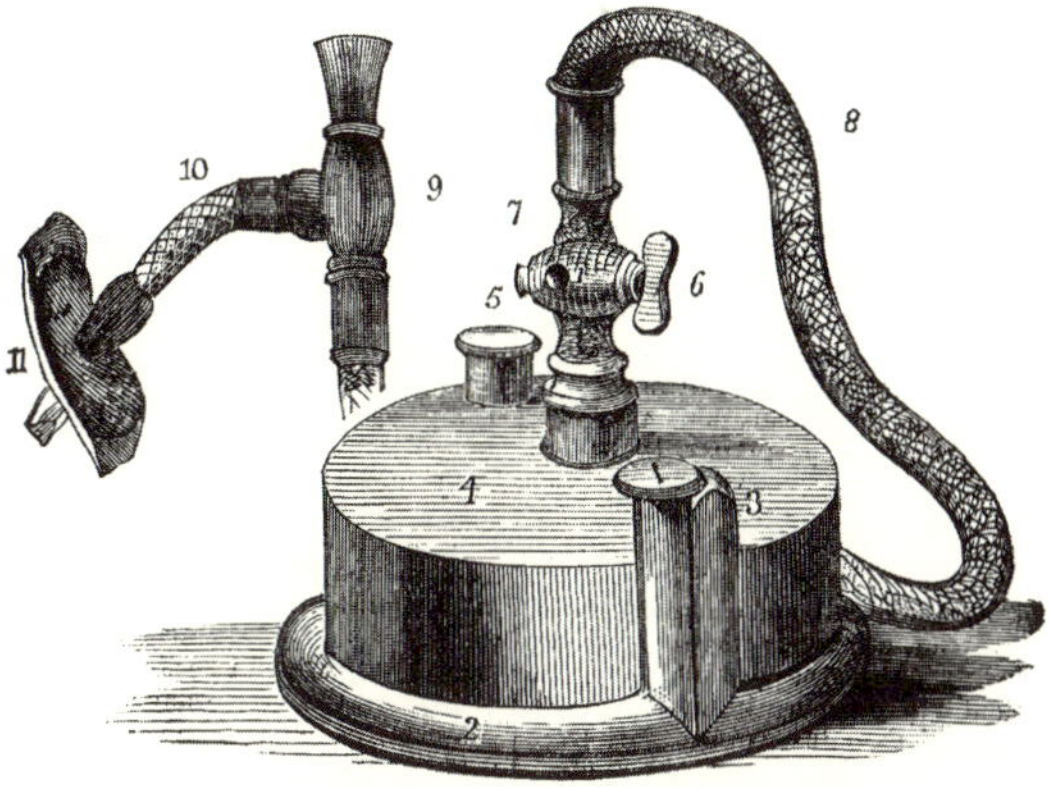

1. Cap which unscrews to admit the air to
2, Metal pipe.
3, Entrance of ditto into
4, Spial chamber.
5, Star closing aperture for putting in or pouring out ether.
6, Two-way tap.
7, External opening of ditto.
8, Flexible tube.
9, Ebony tube, containing ball valves of cedar wood.
10, Portion of flexible tube to admit of change of position of
11, Mouth-piece, with soft cushion, &c.

図5・3　スノウの吸入器の初回改良版

スノウは、外科手術患者にエーテルを1847年1月28日に初めて投与した。「ある患者では最初からエーテル濃度の高い空気を投与すると刺激が強く咳が起きたので、それを薄める装置が欲しかった。ギルップール通りのファーガソン氏は私の望みがかなうよう大変な努力をされて、二方に開く広い内径の栓（6）を入手した。これを使って患者は最初エーテルを含まない空気を吸い、徐々にエーテル濃度を上げられるようにした。さらにこの栓を使って、無感覚時にエーテル濃度を少し低くして、その状態を維持することができる。」(London Med Gaz 39: 500)

の方が向いている。」図5・4が最終版の吸入器で、初秋に出版した臨床マニュアル『冊子』に載せた。マウスピースの代わりに顔マスクとした（後述）。装置は「漆を塗ったブリキ、またはメッキをした銅板で作られた八つ折り判（25・3×15・8㎝）の箱」で携帯でき、使用時には温水と渦巻き容器を入れる。使わないときには水を捨て、チューブとマスクを収納する。

一八四七年、スノウは患者にチューブと弁を通った空気を吸わせるという考えは「まったく新しいもの」と言った（『冊子』

21頁)。スノウのものも含め、過去のすべての吸入器は、患者の呼吸をある程度妨げた。弁はあまりにも小さかった。ある例では、吸入器が患者の頭上に置かれたため、重いエーテル蒸気が患者の肺に入り、軽い空気は上に残った。このような例ではしばしば麻酔は失敗し、悪くすると部分仮死で無感覚になった。エーテルを数週間使ってから、スノウは失敗例のほとんどの主たる原因は細いチューブであると結論した(『冊子』21頁)。四月に発表した装置のチューブは内径3/4インチ〔1.9㎝〕(5/8インチは不適)、長さ三フィート〔91㎝〕にした。彼は「チューブは気管〔内径1.1㎝〕より太くしなくてはならない。内壁との摩擦による抵抗が問題にならないようにするために」と理由を述べた(『冊子』21頁)。

満足できるマウスピースを見つけることは装置の改良より難題だった。スノウの最初のマウスピースは鼻孔を覆っていなかったので〔図5・3〕、鼻つまみが必要だった。このやり方で大体うまく行ったのだが、鼻で呼吸をしようとした患者は涙管から空気を吸うか、そうでなければチアノーゼになった。このような例では鼻つまみを外したので、麻酔が遅れた。いろいろ試したあと、五月初めに顔マスク(ノッティンガム総合病院のフランシス・シブソンの発明)を採用した。このマスクは金属と絹布で出来ており、口と鼻の両方で呼吸ができる。マスクの縁は柔らかな鉛で、個人個人の顔の形にぴったり合わせられる。一ヶ月後には、以前のボール弁〔図5・3の9〕の代わりにマスクに二つのスイング弁を付けた〔図5・4のHに吸気弁が見える〕。呼気弁はこれが覆う孔から少しずつずらせるようにしたので、〔吸気時にこの孔から少量の外気を入れられるようになり〕以前の装置の二方栓〔図5・3の6〕は要らなくなった【Lancet 2(1847):35】。

このようにして一八四七年の晩春に、エーテルの量を制御できる完全な装置が出来上がった。この装置

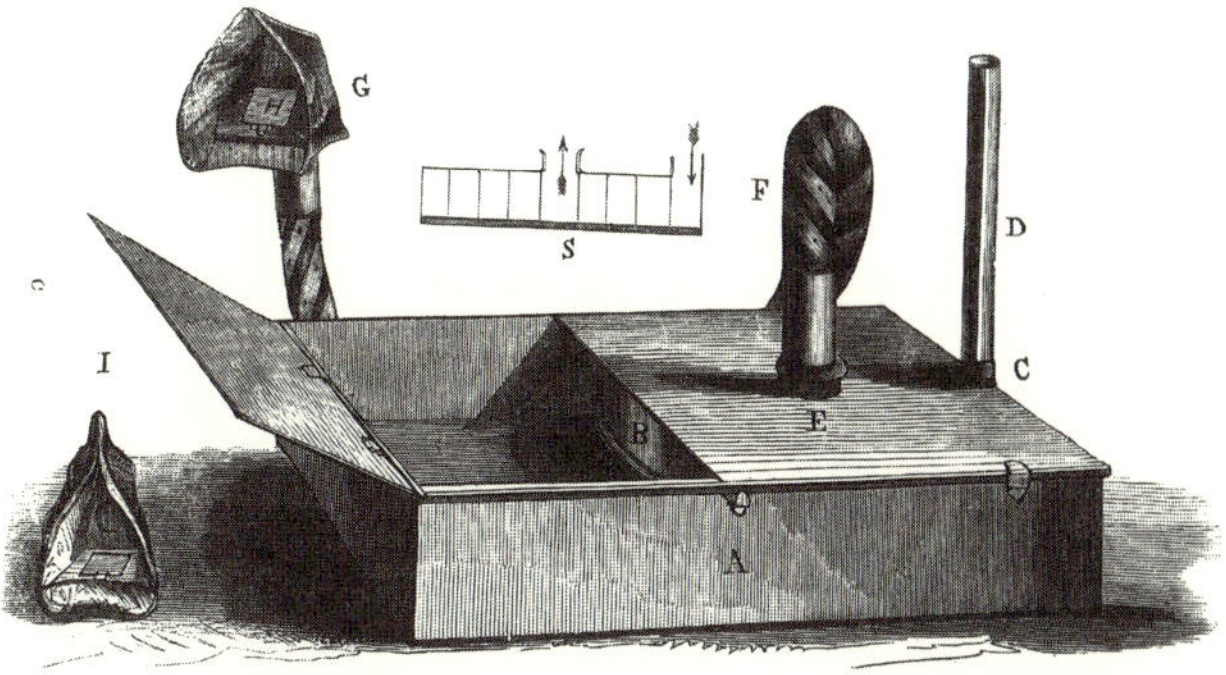

図5・4　1847年6月からスノウが主に使ったエーテル吸入器
A、漆を塗ったブリキまたはメッキした銅で作った八つ折り判サイズの深い箱で、恒温水槽として使用し、非使用時には曲がるチューブと顔マスクを収納する。この箱にB（薄いスズメッキの真鍮または銀メッキの銅で作った渦巻き容器）を取付ける。CはBに開けられた孔で、ここからエーテルを入れる。この孔にD（ブリキのチューブ）をねじ込む。EはBのもう一つの孔で、ここへF（約3フィート長の曲がるチューブ）をねじ込む。G、顔マスク。H、マスク内にある吸気弁。I、小さな顔に合せた顔マスク。S、容器Bの断面図。（『冊子』16〜17頁）〔呼気弁は、176頁の図6・1に示されている〕

は温度を一定に保ち、麻酔術者がエーテル蒸気量を調整できることで人気があり、四つのメーカーが作り、しばしば医学ジャーナルで推薦された。モートンと違って、スノウは自分のアイデアを独占しようとはしなかった。論文や講義で彼の経験を伝え、知識を無料で提供した。彼の報酬といえば、当時の一流の外科医に認められたことである。それによって彼への相談が増え、麻酔施術での収入が増えたのである。

麻酔の基礎研究

異なる温度でのエーテルの量と濃度を調べて吸入装置を設計している間に、彼は麻酔のメカニズムの基礎研究も始めていた。いくつかの問いに答えようとした。エーテルの効果は異なる動物種ごとに、また同じ種の各個体で一様なのか？　エーテルはいかに動物を無感覚にして痛みを感じさせないのか？　観察されるどんな徴候と症状が麻酔のレベルや程度と関係するのか？　スノウはこのような研究計画を立て、数ヶ月の間に今日の麻酔専門医が使う麻酔機器の基本的原理の多くを解明し体系化した。

スノウは、二月十三日のウェストミンスター医学協会でエーテルに関する最初の正式な発表をした。この物質の性質について知られていることを概観し、ガス状態では空気とともに空間を占める。しかしマウスの実験で、空気から酸素を除くこと（仮死を起こす）で無感覚が起こるのではないことを見つけた。というのは、「酸素を供給してもエーテルの効果に拮抗しなかった」【Lancet 1(1847):227】。エーテル麻酔と仮死との間には決定的な違いがあるが、当時多くの人はそれを理解していなかった。当時の幼稚な装置では呼吸が阻害され、術者が気づかない程度の仮死状態を作っていたのである。仮死でも痛みに無感覚になるが、それは生命を大きな危険にさらし、最終的には死に至ることになる。エーテルはまったく異なる経路で作用することをスノウは見出した。その精緻な生理学的メカニズムは不明であるが、動物実験で次のことが示唆された。「肺での静脈血から動脈血への変化にエーテルは影響しないが、たぶん体全体の毛細血管で起こる変化に干渉する。空気に混ざったわずかな量のエーテル蒸気がリンの酸化を阻害することを確かめ、同様のことが血液中の酸素にたいしても起こり、神経や他の組織での酸化を最少にしている、と考えた」【Lancet 1(1847):227】。この発表は、スノウの思考の範囲の広さと、無機化学を生物学と結びつける彼の創造性を示すものである。

翌週の二月二十日土曜の集会では、前回の実験からの論理的な結論を述べた。代謝の低下は炭酸ガス生産の低下を意味する。これはすでに確かめた。先週の集会以降、「私はいくつか実験を完了した。エーテル蒸気が肺から無変化で排出されることを再確認し、エーテル吸入時には炭酸ガス生産は他のときよりも少なかった。このような状況は、私が以前に考えたエーテルの効きかたを証明するものである」【Lancet 1 (1847):228】。たとえマウスの実験であったとしても、彼の測定の正確度は驚くべきものであった。

一八四七年、エーテルがまったく無感覚を起こせなかった事例や、患者が叫んだりもがいたりする事例もあった。スノウは彼のマニュアルに次のように書いた。「ある手術では、エーテルが興奮を起こすとの理由で、また通常とは逆の効果を起こし、鎮静剤でなく興奮剤として働くとの印象のもとに、エーテル吸入を止めたり、失敗として中止された」（『冊子』33頁）。そのような反応は通常、個人の感受性の違いに帰せられていた。

スノウは納得しなかった。彼は感覚を持つすべての動物はエーテルに感受性があると考えた。一八四六年の初めに彼は、七年前にさまざまな動物で行った実験結果にコメントしていた。「鳥はマウスよりも異なる濃度の酸素、炭酸ガス等の大気を吸って一様に速く障害を受けて死ぬ。ヒトの呼吸機能は鳥とマウスの中間に位置づけられる。それゆえ汚れた大気のヒトへの致死効果は同様に中間的であると結論したい」【Edingburgh Med Surg J 65 (1846):49】。スノウは、アパートにたくさんの実験器具（メスシリンダー、空気槽など）、化学薬品を備え、実験用のツグミ、ムネアカヒワ、齧歯《げっし》類、カエル、魚を飼っていた。エーテル吸入の生理学的応答を調べ始めたとき、彼の自宅実験室は、彼の頭と同様に準備が出来ていたのだ。

一八四七年一月、彼は小動物を使った実験を行った。ある実験では、エーテルと空気を入れた広口瓶に鳥を一～十五分入れた。注意深くガスの影響を調べ、どれくらい速く麻酔がかかり、どれくらいの時間で元へ戻るかを、鳥に針を刺してどう反応するかでチェックした。彼はマウスでも同じ実験をくり返し、次の結論に達した。「エーテルはいろいろな動物に同じように作用する。麻酔作用と回復の時間の違いは、呼吸器と循環器の機能の活動に依存する。鳥は齧歯類より速く反応し、カエルは齧歯類より遅く、水中の空気を吸う魚はもっと遅い」【Lancet 1(1847):551】。この法則は、汚れた空気を吸わせた以前の実験結果と同じであった。「エーテルが効かない人がいるが、感覚を持つ動物でエーテルが効かないものはないと信じる」と彼は言った。「エーテルで無感覚にならない人はいないという原則」(『冊子』33頁)については疑わず譲らなかった。三三歳の自分自身の体で、時計を使って導入、無意識、回復の時間の割合を測定した。人での反応の違いは体のサイズ、呼吸器と循環器の機能に依存し、体質の違い(これはあいまいで証明できない)ではない。子供や若者はムネアカヒワに似ており、呼吸数が多く体が小さいので成人より麻酔が効きやすい。成人がエーテルで興奮したり、アルコール中毒者にエーテルの効果がなかったりしても、その説明は簡単である。「彼らの脳の働きを止めるエーテル量が不十分なのだ」(『冊子』33頁)。彼は即座に彼の研究を特徴づける次の二つの基本原則、①エーテルへの感受性は普遍的である、②通常量のエーテルの効果は、呼吸と血液循環の速度と効率に依存する、を確立した。

五つの麻酔深度

一八四七年五月初め、スノウの肖像画がトラファルガー広場の王立美術院の部屋に掲げられた。さらに彼は、「王立防衛安全保障研究所」で陸海軍の内科医を含む医師会員のために講義・示説を行う講師として招待された。

スノウはエーテル麻酔の全体にわたる講義を行った。講義の最初にちょっとした災難に見舞われた。持ってきたツグミを広口瓶に入れた。その中の気体の三分の一がエーテル蒸気で、残りが空気であった。彼は聴衆に振り返り、エーテル麻酔の二つの原則について話した。すなわち、すべての動物に感受性があるが、特定の動物が無感覚になってから回復するまでの時間の違いは呼吸と循環の機能の違いによる、と【Lancet 1(1847):551】。そして彼が広口瓶の方を向くと、ツグミは死んでいた。彼はびっくりしたが、すぐに次のことを認めた。「これは私が見せようとしたことではありません。講義のためにノートを見ていて、鳥に全神経を注いでいなかったからです。」ツグミは回復しなかったがスノウは回復した。彼はすぐにこの実例を強調した。「この出来事はエーテルの力を示しています。」エーテルは施術者に最大限の注意を強いる物質である。このような事は決して患者で起こしてはならない。患者は訓練を受けた観察力の鋭い医師が注意深く監視しなくてはならない。スノウはこの機会に彼のもう一つのテーマを強調した。麻酔は医学的処置であり、歯科医、薬剤師や当時しばしば麻酔を実施していた未熟な人々に任せるべきではない。エーテルは危険物であり、控えめな量で行わなくてはならない。彼は、麻酔に必要なエーテルの最大量は空気に対し五十%で〔気体全体の30%〕、その維持には十～十五%であると確定していた。

スノウは彼の麻酔技術について詳しく説明し、その軍事医学へのさまざまな応用を示唆した。戦場では、エーテル処置は受傷者の二次ショックによる死亡率を低下させるだろう。二次ショックとは麻酔なしに実施する手術によるショックで、受傷の最初のショックによるダメージをさらに悪化させるものである。戦場外では詐病が大きな問題であるが、身体障害・変形の真偽を区別するのに麻酔が役立つ可能性を示唆した。この講義では、患者の正確な症状と徴候を明らかにして麻酔の深さを測るために、実験室とベッドサイドでの彼の経験を合わせた手法を強調した。

私は、患者に空気のみを吸わせることから始める。次に各吸気時に徐々に二方栓を開けて、最終的にはエーテル蒸気のみにする。急にエーテル蒸気にすると咳が起きる。通常、十五秒かけて蒸気のみにする。意識と自発運動の喪失は大体最初の一分で起きる。そのあと痛みなく患者を目覚めさせずに手術が始められる。…患者がエーテルの影響下に置かれると、四肢は弛緩し支えなしでは垂れ下がる。しかし瞼には感覚がまだあり、指で開けても再び閉じるがのちに閉じ方は弱くなる。呼吸は深く規則正しくなり、あたかも機械のようになる。目は睡眠時のように上向きになる。患者がこのような状態になると、叫んだり暴れたりする心配はなくなり、また何も感じなくなり、手術を始められる。

スノウは付け加えた。患者が十分に無感覚になって痛みなく手術を受けられる時を決めるのは「観察力の鋭い医師ならば問題はない。」「いつ手術を始めるかについて、私が間違いを犯したことは一度もない」【Lancet 1(1847):552】。

表5・2　スノウの五つの麻酔深度

深度	徴候
I	患者はどこに居て、自分に何が起きているかを知っており、体を自発的に動かせる。四肢に疼きを感じ、歌声が聞こえ、めまいを感じる。無感覚からこの状態に戻ったときに若干の無感覚が残る
II	精神機能と自発的行動は可能であるが、混乱がある。眠気を感じるが、喋り、夢を見る。もがきが起きる
III	精神機能と自発運動が止る。目は反応せず、上を向く傾向がある。筋収縮と呼吸の短縮が起き、筋硬直と痙攣も起きる。患者が抑制されると、意味が分からないことを呟き、泣く。結膜に触っても反応なし
IV	呼吸はいびき様になり、瞳が拡張し、呼吸以外の動きはなくなる。完全な無感覚に入るのにこの深度は必要ない
V	呼吸が困難になり、弱く、不規則になる。呼吸が麻痺し停止するが、心臓は短期間拍動を続ける

出典：スノウ『外科手術でのエーテル蒸気吸入法』チャーチル出版、ロンドン（1847）

スノウが彼の臨床観察を『冊子』として出版する時までに、彼はエーテル麻酔の重要な徴候を五つの深度に分けていた。その基準は「多少、恣意的なもの」で、お互いが連続的であり、必ずしも明確に区別できない。にもかかわらず彼は、麻酔を受けている患者を監視するのにほぼ確実なガイドになると考えた（表5・2）。一八四七年にエーテル麻酔での連続する徴候を分類した研究者はスノウのほかにもいた。英国のプロムリーは三つの大まかな深度に分けた。スノウの五深度は同じ効果について異なる分類をしたものだ。フランスのロンジェはエーテル吸入がどのように神経系に働くかの動物実験を行い、二つの深度を提案した。M・フルーランは犬で実験をして、エーテルが脳と神経中枢を停止させる順序を明らかにした。スノウは、フルーランの研究を自身の分類の生理学的な基礎として使った。

スノウの洗練された記述は、麻酔深度を単なるエーテル麻酔とは別のものと考えていたことを示している。つまり彼は、痛みの除去だけでなく麻酔薬の体全体への効果に興味を持っていた。麻酔術者は彼の分類表を見て麻酔下での身体の徴候を読むことができる。すべての人はすべての動物と同じくエーテルの影響を受けるという一般原則を確信していたが、同時に彼は、体のサイズや呼吸数などの因子が麻酔への反応をいかに変えるかを動物実験で目にしていた。彼の臨床経験が増え、その経験を一般化した表を作成したのと同時に、患者の社会階層、年齢、体型、健康状態を反映した個体差が麻酔への反応にも影響を与えることを理解し、それを予測できるようになった。たとえばエーテルの効果は肺や心臓の病人では異なることがある。彼は、各深度がどの程度持続するかも正確に予測した。彼は次のように書いた。「麻酔深度がⅣになったときは、通常、吸入を中止してから三分間は完全無感覚状態が続く。…無意識の状態は五分間続く。この間に痛みがあっても記憶には残らない」（『冊子』42頁）。スノウが麻酔深度とその持続時間にとくに関心を持っていたことは、臨床家としての幅広く変らぬ献身を表している。前述した事例では、彼は外科医に、特定の状態の患者に手術をする時間がどれくらいあるかを知らせていた（兎唇の手術では顔面の一部を除去しなくてはならない）。彼は次のようにも言っていた。「麻酔では控えめな処置が患者の幸福のために極めて望ましい。麻酔薬は、患者に必要最低限を使い、それ以上は使うな」。

麻酔の五つの深度を考えるうえで、彼は学生時代からの思考過程を堅持した。麻酔への感受性はすべての動物種で共通の現象であるとする彼の前提は、伝統的な臨床医学の教養とは合わないものであった。その教義とは、各患者のユニークな体質は常に医師が人体生理学一般として知っていること―それが体液、炎症、神経刺激として概念化されていても―の上をいく、というものだ。しかしスノウが行ったのは臨床医学の観点をすぐさま拒絶するのでなく、その観点を改変して、病院医学・実験室医学の今までの貢献を新しい医学専門分野〔麻酔〕に実際に役立つよう適用することだった。彼は麻酔中の患者の反応を注意深く観察したので、その観察結果は病院の臨床医が必要とした事例研究となった。スノウが観察した変数は質的なもので、患者間で種類が変わるものではなかったため統計解析は必要なかった。そして彼には常に、理解を深めるために使うことのできる実験室があった。ウェストミンスター医学協会での最初のエーテル麻酔の発表の一年後に彼は書いている。「これらの麻酔深度は、その時に血液中に溶けているエーテル蒸気の割合に対応していることに疑いはない。私はその割合を確定できることを望んでいる」【Lancet 1 (1848):177】。

麻酔専門医としてのスノウ

スノウは麻酔を庶民には病院の手術室で、上流階級の患者には外科医や歯科医の個人診療室で行った。麻酔医開業の目的は、収入を得ること、ロンドンの医師業界内での貴重な交流を確保すること、自宅実験室を充実させることだった。彼は信頼できる吸入器を持った有能な麻酔医として、多くのロンドンの病院、とくに聖ジョージ病院、ロンドン大学病院の外科手術室へ出入りするようになった。一八四七年五月十二日に王立防衛安全保障研究所で軍の外科医と内科医に講演を行う時までに、彼は「エーテル麻酔を数多くの個人開業医のもとで行い、さらに聖ジョージ病院での二八の手術（ほとんどが重症例）に立会っていた。」九月に出版された『冊子』（56〜76頁）には七五例の詳しい報告を載せた。

一月二八日、聖ジョージ病院で三例に初めて公開で麻酔を行い、ランセット誌最新号の図にある吸入器を使った。そのとき彼はなお装置と技術を洗練しようとしており、温浴65、70、75°F〔約18、21、24℃〕で実験した。二月四日には再び聖ジョージ病院で三例の手術が「スノウ博士によるエーテル麻酔で、B・C・ブロディー卿、キート氏と多くの観客の立会いのもとに」行われた【Lancet 1(1847):184】。二人の患者（男は瘻、女は乳房切除）の麻酔は「大気の吸入から始まり、新たに付けた二方栓を使って徐々にエーテル濃度を高めた空気を吸入させた。その栓は器具職人のファーガソン氏が製作したものである（図5・3）。」手術後、執刀外科医の一人、シーザー・ホーキンス氏は手術室の観客に向かって言った。「私と同僚は、スノウ博士に感謝の気持ちを公に述べたいと思います。スノウ博士の発明された装置はこれまで我々が使ってきたものより優れており、エーテル蒸気の割合を調整できるのが大きな利点であります。」五月にスノウがリストンの麻酔医を務めたとき、リストンは非常に感銘を受けた。以前は懐疑的であったのだが、スノウのガイドラインに従って行うエーテル麻酔の控えめな支持者になった。「スノウ博士はエーテル麻酔を以前に見せてくれた時よりうまく実行しました」【Lancet 1(1847):546】。

初期の麻酔ではスノウはわずかなミスを犯した（彼はそれを認めなかったが）。聖ジョージ病院での八回目の麻酔時に、

乳房切除を受ける女性に四分間吸入したとき、エーテル液へ行く空気管の蓋が閉まったままであることにスノウ博士が気づいた。患者はエーテルを吸っておらず、空気量もわずかであった。蓋は開け

られたが、患者は息を切らした状態でエーテル吸入を始めるという不利益をこうむった。やや咳こみ、三、四分の間に顔は紫色になり、脈は弱く速くなり、表情はゆがんだ。吸入は停止され、手術が始められた。患者は手術の間もがき、うめいた。しかし手術の終わりには身体機能が回復し、何の痛みも感じなかったと言って上機嫌のようだった。【Lancet 1(1847):210】

数ヶ月後に発表されたスノウの事例報告ではやや違った筋書きになっている。「この患者は手術時に気管支炎を患っており、エーテル吸入でかなりの咳をし、そのためやや早めに吸入を止めて、手術を始めた。」スノウは気管支炎のことを述べて咳の説明をしたが、ランセット誌記者が指摘したミスについては触れなかった。別の話だが、リストンが病気の肘関節を切除するとき、

エーテル麻酔を行うスノウ博士は、彼の装置を手術室の冷水（65°F〔18℃〕）に入れ、その中に通常の手術に十分な二オンス〔57g〕のエーテルを注いだ。患者は静かに吸入し、五分後に手術を開始した。…すぐにエーテルが不足することがわかり、誰かが病院のどこかへ取りに行った。そのうちに切開と骨を切る準備の指示が終わったとき、患者が痛みを訴え始めた。リストン氏は患者が再度無感覚になるまで待った。吸入が再開してから約一分かかった。…

二日後にスノウはまたリストンの患者にエーテルを投与した。「その女性患者はエーテルの投与に完全に

は同意しておらず、効いてきたら途中でやめてほしいと言った。しかし心配をしながらもなかば説得され、なかば強制されて我慢していると、エーテル吸入ですぐに無感覚になり、痛みなく指が切除された」【Lancet 1(1847):639】。スノウの事例報告では次のように書かれている。肘切除は「うまく行った。」指の切除例では「十三日後に治癒、退院した」(『冊子』73頁)。

スノウのミスは小さなもので、手術の結果に影響はなかった。彼の観点からは、たぶん、臨床マニュアルに彼が記述したようにエーテルを投与すれば安全であると書くことに問題はなかった。たしかに彼が手術を助けた外科医は初めから彼の麻酔医としての能力を高く評価していた。聖ジョージ病院と大学病院の手術室での定期的な仕事のほかに、彼は早々にエーテル投与(とくに歯科手術で)の個人診療を始め、評判を呼んでいた。スノウは吸入器からの量を調整する能力で有名になった。吸入器は簡単に使用でき、患者の苦痛を軽くするためにエーテルの物理的性質をうまく使えるようデザインされていた。

五月半ばから九月初めまで、聖ジョージ病院で二四例の麻酔を行い、全部で五二例となり、そのすべてを臨床マニュアルに記載してすぐに出版した(『冊子』56~71頁)。四例は毎週木曜日の手術日を待てずに、他の外科医がスノウの吸入器を使ってエーテルを投与したものである。大学病院ではこの期間に二十一例にエーテルを投与し、全部で二三例になった(『冊子』72~76頁)。これら手術のうち、四肢の切断二六例、砕石五例、根治乳房切除六例で、ほかに多くの痔、ポリープ、陰嚢の病気、硬性および包膿腫瘍の手術を行った。六例が死亡したが、うち五例は四肢切断後の合併症からであった。死亡率は他の病院でのそれより低く、エーテル吸入は外科医の手術成功率を上げるが、下げることはないようだ、とスノウは言った。これらの事例をまとめた理由は、「死亡した全六例ではエーテル吸入は死の原因でなく、または死を促進したのではない。明らかな他の原因がある」（『冊子』76頁）。彼はまた麻酔医としての自分自身の成功を示すことを望んだ。「私がエーテルを投与した症例では、どの患者も手術について記憶がなかった。二、三例の例外があるが、それは全体のうちのわずかな割合であり、エーテル処置後に小血管を追加でしばった時などであった」（『冊子』55頁）。

スノウが病院の場で麻酔をした患者は年齢が四歳から七六歳で、ほとんどが労働者階級であった。ウィリアム・コーウェンは二三歳の馬丁《ばてい》で、馬から落ちて脚に傷を負い化膿。サミュエル・リチャードは「九歳の黒人の少年」で足首の病気。アン・アトキンソンは弱々しい十一歳の少女で脚に膿瘍があり、手術には耐えたが回復せず死亡した。豊かな患者への手術は、貧しい患者が公に行ける病院の手術室でなく、患者の家か外科医の個人宅で行われた。しかし、ある病院には個室があり、そこで「A・H、二七歳女性」に痔の手術、匿名の女性の鼻から「リストン氏がポリープを摘出した」（『冊子』74頁）。

麻酔専門医として病院と個人病室とで働くことで、スノウは疫学的な視点を得たに違いない。あらゆる職業の人々を観察するのは、エーテルの効果の総計を判断する十分な機会になった。もし彼の最初の思いがエーテルの普遍的な力を確信することならば、病院での仕事は幅広い種類の個々人に対するエーテルの力を評価する機会となった。つまり、この経験から種々の麻酔の状況を一般化し、標準を確立することができた。彼は初めから、エーテル投与量が「やり過ぎになる時を決める」ことが「最も技能と配慮を必要とするポイント」である、と理解していた（『冊子』1頁）。したがって彼は、エーテルの正確な量を一定の方式で投与する方法を開発するまで、実際の患者への投与を控えていた。正確なエーテル飽和表と適切な吸入器を開発すると、彼は異なる濃度への患者の反応について詳細な臨床記録を残し、並行して動物実験を行ったのだった。

スノウのガス化学と呼吸の知識、装置を設計する能力、微妙に異なる症候への注目ーこれらすべてはエーテル麻酔の困難に立向うことに役立ち、そしてその手法は同時代の同業者とは異なるものだった。スノウの装置は麻酔法の発展に極めて重要であった。この装置によって、生理学的に正確な、常に試せる、より洗練された麻酔の概念が生まれたのだが、他の装置ではエーテル量を調整できなかった。他の装置でも進歩があったが、それは技術的な面だけであった。スノウの装置での進歩は、技術的かつ科学的なものであった。スノウの麻酔医としての業績は賞賛されたが、当時の医学界はスノウの熟慮にもとづく包括的な手法と他の麻酔医の非科学的ないじくり回しとを区別できなかった。スノウの『冊子』はランセット誌の三段コラムで賞賛されたが【Lancet 2(1847):410】、同じ誌面でスノウとはまったく異なる手法にも注目をしていた。七月に米国人のウィリアム・モートンは、ランセット誌へのレターでエーテル投与法の改良を行ったと述べた。彼は最初のガラス瓶と弁を使う方法で改良をいくつか試みたが、どれにも満足していなかった。さらなる実験の結果、古い型の吸入器を捨て海綿を使う方法を採用した。それは手のひら大の凹型で、口と鼻にくっつけるものだった。それをエーテルで完全に満たし、鼻と口にかぶせ、患者にできるだけ十分に自由に吸わせるものだった。モートンはその結果はより確かで満足のいくものであり、吸入の困難さは減ったかまたはなくなった、と考えた。「この方法の利点と重要さは、その簡素さにある」

【Lancet 2(1847):81】。したがって、ある人にとっては便利さが科学より重要であった。スノウがこれらの手法に個人的に反対したとしても、モートンの海綿や似たような古いやり方には人気があった。しかしスノウの手法も、ロンドンで広がっていった。

エーテルの栄枯盛衰

スノウがエーテル吸入の仕事に力を注ぐにつれて、エーテルの利点はより複雑なものになっていった。エーテルは患者の痛みとショックを防ぐだけでなく、患者を穏やかにした。精神的に混乱した患者はエーテルで数分以内にリラックスした（以前は温浴に入れ催吐剤を与えるのが一般的で、それはあまり効果がなかったのであるが）。彼は、あらゆる臨床状況でエーテルを使いたいという気持ちから、兵士の詐病を調べるのにエーテルを使うことを軍医に示唆したが、これは同時にエーテルが患者を酔わせて診察や手術に身をゆだねさせる力を持っていることを示唆していた。良かれ悪しかれ、エーテルはスノウの「技術的証拠への情熱」を鼓舞するものであり、患者の言葉を回避する手段、すなわち病人を沈黙させ疾患実体に変える力であった【ライザーによれば、麻酔法は歴史的に見れば医学の脱個人化の一要素であった、との見方もある（Reiser 1978)】。

エーテルは心の奥底へ接近する新たな方法であるようにも見えた。三月のエーテルの最初の正式な論文で、彼は痛覚における心の過程へ麻酔が及ぼす効果について若干の観察を述べた。「デカルト、ロック、ヒュームなどの形而上学者は感覚と知覚とを区別した。単なる感覚とその感覚を意識する（または知ること の違いである。もちろん彼らが考えたように、両者の機能は常に結びついているものであるが。」しかしスノウはやや異なるものを観察していた。「エーテルは、ガルバーニ電流が化学物質を分解するように心の現象を分解し、それを分析できるようにする。…患者の回復時には、最初に消えた意識が最初に戻るのが一般的で、この奇妙な現象は、外科医が切開したり縫合しているときに、まったく無関係のことについて論理的に話す患者に見られる」【London Med Gaz 39(1847):541】。

多くの患者は自分の幼い頃のことを夢で見るか、または「旅行している」ことを彼は観察した（『冊子』11頁）。スノウは生涯この現象にこだわり、この感覚を特定の徴候のセットとした。麻酔が効くと、患者は耳に歌、目に眩しさ、四肢に疼き、そして暗くなる視野、大きな雑音をしばしば経験する、と彼は説明した。「患者の意識が薄れるとき、あたかも鉄道のトンネルへ入りつつあるように感じることがよくある」【『クロロホルムと他の麻酔薬』一八五八年、36頁】。生理学者ベルナールやフルーランにとって、身体器官の機能が特定の順序で閉じるというエーテルの力は、生理学原則を明らかにする助けになった。同様にスノウにとって、意識の途絶は意識のメカニズムを垣間見ることであった。

患者は長い夢を見たとの証言があるが、夢は麻酔が軽い時期に起きることをスノウは観察した。「夢が長いとの印象は実際に夢を見た時間とは関係なく、その印象の時間は無感覚の全時間より長い」（『冊子』11頁）。彼は、「最少のエーテル麻酔で手術が満足に行われた」事例を記録している。ナイトの称号を持つ紳士が直腸わきにある二つの瘻の手術を受けた。三、四分かかった手術の終わりに外科医が布を傷に突っ込んだとき「患者はたじろぎ、怒りの言葉を発し、そのあと自分で床から起き上がろうとしたが、それは簡単に押さえられた。その一分以内に、彼はランカシャーで誰かと言い争いをしていたと言った」(『冊子』50頁)。使われたエーテルはたった八・五ドラム〔15g〕であった。手術が終わったと知り、彼は満足していた。スノウは、「会話の夢はたぶん紳士が最初に言葉を発したときに見たものだ」と結論した。彼は患者が痛みを感じたかどうかを知ることに興味を持っていたので、エーテル麻酔のなかで夢を見た時間をピンポイントで特定するのに彼の麻酔五深度表を使ったのだ。彼は、夢の状態は基本的な精神機能に依存することを認識していた。「深い麻酔では夢や思考はない。精神機能が消失するので、その機能も実行できない、と私は仮定したい」(『冊子』11頁)。ヒト組織のなかの特定の分子変化の過程を一時的に止める化学物質は、夢や思考が作られる材料に影響を与える素になっている、という可能性を彼は調べようとしていたのだ。

『冊子』は、彼の研究の骨子を外科医と麻酔医にすぐに使えるように提供する試みであった。その本には、彼の吸入器とそれを有益かつ効率よく使う方法が書かれている。ランセット誌【一八四七年十月十六日号】の評者は、スノウは目的をなし遂げたと考え、本を推薦した。しかしロンドン医事週報【十一月五日号】の評者はスノウの気迫に抵抗し、中心となる彼の主張に疑問を呈した。スノウの装置は巧妙であるが、モートンの海綿装置がスノウの「入念に作った考案品」に取って代わるように見えると書いたのである。スノウはエーテルで痛みのない手術を誰もが安全に受けられると主張したが、その評者はそうは思わなかった。スノウはエーテル投与を行うのに子供は望ましい対象と考えたが、評者は「脳の潜伏性結核」や急性水頭症、髄膜炎がその例外になるかどうか危惧した。スノウがエーテルで心拍数が増えるとした部分では、評者はエーテルが心臓を止めるかもしれないと心配した。スノウがエーテル麻酔の五深度を定義して区別する方法を提唱した部分では、評者はその分類は恣意的で流動的であることを強調して、患者はある分類に出たり入ったりすると書いた。患者は痛みを感じないとした部分では、評者は次のように尋ねた。「麻酔中にのちに覚えていないが苦しみがあり、その程度はさまざまであり、たぶん恐ろしく強いものだろう。動けないかわいそうな患者が、完全な無感覚状態から徐々に目覚め始めるときに、そのような変動する苦しみにさらされていると誰が言うべきだろうか?」

また、ロンドン医事週報の評者は、スノウの本を誤読し、誤って紹介した。スノウが「呼吸がいびきのようになるのを避けるのは、いつも可能ではない〔部分否定〕」と書いたのを、評者は「避けるのは不可能である〔完全否定〕」と間違って引用したのである。加えて、スノウの主張の基礎となった自宅での化学実験については述べなかった。医事週報の評者の間違いは、スノウがエーテルについて確実さと精密さを得たことに対する懐疑心が顔をのぞかせていることだ。他の人々が変動のパターンを見たところにスノウは一貫したパターンを見た。エーテルを使っての手術は、病院でのケアを経て最終的には良い結果になるとスノウは考えた。一方、他の人々はそれを疑問視した。スノウがエーテル自体に効果があると見たのに対し、他の人々は効果の個人差にこだわった。

一八四七年十一月、スノウがエーテルの麻酔作用を知ってから一年も経たないとき、クロロホルムが麻酔薬になるとのニュースがロンドンに到着した。この新作用物質の出現で彼は、クロロホルムとエーテル、そして笑気（＝亜酸化窒素。その麻酔効果は一八〇二年に発見された）は吸入麻酔薬という一群に属すという直感を抱いた。彼はすでに始めた研究プロジェクトを続け、その対象をエーテルを超えて「麻酔薬」一般へと広げようとした。そして「吸入麻酔には他の薬物の方がより適している」とすぐに信じるようになった【Med Times Gaz 14(1857):61】。

第六章　クロロホルム

麻酔の歴史に興味を持った麻酔医が読むジョン・スノウの著作は、『外科手術でのエーテル蒸気吸入法』〔一八四七年刊、『冊子』〕か、〔スノウの死後、リチャードソンが編集した〕『クロロホルムと他の麻酔薬 On Chloroform and Other Anaesthetics』〔一八五八年刊、以下『麻酔薬』とする〕が一般的である。これらの主題に関する包括的な記述（古くなってはいるが）に触れることができる。一方、一八四七〜五一年のスノウの白熱の論文を読むことはまた違った体験である。当時は連載小説の黄金時代であったが、彼は研究を「連載的」に行い、連続して蓄積する思考家であった。一般大衆がディケンズ編集の週刊誌「ハウスホールド・ワード」に載る彼自身の連載小説『デイヴィッド・コパフィールド』を待ち望んでいたように、英国医学界は最新の医学情報を主としてランセット誌やロンドン医事週報から得、ロンドンの医師たちはエーテルのことを新聞記事、会報、レター、ジャーナル論文から学んでいた。決定版となる参考書や要約本はほとんどなかった。実際の活動としては講義や医学協会集会への出席、ジャーナルを読むことであった。スノウは一八四七年の数ヶ月、エーテルの性質や投与時のリスクを当時の議論の渦中で猛烈に研究したのであるが、それをジャーナルで知ることができる。彼は連載的に発表しながら、それを目いっぱいくり返して新たな読者を得、その過程で修正を加えながらエーテルに関する見識を徐々に深めていった。仕事中毒のスノウが時代の進歩を追い、さらにそれを追い越したとき、状況が突然変わった。

連載小説に「転」があるように、エジンバラ大学産科教授ジェームズ・ヤング・シンプソンが、エジンバラ医学外科協会で新しい物質に関して注目を浴びる発表をしたのであった。その物質とは、当時の正確な化学名では「ホルミル〔ギ酸〕の過塩化物」、すなわちクロロホルムであった。

薬学的特性

シンプソンの発表の十日後、スノウはウェストミンスター医学協会でこの「新しい薬Letheon《レテオン》（ランセット誌がそう呼んだ）」を古い薬エーテルと比較した。一八四七年十一月二十日でのことで、エーテルが発見されてからわずか一年のことであったが、あたかも永遠の時が過ぎたようだった。エーテルに対する初期の興奮の嵐はすでに静まっていたが、このスコットランド人の発表が今、もう一つの嵐を起こしたのだった。スノウは、知りあいの化学者が塩化カルシウムから精留したクロロホルムを大量に得ていた（その価格と製造の容易さはスノウにとって重要であった）。スノウはそのサンプルを机に置いて同僚に見せ、これは効くよと話した。スノウ自身がクロロホルムを試し、エーテルより不快感が少ないと感じていた。ウェストミンスター協会では、話をする前に机に懐中時計を置き、座ってから蒸気を吸い始めた。彼は快い酩酊を感じ、何も普通と変わっていないと思っていたが、時計の秒針が消えたことに気づいた。鼻を時計に押付けると、やっと秒針が見えた。

スノウは、クロロホルムはエーテルに比べていくつかの点で優れていると言った。エーテルと同様に神経系に働く。このことは動物実験でも確かめられた。エーテルより刺激が少ないので吸入しやすく、効果もすぐに現れ、また安価である。彼は発表を行う数日前、エーテル吸入器（55°F温浴）を使って聖ジョージ病院で乳房切除にクロロホルムを使用した。一分以内に「麻酔深度Ⅲ～Ⅴ」の状態になり、麻酔全体で使われた量はエーテルの十分の一であった。効きが速いので、エーテル麻酔の「初期興奮（ヒステリーや引きつけ、痙攣）」を避けられるかもしれないと彼は感じた。次に彼は、空気が含むクロロホルム気体の量をさまざまな温度で示した（表6・1）。これはエーテルで行ったのと同じことである。

表6・1　100立方インチの空気が取込むクロロホルム量

温度（°F）	立方インチ
50	9
55	11
60	14
65	19
70	24
75	29
80	36
85	44
90	55

クロロホルムは、エーテルの約二倍の重さだが体積は四分の一であるので、クロロホルム吸気中の空気量は多く、エーテルのように呼吸を妨げることもなかった。シンプソンは海綿またはハンカチを使ったが、スノウは彼の正確で効率の良い装置を好んだ。彼は自信をもって、クロロホルムは危険がないわけではないが、エーテルより速く効き、使い勝手が良いとの判断を述べた。

その後、討論が行われた。E・W・マーフィー（大学病院産科教授で、一八四八～四九年にスノウと一緒に多数の出産に関わった）は確信を持てなかった。彼はできる限り陣痛時にエーテルを使わないようにしていた。その理由は、エーテルによる「無感覚時の前後」に起きるように見える神経反応－「分娩時痙攣」に似たひきつけを含む－のためだった。マーフィーは、出産時のエーテル使用は出血を起こすのではないかと心配していた。「クロロホルムは同様の興奮を起こすと思うか？」と彼は質問した。スノウは「否」と答えた。「この種の神経興奮は必要なエーテル量を投与するのに時間がかかることによる。クロロホルムは速く効くので麻酔導入時の問題は起きない。しかし回復時には起きうる。」また「患者は吸入中の痙攣では死なないが、虚脱が起こったあとに吸入を続けると死ぬ」と示唆した。陣痛・分娩には二人の医師が付き、うち一人は麻酔専門医であるべきと提言した。つまりクロロホルムはエーテルで見られるひきつけを起こすが、これは痙攣でなく怖がるものではない。彼の提言は、これら薬物の使用を避けるのでなく、麻酔専門医を関与させることだった。

スノウはすみやかにクロロホルムの性質を評価した。濃厚なエーテルのようであり、エーテルと同様に作用するが、効果の出現が速い。スノウには、新規の性質の医薬品と思えた。シンプソンは、行き当たりばったりで麻酔薬を探していたときにクロロホルムに出くわした。しかしスノウは、エーテルとクロロホルムは似たような化学組成と性質を持ち、似たような生理作用を持つ麻酔薬の一群を構成するものと見なしたのだ。それは新しい医薬品の安全な使用量を決めるだけの問題であったが、もちろん違いはあった。クロロホルムは、スノウがエーテルについて調べた薬物動態モデル（どのように吸収され、体内に広がり、代謝され、排泄されるか）に当てはまるものだった。当然、似たような未試験の他の医薬品があるはずであった。すでに一八四七年二月、「薬剤ジャーナル」の編集者、ジェイコブ・ベルが塩素エーテル（酒精中のクロロホルムから成る）を試して、ある程度の成功を報告していた。スノウらは、ブロモホルム、クロロホルム、ヨードホルムに関する一八四二年のロバート・M・グローバーのハーヴェイ賞論文に新しい視点から注目した。グローバーによれば、この一群の物質の性質はよく似ており、新しい毒性物質の群を形成するもので、他の既知の毒にない生理学的性質を持っている。エーテルとクロロホルムの医学での奇跡的な効果はある一群の毒の副効能である、とスノウは理解した。

クロロホルムは、わずか十日の間にスノウの研究（と生活）の中心を占めるようになった。現存する彼の症例ノートにある診療記録は、一八四八年七月に始まっている。麻酔を行った場所は、教育病院とソーホー近辺から、ロンドンのあらゆる場所、さらに郊外へと広がった。麻酔に関する考えの中心にクロロホルムが据えられ、それを基本において、それを中心とする一群の麻酔薬を考えるようになった（彼の最後の著作『クロロホルムと他の麻酔薬』の題名が示すように）。スノウの考えでは、クロロホルムに何らかのリスクがあろうとも、その利益が勝る。彼の手法に従えば誰でも安全に麻酔ができる、と確信していた。彼は、それ以降の十年間でクロロホルムへの理解を深め、複雑化し、修正を加えたが、一八四八年に創った枠組みから外れることはなかった。リチャードソンによれば、スノウは集会での次の会話を記憶していた。「硫酸エーテルはクロロホルムより安全な麻酔薬であるというのが私の意見だ、と言ったとき、ではなぜあなたはエーテルを使わないのか、と聴衆から質問があった。私がクロロホルムを使う理由は、あなたが面倒な火口《ほくち》箱でなくリンのマッチを使うのと同じ理由だ。たまに起こるリスクがあるとしても、使いやすいものを選ぶ」【Richardson 1858】。スノウの態度は、当時の英国の医学界の意見を代表していた。リチャードソンによれば、「クロロホルムはエーテルが使われた時よりも早くどこでも使われるようになり」、一般に好まれる麻酔薬となった。一八四八年、スノウはグローバーの意見に従い、研究範囲を広げて同じ薬学的性質を持つ一群の医薬品という概念から他の物質も検討した。彼の取組みは大胆かつ慎重―自信があるという大胆さがあり、用量を調整するという慎重さがあった―であった。多くの医師がクロロホルムはエーテルより安全であるという印象をもっていた（シンプソンの影響が強い）にもかかわらず、クロロホルムの長所、すなわち強力さと便利さは危険でもあった（『麻酔薬』22頁）。発見から数ヶ月以内にそのリスクは現実になった。米国人がエーテルを「発見した」という自己満足に勝るとも劣らぬ、スコットランド人の躍進による英国民の威信の高揚感は、ちょうど連載小説のように、死と疑いに取って代わられた。

ハンナ・グリーナー

一八四七年十月二二日、ハンナ・グリーナーという十五歳の少女が左足の親指の巻き爪でニューカッスル病院に入院した。右足の親指にも巻き爪があったが、左足ほどではなかった。彼女は最近食欲がなかったが、全身状態は良かった。二、三日後、外科医のH・G・ポッターが左足巻き爪の手術をした。エーテルが使われる予定であった。しかし最初に使った二つの吸入器では効果が無かった。三番目の吸入器

（フーパーの設計によるもの）はうまく行った。ポッターによれば、「患者は手術中に叫んだが、痛みは感じなかった。」彼女はそれまで叫んだり、笑ったり、またヒステリー症状を起こしたことはなかった。蒼白にはならなかった。脈は弱くなったが戻った。三十分後、爪を切除したが体調は良く、痛みは感じないと言い、「彼女はその後、ずっと眠った」【Lancet 1(1848):214】。

一八四八年一月二八日、グリーナーの足にはなお問題があり、家族は別の外科医にウィンラトン（ニューカッスル近辺）の自宅に来てもらい、もう一つの巻き爪を取ってもらうことにした。トーマス・メギソンと助手のロイド氏が到着し、患者がかなりの興奮状態にあることに気づいた。患者は、医師が入ってきたときから泣き始め、椅子に座らせクロロホルムを吸入させるまで泣いた。メギソンは茶匙一杯のクロロホルムをテーブルクロスに注ぎ、それを患者の鼻に付けた。二回息をすると両腕は垂れた。彼は手を膝にのせて静かに息をするように言った。患者は従ったが、三十秒後には腕は固くなっていた。呼吸は速くなったがいびきは無かった。脈は弱かったが乱れてはいなかった。ロイドが手術を始め爪を半円形に切開したとき、患者の脚が突然ぐいと動いた。メギソンはクロロホルムが不十分と判断してもう一度投与しようと患者の両瞼を上げると、瞼は開いたままになった。患者の顔と唇は白色になり、うめきかブツブツ言う声がした。彼ののちの説明によると、その音は癲癇やヒステリー時の呼気に似ていた。彼は布《クロス》をはずし、顔に水をかけたが、それは無用のことであった。ブランデーを少し与え、横に寝かせて瀉血しようとした。腕の静脈を切開したが何も流れ出なかった。頸静脈も切開したが同じ結果であった。使われたクロロホルムは全部で一流量ドラム（3.5㎖）だった。患者の死までの吸入、手術、瀉血にかかった時間は合計で二～三分であった。

翌日、ジョン・ファイフ卿とR・M・グローバー博士が剖検を行った。死因はクロロホルムの吸入と特異体質との組合わせによる「肺鬱血」でメギソンとロイドはグリーナーの死に責任は無いとされた。ファイフ博士は次のように主張した。「この事例においては、いかなる洞察、知識、科学もクロロホルム使用の禁止を前もって通告しなかっただろう。」検死陪審員はそれに全員合意した【Lancet 1(1848):161】。しかし、さらに突然死が増えたら陪審員は合意し続けるだろうか？　それはクロロホルムとその使用を推進したスノウのような医師にとって、医学知識の危機かつ宣伝活動の悪夢であった。痛みの軽減は恩恵であるが、それには限度がある。うまく行かなかった理由はまだわかっていないが、巻き爪を取ることで十五歳の少女が死ぬようなことがあってはならない。事件後数ヶ月間、新聞・雑誌にはこの事例の分析とクロロホルムの利点と欠点についての省察であふれていた。ランセット誌のグリーナーの死の審問の記事と同じページに、ウィリアム・ブランド教授のエーテルとクロロホルムの化学的性質に関する大勢の聴衆を集めた講義の記事が載った。その記事の終わりにはスノウの吸入器が紹介され、これら麻酔薬は医師と人類への最大の恩恵であるとブランドが推奨していた。この記事のあとにランセット誌は論説を載せ、ブランドがクロロホルム効果の示説《デモ》でモルモットを死なせたことを叱った。この示説はクロロホルムの有効性を強調するというよりその危険性を確認するようなものであり、一般人が見る必要のないものだった。その聴衆には女性もいた【Lancet 1(1848):162】。

クロロホルム死の事例がほかにも増え始めた。一般紙にはクロロホルムを中止せよとの記事が出た。ランセット誌は「医学ニュース」欄に、アバディーンの十代後半の若い男が遊びでクロロホルムを吸って死んだとの二月十二日付の「スコッツマン」紙の記事を転載した。クロロホルムの利点と欠点に思いを巡らせていたロバート・セルビーが、ランセット誌へのレターで九歳の少年がほとんど死にかけるという経験をしたことを認めた【Lancet 1(1848):190】。二月には米国オハイオ州シンシナティの歯科診療所で六人の子持ちの三五歳の母親がクロロホルムで死んだ。三月にはボストンで男が死んだ。五月にはフランスのブローニュで三十歳の女性が犠牲になった。スノウは、クロロホルムの医学的使用で死んだ全例について熱心に調べた。一八四八年には十三例を数え、一八五八年の彼の死までに五十例以上にのぼった（『麻酔薬』120～222頁）。

エーテルとクロロホルムを使っていた医師は、これらの有害反応は当然のこととして擁護する態度をとり、これら薬剤を適切に使いこなすことが喫緊の課題であると示唆した。これら薬剤は安全に使えるが、知識を持った有能な専門家が投与すべきというのが一般的な議論だった。ランセット誌へのレターは、まず読者に巻き爪手術は非常に痛みが強いことを思い出させ、死が起きたにもかかわらず麻酔薬の使用は必須であると述べた。シンプソンはクロロホルム擁護の先頭に立った。グリーナーの死から二週間後、彼はランセット誌でこの事例と剖検の結果について論評し、患者は窒息で死んだに違いないと結論した。「投与量は極めて少なく、それが患者の死の本質的な原因であることはありえない」と彼は信じた〔ランセット誌一八四八年二月十二日号〕。患者は手術中の特定の時点で失神（気絶）したようだ。回復させるために使った水とブランデーが意図せず彼女の息を詰まらせ窒息させた、と彼は主張したが、メギソン博士をこのことで非難はしなかった。クロロホルムを投与された患者の処置で起きるかもしれないこのような危険を知る由もなかったからだ。

シンプソンの分析に医師一般は同情的だったが、クロロホルム使用に伴う緊急事態に関する不確実性を明らかにしたことは重要であった。ある投書者は、死の原因はクロロホルムではありえないことに同意したが、「グリーナーは回復のための処置でなく、外科手術のショックで死んだ」と信じた【Lancet 1(1848): 240】。ラフバラー診療所の家庭外科医であるデイヴィッド・デイヴィスはシンプソンの分析に同意しなかった。シンプソンの説明は、麻酔薬は神経を麻痺させるという、彼やマーシャル・ホールの理解と一致しなかった。「このかわいそうな少女が死んだのは、非常に稀な場合には、麻酔薬が神経系の脊髄・神経節の機能を破壊する力を持つことがある、と言う方が生理学的に正しいのではないか」【Lancet 1(1848): 296】。デイヴィスは、シンプソンは自身が見つけた薬剤にもっと批判的であるべきだと感じたのだ。

スノウはデイヴィスと同様に、死の原因に関してシンプソンにも検死官の結論にも同意しなかった。スノウはランセット誌にレターを送り、窒息後に失神が起こったとの説に証拠はないと言った。この事例で水とブランデーを使ったのはまずかったとのシンプソンの意見には同意したが、それが患者を窒息させたとは考えなかった。グリーナーに見られた心肺の鬱血は窒息前の失神とは矛盾した。アルダーズゲート医学校の法医学の講師であった彼は指摘した。「一定数の溺死者の心肺には鬱血はない。彼らは水に落ちたときに失神したのである。」　剖検はシンプソンの説明を支持せず、クロロホルム原因説に戻ったのだが、スノウは、シンプソンが好んだハンカチ処置法が問題だと考えた。スノウの批評文には次のような告発がある。「患者が切迫した危険に曝されないようにできる者がいるとすれば、それは、その薬剤を導入し、その投与法〔ハンカチ〕を推奨した権威である」【Lancet 1(1848):296】。

スノウはメギソンに、多くの点について明らかにしたいと手紙を書いて彼の意見を聴き、それをロンドン医事週報に載せた。「もしクロロホルムが検死での結論のように死因ならば、その吸入は必然的にある程度の危険（それが小さかろうと）を伴うことになり、手術者と患者との双方に不安を生じさせる。この問題に関する私の見解は、将来のためにもっと希望を持つことだ。あの結果はハンカチで投与したことによるクロロホルムの過剰に速い作用と見なしたい」【London Med Gaz 41(1848):277】。彼は、ハンカチの使用による麻酔は以前に考えられたよりはるかに深度が深く、グリーナーの呼吸を止めるほどの速く強い作用を与えた、と信じた。スノウはクロロホルムの効果はエーテルと違って、吸入を止めたあと二十秒以上の間増加することを発見していた。このことが致死に至るまでの加速を説明するだろう。彼の実験では茶匙一杯のクロロホルムで大男が危険な麻酔レベルに陥ったことがあり、若く小さい少女に、たとえ効率の悪いハンカチで投与されても同じことが起こりうる、と論じた。

スノウはメギソンへの手紙で、グリーナーの症状と発生時間の詳細を尋ねた。前年に彼が確立した「麻酔深度」との関係を見るためだった。「吸入を止めたあとの呼吸の様子はどうだったか？」「ハンカチを取ったあと呼吸はどれくらいの時間続いたか？」「うめきは正確にはどのような性質のものだったか？」スノウは、患者の腕が固かったとのメギソンの回答から、麻酔深度Ⅲ相当とした。その状態から後の徴候で深度Ⅴへ進行したと解釈した。過剰なクロロホルムがまず呼吸を、次に血液循環を止めたことが根本的な死因である、と論じた。これはスノウが思考を展開した重要な瞬間であった。彼は直近の動物実験で、ある事例で「呼吸と循環とが一緒に止まった」と書きとめていた。一八四八年十月までにスノウはさらに議論を進めた。この濃度のクロロホルムは「呼吸と同時に心臓の動きを麻痺させる」【London J Med 1 (1849):75】。この研究以降、クロロホルムを使った十年間に、スノウはこの理論をもっと検証したかっただろう。とくに心臓が死因のカギであり、それに加えて恐怖心も要因の一つであるとのフランシス・シブソンの論評に応えたかっただろう。そしてもっと多くの事例と合併症を議論したかっただろう。とはいえ彼は、基本的にグリーナーの事例に下した彼の結論を変えることはなかったであろう。

「麻酔」について

エーテルについて行ったように、スノウは、投与法が問題の原因であるとの見方をした。エーテルでは過少量が問題であったが、クロロホルムで危険が起こるのは意図しない過剰量である、と彼は結論した。このような評価は全体のほんの一部であろう。しかし一八四八年当時、ちょっとした合併症を明らかにする前に、答えなければならない多くの基本的な問題があった。彼にはエーテルとクロロホルムの効果を一般に説明する道を探す必要があった。新たに分かってきた薬学的性質を詳細に調べる必要があった。適切な術語は何だろうか？　彼が以前につけた名称、etherization（エーテル化）は古くなった。anesthesia（無感覚）は有用であったが、感覚が無いことが強調されることで、今後徹底的に調べなくてはならないこれらの薬物に関係する他の現象から注意をそらすことになる。エーテルとクロロホルムは麻痺‐刺激物質（narcotico-irritant）に似ていたので、彼はnarcotismという語に落着いた（ギリシア語でnarcoは昏睡と麻痺を包含する語）。現代人の耳には奇異に聞こえるが、narcotismは十九世紀半ばにはガスによる麻酔だけを意味した。神経遮断を起こす局所麻酔薬がなかった時代、麻酔医は意識喪失または麻痺を起こすガスを使っていた。現在、我々は麻酔薬に由来する痛み止めを、依存症に関係するモルヒネやヘロインなどの麻薬（narcotics）に由来する痛み止めとは区別している。また、我々は薬物の主たる特性をその副作用と分ける傾向にあり、さらにその特性よりも効能に重きを置く。しかしスノウにとってnarcotismは、すべての現象を表す最も包括的な語であった。そしてこの語はnarcosis（麻痺）という語と対応していた。

一八四八年二月、スノウは五十のクロロホルム麻酔事例を注意深く記録し、次に行う研究の概要を公表した。彼は、クロロホルム麻酔がエーテル麻酔の五深度に従うことを確証して満足しており、次のように結論した。「疑いなく、この五深度がその時点における血中ガス濃度に対応する―その濃度を私は確定したい」【Lancet 1(1848):177】。麻酔narcotismは薬物の体全体への効果であり、無感覚anesthesiaはその一つの結果なのである。

これらの薬物は、血中飽和度、昏睡・麻酔の強度、他の種々の効果に関して互いに比較できる。彼は、麻酔の作用モデルとしてフルーランの神経機能の中断説を使った。「ある特定量のガスが大脳半球の機能を障害する。追加の量がその機能を完全に停止させ、脊髄とたぶん小脳の機能を障害する。さらなる量で脊髄・小脳の機能が停止するが、延髄の機能は何とか働いている。」ガスが肺から排出されるにつれて、この順序は逆になる。

このモデルを頭に入れて、スノウはパイオニア的研究を始めた。連載論文「ガス吸入による麻酔 On narcotism by the inhalation of vapours」〔以下「麻酔」とする〕は、ロンドン医事週報に一八四八年五月から一八五一年十二月の間に十八回にわたって連載された。途中、一八四九年八月に十二回の連載で中断したが、それはコレラ理論を構築するためだった。残る連載を一八五〇年春から翌年春まで行い、最終回を十二月に迎えた。その直前に「ロンドン医事週報 London Medical Gazette」は「メディカルタイムズ Medical Times」と合併し、「メディカルタイムズ&ガゼット Medical Times and Gazette」となった。

論文「麻酔」には、エーテルによる広義の麻痺・無感覚現象に関する彼の早期の研究が載っている。それには傑出した彼の科学的観察と問題解決の例がちりばめられている。彼は、飽和蒸気圧の意義を説明した。彼の経験則では、無感覚を起こす薬物の効力はその血液への溶解度に反比例している。彼はそのように働く一群の薬物を同定し、互いの相対的な有効性を測った。吸入麻酔のメカニズムに関して、エーテル研究にさらなる考察を加えた。彼は酸化について考察し、呼気循環装置や空気・血液・組織中のクロロホルム検出法も開発した。この発展しつつある研究は、活力とエネルギーに満ちた時代に行われた。クロロホルム麻酔下での患者の死に関して興った新たな論争にも応えていた。要約すると、その連載を読めば、スノウの思考の範囲、思考パターン、実用レベル・実験レベル・理論レベルでの発展を統合する彼の能力を知ることができる。

「麻酔」の基本的な目的は、はエーテルとクロロホルムの精確な量、麻酔深度、血中濃度の三者の間の正確な関係を明らかにすることであった。まずスノウは、すでに明らかであったこと（エーテルとクロロホルムは呼吸を介して血液に入ること）を実験的に証明しようとした。この証明として、彼は「おとなしいマウス」を水銀槽を通過させて空気とエーテルが入った目盛りつき広口瓶に入れた。しばらくしてマウスを最初の瓶から空気のみが入った第二の瓶に移し、マウスをその瓶から出した。次に、二つの瓶を最初の温度になるようにした。水銀の高さは第一の瓶でかなり上昇したが、第二の瓶ではやや下降した（「麻酔」London Med Gaz 1:850（以下の引用ではジャーナル名を省略する））。比較的簡単な化学分析で、マウスは第一の瓶でエーテルを吸い、第二の瓶でそれを吐いたことを確かめた。

そうはいっても、彼はいかにしてマウスが吸った量と五つの麻酔深度を起こす最少量を決めたのだろうか？ 一八四七年にジャン＝ルイ・ラセーニュとアンドルー・ブキャナンが成人を完全に麻酔するエーテルのおおよその量を推定していた。スノウにはもっと正確な方法があった。一八四七年に彼が確認していた液体に溶解する混合気体の法則（ヘンリーの法則）を思い返して、彼は次のように説明した。エーテルやクロロホルムのようなガスが血液や水のような液体と接触したとき、ガスは液体に平衡状態になるまで吸収される。一定の温度と気圧のもとで、「気体と液体は、両者それぞれを飽和するガス量に対してガスが同じ割合のときに平衡が成立する」（「麻酔」1: 850）。もし、空気中のガス濃度（A）、（肺胞の温度で）ガスが空気に飽和する濃度（B）、（上記の温度で）ガスが血液に飽和する濃度（C）が分かれば、血液中のガス濃度（X）を計算できる。彼はそれができると期待した。すなわち、「A：B＝X：C」である。

空気に対しガス濃度が3％であれば、血液は1％のガスを含む（空気を飽和するガス濃度が30％で、血液を飽和するガス濃度が10％であると仮定）。この法則を一文に要約するのは明瞭さの点で不完全であるが、スノウの記述は、彼がどのように問題を感覚的に理解していたかを示している。彼は使用するガス量を調整するため、ガスと空気の混合気体の温度と体積を調整する吸入器を考案した。血液に吸収される量を計算するため、用量を肺胞温度で調整した。いったん飽和度が確立されてその濃度がわかれば、血液に吸収される薬物の量は、方程式からXの解として導かれる。彼は、温度、体積、飽和度が濃度を調整するカギであり、その濃度が麻酔生理学と麻酔過程を理解するカギであると見なすようになったのだ。

論文「麻酔」に記載された最初の実験はクロロホルムについてであった。麻酔のデータベースを作るために、エーテルでなく新規の薬物を使おうとしたのだ。最少の用量で、その効果がそれ以上は上がらない十分な時間をかけて、彼の鋭い臨床観察力と精密な化学分析とを併せて特定の「麻酔深度」を起こすクロロホルム量を決定した。化学と生理学の視点から研究を行い、彼は近代的医科学を実行した。モルモット、マウス、ズアオアトリ、アオカワラヒワ、カエルを異なる量のクロロホルムが入った広口瓶に入れ、動物がどのような症状を起こすか追跡した。最初の十六の実験では、モルモットとズアオアトリを抓《つね》って動物が逃げるかを観察し、ノートに記録した。表6・2に結果をまとめた。この医学モデルは、彼の推計に新たな正確さをもたらした。さまざまなサイズと呼吸数の齧歯類、鳥類、カエルを選んだことで、麻酔反応の違いを観察する一方で、麻酔薬の血中濃度モデルの一般妥当性を立証したのだった。

この最後の点を証明するため、スノウは連載第一回の終わりで彼の実験を詳しく述べた。それは王立内

表6・2　クロロホルムを使った初期の実験

麻酔深度	空気中のクロロホルム量	クロロホルム／血液
II	1グレーン（64.8 mg)/100立方インチ	1/16,285
III	1.5グレーン（97.2 mg)/100立方インチ	1/10,857
IV	2グレーン（129.6 mg) / 100立方インチ	1/28
V	2.5グレーン（162 mg) / 100立方インチ	1/22

科医師会でのジェームス・アーサー・ウィルソンのラムリー記念講演（一八四八年三月二九日）に招待されて行った実験である。非常に大きな広口瓶（ほぼ一〇〇〇立方インチ〔16・4ℓ〕）にカエル一匹とズアオアトリ一羽（小さな鳥籠に入れてある）を入れ、クロロホルム五グレーン〔0・324g〕を加えた。十分以内にカエルは感覚をなくしたが、鳥は何ともなかった。次に、カエルと鳥を小さな瓶（二〇〇立方インチ〔3.3ℓ〕）に入れ、そこに同量のクロロホルムを加えた。九十秒で鳥は感覚をなくしたが、カエルは何ともなかった（「麻酔」1：854）。この示説は、麻酔の過程でクロロホルムの希釈度、動物の呼吸数、体温がいかに重要かを示したものである。前半の実験ではガスの希釈度が大きくて、小さな温血動物の鳥の呼吸数が多いにもかかわらず、クロロホルムの影響はほとんどなかった。しかし呼吸数の少ない冷血動物では、血液の温度が低いのでクロロホルムはよく溶けて効果があった。後半の実験では高濃度のクロロホルムが鳥に効果があったが、九十秒では呼吸数の少ないカエルには効果はなかった。スノウはさらに、カエルを温めても低濃度のクロロホルムでは麻酔効果がないことを確かめた。

「麻酔」連載第二回では、クロロホルムで行ったのと同じことをエーテルで行い、二つの薬物を比較した。100°Fで麻酔深度IIを起こす血液中のエーテルの割合は〇・〇〇〇八七五（一一四二分の一）で、麻酔深度IVでは〇・〇〇一七五（五七二分の一）であった。スノウは、この結果を人間の被験者での経験と比較した。ガブリエル・バレンティンの計算によると成人での血液の重量は約三十ポンド〔13・6kg〕であるが、これから計算して麻酔深度Ⅱを起こす血中の全クロロホルム量は十二ミニム（0・71㎖）で、深度Ⅳでは二四ミニム（1・42㎖）である。エーテルでこれに対応する量は、10・17㎖と20・17㎖である。これらの量は、二つの薬物を人に吸入させたときの経験によく合致するものであった。「かなりの割合は吸収されず、気管、口腔、鼻孔、さらには顔マスクへ行く前に〔呼気で〕捨てられる」（『麻酔』2：895）。彼は、風船から吸ったガスを風船に吐き戻すとをくり返して（笑気を吸うのと同様にして）この仮説を証明した。そして、上記十二ミニムのクロロホルムが麻酔深度Ⅱを起こすのに十分であると確かめた。

スノウは、とくにガス投与時の吸入器および肺胞の温度の役割に注意を向けた。鳥は麻酔をするのにマウスの二倍のエーテルを必要とするが、クロロホルムではそうでないことに気づいた。鳥の体温は一般に110°F〔43・3℃〕なので、その温度の血液がエーテルを含む量は100°F〔37・8℃、マウスの体温〕よりも少なく、それゆえ鳥がマウスと同等の血中濃度を維持するためには吸気中の濃度は高くなければならない、と推論した。スノウはまた、エーテルとクロロホルムの動物体温への効果を、温血／冷血動物の違いだけでなく生理学的過程として考え始めた。彼はたまたま、ジャン・ニコラ・デマルクワイとオーギュスト・デュメリルが二つの薬物の吸入時に体温が下がると報告したことを知り、スノウはエーテルをヒワに投与する数回の実験で、十五分で8°F〔4.4℃〕も下がることを確かめた（『麻酔』2：893）。

これが一八四八年初めのジョン・スノウであった。モルモットをこづき、鳥を抓り、マウスを水銀液のなかに通し、医科学の名のもとにカエルを火で温めたのだ。彼の医学モデルでは、麻酔徴候、濃度、揮発度、呼吸、時間、温度に焦点を当てた。動物種間および個体間での違いを、分単位の時間、ミニム〔0・059 ml〕での用量、立方インチでの体積、華氏温度、飽和度、麻酔深度の数値の違いとして測定した。この医学モデルという〔エキスを抽出する〕蒸留器を使って、麻酔を行った種々の実験動物を麻酔薬の血中濃度に関する信頼できるデータへと変えたのである。我々が知る限り、他の誰もこれらの薬物に関して広範囲に数値を使って研究した人はいない。また他のいかなる者も、化学分析と生理学的過程をこのように一貫性をもって結びつけてはいない。

　スノウは、クロロホルムとエーテルを使って基準を確立した後、麻酔作用を持ち、麻酔目的に吸入できるかもしれないガスについて関心を広げた。一八四八年の春から夏にかけて（このとき連載の第三回、第四回を発表した）、他の六つの薬品、硝酸エチル $C_2H_5ONO_2$、二硫化炭素 CS_2、ベンゼン C_6H_6（スノウは $C_{12}H_6$ とした）、ブロモホルム $HCBr_3$、ブロモエタン C_2H_5Br、1,2-ジクロロエタン $C_2H_4Cl_2$ を調べた。そして吸入麻酔薬の薬理学体系をまとめ始めた。多くの研究者がより良い麻酔薬を探しており（たとえば、シンプソンやリーズ出身のトーマス・ナンネリーは多くの同じ薬物で実験をしていた）、医学ジャーナルは新麻酔薬を示唆する話で満ちていたが、そんな中でスノウは麻酔医薬品とその作用に関する一般原則にもとづく比較法を確立した。リチャードソンによれば「彼の偉大な探求の目標は、クロロホルムの特性と実用性を持ち、生理学効果において吸入時にいかなる事故があっても心停止を起こさない点でエーテルに似ている麻酔ガスであった。」これは疑いなくスノウの研究からの望ましい実用的な成果であるが、実はリチャードソンのプロジェクトでもあった。

スノウの偉大な探求とは、「完全な麻酔薬」と麻酔の一般理論を明らかにすることであった。彼の研究で、二硫化炭素があまりにも強力で毒性があり危険であると分かったとき、その血中飽和度を計算できるのかという問題にぶつかった。マウスで痙攣性の震えが起こったのだ（「麻酔」3：1076）。彼はこの薬品がエーテルやクロロホルムに代わるものではないと考えていたが、麻酔を起こす一群の吸入物質の一つとして位置づけるための研究であった。とくにその一群の並びの端に来る物質を探していたのだ。彼は、すべての麻酔薬がエーテルやクロロホルムのようには機能しないことを注意深く指摘し、その一つの例は青酸であると言った。彼は「エーテルと類似の効果があり、同様な作用をする」物質のみに興味があった。しかし、彼は「効果が水（および血液）への溶解度に反比例する薬物」という定義より良いものが無いことを残念に思っていた（「麻酔」4：333）。彼が類推的、演繹的に思考していたことは明らかである。似た効果を起こす似た物質は似た薬力学的メカニズムを持っているという考え方である。このようにして、以前は個々の物質として見られていたもののなかに揮発性液体群を定義したのである。血液への〈溶解度〉（麻酔深度Ⅱを起こす血中の最少濃度）を麻酔の強度と関連付けた（化学での溶解度は飽和溶解度を指すが、スノウの定義と異なることに注意）。彼は硝酸エチルを有望な候補と考え、いつもの化学者にそのサンプルを作ってもらった。彼自身が「二、三回それを試したとき、つねに少量で気分が悪くなった」（「麻酔」3：1075）。一八四八年五月、彼は硝酸エチルを聖ジョージ病院で抜歯に使い、励みになる結果を得た。しかし、痛み止めとして効果があることを確かめてはいたが、二度と臨床では使わなかった。ベンゼンも痙攣性の震えを起こしたものの、彼は興味があった。試行ではクロロホルムとほぼ同様に有効であったが、「揮発性が低いことから、その効果はクロロホルムほど速くはなかった。」聖ジョージ病院で試すと小手術ではうまく行ったが、「強い効果が必要な切断手術では、患者に激しい痙攣性の震えが一分間続いた。その後の経過は良かったが、これはたいへん困ることなので再び使うことはなく、また大手術での使用を勧めることもなかった」（「麻酔」3：1078）。スノウは注意深い医者であり、ベンゼン使用をやめたことは賞賛すべきことである。同時に、痙攣を起こす炭素化合物に興味があるのに、なぜベンゼン使用を躊躇したのだろうか。また、なぜ有望であった硝酸エチルをそれ以降使わなかったのだろうか。痙攣という理由だけでスノウが判断をしたわけではない。エーテルもクロロホルムも小さな痙攣は起こしたのだ。

スノウはクロロホルムを中心に築いた麻酔モデルに精力を注ぎ、他の関連物質についても理論的かつ現実的な判断をした。硝酸エチルを深追いしなかったのは、クロロホルムより作用が弱く、高価であったからだろう。ベンゼンの場合には、クロロホルムと同様に安価で効果的であるが作用が遅く（スノウは徐々に効くのが望ましいと考えた）、試す価値はあったものの最終的には痙攣が激しすぎることに気づいた。二硫化炭素は効きが速すぎて調整が難しいことから、臨床的な興味は持たなかった。ブロモホルムはわざわざ合成してもらったが、これは分子構造がクロロホルムに似ているものの動物の腎と肝に傷害を起こすことがわかっていた。また、「吸入には非常に快適である」と彼は感じたが、合成に費用がかかるものだった（「麻酔」4：330）。ブロモエタンは揮発しやすく効果を得るためには高濃度が必要で、血液への溶解度を調べる実験をしようとは思わなかった。ジクロロエタンは「すぐに甘くかつ辛い感じ」がしたが、あまりに苛性で多数の患者には使えないというのがシンプソンの考えだった。スノウは、麻酔深度Ⅱを起こすには血液の五十分の一量の濃度が必要で、そのためには四六ミニム（2.7㎖）が要ると割り出した。彼はジクロロエタンを麻酔薬として使うことに次の理由で自信がなかった。動物実験では二匹のマウスが死に、その剖検で肺は鬱血し、心臓は膨れ、血液は凝固して黒ずんでいたのである。

スノウはその後もずっとすべての炭化水素吸入薬を試すつもりだったが、一八四八年時点での彼の主たる関心は、特定の麻酔深度が血中の物質量に対応することを再確認することであった。その量とは、血液に最大限溶解する量に占める割合―これは、すべての麻酔物質で同じ割合―であると考えた。実際の量の違いは〈溶解度〉の違いで説明できる。「血液への飽和度が同じとき、麻酔効果を起こすガス量は〈溶解度〉が高いほど多くなり、一定のガス量が起こす麻酔効果は〈溶解度〉に反比例するにちがいない。」スノウは、水に無限に溶解するアセトン、メチルアルコール、（エチル）アルコールもリストに入れた。その理由は、これらの液体の性質が揮発性物質に似ており、麻酔効果が低いことは彼の理論に合致するからである。「麻酔」連載第四回では再度クロロホルムをモデルとして麻酔深度について述べ、クロロホルムと助産術（彼がのちに入れ込むテーマ）について観察を始め、それまで言及しなかった次のアイデアを示した。「徴候に従って麻酔深度を分類したが、その徴候とは完全に神経中枢の状態に従うものであり、局所神経の無感覚度合いに従うものではない、と信じる」（「麻酔」4：334）。今となってはこの意見は正しくない。しかしそれは彼の思考のパターン全般を示すものである。痛みがないことはスノウにとって麻酔における局所での付帯的な現象であった。

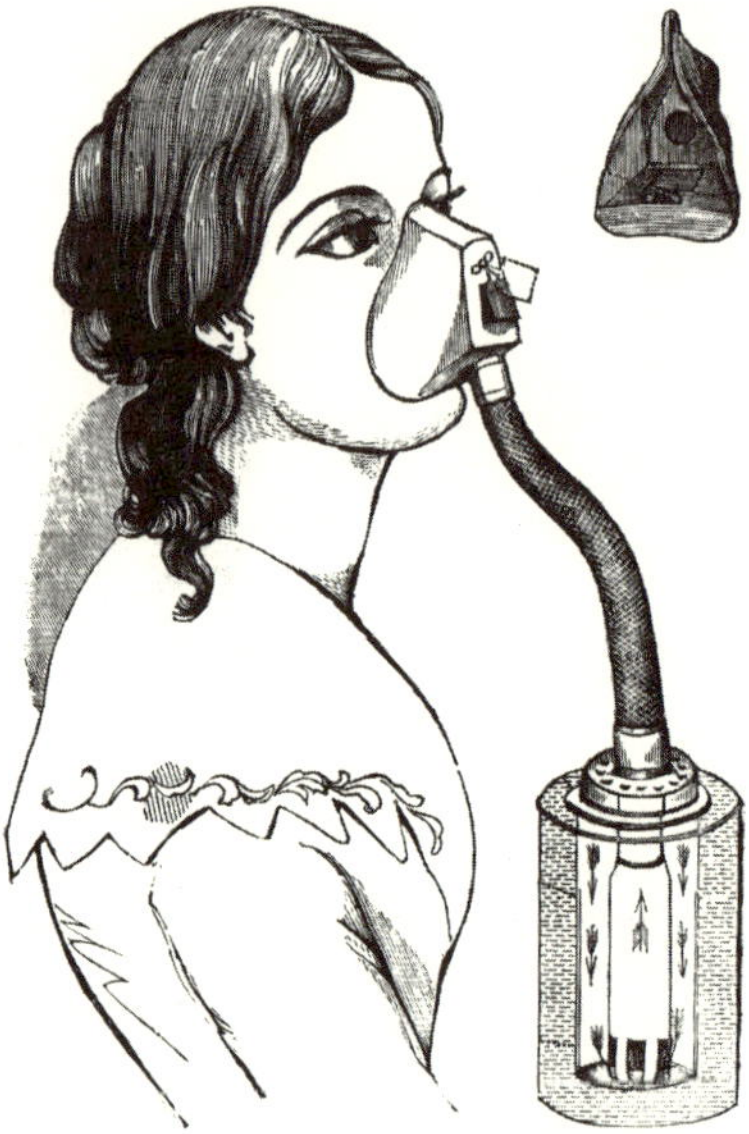

図6・1　改良型クロロホルム吸入器と顔マスク（1848年11月）
(「麻酔」London Medical Gazette 7:843)

麻酔対象の範囲

「麻酔」連載の初期にスノウは、麻酔の薬理学と人体がいかに麻酔薬の相対量に応答するかのモデルを確立した。連載第五回、第六回では、クロロホルムの全般的な生理学的効果、神経がいかに影響を受けるのか、死はいかに起きるのか、動物剖検で何が分かるか、といったテーマを扱った。第七回ではクロロホルムの危険性についてレビューしたあと、若干の改良を加えた温度制御吸入器（図6・1）を用いる安全なクロロホルムの使用法を話題にした。第八回ではクロロホルムの作用に影響を与える諸条件（年齢、頑強さ、衰弱、病気、食事、ヒステリー、癲癇、腎痙攣、心臓・肺・脳の病気）について述べた。第九回、第十回では、クロロホルム麻酔下での手足の切断や他の手術でのデータを解析した。第十一回、第十二回では、クロロホルムとエーテルの種々の混合物について考え、風船や弁付き顔マスクを使う他の投与法について述べた。ジクロロエタンをさらに何回か試み、一八四九年（コレラがロンドンに到来した）にそれが使用可能になるだろうと評価した。七歳の女児がコレラで嘔吐と排便が止まらず、ひどい筋肉の痙攣から来る輾転《てんてん》反側で苦悶していた。彼はその年、多数のコレラ患者にクロロホルムを使い、「吐き気と発作」のない眠りを与えることである程度の助けとなることを見出していた。この少女にはジクロロエタンを投与したが、数分間ひと息つけただけであった（患者は最終的には回復した）（「麻酔」12：277）。一八四九年六月のコレラ流行では、苦痛を軽減するためにさまざまな麻酔薬を試した。それらは、ときには患者が回復するための休息を与え、ときには単に死に行く患者の苦しみを軽減した。この過程で彼は、クロロホルムやジクロロエタンをコレラ患者に投与することは、単なる当座しのぎの手段であるとはっきり認識した。

クロロホルム恐怖症

一八五〇年一月初めのある夜、フレデリック・ハーディー・ジュエットという名のライム街の弁護士がイーストエンドの騒がしいホワイトチャペル街を歩いていた。突然、誰かが彼の口にフェルトの布かハンカチをかぶせた。翌朝、目が覚めたとき彼はスピタルフィールズのスロール通りの下宿屋の汚いベッドにいた。部屋にはカギが外からかかっていた。彼は素っ裸でボロ布を掛けられていただけで、ほとんどの貴重品は盗まれていた。マーガレット・ヒギンズとエリザベス・スミスという二人の若い女が逮捕され、裁判にかけられて有罪となり、十五年の刑を受けた。ある公判でキャサリン・ドノバンという食料品店のおかみさんが、ヒギンズは罪を白状し、ヒギンズが同棲していた男がロンドンの病院で手術を受けていた、と証言した。病院では男に「眠らせる物質」を投与した。その後、男はその一部を盗むことに成功した。ヒギンズはその「物質」を利用してホワイトチャペル街で強盗を働いた。時を同じくして別の女が、テムズ川南のバラ街をロンドン橋へ向かって歩いていた男の顔にハンカチをかぶせた。男は即座に気分が悪くなった。女は男を助けて近くのパブへ連れ込み、ブランデーを一杯注文した。彼女の名前はシャーロット・ウィルソン。十分後に男は意識がなくなり、女は彼の帽子とスカーフを持ってパブを出た。ウィルソンはすぐに逮捕された。裁判では、彼女は「クロロホルムのような有害な物」を使ったことで十年の刑を受けた。これは単に、女が男を襲ったという問題ではなかった。一八五〇年四月、チャールズ・ジョプリングという若い男と彼のガールフレンドが、メリルボーン近くのパブでのダンスから帰宅中であった。ジョプリングは路地に彼女を呼び込み、瓶の内容物をハンカチに注いで、それを彼女の顔に押し当てた。湿ったハンカチと刺激的な臭いで不快感を覚えた彼女は叫び声を上げた。巡回中の巡査がそれを聞いて駆けつけ、彼を逮捕した。ジョプリングは保釈金を払い、その彼女と結婚し、彼女は告訴を取下げた。これは特別なニュースではなかった。一八四七年十一月にシンプソンの新麻酔薬の論文が発表されたとき、すでにクロロホルムを強姦薬であるとする報告があった【一八四七年十一月五日付タイムズ紙】。一八四九年には路上強盗の報告がわずかにみられたが、ハンナ・グリーナー死亡事件のあとは、メディアの注目はクロロホルムの犯罪使用よりも医学的危険性の方に集まった。

しかし一八五〇年と五一年、クロロホルムの恐怖は英国中に広がった。この医学目的の薬物が、犯罪、強姦、殺人に使われる薬物として認識されるようになったのだ。ホテルで眠っていた老人がベッド下に隠れていた男にクロロホルムで襲われた。売春婦が、無防備な客の飲み物にクロロホルムを入れて盗みを働いたとして刑を受けた。フランスでは、歯医者がクロロホルム麻酔下の女性患者を強姦した。クロロホルムの即効作用の新聞・雑誌での報道は不十分で、一方その作用を経験した患者の数は増えていたので、その威力について興味本位の誤解が大衆に生じ、通俗的な想像力をかきたてた。クロロホルムを浸したハンカチが小説に欠かせない小道具（誘拐犯がひそかに被害者の力を奪うのに好んで使われる）になるずっと前に、クロロホルムの力は路上犯罪と刑事裁判で神話となっていたのだ。

一八五一年二月、事態は大きく動いた。高等法院女王座部の首席裁判官に任命されたばかりのキャンベル卿が、犯罪目的のクロロホルム使用に特別な注意を払うための「犯罪予防法」の法案を提出したのだ。キャンベル卿は、英国の犯罪法はあまりにも寛大で、あまりにも多くの犯罪者が法をすり抜けていると考えていた。彼は、犯罪抑止のためにはより厳しい刑罰が必要とのロビー活動を行った。たとえばピッキングなどの犯罪につながる可能性のある道具を持つ者には国外追放の罰を課すことを望んだ。その法案の一文には、クロロホルムは犯罪者の道具として使われる可能性があるとあった。「人をして重罪を犯させるようなクロロホルムもしくは他の麻酔薬を用いる者を罰するのに備えを重ねることは得策であるので、下記の通り法律で定める。もしいかなる者でも不法にクロロホルム、阿片チンキ、または人を麻痺させる、もしくは人を抵抗できなくする薬物を他人に投与するならば、そのような行為はすべて重罪であり、違反者は裁判所の裁量で国外（オーストラリア）へ生涯追放されるか、七年以下の刑に処す。」

スノウはキャンベル卿の法案は不必要であり、クロロホルムを不当な標的にしていると考えた。彼の意見では、「法律の制定を偽りの警戒心で行うこと、または犯罪手法の流行（ささいで不成功に終わるのだが）に合わせることとは、法律の重大さが悪い方に向かい、キャンベル卿の意図とはまったく異なることになる、と私は確信する。この立法は国民に根拠のない恐怖心を復活させる」【Snow 1851】。スノウは、クロロホルムが犯罪目的に使われるという新聞などの報道に疑問を抱いていた。ほとんどの記事は、知られているこの薬物の性質と合致していなかった。クロロホルムは刺激が強いので無意識に吸うことはない。誰かにそれを強いるためには顔を覆う必要があり、この行為はすでに重罪であった。たぶんキャンベル卿は、一八五一年のロンドン万国博覧会に旅行者が押し寄せることが予想されるので、前もって厳しく取締まろうとしていたのだろう。この法案は、重い量刑でとくに労働者階級に敵意を示すものだった。スノウは、社会的な偽善がクロロホルム恐怖症の多くを説明すると考えた。「しこたま酔った人たちは、酔いが自発的な飲酒によるものと自分自身に対してさえも認めようとはしない。そして、悪い連中と飲んでいたときに強盗にあったと訴えなくてはならないとき、飲酒していたと世間に対しても言いたくないのだ。」「薬剤ジャーナル」の論説はそれに同意し次のように言った。「面倒に巻込まれたと思う人が裁判官の目を曇らせ、陪審員の偏見に働きかけるために、クロロホルムとハンカチの神秘的かつ興奮する話をひねり出すことは都合のよい偽装である。この法令は、とるにたらない罪に対して不公正な厳しい罰を課す手段である」【Pharmacological Journal 10(1851):488】。スノウの手紙は上院で議論になった。タイムズ紙は「尊敬すべき内科医」がキャンベル卿に、クロロホルムをこのように使うとの恐れは「まったくの空想である」との手紙を書くという名誉に与かった、と報じた。それにもかかわらずキャンベル卿は法案提出を進め、有罪者は「重罪であり、海を越えて追放されうる」ことを望んだ。それに対し上院の仲間は「ヒヤ-ヒヤ〈賛成！〉」と応えた。法案は一八五一年六月に通過した。

麻酔薬の「手口」

一八五〇年四月、スノウは「麻酔」の連載を再開したとき、中断したことを謝った。中断の理由は「多くの実験をくり返し、新しい実験を行うため」であったが、一八四九年のコレラの研究もう一つの要因であった。新しい連載では思考に変化があった。以前の彼の目標は麻酔薬の薬学的性質を立証し、麻酔効果が〈溶解度〉に反比例することを測定し、手足の切断や歯科手術での種々の薬物の利点を記述することであった。しかし一八五〇年の今、エーテルとクロロホルムの基本となる生理学メカニズム、あるいは「手口」に関心を持つようになった（「麻酔」13：622）。これら薬物が体内で循環するときにどのような生化学的変化が起きるかの複雑な問題に、スノウは関わり始めた。この取組みでは、麻酔薬の薬物動態を超えて薬力学の難しい問題（薬が細胞・分子レベルでいかに相互作用するか）に分け入ることになる。それは「未知の領域」であった。どこから手をつけるのか？　彼はコレラ研究では病態生理学に深く立ち入り、リービッヒの『動物化学 Animal Chemistry』にまで及んだ。とくにリービッヒが記した脂肪、澱粉、糖、樹液の炭素と水素が「血液中の酸素と結合して炭酸ガスと水になること」についてである（「麻酔」13：627）。リービッヒはこの一般モデルに基づいてアルコールの生理的作用、すなわちそれがいかに代謝されるかを説明した。エーテルが使われ始めたとき、多くの人はリービッヒのアルコール説をエーテル（化学的にアルコールに似ている）に適用しようとした、とスノウは見た。スノウは麻酔の生理学について知るために、リービッヒのアルコールの生理学的理論の妥当性を検討し始めた。

スノウは、彼の血液溶解度表が示すこと―アルコール、クロロホルム、エーテル間の相互関係―を再確認することから始めた。彼は、アルコールが麻酔を起こす薬学的性質に対応することを示した。それは血液溶解度の反比例の法則に従う。また、彼は分析を進め、その臨床効果が彼の麻酔深度モデルに対応することを確認した。この分析は容易ではなかった。なぜなら、アルコール効果はクロロホルムやエーテルより長く続いたからである。彼の結論は次のようなものだった。「通常の酔いであれば麻酔深度Ⅱを超えない。ぐでんぐでんであれば睡眠状態であるが、なお、支離滅裂であっても意識がある状態で目覚めることができる。」 この状態での血中アルコール量は標準強度〔百プルーフ〕の酒精飲料〔アルコール含量57・1％〕の十五オンス〔425ｇ〕と計算し、空の胃にこの二倍以内の量を一度に摂れば致死的であると断言した（「麻酔」13：625）。この結果は一般的な経験、彼の確立した麻酔深度、現在の血液中のアルコール濃度の標準とよく対応していた。「アルコールによる麻酔の程度は、神経中枢が麻酔される度合いに比例してクロロホルムやエーテルと同様に大きい」と彼は結論した。しかしアルコールは、室温では妥当な時間内に無感覚を起こすのに十分な気体を作らない（「麻酔」13：626）。楽しみとされる目的を当てに、または悪癖から来る欲望を満足させるためにアルコールに頼るのは不名誉なことだが、もしアルコールがもっと実用的な麻酔薬であったならば、一般人の意見では賞賛に値するものになったであろうと、完全禁酒主義者のスノウは思いを巡らせた。アルコールはスノウが生涯その使用に反対した物質であったが、実際は、彼が擁護し、彼の生計の源泉であった物質であるクロロホルムとエーテルの親戚であったのだ。

スノウは、アルコールは麻酔薬の一つであると結論した。その生理的作用についてはリービッヒが十分な説明をしていた。スノウによれば、リービッヒの観察では「蒸留酒をたっぷり飲んだあとの呼気、汗、尿にアルコールの痕跡は含まれない。アルコール分子を構成する元素は体内の酸素と結合し、その炭素と水素は炭酸ガスと水になる。その元素は血液中の酸素を奪う。その酸素は組織の物質、または組織によって作られた物質に結合していたものである。したがってアルコール摂取で組織の変化は減少する」「麻酔」13：626)。スノウは、このリービッヒの説明は大きな誤りであると考えた。のちに呼気分析器が明らかにしたように、スノウが正しく、リービッヒは間違っていた。スノウは、アルコールや他の麻酔ガスが「分子変化」（リービッヒが化学的、生化学的変化を包括的に言ったもの）を減少ないし中断することに同意したが、それは「血中の酸素を奪った」結果ではなかった（「麻酔」13：626)。酸素は脂肪、澱粉、糖、樹液の炭化水素と結合して炭酸ガスと水を作るが、これらの物質に麻酔作用はまったくない。また、人を完全に無感覚にさせるのに十分なクロロホルムに含まれる炭素と水素の量は、肺で吸収される酸素の量に比較して「非常に少ない」（「麻酔」13：627)。アルコールはクロロホルムと非常に似た作用をするのであって、リービッヒが言うような血流中の酸素を奪うことはあり得ない。さらに、もしアルコールが酸素を奪うことによって麻酔状態を作るとしたら、酸素を余分に供給すれば麻酔作用は起きないはずであるが、実際はそうではない。スノウは、過剰な酸素が動脈を流れて皮膚が「明るい朱色」になった患者が完全な無感覚になっている例を観察していた。

一八五〇年の夏の間、スノウは呼気に排出されたクロロホルム、エーテル、アルコールを検出する方法を開発した。ガイ病院のアルフレッド・テイラー博士に相談して、血中クロロホルムの検出法〔Journal de Chemie Medicale 一八四九年三月号〕を改良した。クロロホルムを吸入してから呼気を硝酸銀を塗った熱したガラス管に吹込み、クロロホルム量に応じた塩化銀の結晶を得た。この方法で同様に、尿や組織中の塩素を検出できることを示した。この方法は、「クロロホルム自体の存在でなく、熱湯の温度で揮発する、塩素を含む物質の存在を証明する」ことであると読者に注意深く語った（「麻酔」14：326）。このことは、彼が研究してきた一群の物質だけ（この場合クロロホルム）が塩化銀の結晶になったことを示した。

スノウは並行して、呼気中のエーテルやアルコールの痕跡を検出する一連の実験を工夫した。スノウは、人が呼気のなかにアルコールを嗅取るのと同様に、患者の呼気のエーテルを嗅いだ。またクロロホルムと同様に、化学的に定量しようとした。この二つの物質を彼自身が吸い、呼気を風船に吐き出し、そこから純粋なエーテルとアルコールを精留しようとした。この節酒主義者は科学の名において、勇敢にも中毒の危険性を顧みず勇ましく、計量した蒸留酒をパンとバターと一緒に摂り、軽い中毒症状になりながらも硫酸液につながったラセン管に息を吹き込んだ。アルコール蒸気を酸に捕らえて、その液を加熱することで純粋なアルコールを得る方法を開発した（「麻酔」15：751）。

これが典型的なスノウであった。彼の研究は連載小説と同じように展開し、社会と医学の方向へ影響を与えた。彼は、リービッヒがアルコールについて間違っていることを示したかった。クロロホルムの間接的な検出法よりももっと決定的なエーテルとアルコールの検出法を工夫していたが、クロロホルムについても議論を始めた。それは、麻酔に関する彼の研究のすべての基準になるものだったからだ。彼はまた、一八五〇年のクロロホルムをめぐる騒動に極めて敏感であった。スノウの検査法は、クロロホルム使用が疑われた例での法医学検査に有用であっただろう。呼気中のアルコールやエーテルを検出する強い社会的要請はなかったので、社会的に有用なそれらの検出法の開発に悩まされることはなかった。彼はアルコールとエーテルの研究を続けたが、それは麻酔薬群内の関係についての彼の主張を確固たるものにするためであった。そして彼の生理学理論を前に進め、リービッヒが間違っていることを証明した。

クロロホルム、エーテル、アルコールの検出は、麻酔の効き方というよりも重要な生理学的洞察を生み出した。「アルコールや他の麻酔薬に比べてクロロホルムとエーテルの効果がすぐに消えるのはその揮発性のためであり、そのために呼気にすぐに出ていく、と私は当初から想定していた。じっさい、これら麻酔薬の効果は通常、この視点で計算した時間内に消える」（「麻酔」15 : 753）。スノウは麻酔の「段階 stages」よりも「深度 degrees」の語を好んだ。「度」は時計盤での針の進み具合を示唆するからだ。麻酔効果の持続期間は溶解度と揮発度で決まる。どれくらいの麻酔ガスが血液に吸収されるか、血液がいかに速く循環するか、麻酔ガスの吸入を停止したあと血液からいかに速くガスが空気に出るかで決まる。子供は血液循環と呼吸が速いので、それが遅い老人と比べて麻酔が速く効き、すぐに効果が消える。麻酔薬は脳の小血管や組織へ拡散しやすいので、脳機能の速い回復にも役立つ。エーテルはクロロホルムより揮発しやすいが〔水への〕溶解度が高いので、血液に吸収される量はより多い。溶解度の高さが揮発性を代償する、とスノウは推論した。それゆえエーテルはクロロホルムより効果が持続する。アルコールはエーテルより揮発性は低いが溶解度が非常に高いので、効果はもっと持続する。

また、呼気を再循環させれば麻酔効果を長くすることができる。スノウは、一八四九年のコレラ患者の苦痛を軽減させた試みに基づいて、自分自身を使って実験を行った。まず風船を純粋の酸素で満たし、この風船とエーテル吸入器とをガラス管でつなげた。吸入器には酸化カリウムの水溶液〔水酸化カリウム液〕が入れてあり、これを弁の無いマウスピースにつないだ。彼はできるだけ多くのクロロホルムを吸込んだあと呼気を吸入器‐風船に吹き出して、呼吸をくり返した。彼が吸入した酸素は吸入器にすでにあった空気と混ざったが、彼から出た炭酸ガスはカリウム液に吸収された。彼は次のように報告した。通常では麻酔の持続は三、四分であったが、この装置を使うと十分丸々続き、麻酔感覚はそのあと三十分も持続した。エーテルでも同様の結果であった（「麻酔」15：754）。麻酔ガスの影響下で産生された炭酸ガスの量は、水酸化カリウム液から定量した。

酸化‐仮死理論

一八五一年四月、スノウは麻酔薬がいかに働くかを説明する理論を提案した。次の二つの基本的観察に基づいていた。一つは、麻酔ガスの吸入は「体内で作られる炭酸ガスの量」を減少させる。もう一つは、「クロロホルムとエーテルは代謝されないで血液から排出される。」これら麻酔薬は「窒素を含まない揮発性物質、またはその麻酔効果が水や血清への溶解度に反比例する物質」と定義され、「動脈血中の酸素と組織（感覚と意志作用、つまり動物機能のすべてに必須）との結合を制限する効果を持つ。」「それらは動物機能を修飾・中断するが、燃焼、リンの緩慢酸化、生体に無関係な他の種類の酸化を修飾・中断するのと同じやり方、同じ力によってである」（「麻酔」16：626）。彼は麻酔の理論を十二の提言にまとめた。第一項目は、生命力とは物理学の基本的法則の変種という仮説である。「感覚、行動、思考や、すべての厳密に動物的な機能は、体内で進行している酸化過程と密に結びついている。ちょうど、火炎の光や熱が燃焼物の酸化と結びついているように。」

第二～第六項目は、連載の初期に詳述した臨床的・実験的知見をまとめていた。第七項目は呼吸に関する彼の長年の研究から得た結論であった。「神経系の異なる部位は、麻酔薬の影響下でその機能を失うその喪失の順序は仮死（一八四七年にM・フルーランがエーテルで観察した酸素の欠乏）と同じである」（「麻酔」16：627）。残る五項目は、麻酔ガスの筋肉興奮性への効果、通常の燃焼と酸化・腐敗、さらには体温低下によって起きる麻酔類似現象についての以前のコメントをまとめたものだった。

スノウの理論では、麻酔ガスは、血中の酸素とは結合しないで人体の酸化過程を低下させる、異例の抗酸化剤である。言いかえると、麻酔された体はあたかも仮死状態のように振舞い、存在する酸素を利用できない。仮死と麻酔とは酸素の分子作用の点で類似している。「仮死と麻酔との関係は次のとおりである。仮死では酸素が不在であるが、麻酔では酸素があっても麻酔薬の影響でそれが使われない」（「麻酔」17：1053）。両者とも体温が下がり、神経中枢の機能は同じ順序で低下し、呼吸が止まっても心拍は継続する。

頑強な運動選手が麻酔を受けるか突然仮死状態になるとき、筋肉痙攣や強直がしばしば起こる。そのどちらも徐々に起こるときは、痙攣は起きない傾向にある。両状態とも譫妄と無気力を伴っている。急性気管支炎で患者が呼吸できないとき、しばしば譫妄、視覚異常、夢見が伴うことを指摘した。子宮内の胎児の動きに元気がないときには、胎盤を通しての酸素供給が低下したと推測した。スノウがモルモットを蘇生させた昔の経験から知っていたことだが、筋肉興奮性は仮死で低下し、麻酔では中断した。

「麻酔」連載最終回では、クロロホルム、エーテル、アルコールの抗菌力はその抗酸化性から来ていると示唆した。病原細菌論 germ theory 以前の時代、彼は、酸化予防は腐敗の予防もしくは少なくとも抑制の機能を持つと推論した。麻酔作用を持つレモン油やハッカ油などの精油は肉の保存に使えるかもしれないとした。彼がレモン油を注射した死んだウサギは「十七日間も腐らなかった」(「麻酔」18：1091)。スノウにとって酸化はキーワードであり、体外で起こる酸化に似た生化学的酸化を考えた。リチャードソンによれば、スノウはこの麻酔の偉大な実際上の発見の意味を蝋燭で例証できると信じた。クロロホルムを入れた空気のなかで、炎は抑えられているが燃えている蝋燭を見せた。スノウの譬《たと》えでは、麻酔ガスは蝋燭の炎の燃焼（酸化）を抑えるだけでなく、身体組織の酸化を抑えるのである。これは経験と理論から生まれた類推であった。彼の一八四一年の論文「仮死と新生児蘇生」【London Med Gaz 29（1841–42）：222】で、彼は呼吸を燃焼と比較し、肺を炉に譬えた。「体全体が炉で、肺が通風・煙突部分と考えることができる—これは体全体の熱の均一な拡散をうまく説明できる考え方である。」呼吸は酸素で焚きつけられた燃焼であるのに対し、仮死は血液の脱酸素化である。彼は、エーテルやクロロホルムの性質を知るずっと前に、麻酔理論での生理学的モデルを特徴づける酸化と仮死の原理を考案していたのだ。彼はクロロホルム下で、呼吸で体がほてるのをしばしば見た。患者の呼吸がいびきになりブツブツという声がするのを聞いた。患者の皮膚が新鮮な空気を吸うと赤くなるのを見た。彼が実験した麻酔薬の多くが燃料または冷却剤になるものであったのは、ちょっとした驚きである。人に麻酔を行うのは、いかに火を焚き、または、いかに燃焼機関を動かすかを知ることのようであった。

化学的親和性と引力のバランス

四年間の研究でスノウは複雑な過程の取っかかりを見つけたが、基本的な問題は未解決であった。「エーテルや他の麻酔薬の作用を追跡し、それら薬物がさまざまな条件下で酸化を防ぐという、より一般的な法則に行き着いた」が、彼は「当然のことながら、どんな力が酸化を防いでいるかを考えた。」「遠慮がちに」提案した彼の仮説は、

化学的引力や親和性は常時作用している力で、物質の各々の原子がその引力の範囲内にある他のすべての原子に影響（物質のそれぞれの性質とそれらが置かれた物理的条件で異なる）を与える。この視点によれば、二つの物質が結合する条件にある場合、第三の物質がそのどちらかに対して十分な引力を持っていれば、その結合は邪魔される。この第三の物質が化学結合する必要はない。というの

も、三つの物質が互いに引力を保ちながら化学結合を起こさないようなバランスが保たれる可能性があるからである。(「麻酔」18:1092)

スノウは、麻酔ガスは血流に入り、酸素を不十分な力で引きつけるが結合には至らない、と推論した。そうであってもその引力は強く、酸素と「血液と器官組織の構成成分」との間の引力に対抗し、「すべての動物機能の本質である化学変化」を(麻酔薬の量に応じて)抑制または阻害する(「麻酔」18:1093)。この仮説は陽の目を見なかったが、化学的親和性の概念は、説明が手詰まりであった麻酔の特徴を説明するとスノウは提案した。酸素、クロロホルム(他の麻酔ガスでも)、身体の物質は、血液中を活気のある分子の状態で浮遊して流れている。反親和性とは、正常な酸素化が無効化されている分子の麻酔の形であるともいえる、と彼は考えた。

彼は麻酔の理論を、当時の実験室で証明できる領域を超えて推測の領域へ推し進めた。ロンドン医学協会(ウェストミンスター医学協会の後継)は、スノウを一八五三年の演者に選んだ。彼の講演「連続的分子変化」は生化学の壮大な理論であった。それは、麻酔ガスの基本メカニズムと疫病(主としてコレラ)の性質という二つの主題についての推測を含むものだった。一八四八年の秋以降、この恐ろしい病気の理解とその伝染をいかに防ぐかは、ロンドン医学界での主たる関心事であり、それは吸入麻酔への関心に匹敵するものだった。

第七章　コレラはどこから来るか？――論争と混乱

一八四八年の晩夏から初秋にかけて、スノウは麻酔の研究と増えた臨床麻酔の仕事に没頭していた。彼が始めた研究は、他の英国人医師や科学者は手をつけていないものだった。それは、①共通の化学的・生理学的性質を持つ一群の揮発性麻酔薬のなかのエーテルとクロロホルムを研究することと、②その一群の物質が効果を引き起こす生理学的メカニズムを決めること、であった。フランスでもフルーランの最初の報告以降、基礎的な麻酔生理学の研究は行われていなかった。クロロホルム麻酔下で死亡がときおり発生することが、医学文献にはなお報告されていた。スノウは、これらの死についても分析をする必要があった。吸入麻酔の提唱者として、スノウはそれがクロロホルムそのものによるのか、彼が幾度となく言っていたことだが、装置の欠陥や不適切な投与によるのか明らかにする必要があった。

一八四八年十月、コレラの治療にクロロホルムを推奨する記事が医学ジャーナルに現れ始めた。ウェストミンスター医学協会の前会長でアルダーズゲート医学校での上司であるヘンリー・クラッターバックは、その治療法をロンドン医学協会の会合で支持した。彼が救貧院へ出張医師として行ったとき、外科レジデントがコレラ患者の新治療法としてクロロホルムを使っているのを見た。その治療法は、温めた毛布で覆われたベッドに患者を寝かせてから、「砂糖とスパイス、そしてブランデーが入ったコップ一杯の熱い湯」を与え、体を温める塗布薬をきびきびと塗り込む。「悪い症状が再発する間は、患者にクロロホルム吸入を続ける。」 この治療法および他のクロロホルム投与法に関する議論は、ロンドン医学協会の毎週の会合で十二月まで続いた。スノウはこの協会の会員ではなかったが、議論の要約を定期的にジャーナルで読んだ。一八四八年十一月、十二月のジャーナルには、クロロホルムを注射投与して最良の結果を得た医師や他の麻酔薬を投与した医師からの論文やレターも載っていた。

コレラの流行は、スノウがキリングワース炭鉱の患者を診た直後の一八三二年に英国では終息した。その後の十六年間、慈悲深くも鎮まったままであったが、一八四八年の夏に再然した。最初の症例は十月にロンドンで発生した。有効な治療法に関するコンセンサスはしばらくの間なかった。最初の流行時に、既知のあらゆる治療がほとんど試みられた。三つの医業団体（内科医、外科医、薬剤師）は推奨する治療について合意に達しておらず、また政府衛生局のガイドラインは総花的で役に立たなかった。一八四八年の流行時には麻酔薬が追加されたので、意見の隔たりはより広がった。一八五〇年代半ばの第三次流行時にも事情は変わっていなかった。

コレラの治療法にコンセンサスがなかったのと同様に、コレラの病理学とその原因に関する合意もないままだった。一八四五～五六年の間に、ロンドンだけでも約七百のコレラに関する著作物が発表された。メディカルタイムズの論説は、一八四七年の終わりに次のように書いた。「この病気の最も重要な点に関する確実な知識を進展させる科学的調査がほとんどなされていないことを認めるべきである」【Med Times 17(1847-48):198】。六年後に第三次流行が始まったとき、ランセット誌の論説は、不確実さがなお続いていると強調した。「コレラとは何か？という疑問は解けていない。すべてが暗黒、混乱、あいまいな理論、無駄な憶測であることだけは間違いない。それは菌類か、昆虫か、瘴気か、電気的な障害か、オゾンの欠乏か、腸管からの汚物によるものなのか？　我々は何も知らずに、大海の中にいる。憶測の渦の中だ」【Lancet 1(1853):393】。大混乱のさなかに論争が行われ、論争者はいくつかの陣営に分かれた。病気の「刺激原因」が、①病人の体に生じた接触伝染を起こす「毒（virus）」、②非伝染性の大気の原理、③この両者の混合、と考える陣営である。

接触伝染（contagion）説は一八三一～三二年流行時の初期に主流であったが、第二次・第三次流行までには混合説と非伝染説が主流になった。純粋接触伝染説では、コレラに罹るには患者の体または患者の衣類・寝具との接触が必要である。しばしば天然痘はこのモデルといわれた（天然痘では皮膚の水疱が破れてウイルスが衣類・寝具に付く。このウイルスの特徴は乾燥しても死滅しにくいこと）。接触伝染説の第三の変種は、一八四〇年代に医療関係者の間で優勢になった。この説によると、コレラ患者は揮発性の「毒」を作って周辺の空気に発散し、健康人がそれを吸入（inhalation）して病気になる。これを「感染（infection）」と呼んだ。また、コレラ物質または病原体を摂取（ingestion）して病気が起きると考える人もいた。

純粋な非伝染説（瘴気論）に同調する人々は、コレラ流行は体質に関するシデナムの理論でうまく説明できると考えた。その理論では、季節変動で起こる大気の変化が感受性のある個人に病気を起こす。各々の病気は特定の季節−大気条件に関連しており、その条件に合致する生理学的素質を持った人だけが病気になる。第一次流行時にコレラがインド亜大陸から西へ広がったとき、気象学者は気温、湿度、大気圧、風向のパターンを観察した。次の流行の規模と期間を予想できるかもしれないと考えたのだ。しかし大気原因説に対して、コレラの伝播はその土地土地の事情によって異なるという証拠を信じる批判者もいた。「有機物質の腐敗で作られた毒（瘴気）が人体に入ったときに発熱を起こす」【サウスウッド・スミス「エグザミナー」誌一八三二年三月一日号】。一部の局地瘴気論者にとって、それは熱性疾患の変種であった。別の人々は、特定の条件に関係する特異的な病気があると考えた。マラリア熱は沼地の近くで多く、コレラは動物腐敗物が集中している場所で多い、という説明である。ほとんどの（広域または局地）瘴気論者は、疫病の第一の原因は腐敗時の化学反応で生じた毒を吸入することと考えた。この考えは非常に浸透していたので、「疫病」という名称は腐敗のイメージが伴うものだった。

しかし局地瘴気論者によっては、人から人へのコレラの伝染が動物腐敗物のない不潔で過密居住の環境でも起こることをしぶしぶ認める者もいた。つまり、特別な環境的「偶発事態」が人々を病気にさせやすくするというのである。この偶発伝染論は、個人の体質を重要視するのは時代遅れの説明であると考える瘴気論者と、局地流行でコレラの接触伝染の証拠を見つけられない接触伝染論者との間で、両者が折り合う妥協点となった。不衛生な環境は、通常では接触伝染しない病気を伝染病にし、またその逆も起こる。一八四〇年代半ばまでに、局地瘴気論者、（吸入）伝染論者、偶発伝染論者は論争を抑えるようになり、コレラ熱の巣を除去しようとする実際的な衛生改革手段を支持して団結した。スノウはこの時期、コレラの性質についての専門的な議論に積極的に参加するよりは、興味深く聴く側であったようだ。

東方からの恐怖

コレラの流行への関心は一八一七年に、ロンドンの医学出版物に現れ始めた。その頃インドにいた英国人医師が、ある地方病が強い毒性をもって外へ広がっているとの報告をした。この病気の症状は驚愕すべきものであった。第一期（前駆期）、患者は漠然とした不安感に襲われ、あたかも腐った食べ物を摂ったように軽い下痢がある。第二期には、嘔吐、筋肉の痙攣、胸の下部と腹の上部に痛みがあり、おびただしい量の下痢が続く。この病気の特徴は下痢で、糞便は色も臭いもなく水様で、そのなかに小さな白っぽい粒子が浮いている。「米のとぎ汁」様で、これがコレラ第二期の印であった。第三期はひどい虚脱である。患者は死の直前まで精神機能を保っているが、体は冷たく、脈は触れにくく、顔と四肢はしばしば黒ずむ。皮膚は青っぽく、皺が寄り、若い患者も老人のように見える（図7・1）。

コレラに関する概念上および治療上の混乱は、その名に反映されている。東インド会社の外科医と内科医は、この疫病の名称をどうしようかと考えて「cholera コレラ」を選んだ。英国ではこの名称はすでにまったく異なる病気に使われていた。「コレラ、または病的コレラ」は、英国では夏季に多い非流行性の下痢症としてよく知られていた。その名は、下痢と吐物の黄褐色の色から来ていた。過剰な「choler 黄色胆汁」で起こると思われていたのだ。この英国コレラの死者は乳児や虚弱者で、その数はそれほど多い

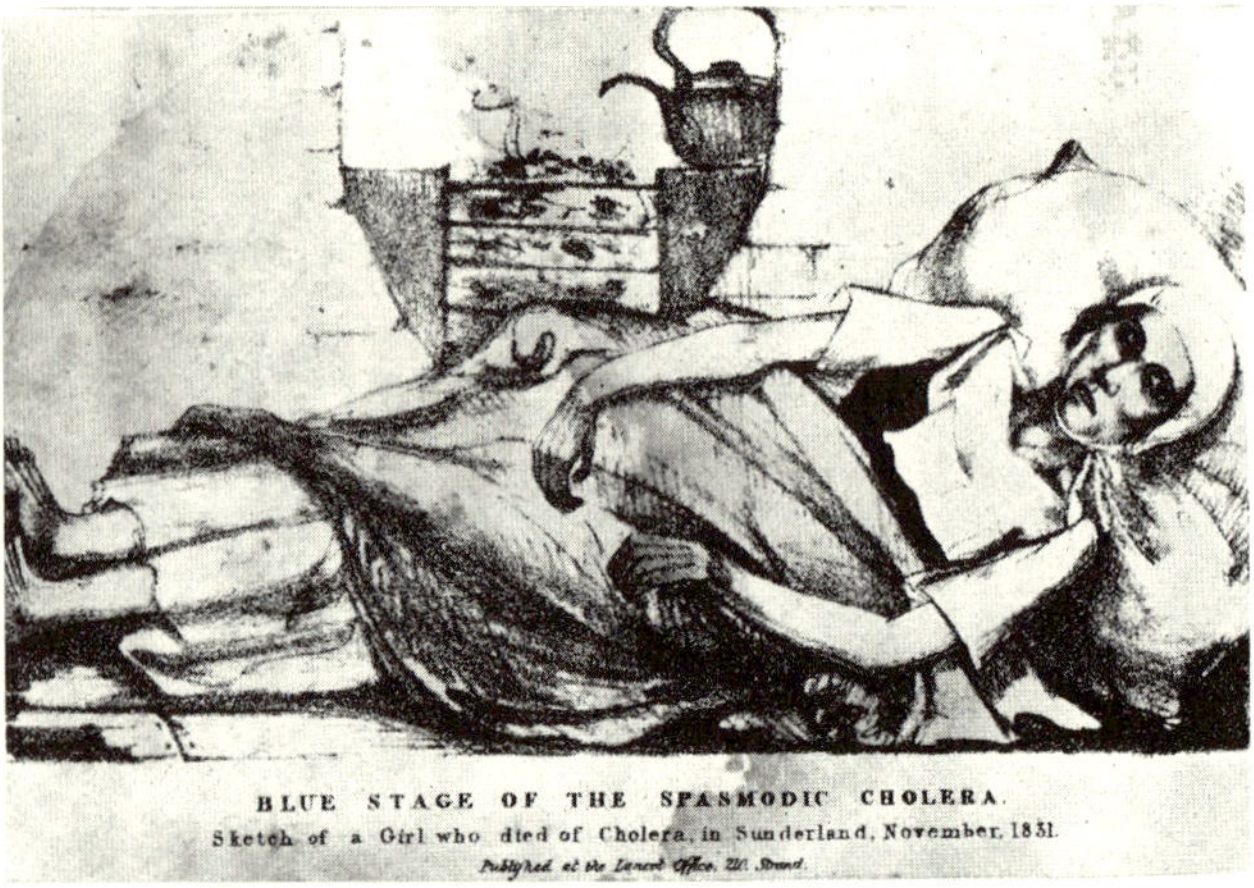

図7・1　「痙攣性コレラの青色段階」
コレラ患者の顔、首、手、足は青色になり、顔貌は異常に年老いて見える。〔Lancet 1(1831–32):538〕

ものではなかった。これと対照的に、インドから広がった病気では胆汁の色はなく、壮年の死亡率が五十%にもなった。

この新興の疫病を従来の英国コレラと混同しないよう、医学文献では「悪性、アジア型、インド型」などの修飾語が加えられた（表7・1）。しかしその数が多すぎて、この新疾患を医者や大衆が理解する妨げとなった。この言葉の上での論議には概念上の問題も関係している——「痙攣性コレラ」という名称を選んだ医者は、この病気は本質的には神経系のものとの見解だったのだろう。完全に健康体の英国兵士が六時間後に排便を我慢できずにぐずる赤ん坊のようになり、さらに六時間後には死体となるのを見れば、客観的に観察する医療者でも恐怖を感じた。ある公式のインド報告書では、コレラを「人食い虎」と描写した（幕末の日本でも「虎列刺（コレラ）」、虎狼狸（コロリ）」などが使われた）。「ブンデールカンド州の川近くにある陸軍兵舎でその病気は発生して猛威をふるい、驚く数の死者を出した…病気は例のごとくひそかに兵舎に入り込み、随員の間で数日間の流行が起きた。すぐさま新たな生命力を得たその病気は、抗いがたい暴力をもってあらゆる方向へ向かって突然広がった」【Jackson 1832】。

一八一七年からの十四年間に、英国の医者たちは虎が西進するにつれてより注意を払うようになった。一八二一年、コレラはインドから北西のペルシアと中東へ入り、カスピ海沿岸のアストラハンに一八二三年に達した。そこで終息したが、一八二九～三〇年に同じルートを辿り、今度はロシアに北進した。そこから一八三一年の春に西進してバルト海の港へ広がり、さらに英国のニューカッスルの南、サンダーランド港へ秋に飛び火して年末までに鎮まった。そして翌年の夏に再燃し、北はエジンバラ、南はロンドンへ到達した。ニューカッスルには二度目のコレラで、郊外のキリングワースなどの炭鉱村へ広がった。スノウはそこに患者の治療に派遣されたのだった。

表7・1 「コレラ」につけられた修飾語（1831～55年）

悪寒（algide[a]）	インド型
アジア型	悪性
仮死性	伝染性（pestilential）
疫病型	痙攣性

[a] ラテン語 algor（=cold）から。

コレラが英国の玄関口に立ったとき、英国の医師たちは断固とした行動を取らなくては、と感じた―しかし何をすべきだろうか？　彼らが蓄積しつつある文献の内容を理解するのは難しかった。たとえばE・O・スプーナーは、コレラの広がりに関して次にように述べた。一八一七年からコレラは整備された貿易・旅行ルートを辿り、常に港湾都市を襲ってから内陸へ広がり、一つの場所から次の場所へと進むのに人間が旅する速さより速いことはない、と。しかしG・H・ベルは、コレラは貿易や旅行とはまったく無関係に広がるという正反対の証拠を示した。

社会の変動と衛生改革

コレラは英国に、医学論争だけでなく社会の変動もあった時期に到達した。第一次流行は、蒸気機関車による初の公共鉄道が開通した一八三〇年の直後に起きた。製造業者がその政治力を誇示し始めたのに対し、新しく生まれた工業都市で多くの労働者はひどく稠密な、不衛生で危険な家屋に住んでいた。一八三二年の第一次選挙法改正により参政権が小規模不動産所有者にまで広げられたので、議会内の力関係が変わった。しかし急進的な民主主義者は、これではまだ不十分と考えた。労働者は相変わらず蚊帳《かや》の外だったのだ。失業、貧困、飢え、閉塞感が、一八三〇年代半ばのチャーチスト運動〔労働者階級の普通選挙権獲得運動〕、暴動、混乱を生み出した。

コレラは、産業革命下の英国の新しい状況につけ込んだように見える──港町から内陸へ入り、新しい幹線道路と鉄道に沿って進み、最も人口稠密で不衛生な貧民の住居を襲った。当時の多くの人々は、コレラの流行は英国を襲った社会不安と変動のもう一つの症状と考えた。内科医ジェームズ・フィリップス・ケイ＝シャトルワースのような医学界での急進的民主主義者は次のように考えた。「この流行は、死の使者の後について貧困層の住居に入る機会であった。建込んだ長屋、混雑した路地、惨めな過密住居──そこでは貧困と病気が、大きな町の中心にある社会的不満と政治的混乱の源の周りに集まっている。よく見よ、社会のまさしくその中心に、悪疫と秘かにうずく病気の温床がある」【Eay-Shuttleworth 1832】。急進的改革とは、自由の価値をすべての国民に広げることだった。すべての人が産業・商業資本主義によって生まれた新しい富を分ちあうべきだった。医学急進派にとって、疫病はその証明であった。「社会のまさしくその中心でうずく」病気を起こす環境条件を除去せよ、さもなくばそれらは中流・上流階級にすぐに広がるだろう。参政権の拡大が民主社会では公平であるのと同様に、良い公共政策は国家が積極的な（立法上の）衛生手段を立案することを必要とする、と医学急進派は論じた。しかし、医療専門家のなかに分裂が生じた。多くの医療関係者は、改革は必要とされておらず、それはあまりに扇動的であると考えた。

病気と社会条件は強く結びついている、とのケイ＝シャトルワースの見方にすべての人が同意したわけではない。法廷弁護士であり功利主義者ジェレミー・ベンサムの秘書であったエドウィン・チャドウィックは、一八三四年の新救貧法の策定に大役を果たした。彼の当初の目標は「効率」であり、貧者への対応を中央政府が行うことと、貧困と国家全体の支出とを減らす体制を創ることを目指した。それまでの方式は「院外救援―貧者の家での援助―」に重きが置かれ、一万五千の教区それぞれで行われていた。新救貧法では、約六百の教区連合を創設し、そこに予算を与えて大きな救貧院を造らせて維持させ、その運営責任は連合ごとの「救貧委員会」に委ねるというものだった〔連合に属さない単独の教区も残っていた〕。救貧院は貧者のみに「院内救援」を与えるとした。入所の「最低限の資格」は救貧院の形態や条件で制限があった。住民の有給雇用の求めには関わらず、生活保護の性格が濃かった。新救貧法は、自由主義的な社会工学を意図した例であった。功利主義者たちは、効率的な政府は資本主義が機能し国家の富を増すのに必要となる労働倫理を奨励するべきと信じていた。救貧委員会は救貧院入所者の審査のほかに、救貧院付属の病院に入院する患者を診る外科医を指名した。その他にも、道路の舗装、下水の整備、飲料水の供給や、疫病流行時に行うすべての衛生・医療対策の監督を行った。

新しい体制がスタートしてから、チャドウィックは初めて次のことに気づいた。彼が計画した通りにはうまく行っておらず、貧者が貧者になるのは彼らに意欲がないからではなく、病気が重いため雇用されないからだった。救貧院は病気の貧者であふれ、付属の病院は新体制のなかで最も急激に膨らんだ金食い虫部門になった。一八三七年までにチャドウィックは方針を変え、貧困による国家の負担を軽くするために、病気予防の方に焦点を絞るようになった。彼は、医学アドバイサーであるトーマス・サウスウッド・スミス（ベンサムの親しい同僚）に助けを求めた。功利主義の精神では、国家規模で統計を編集すれば貧困と病気の詳しい関係が明らかになり、それを使って議会は健全な公共政策を計画できると考えられた。一八三七年に「戸籍本署 General Register Office」が設置され、新救貧法医務官が提出する報告に基づく「労働人口の衛生状態に関する報告」が一八四二年に出版された（戸籍本署は、適切な遺産相続を行うための戸籍を管理した）。一八四三年には「市街地衛生に関する王立委員会」が創られ、そのあと衛生改革立法のさまざまな項目が定められた。

チャドウィックとサウスウッド・スミスの努力は一八四八年の「公衆衛生法」に結実した。ちょうどその年にコレラが英国に到達した。三人の委員からなる強力な権限をもつ「中央衛生委員会 General Board of Health」〔以下「衛生局」と訳す〕が創設され、「衛生医務官」が各地域の衛生条件を監督するために任命された。その仕事は、屠畜場や革鞣し業などの不快業種の取締り、居住に適さない家の摘発、墓地・下水・飲料水・廃棄物処理の監督であった。つまり、この新しい医務官には健康な国民と生産的な労働力を確保する責任が課せられた。一八五三年までに一〇三の町が公衆衛生法のもとに置かれた。しかし地方分権派は、チャドウィックらによって提唱された国家衛生政策に反対した。

ボールドウィンによれば、「功利主義での衛生改革は、宇宙の神聖な調和のなかで自然と病気の役割との間のバランスがあるという前提条件のもとでのトータルな世界観である。衛生改革主義とは、社会改革と公共の衛生とを継ぎ目なく一つに結びつける首尾一貫した統合されたビジョンである。あらゆる流行病は予防される、または、すくなくとも改善されるべきである。同時に社会問題も処理しながら、一挙に行うべきである。たとえば住居の改革と病気の予防は一緒に行われる。これは、公衆衛生への配慮をもって最貧者の生活をも改善する社会という壮大な構想の本質的な部分である【Baldwin 1999】」。衛生改革主義は、病気の伝播の予防だけに関与するという「隔離主義者」の姿勢とは別、とボールドウィンは考えている。隔離主義者は、病気の予防と潜在的な病人の生活改善との関係を見ない人々である。一方、包括的な衛生改革主義とは、急進的な改革課題の主要政策であり、中・上流階級の人々の改善主義の態度に適ったものである。その人々とはホイッグ党〔のちの自由党〕の穏健派とトーリー党〔のちの保守党〕の民主派で、彼らの社会的道義心は利他主義や疫病の懸念、社会革命への恐れから来ていた。

衛生改革と瘴気論

ベンサムの門弟である衛生改革派は最も近代的な統計解析の手法を会得しており、それを使って体質病や流行病の前提となる環境原因を同定できると考えた。彼らに共通するのは、疫病は大気にある病原物質の吸入によって起き、原因物質はいったん吸入されると血液に働いて体内のバランスを崩し、発熱や各疫病特有の症状を起こす、という考え方である。

大気原因説の系譜は古く、ヒポクラテス全集に起源があり、英国ではシデナムによって装いを新たにされた。彼は、各疫病の「刺激原因」は広域の特定の大気条件にあるとした。病気の要因は気候と季節の特有な気まぐれ—これを「疫病構造」とした—だった。ある人が病気になるかどうかは、その人の「内部構造」に依る。季節変化で体液不平衡が生じる人は疫病に感受性が高く、一方、体液のバランスが良い人は通常は病気にならない。人から人への伝播は起こらない。シデナムの信奉者は「疫病構造」の考えを残して、体液性の枠組みを「化学不平衡」に代えた。たとえば一八三七年のランセット誌の読者通信欄では、インフルエンザとコレラを比較していた。「両者は、地球表面に謎のように出現し、蔓延し、消失する疫病の性質を持つ。両者は、一年のうちの季節、または気温・湿度に関して大気の状態の影響を受ける。両者が動く方角は主として東から西へである」【Lancet 2(1836-37):115】。ジョン・スノウも一八四二年時点ではこのような考えであったようである。スノウはウェストミンスター医学協会で、彼が助手になった最初の年にバーノップ・フィールドで見たインフルエンザの流行について次のように述べた。「一八三三年四月のインフルエンザの流行は、暖かく乾燥した天候のあと、冷たく湿気の多い天候が続いた直後に起きた。一八三七年冬の流行は、霜の寒い日からかなり暖かい天候になってから起きた。」しかしスノウの時代までに、アジア型コレラの出現で疫病の原因についての意見の相違は激しくなっていた。そしてシデナムの理論は「広域反伝染論（広域瘴気論）」と改名された。

西欧でコレラが出現したことで、局地の瘴気源によって病気が発生するという「疫病構造」理論の十八世紀版の修正説も復活した。ロンドン熱病病院の訪問内科医であるトーマス・サウスウッド・スミスは反伝染論であるこの説を提唱し、疫病がある局地に発生しても隣の場所では発生しない理由を説明した【Southwood Smith 1830】。たとえば「寒い天候が暖かい天候に変わった」ではもはや不十分であった。局地瘴気論者にとって、大量の腐敗植物が周りの大気に犯人となる物質を作り、それが人に有毒なガス様瘴気として働く。サウスウッド・スミスの局地瘴気論は、それぞれの病気の特徴はそれが起こる場所での地理、気候、個人の性質で決まるというシデナムの仮定を採用したものである。「ある国の熱病は他の国の熱病と同じではなく、ある季節の熱病は他の季節の熱病と同じではなく、同じ季節の熱病でさえ二人の間で同じではない。」多くの局地瘴気論者は、腸チフス、赤痢、コレラのような病気はある基本となる一つの熱病の変種であり、大気の局地的変化で個人がどの変種に罹るかが決まる、と考えた。また、特定の疫病（たとえばインフルエンザ）がある地域で猛威を振るっているとき、そこでたまたま起きる他の病気（たとえば下痢症）はその流行病の影響を受け、その「刻印」を押されることになる。

局地瘴気論者は、動物の腐敗物質は最も致死的な濃度の毒（ときには臭気といわれる）を生み出すと仮定した。サウスウッド・スミスは、狭い場所にいる熱病患者から出る臭気を「最も強力な熱病毒」と見なした。彼は、局地的に作られた瘴気が臭気毒になると示唆する事例報告を引用した。

熱病の毒が大量に高濃度で存在する岸に船が近づいたとき、船の乗組員が熱病に突然罹ることがあるが、それはその熱病の驚くべき動きを示している。マクーロック博士はある事例を書いている。船が致死的コレラの流行地の岸まで五マイルの距離に近づき、陸の悪臭が感じられた瞬間、船にいた何人かの男が突然倒れた。甲板で作業していた数人は数時間後に死んだ。船の兵器係は錨鎖を直そうとして甲板に数分間いたのだが、その作業中にガスを吸って数時間後に死んだ。

弱い瘴気では感受性のある人だけが病気になったが、強い臭気ではそれを吸った全員が死んだ。

シデナムと同様に局地瘴気論者は、多くの人が瘴気を含む同じ空気を吸っても一部の人だけが病気になる理由として、昔からの体質理論を持ち出した。これはサウスウッド・スミスが「同じ季節の熱病でさえ二人の間で同じではない」と書いたことである。シデナムと違い十九世紀の局地瘴気論者は、病気への罹りやすさに体液でなく個人の性質と環境条件を挙げるのが一般的であった。たとえばエジンバラのW・ローダー・リンゼイは一八五〇年代に、強い感情、とくに恐怖心があるとコレラのような疫病に罹りやすくなると議論した【Association Med J 2(1854):1116】。彼は、「コレラは接触伝染病ではないとの衛生局の見方に完全な信頼」を抱いていたので、エジンバラのサージョンズ・スクエアのコレラ病院で患者を診察したときに恐怖心を持たず、また自分自身も病気にならなかった。不道徳（とくに酒と性への耽溺）もまた、とくにその「疫病構造」が広がりを助けるときに、コレラに罹りやすくさせる。「温和な気候の時に突然広がる確率が高くなるのは休日・土曜・日曜日と、他には貧困層が遊興や放蕩の機会を持つ時期である、と私は信じる。」不適切な栄養、過密居住、不十分な換気もまた、人を異常にコレラに罹りやすくする。

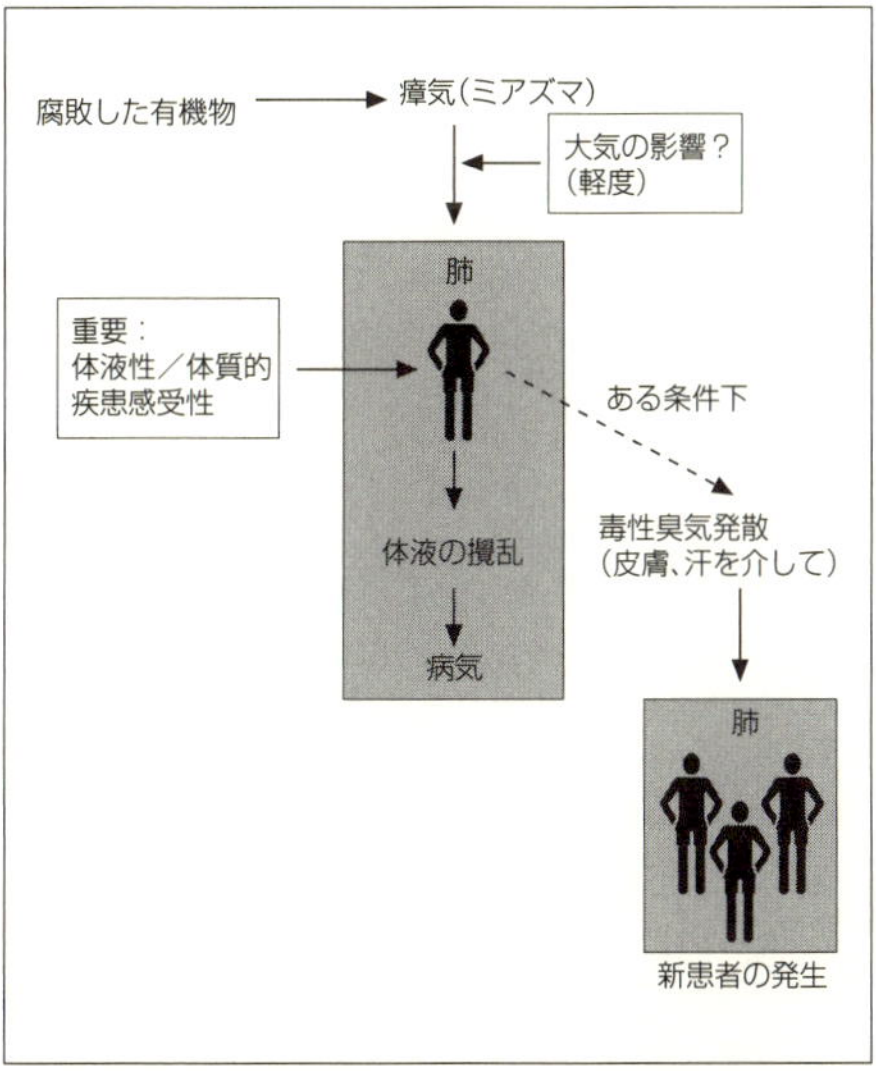

図7・2　サウスウッド・スミスらの衛生改革論者による反伝染（瘴気）論

疫病の罹りやすさの要因にある種の環境条件を入れたことで（図7・2）、局地瘴気論者はベンサム派の衛生改革者と組むことになった。この改革者たちは、疫病蔓延の予防に必要な複雑な統計解析を行えるのは第一に政府機関だけであると考えた。概して衛生改革派は、多くの病気は「汚さ」で起こると信じていた。汚さは感覚（測定器具は不要）で検出できる。都市部での病気の予防の主な手段は、ゴミや汚水、悪臭を出すものを除去することである。注意深く統計を調べることで、どこに病気の巣があるかが分かり、次に、汚れを除くことで期待される罹患率の低下を追跡することができる。この論法により、外国からの脅威を心配するよりも国内の熱病の巣の除去に力を注ぐべきである。それゆえ、衛生改革派と局地瘴気論者は、疫病が世界流行したときの隔離対策に反対した。貿易に大きく依存する島国ではこの方針は商業・製造業者から支持を受けた。彼らは商船と物資の流れの主要な妨げとなることをすべて避けようとしたからである【一方、接触伝染論者は隔離に賛成した】。また瘴気論者は、彼らの方針は公共政策として優れているとした。というのも、コレラが接触伝染病であるとの信念とは異なり、大衆のパニックや病人を見捨てることにならないからである。

衛生局は前述したようにコレラ第二次流行時の一八四八年に議会内に設けられ、一八五三年まで存続したが、その舵取りは衛生改革派と局地瘴気論者に握られていた。チャドウィックが局長を務め、医師はサウスウッド・スミスのみであった。衛生局は一八五四〜五五年の第三次流行時に復活したが、局員の構成は変わらず、接触伝染論に対して以前よりも一層批判的であった。ふり返ってみると、衛生改革運動からの助言は役に立たないものではなかった。その時代、英国のいかなる都市でも労働者階級が住む地区で、腐敗するゴミの山をまたいで人間の排泄物による水溜りに着地することなく街路を歩くことは不可能であった。悪臭のするものを片っ端から除去することは、公衆衛生全体を間違いなく改善しただろう。

接触伝染論

第二次・第三次コレラ流行時の公式な見解は局地瘴気論者と衛生改革者の側にあったが、一八三一〜三二年の第一次流行時に、多くの政府の役人はコレラが接触伝染病であると信じていた。接触伝染論者の立ち位置は、一五四六年にイタリア人のフラカストロが提案したものからはとんど変わっていなかった。彼らは、疫病の原因は粒子（しばしば「ウイルス、毒」といわれた）であると見ていた。フラカストロは種子との類似を示唆していた〔彼は梅毒の病原体を考えた〕。アタナシウス・キルヒャー（一六〇二～八〇年）は、アニマルキューレ（顕微鏡で見える微小動物）が伝染病の原因であるかもしれないと提案した。しかし局地瘴気論者が言う目に見えない「犯人」または「化合物」と同様に、伝染性粒子の構造もスノウの時代には未知であり、接触伝染論者はもっぱら病原体によると考えられる結果の方に関心を持っていた。

接触伝染論者の間に意見の違いはあったが（図7・3）、全員が、病人の体のなかで健康な人に同じ病気を起こす「ウイルス」または種子が作られることに同意していた。伝染性の粒子はいくつかの経路で伝播する。たとえば天然痘の伝播が単純な接触で起こることは意見が一致していた。種痘（天然痘ワクチン接種）が開発されてから、体へ直接接種することも接触伝染病での伝播経路の一つであると認識されるようになった。病人が使った衣類・寝具は排出された「ウイルス」を保持し一定の期間病気を伝播するので、これは第二の伝播経路である。第三の経路は、病人の呼気、あるいは皮膚の孔を通って外に出た「ウイルス」を吸入して病気になることで、これは「感染」と呼ばれた。医学者によっては、「感染」を接触のみによる「真の接触伝染」とは別のものと分類した。スノウの同僚であった内科医ジェームズ・コープランドは、伝染性コレラは接触伝染でなく「感染」であると信じた者の代表であった。「それは、安定した、明白な、感知できるウイルスまたは物質による接触で伝播されるものではない。患者の体から放出さ

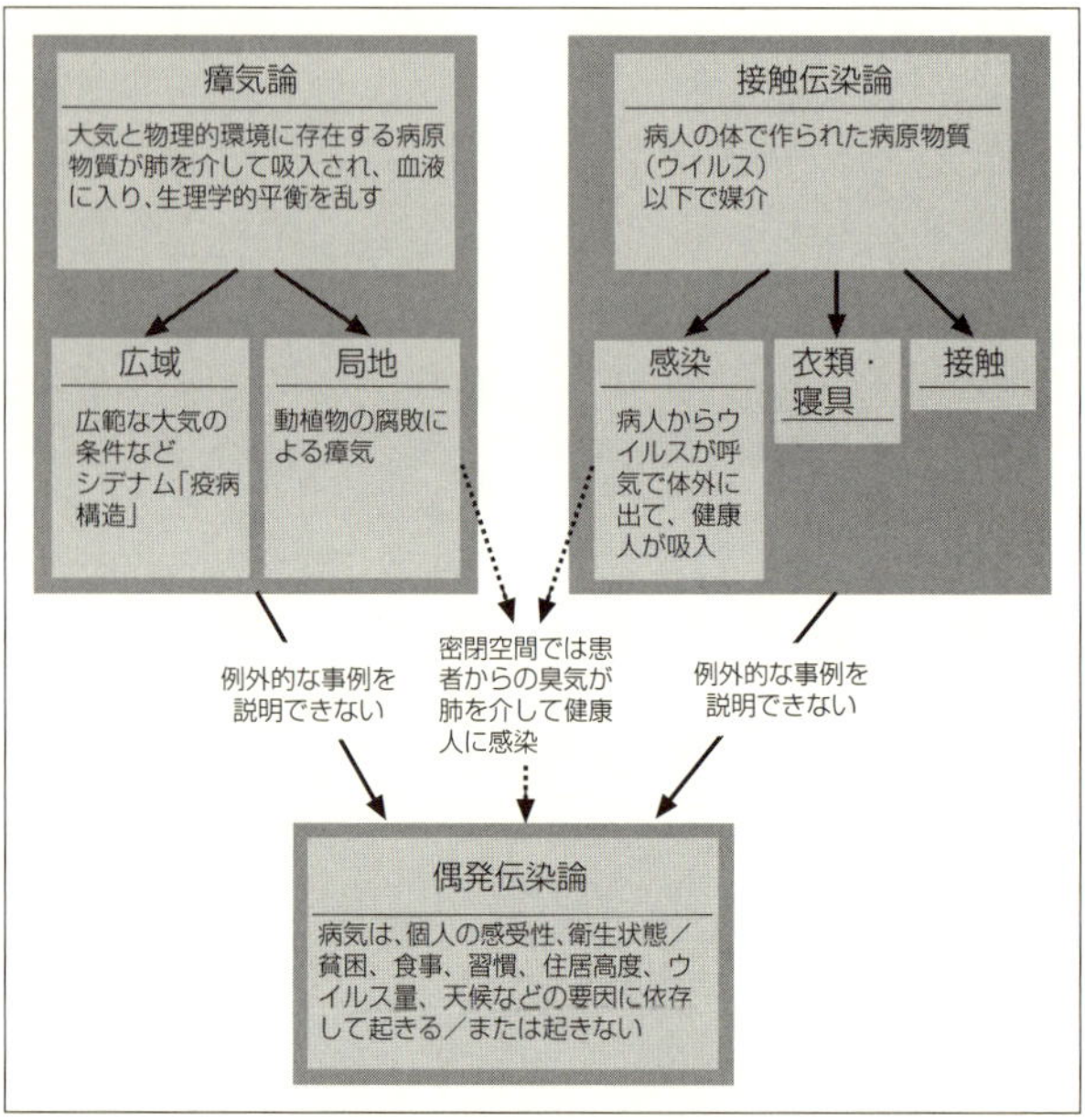

図 7・3　コレラ伝播の三つの理論（1830〜50 年）

れ、周りの空気を汚す臭気または瘴気を吸った健康人が感染するのだ。」「この病気の臭気、または混乱の種子―感染者から放出される動物性の毒―は、しばしば嗅覚、さらには味覚にまで感じられる。それは体や寝具・衣類にまで付着する。そして病気になりやすい人が、臭気や毒がしみ込んだ衣類で汚染された空気を吸うとき、同じ病気が起こる」と彼は信じた【London Med Gaz 38(1846):520】。スノウがコープランドの感染性臭気の考えを受け入れたかどうかは不明である。彼は認めたのかもしれない。というのも、ウェストミンスター医学協会の一八三八年の会合の議事録には次のようにある。「スノウ氏は、チフスは伝染性であると考えており、次の事例を話した。女中がこの病気になったとき遠くの実家に返した。その土地にはこの病気はなかった。しかし彼女の家族全員がチフスに罹り、数人が死んだ」【スノウがチフス（リケッチア起因）と腸チフス（細菌起因）とを区別したかどうかは不明】。このようなあいまいな記述から、伝染が「接触」、「衣類」、「感染」で起こるとスノウが考えていたかどうかは決められない。

偶発伝染論

接触伝染論者と瘴気論者の論争は、ときには病気の性質できっぱりと決着がついた。英国の内科医で天然痘の伝染性を否定した者はほとんどいなかった。感受性のある人が天然痘患者に密に接触した場合、しばしば天然痘を発症し、病気が人から人へと連続して起こることは誰にも明らかであった【ロンドン医事週報の編集者は、天然痘、麻疹、猩紅熱、百日咳を伝染病とした（London Med Gaz 30(1841-42):263)】。一方、インフルエンザは典型的な瘴気による疫病と考えられていた。局地的に同時に多数例が突発的に起こるように見えたのだ。明確に分類できる病気が提唱された後も、ペスト、コレラ、チフス、黄熱などのように実際は論争に決着がついていない病気が数多くあった【十九世紀前半には瘴気論の方に有利なデータが多かった。当時は、動物媒介感染や不顕性感染（感染しても症状が出ない）のことは分かっていなかった】。

コレラの場合、ある孤発例や集団発生事例では瘴気論の、別の例では接触伝染論のカテゴリーに入った（表7・2）。インドからの報告では、患者のケアをした外科医などはほとんどコレラに罹患していなかったが、ロシアではかなりの数の内科医がコレラになった。それぞれの陣営は例外的な事例までカバーでき

表7・2　二つの競合する理論それぞれに有利な集団発生の性質

瘴気論	伝染論
即時性：最初の数日に最多の患者が発生する	徐々に患者数が増える
人–人の接触がたどれない	接触がたどれる
医療関係者は罹患しない	医療関係者がしばしば罹患する
患者間での接触がない場所で自発的に発生	非流行地へ流行地から病人によって持込まれる
	以前の罹患者は免疫になっている（種痘モデルに従う）

る説明をしようとした。接触伝染論者は、コレラ患者が足を踏み入れていない近くの地に汚染された衣類が運ばれてコレラ発生が起きたとしたのに対し、瘴気論者は、毒性の瘴気を吸った人がコレラに罹らなかったのは個人の感受性の差であると主張した。コレラ患者からの下痢便を飲むという自家実験をした研究者がコレラにならなかったことは、コレラ「毒」の侵入部位は胃であるという接触伝染論者の主張への反証に見えた【コレラ菌は胃液の酸性に弱いことがのちにわかる】。概していえば、どちらの陣営も自らの議論の弱点を修正することよりも、相手が説明できなかったことを指摘することに長けていた。しかし一八三一〜三二年の流行のあと、接触伝染論者は大量の同調者を失った。「コレラはペストほど直接伝播しないことがますます明らかになり、また経験から、患者と密に接触する医療者が必ずしもそうでない人よりも病気になるわけでなく、その罹患率は社会階層、季節、地域、〔流行している〕近隣との関係で変わったので、接触伝染以外のことが関係している証拠が強まった」【Baldwin 1999】。

純粋な理論家には非難されたが、二つの陣営の両極端の観点では説明できないコレラ流行の事例が増えていくにつれ、偶発伝染論が勢いを増した。ロンドンで最初に主張したのはジェームズ・ジョンソンで、彼は元海軍外科医であり「医学外科学評論」の編集者であった。彼はナポレオン戦争時にコレラの流行をインドで観察していた。その約四半世紀後、アジア型コレラが最初に英国を「訪問」したとき、彼は読者の間にあった接触伝染論と瘴気論との溝を埋める定義を提供した。「コレラ流行時には、他の疫病と同様に、毒または原因物質（それが大地、動物、植物から放出されようが、空気中で作られようが）が病気になりやすい人を襲い、不確定の潜伏期間後に目に見える症状を起こす…。」局地瘴気論者は、原因物質が腐敗した動植物から作られる化学物質であるとのジョンソンの仮説に賛同し、また瘴気論穏健派はジョンソンの原因を複数に求める定義に満足し、病人の体内で作られる感染性の「ウイルス」で伝播することを受け入れた。しかし、彼は病気を起こす要因（偶発的事態）は体質でなく局所環境であるとしたので、広域瘴気論者とは合わなかった。彼の観点では、多くの病気は、それが疫病になるには特別の偶発事態が必要である。「我々がまったく制御できない空気や土から生まれる病気は、貧乏人のあばら屋、建込んだ住宅、蓄積した汚物、換気の悪い場所で、はじめはなかった感染または伝染の性質を持つようになる。しかし、反対の良い環境になればすぐに消滅する」【Medico-Chirurgical Rev 16(1832):163】。たとえば不潔さと過密居住はチフスの発生に必須である。ジョンソンは、コレラはチフスに近いものであり、この二つは偶発伝染病なので、不潔さを取除いて換気を改善すれば容易に制御できると考えた（図7・4）。天然痘はその例外である。多くの疫病とは別で、あらゆる環境条件で発生し伝播するので純粋な接触伝染病であった。

したがって偶発伝染論者は局地瘴気論者に積極的に協力し、衛生改革がアジア型コレラへの効果的な予防であると推奨した。概して言えば、ジョンソンの理論は混乱した瘴気論者の避難所となった。ジョンソ

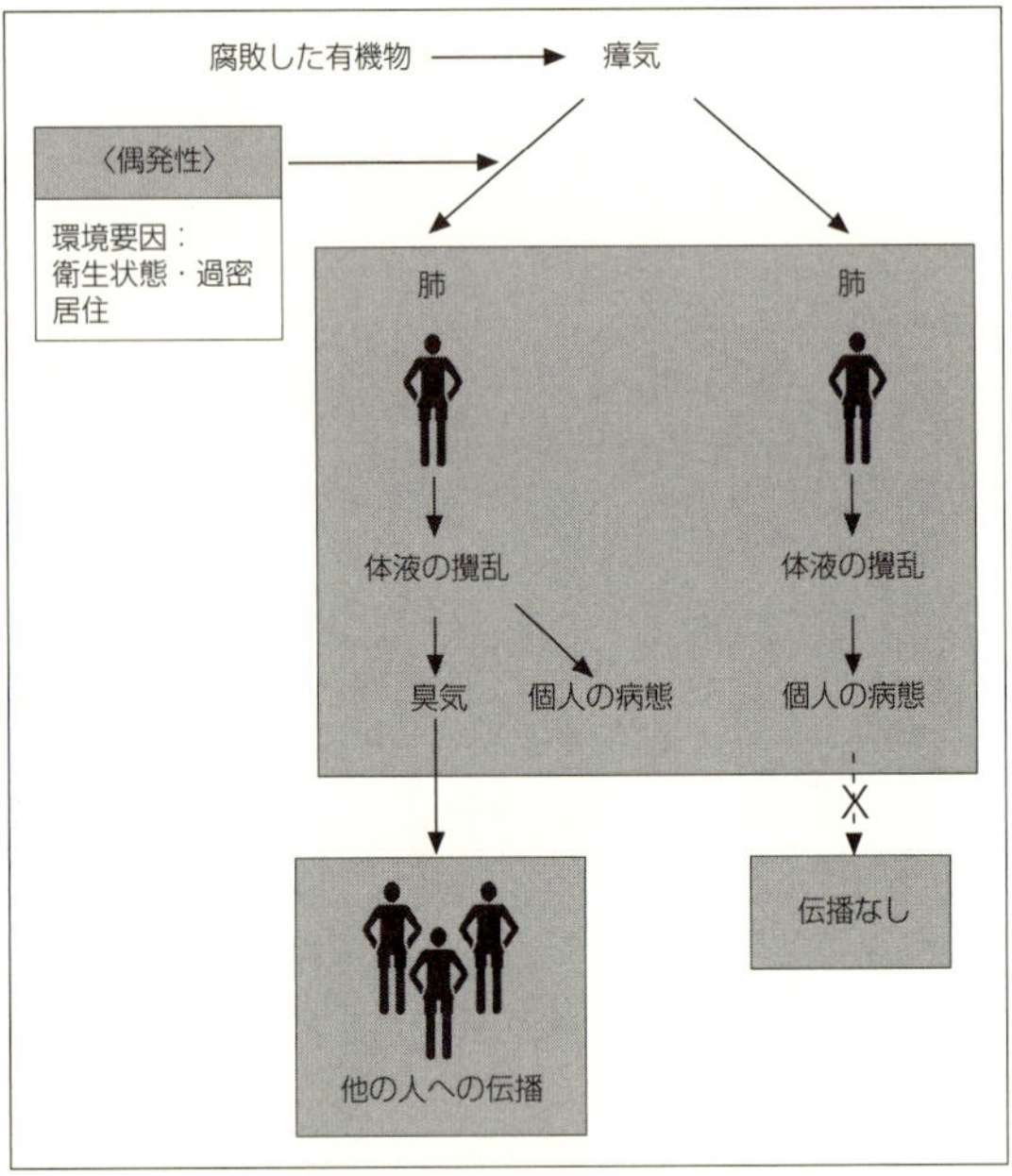

図7・4　偶発伝染論（ジェームズ・ジョンソン）

ンは言った。「我々は局地瘴気論者に大いに賛同する。というのは、彼らの衛生理論は、たとえそれが間違っていたとしても、全体として広域瘴気論者より社会と病人により有益である。」不潔さがコレラの流行に必須の偶発事態であろうが、または単に病気になりやすくする要因であろうが、それを取除かねばならない。瘴気論者に共鳴する部分が多いにもかかわらず、ジョンソンとその信奉者は、接触伝染論穏健派と理論的に重なる基盤を作った。彼ら穏健派は、コレラは犠牲者によって作られる臭気を吸って伝染する（接触伝染論者の語法では「感染」）することを認めた。一八三〇年代中頃までに局地瘴気論者の多くは、換気の悪いところで密に接するような稀な環境では体の臭気でコレラが発生することを認めるようになった。コレラがときには伝染することを認めたことで、その後の論争はかなり鎮まった。「コレラを起こす物質は吸入されるもの」という重要な点で合意が生まれた。瘴気論者は正当化されたと感じた。一八三〇年代中頃までに接触伝染論者の多くは、語源〔contagion＝con＋tangere（touch 接触）〕にこだわる一部を除いて、（吸入）感染は接触と同様の伝播経路であると考えるようになった。

感染理論に強く関与した伝染論者の一人に、ブランドフォードのE・O・スプーナーがいた。彼は一八四九年に衛生局の瘴気論の立場を冷笑した。街路には何十年間も腐ったゴミや他の悪臭があったが、コレラの流行は一八三一～三二年と一八四八～四九年のみであった。彼は、瘴気論者は非現実的な証明を要求して不当な支持を受けていると主張した。「感染症の真の源をたどることは難しいが、だからと言って伝染論が無効になるわけではない。犯人が見つからない何百もの窃盗が、泥棒のせいではないというわけではないのと同様である」【Provincial Med Surgical J 13(1849):35】。接触伝染論者は四つの伝播経路を、①接触、②衣類・寝具、③（吸入）感染、④意図的な接種〔これは①の変種〕と同定していた。スプーナーは、特異的発赤または紅斑がいちばんの感染経路と考えた。天然痘を起こす物質は肺に吸入され、血液に運ばれ、そこから皮膚の発疹を起こし、そこの皮膚がはがれる。同じモデルが猩紅熱にも当てはめられた。それからの類推で、コレラ病原体は吸入され、血液へ行き、同様な変化を皮膚でなく腸の内壁に起こす。スプーナーは、ベルリンのルードヴィク・ベームの病理学的検討に大きく頼った。ベームは腸管粘膜層の剝がれがコレラの証明であると主張していた。スプーナーは、この腸管の剝がれはコレラの「発疹」と考え、天然痘と完全に類似しているとした。たぶんスノウも、彼が治療した天然痘患者症例について議論したとき同じことを考えていただろう。「長屋の一軒にこの少年が住んでいた。湿気があり換気が悪かった。その長屋で見た他のすべての病気も近隣で診たものより重症で手におえないものだった。私は散発性コレラ（英国コレラ）の二症例も処置し、彼らは回復したが、以前に診たアジア型コレラと同じ程度に重症であった」【London Med Gaz 35(1844-45):586】。スノウは疫病であるコレラの重症度について言及するのと同じように病気を引き起こす局所環境（湿気と換気の悪さ）についても言及したが、これは偶発伝染論者の論法である。

ファーと発酵病

一部の衛生改革者はヒポクラテスやガレノスの液性理論の痕跡をもつ古い臨床医学に与《くみ》していたが、他の人々は病院医学および実験室医学から新しいアイデアを取り入れた。それは、呼吸器経路での伝播を強調する感染モデルであった。ウィリアム・ファー（一八〇七〜八三）（図7・5）は疾病統計の大御所で、功利主義者で急進的な衛生改革者、ランセット誌の定期的寄稿者、戸籍本署での人口動態統計および「ロンドン出生・死亡週報」〔以下「死亡週報」とする〕の編集者であった。一八三七年に彼は統計目的に疾病の分類を始めたとき、「endemic 地方病、epidemic 疫病、contagion 接触伝染病」のカテゴリーを採用した。彼のこの枠組みは偶発伝染論者に受入れられ、ファーの「死亡週報」は医学ジャーナルと一般紙に転載された。一八四〇年代初め、彼は右の三つのカテゴリーをまとめて「発酵病（zymotic disease）」と名付けた。酵母の発酵と完全に同じではないが、それに似た化学的過程で起こることを意味した命名であった。

ファーは、発酵とその過程のアイデアをドイツの化学者ユストゥス・リービッヒ（一八〇三～八三年）の研究から援用した。リービッヒは次のように論じていた。酵母は死んだ有機物で「exciter 刺激体（触媒）」であり、適切な化学成分を含む液体のなかに置かれると、そこで自己増殖する。酵母は糖液のなかでアルコールと炭酸ガスを排出する生物である、との考えは採らなかった。彼は、血液は人体で最も動的かつ不安定な構成要素であると考え、そこは外部から入った刺激体が増殖する第一の場所であるとした。刺激体は体外から入って血液を分解し、通常であれば血液を健康な状態に維持するために使われる化学成分を吸収して自己増殖する。リービッヒはあらゆる病気の徴候となる血液の分解を起こす、二種類の刺激体を考えた。天然痘、梅毒、ペストでは、刺激体は患者の血液の分解過程で刺激体自身を

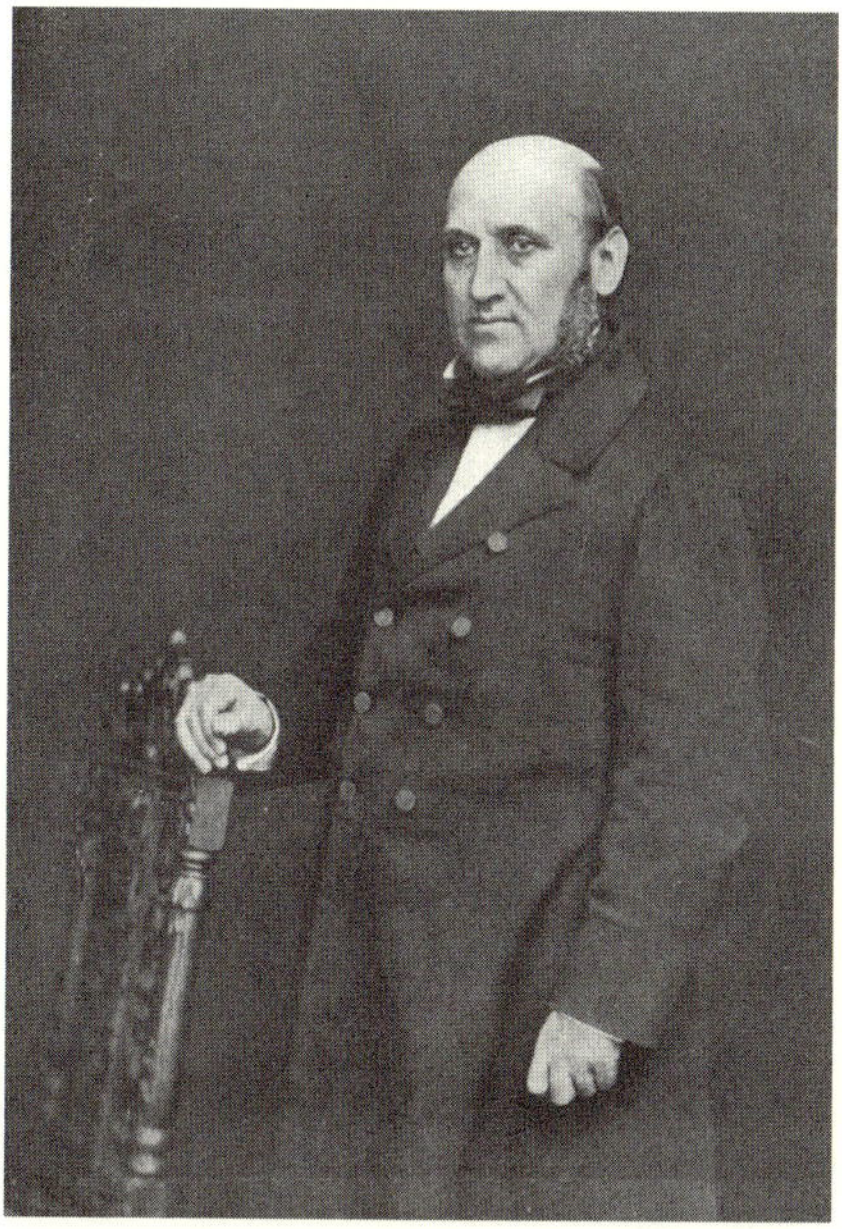

図7・5　ウィリアム・ファー（1807～83年）

複製し、患者に症状を起こす。刺激体粒子が新たに体内で増殖することで、人から人への伝播が起きることを説明できる。一方で、瘴気は血液を分解して患者に症状を起こすが、その刺激体は患者体内では増殖せず、それゆえ他人への伝播は起きない。

ファーは、リービッヒの発酵のアイデアを援用したほか、発酵病の分類の際に刺激体と化学毒との類似も考えた。もし体が砒素中毒に特異的な症状や徴候を示せば、砒素が体内に取込まれており、その刺激が原因であると推論できる。これと同様に発酵病は、その病気に特異的な毒が体内に入って血液に定着したときに起きる。化学毒と同様に、発酵毒は一部の器官に他よりも影響を与え、それが局所的な病理学的変化が異なる病気の特異的特徴を説明する。彼は、未知ではあるが仮説上の刺激原因に名称を定めた―天然痘（バリオーラ）には「バリオリン」、コレラには「コレリン」のように―。これらの名称は、並行科学の研究者が原因病原体を明らかにするまでの代用語となった。

ファーは発酵病を起こす病原体の詳しい性質は知らなかったが、彼が集めたデータは、それはガスではなく増殖しない有機物の小さな粒子であることを示唆した。接触伝染病の広がり方は、ガス蒸気の拡散パターンには似ていなかったのだ（図7・6）。彼は一八五二年までにイングランドの二ヶ所でのコレラの流行を解析していたが、流行の主要因は海面からの高さであった。海抜が低いほど死亡率は高かった（図7・7）。コレラを起こす物質コレリンは低地の空気に濃縮されており、したがってコレラは内陸部ではなく海岸と河口から潮が上がる川沿いに多く見られるというのは道理にかなっていた。コレリンが体内で作られてから〔吸入〕感染、汚染水の摂取、または他の複数の経路で伝播するかどうかについては、この時点で彼は明言しなかった。リービッヒの「刺激体」と同様にファーの「zyme 発酵体」の考えは、接触伝染論者と瘴気論者との間の溝を埋めるものになった。病気がどのように伝播しようと、その基本的な過程は発酵体のような化学用語で説明可能であった。一八五四年までにファーは彼の理論を広げて、病気を四つの下位分類―瘴気性（吸入感染病としての天然痘を含む）、接触伝染性（梅毒のように接触のみの伝播に限られる）、食事性（壊血病など）、寄生虫性―に分けた。

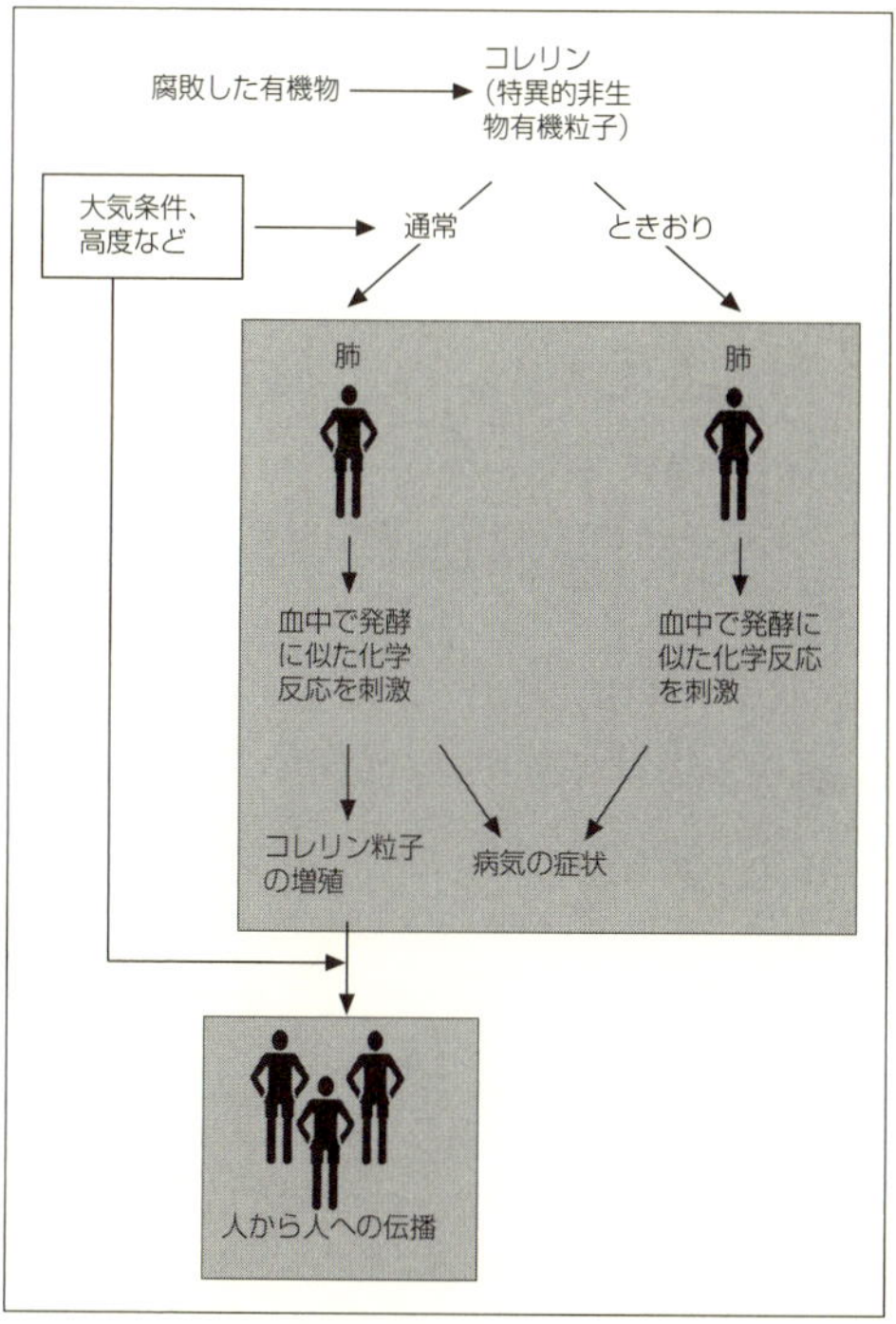

図7・6　ファーの偶発伝染論

感染、病理学、治療法

十八世紀半ばにロンドンで発行されていた医学ジャーナルには、コレラの原因と伝播経路に関して意見の相違があったが、コレラ病理学が不確実なものであることと、その治療法に関して論争が昔から続いていることの方が目立っていた。コレラ病理学の理論は、

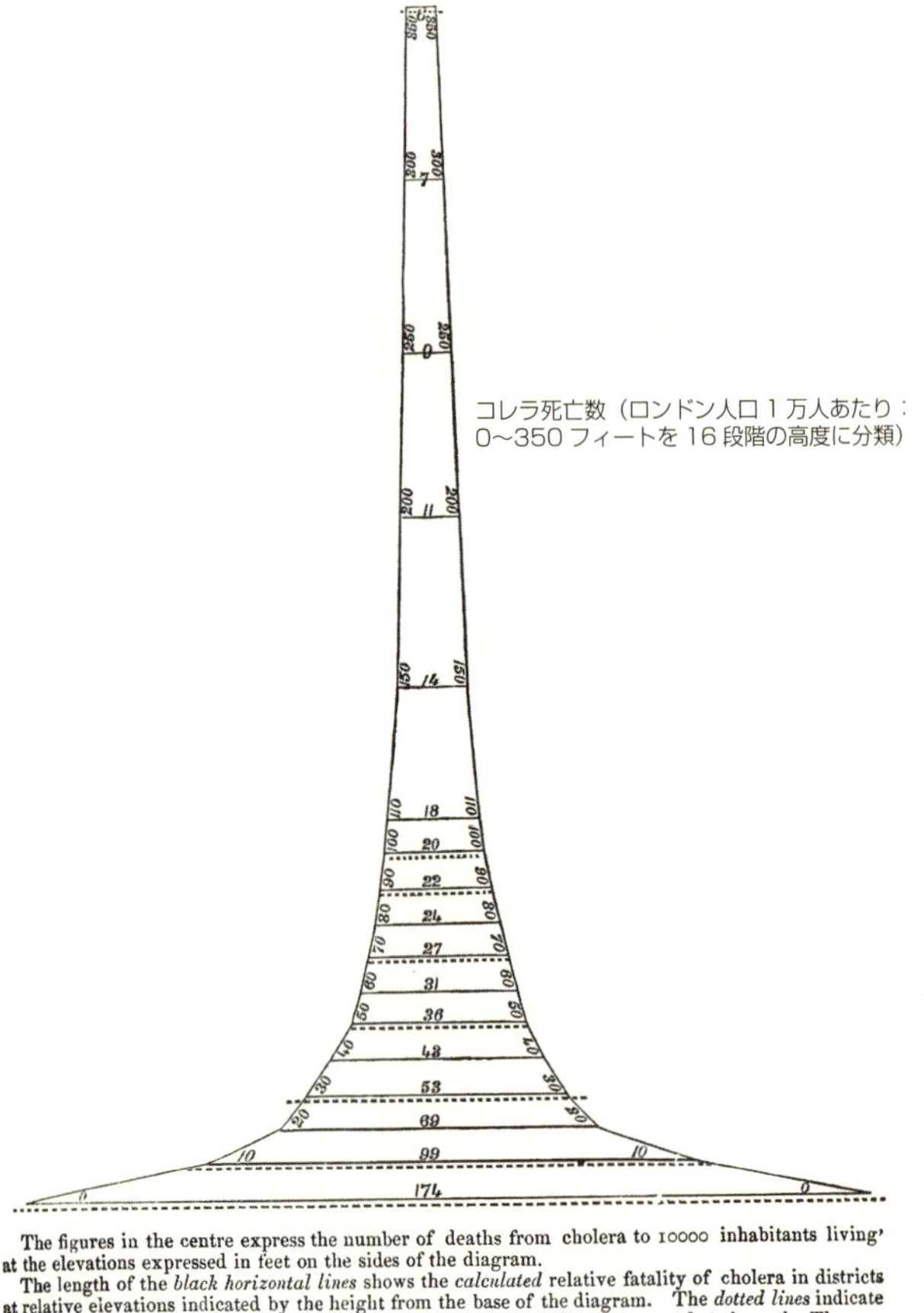
The length of the *black horizontal lines* shows the *calculated* relative fatality of cholera in districts at relative elevations indicated by the height from the base of the diagram. The *dotted lines* indicate the mean mortality *observed* in the elevations given. Thus:—in districts at 90 feet above the Thames, the average mortality from cholera was 22 in 10000 inhabitants.

図 7・7　居住高度とコレラ死亡数との関係
中央の数字は、両脇のフィート数で示される高度における人口１万あたりの死亡数を表す。水平の棒線の長さは、その高度の地区での計算された死亡数。破線は調査２ヶ所の平均死亡数。テムズ川から 90 フィート高い地区でのコレラ死亡数は人口１万人あたり 22 人である。(Farr 1852)

並行科学の研究からの情報を取り入れようとしていたが、それは失望に終わった。剖検は当時の有力な研究手段であり、病院でコレラ患者の剖検が行われたが、患者に一貫した、または特徴的な所見がないことを多くの専門家が報告していた。激しい下痢がこの病気の基本的な症状と考えた人々は、腸管が原因であるとの病理学理論を発展させた。スプーナーは、腸管上皮の剝離が起こるというベームのアイデアは最終結果である下痢に至る理論モデルにうまく結びつくと考えた。他の人々は、痙攣とコレラ第三期の症状である虚脱（これが起こると死に至る）に注目し、神経系がコレラの「病巣」であると想定した。局所瘴気論者であるサウスウッド・スミスは、腐敗毒がまず中枢神経系を攻撃すると考えた。疫病に特徴的な発熱は単に身体の制御能が失われたことから来る症状で、それに続いて他の器官系の障害がドミノ倒しのように起こる—循環器、呼吸器と来て、最後に分泌と排泄の器官の障害となる。

ある医学者は、化学がコレラの謎を解くことを願った。ほぼ全員が次のことに同意した。「米のとぎ汁」様便には、大量の水分と、少量の蛋白質と塩類が含まれ、胆汁や他の正常の糞便成分はほとんどなく、腸管内壁の上皮細胞からの若干の細胞成分がみられた。ウィリアム・ブルック・オショーネシー（一八〇九〜一九〇二年）は、一八三一〜三二年のコレラ流行時に患者の血液について先駆的な化学分析を行った。彼の報告では、「血管の解剖学的構造は正常であるが、血液からは水と中性塩類が失われており、それは糞便中に大量に排出されていた」【O'Shaughnessy 1832】。一八四〇年代、ウェストミンスター病院とアルダーズゲート病院でスノウの同僚であったアルフレッド・バーリング・ギャロッドは右の所見を確認した。オショーネシーとギャロッドによる化学分析の結果は、剖検時にコレラ犠牲者の血液がネバネバしていることの説明になった。

たとえそうであってもエドモンド・パークスやローダー・リンゼイを始めとする医学者は、コレラ患者の血液が他の病気と物質的に異なるということを否定した。コレラの血液は心肺で起きた変化の二次的なもので、変化したのは液量や塩類濃度でなくフィブリンであると、パークスは論じた。キングス・カレッジ病院のジョージ・ジョンソンは血液の外見の変化には同意したが、腸から失われた液体の量が血液の変化を説明するということについては反対し、コレラの死因は右心と肺血管での血液循環をコレラ毒が抑制したことである、とのパークスの意見に同意した。つまり、コレラ死は仮死に似ている。血液は肺を循環できず、体の他の部分に酸素を運ぶことができない。毒素がいかなる経路から身体に入ろうとも、最終の作用点は血液である、とジョンソンは主張した。この点でコレラ毒は、砒素のような無機毒と同じように作用する、とジョンソンはつけ加えた。

コレラ治療に関しては、伝統的なベッドサイドの治療法からほとんど変わっていなかった。新しい実験室医学はまだ治療革命を起こしていなかった。あらゆる治療法の効果は、体内バランスの回復を助けるかどうかで判断されていた。シデナムの「疫病構造」理論は原因と伝播に関する論争で価値を失っていたが、臨床家の間では通用していた。彼らは治療薬を選ぶのに、外部環境要因（季節など）、患者個人の体質、病気の自然歴と進行状態との相互作用を評価した。たとえば、進行が遅いコレラの場合には、初期の下痢は典型的な軽度下痢症の糞便に似ており、それ相応に治療すべきである。後期の治療に使うべき強力な治療を早い時期に施すと、比較的軽症な前駆的コレラ下痢症例を本格的なコレラ症例にしてしまう可能性もある、とした。

治療法には矛盾するものがあり、その幅が非常に大きく、究極的には混乱を起こした。ランセット誌の記者は次のように書いた。「水を自由に飲ませること、硫黄、甘汞《かんこう》（塩化第一水銀）＋阿片、硫酸＋タンニン、硝酸銀、大量の乳清、塩類注射、クレオソート、活性炭＋石灰水のそれぞれに支持者がおり」、一八五四年のロンドン医学協会会員の間で行われていた甘汞＋阿片を勧めるという矛盾は、その代表的なものだった。ジョージ・ジョンソンが考えたように、嘔吐と下痢が身体がコレラ毒を排除するという自然の反応ならば、甘汞はその過程を促進するので理想的な治療法である。しかし、ひどい下痢によってバランスが崩れた体の過剰な反応ならば、阿片を下痢止めに使うべきである。中性塩類を含んだ大量の水を飲むことは「塩類治療」と呼ばれたが、これはコレラ排泄物の化学分析の結果から生まれた人気のあった水治療法である。またこの結果に沿って「塩類注射」も行われた。腸から失われた水分を回復させ、血液から失われた塩類を補給するための静脈注射である。今日、塩類注射はコレラに対する最も合理的な治療と考えられている。これはオショーネシーが一八三二年に提案した、（彼の化学分析で分かった）失われた塩類を回復するための方法である。

エジンバラ近郊のリースに住むトマス・ラッタ博士は、直腸からの補液は症状を悪化させるだけであることを知り、第三期のコレラ患者にオショーネシーの提案を試みた。最初はうまく行かなかったが、いくつかの成功例を報告できた。最も注目すべき例は、虚脱状態が進行した五十歳の女性での例である。彼は時間をかけて二度の注射をしたが、毎回、数時間後に症状が再発した。しかし三度目の注射で完全な回復がみられた。全部で二十パイント〔約十一ℓ〕以上が注射された【Lancet 2（1831-32）：275】。ランセット誌の編集者ワクリーはラッタの処置を称えたが、他の人々は批判的であった。この方法は患者を救うのに安全ではないとの意見に懸命に彼が反論するにつれ、彼が膨らませた風船の空気は抜けていった。一八四八〜四九年の流行までにこの治療法への関心は薄れていたので、衛生局はその方法を公式報告書に入れようとはしなかった。彼の結果は明らかに不明確だった。ジョージ・ジョンソンは一八三二年の、一五六人のうち二五人だけが助かったという実験結果を再検討して次のように述べた。「これは満足できるといえる結果ではない。」さらに、内科医の社会的威信が相対的に落ち目の時期だったので、門外漢から見れば多すぎる治療実験で内科医の評判を危険にさらすわけには行かなかった。目新しい方法で患者を試した医者は「経験主義者」という烙印を押され、インチキ療法の一歩手前と見なされる危険があったのだ。

政府当局は、コレラ流行が起こるたびに推奨治療法の標準リストを作った。一八三二年にコレラがエクセターで起きたとき、地方衛生局はロンドンで中央の政府衛生局が配布した情報をコピーしたビラを配った。治療薬は、それが自分で買ったものであろうが処方されたものであろうが、前駆的な下痢期に最も有効である。しかし、米のとぎ汁様便や虚脱に至った段階では効果が小さい。コレラの症状が最初に起きたときに医務官が勧めたのは外部からの温熱と刺激で、暖かい毛布、摩擦、（テレビン油を含む）温湿布、胃の上に温水を入れた瓶を置くこと、であった。体内からの刺激としてはブランデーと阿片チンキが推奨された。発生時から積極的に治療を行い、虚脱期に特徴的な体表面と四肢の極端な冷感を防止する。二度の流行のあとも治療法に変化はなかった。一八五四年にミドルセックス病院に運ばれたコレラ患者は、フローレンス・ナイチンゲールの看護の下で同じ治療を受けたのであった。

コレラは血中の毒素で起こるという当時の見解から、毒をできるだけ除くために瀉血をすることが第一次流行時に勧められた。G・H・ベルはインドでの経験から瀉血の特別な価値を確信した。ベルは彼の師であるアネスリーにしたがって、コレラでの神経系障害は静脈の鬱血を起こし、右心室から肺への血流を妨げる、と論じた。静脈血を除けば病態が改善する。一方、動脈血を除くと悪化する。ベルはきわめて楽天的で、医者が正しい治療をすればコレラは治癒するとした。十九世紀半ばには、医者は瀉血の利点にそれほど楽観できなくなっていた。「コレラの深刻な災いに以前スコットランドのいくつかの地方が見舞われたとき、多くの患者が友人たちから見放され、あるいは医務官は彼らに注意を向けなかったが、彼らの回復率が良かったことは有名である。見放された患者の死亡率は、最も経験ある医師たちによって最も積極的で慎重な処置を受けた患者と比較しても決して高くなかった」【Association Med J 2(1854):1118】。このローダー・リンゼイの見解は、すべての推奨治療法が約束された結果をもたらさなかったときに生じた虚無感を代表していた。

＊　＊　＊

一八三六年から四八年の間のスノウの著作と公式のコメントを見ると、彼はアルコール使用には反対していたが、疫病とその治療法に関する彼の見解はありきたりのものであったことが示唆される。彼の禁酒演説に使われた言葉から示唆されるのは、彼の病気に関する一般理論にはカレンの使ったキーワード（「衰弱」「反応」「二次熱」「頭とその他での炎症」）とブラウンのもの（「反応」「無力」）が含まれており、コレラを熱性の感染性疾患であると考えたすべての医者と同じものだった。断片的なコメントからも、発疹チフス、インフルエンザ、天然痘を接触伝染病と考えていたようである。特別な環境条件下で天然痘とコレラが類似しているとの考えは、コレラに関して彼が偶発伝染論者であることを示唆していた。しかし一八四八年の秋、彼の考えを変える事件が起きた。

第八章　スノウのコレラ理論

一八四八年十月十四日付ランセット誌は、一八四八年の夏にコレラがロシアを越えて西欧へ広がりつつあると述べたあと、大きな懸念をもってロンドン市内に十月初めに数名のコレラ確認患者が発生したと報じた。しかしウェストミンスター医学協会の後任会長ジョン・ウェブスターは、十月二十一日の新年度開会式で次のように述べた。コレラの侵入に懸念があるが「まだ首都圏でそれほどの広がりではありません。新聞雑誌はインフルエンザと猩紅熱を取り上げませんが、それらがコレラより危険でないとも言えません。」その演説は協会の盛況を謳っていた。「サビル・ロウの会場は満員で、協会が全盛の時代にあることを示しています。約六十人の会員と訪問者が出席されています」【London Med Gaz 42(1848):768】。

会長が所見を述べ終え、一人の会員がクロロホルム麻酔下での子宮摘出の症例報告をしたあと、フランシス・ハード氏が「コレラの病理学と治療法」を発表した。彼はこの病気の説明をし、(一八三一～三二年のコレラ流行時に医者でなかった会員のために)症状を極めてわかりやすく述べたあと、彼が観察した十二症例についての剖検所見を再吟味して語った。彼の頭にあったのは、「いかなる治療法もコレラ毒の独特の作用に対抗する特異的な力は無い」ので、病気の各段階での病理現象に対する対症療法を選ぶことが必須である。なかでも彼が勧めたものは、石灰粉、阿片、甘汞、トウガラシ、砂糖、シナモン精油、辛子催吐剤、澱粉浣腸剤であった。これらがコレラ症状に効かなかったときは、「アンモニア水とテレビン油の等量混合液に浸した辛子湿布または熱い湯で絞ったフランネル布で、胸部と腹部、四肢をこする」ことで循環機能を維持し、「内部鬱血」を防ぐべきである。これに続く討論で、トマス・ペレグリン博士はコレラの病初期に石灰粉・阿片を、進行期に胸部と腹部に摩擦・温熱を使うことに賛成した。しかし「スノウ博士は温熱には反対した。仮死症例では、温熱は障害を与えるのでしてはならないとの理由であった。コレラは仮死ではないが、内部鬱血に関して似た部分がある」【London Med Gaz 42(1848):770】。コレラの病理学に関するスノウの考えは、「コレラは熱性疾患である」との一八三六年の考えと変わっていないようだった。

とはいえその十ヶ月後、一八四九年八月の終わりに、彼は小論『コレラの伝染様式について On the Mode of Communication of Cholera』〔以下『伝染』とする〕を書いて自費出版した。腸管寄生虫と同様に「この病気は腸管に直接作用する何かによって伝染する」と論じ、「コレラでは、筆者の観察では病気が最初に起こるところは腸管である」と主張した。コレラ仮死理論には疑問が兆していた。コレラの最終期に「血液が毛細血管をほとんど通らないほど血液が濃縮されている状態」は、病初期の「下痢と嘔吐で水分が失われる」ことの結果である。さらにスノウにとっては、腸管の粘膜を刺激するのは「吸入した毒」ではなく腸管局所にある毒であると考えるのが論理的であった。スノウはその時、ガス法則、呼吸生理学、腸管寄生虫の作用の理解にもとづいて、コレラは呼吸器から入る臭気で起こるという従来からの考えを捨てたのであった。一八四八年秋の終わりに、彼がなぜコレラの伝染について興味を持ったのかは不明である。コレラ症例の報告数が劇的に増加したときに、クロロホルムが症状の軽減に効果があるとの主張に興味を惹かれたのだろうか。ウェブスター博士はこの流行は小規模なものと言ったのだが、それは間違っていた。スノウは、コレラ患者便を化学分析した二人の研究者を含む何人かの同業者と彼の考えを議論し、異常に死亡率が高い地域の下水・飲料水について手紙で問合わせ、この問題に関する医学文献と政府の報告書を系統的に探し始めた。ロンドン市内での二つの集団発生が彼の考えを証明するように見えたとき、彼は『伝染』の見取図を描き終えていた。それは、コレラ毒は患者便で伝播し、他の人がたまたまそれを摂取して広がる、というものだった。それから二ヶ月以内に全イングランドでのコレラ死亡率、上水道、下水処理について十分な証拠を集め、「コレラの病理学および伝染様式について」〔以下「病理・伝染」とする〕という完全な理論を発表した。「病理・伝染」は『伝染』の二ヶ月後に発行されたが、多くの補強証拠が追加されていたので、これがスノウの意図した仕事だと考えられる。そうすると『伝染』を書いた理由であるが、コレラ流行二年目の一八四九年夏の終わりにもなお患者が増加していたので、公衆衛生上の緊急性から早く出版しようとしたのだろう。

肺を介する〔吸入〕感染（infection）でなく糞口伝播へと考えを変えるのは、当時の接触伝染（contagion）論者の見方を横すべりさせるだけのことであった。スノウは『伝染』の最初のパラグラフで次のように述べている。「コレラの歴史を一八一七年のインドでの最初の出現（あるいはその出現の認知）

から調べると、この病気は人同士の交流で起こると確信した。これは多くの医者に共通の考えである。」

彼がこの結論に達したのは一八四八年またはその翌年であったが、それ以前の彼は、発疹チフス、天然痘、コレラの疫病に関して偶発伝染論者（ある環境で偶発的に感染が起こるとの考え）であった。病原体は病人の体のなかで作られ、臭気の形で他の人に吸入されるとの考えである。つまり彼は、前年の十月（ウェストミンスター医学協会でコレラ仮死についてコメントしたとき）までは〔吸入〕感染を受け入れていた。侵入門戸を肺でなく胃と変えるのに新しい教義に改宗する必要はなかった。ある接触伝染論者はこの摂取（ingestion）を接触（contact）と吸入（inhalation）に代わるものとしてすでに提案していたが、彼がそれを受け入れるためには、一八三一～三二年の流行時にコレラ患者の糞便を飲んでもコレラにならなかったという人体実験の結果を不確かであると断じ、病原体が胃酸で破壊されない類似の病気を見つける必要があった。コレラについて考えるのに、スノウは彼の知識と科学的能力以外に、彼の個人的偏向をも持ち込んでいる。スノウは長い間、ジョン・F・ニュートンの純粋な水を摂取する価値を認める菜食主義の哲学に心酔していた。病原体は〔吸入〕感染で広がると多くの人が信じていたとき、ニュートンの理論は、スノウに疫病は口から摂取したものによって起こりうるとのアイデアを与えたのだろう。

古きを捨てる

スノウは『伝染』でまずコレラが伝染することを認めてから、次の三つのパラグラフでコレラは臭気を吸ってのみ感染するとの従来の説を論破した。彼は「感染」を正確に定義した。「病人から周囲の空気に放散したものが、他の人の体に吸入されて入り、肺を通過する血液に吸収される。」このようにして、それまで彼が賛成していたように見える修正伝染論を排除し、さらに、特別な環境での偶発伝染に賛成する局地瘴気論者の見方も拒否した。スノウは述べた。「たくさんの人がそれを高濃度で吸っても病気にならず、他方、数百万倍に希釈されたものを吸っても死者が出る。病気の罹りやすさにそのような大きな個人差があると考えるのは極めて難しい。」

臭気による感染はあり得ないとの彼の推論は尊敬に値するものだったが、「コレラ毒は大気に広がっていて、患者から放散されるものではないという仮説」を支持する者―広域瘴気論者―を徹底的に軽蔑していた（『伝染』6頁）。彼は吸入ガス麻酔の性質とそのメカニズムの研究から、局地的あるいは環境中に広がるガス蒸気だけでは瘴気論者が想定するような特異的な疫病は起きない、と考えるようになっていた。さらに彼は砒素蝋燭の研究〔第三章〕を通じて、人体が特定の毒を吸ったときにはその毒の特異的効果が生じるのであって、瘴気や局地臭気の毒で全身の発熱は起きないことを知っていた。ガス拡散法則を空論と見なした古い世代の医者たちと違って、スノウは麻酔処置の訓練と日常の経験から、ガスの化学と物理に注意深く関心を払えば現実的な利益があると信じていた。まさにその信念で彼は、危険かもしれない医薬品を安全に、かつ各患者および各外科手術に特有の必要性に応じて使っていたのだ。

コレラは基本的に血液で起きる病気であるとの考えは、スノウが知っていた臨床的および病理学的証拠と相容れなかった。吸入した原因物質が初期に血液に毒性を及ぼすような病気ならば、局所の症状が出現する前に頭痛、悪寒、頻脈などの全身症状が出るはずである。しかしコレラでは、すべての全身症状は後から出現し、大量の下痢と嘔吐で腸管から水分が失われる結果として起きる脱水で説明できる。さらに彼は次のように推論した。水分喪失は、全身を循環している毒ではなく「腸管粘膜を刺激する局所の物質」によって起きるのであって、「血液中の毒が腸管表面だけを刺激し滲出させる例を筆者は知らない」(『伝染』8頁)。

新しきを取り入れる

『伝染』での議論は、疫学的証拠、病理学的観察、大胆な類推、を混合し合成したものである(図8・1)。スノウはこの理論を提出するのに基本的な仮説を立てる必要があった。コレラは、特異的な刺激原因によって起きる特異的な病気であると仮定しなければならない。また、コレラの原因物質は典型的な鉱物毒のようには作用しない――コレラ毒に曝露した全員でなく、曝露集団の一部に統計学的に有意に病気を起こす、と仮定する。つまり「証明」は、確実性ではなく統計学的確率の問題であった。

第一に、人間がコレラの広がりの中心にいると彼は強調した。その「伝染性(communicability)」を疑問視する多くの証拠があったが、彼は「以前にコレラがなかった町や村に、コレラ流行のあった場所から人が訪れたときにコレラが始まった」という多くの事例を指摘した。一八四八年のロンドンでの最初の二症例が、これを証明した。「ハンブルクから来た船員が第二症例のコレラの真の原因であったことは間違

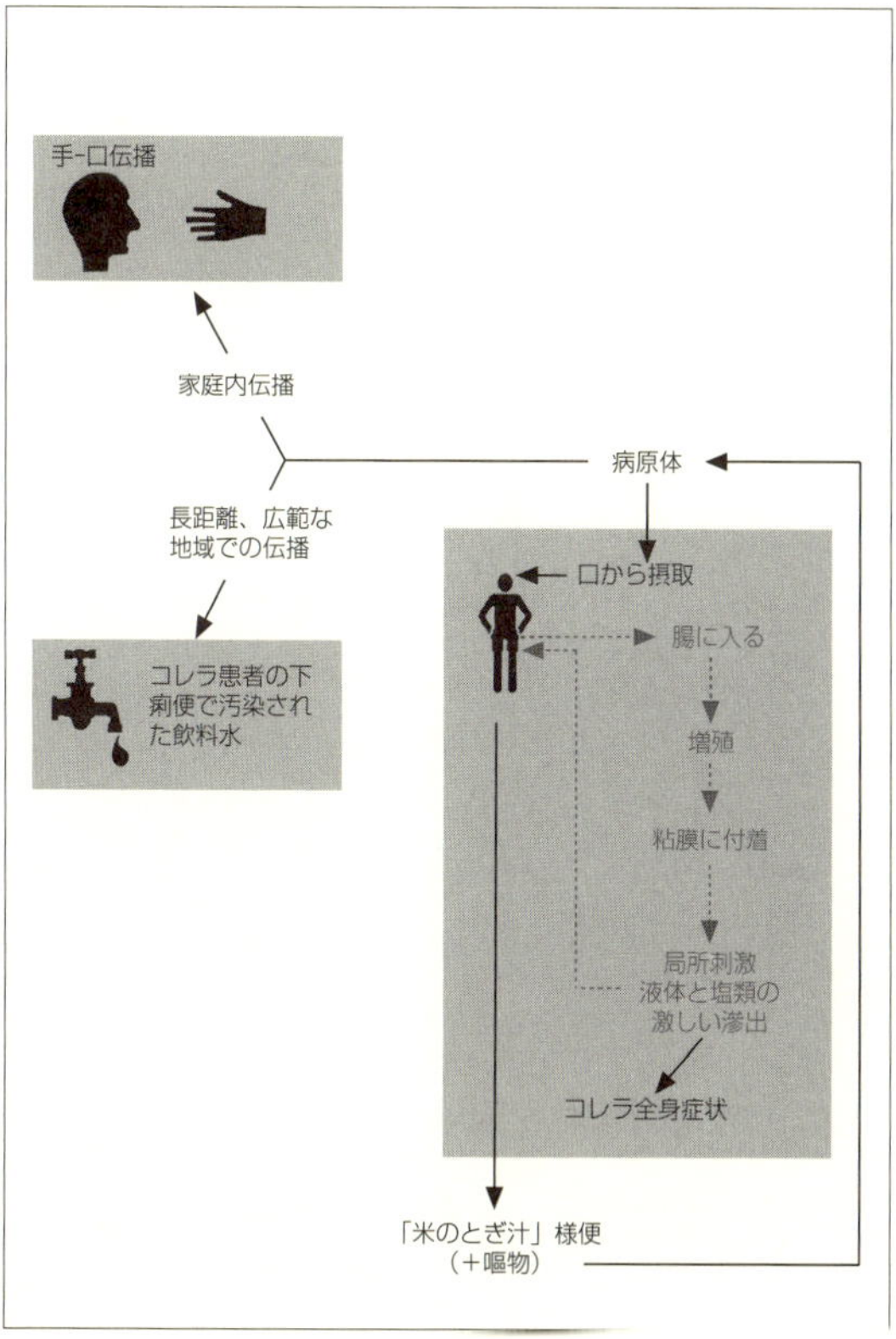

図 8・1　スノウのコレラ理論（1849 年）

いない。第一症例は、長年コレラがなかったロンドンに来て真正アジア型コレラを発症したのだが、彼が泊まった部屋に宿泊した男が第二症例になったのである。もしある事例でコレラが伝染したならば、他の事例でも伝染することがあるだろう。つまり、類似の原因があれば類似の現象が起こる」（『伝染』29 頁）。

しかし人-人伝播が間違いないことであっても、伝播の経路はまだ不確定であった。彼は吸入による伝染の考えを捨て、「他の病気で知られていることから類推して、コレラでは腸管が最初の病変部位である」と推論した（『伝染』6頁）。コレラに特徴的な最初の腸管症状から考えて、病毒は摂取されたものである。腸管粘膜の局所刺激を起こす病原体を探すならば、最も有力な仮説は「病人の排泄物がある物質を含み、それが飲込まれたとき小腸の粘膜に取付き、そこで適した状況に置かれるやいなや周囲の物質の分子変化が起こり、それを利用して自己増殖する」（『伝染』8頁）。「分子変化」を起こす能力とは、コレラを起こす病毒「物質」は生物であろうが非生物であろうが「組織化されたもの」であり、化学法則に従うことを意味する。ドイツ人研究者ヘンレは、ある接触伝染病は「寄生組織体あるいはその幼芽」で起こされ広がると言ったが、スノウの議論はヘンレと同様のものだった。スノウは、コレラの未知の病原物質は腸管寄生虫の卵と同様に振舞うと考えた。極めて小さくて通常の感覚では感知されないで腸管で増殖する。コレラと同様に、多くの症例で寄生虫病患者から寄生虫保持者を辿ることはできないし、患者が卵を飲み込む確かな経路を見つけられない。だが、患者の病気が自然発生したとは結論できない（『伝染』9頁）。しかし、この類似には問題となる面があった。病気徴候の違いの点である。寄生虫病は無痛性・慢性で、患者はめったに死なないのに対し、コレラは重症・急性で、急激に死に至る。スノウは、コレラを起こす顕微鏡で見える物質または粒子を同定しなかった（これは他の人々と同様である）。それでもなお彼は、寄生虫の卵はコレラ病原体と同じ性質をいくつか持っていたので、コレラの伝染様式との類似について議論を進めるに値すると提唱したのだった。

糞口伝播は、コレラが家庭のような限られた場所で広がる最も可能性の高い経路であると説明できる。

コレラ患者の大量の下痢便で衣類やベッドが汚れ、米のとぎ汁様便は通常の便の色と臭いがないので、家族は知らずに手に下痢便が付着し、食事のときに病毒物質を彼らの口に運ぶ。もし患者の介護人が他の家族の分の食事を作れば、家族も病原物質を摂取することになるだろう。とにかく、手洗い設備と清潔習慣がなければそのような機会は高まる。これに対しコレラが短期間に地域に広がった場合は、飲料水がコレラ患者の排泄物で汚染されていたと説明できる（『伝染』11頁）。逆に、汚染飲料水を介する伝播では、コレラ粒子は大きく希釈されても感染性があることを示唆する（『伝染』27頁）。これはスノウの科学全般に対する研究姿勢なのだが、コレラ伝染様式の推論に経験的な反証があれば、それを優先させねばならない。もし非常に注意深く手洗いをする家庭や、疑いもなく純粋な飲料水が供給されている町全体にコレラが発生すれば、彼の仮説は疑わしいものになると理解していたのである。

スノウ仮説の要諦

『伝染』のなかでのスノウは、第一が病理学者、第二が臨床医、第三が疫学者という態度で臨んだ。彼の推論は、病理学的仮説から臨床像、伝播経路へと進み、伝染仮説を経験的に試す疫学の方法へと続いた。彼は全般的に合意されている点について再解釈をした。血液中水分の腸管への滲出とそれに続く水様便を起こすものは何か。コレラ患者血液の化学分析では、水分に対する固形分の割合が劇的に高まっていた。「ギャロッド博士の最近の分析は価値あるもので、前回コレラがヨーロッパに到来したときに言われたことが確認された。すなわち、この病気で苦しんでいる患者の血液中の固形物の割合は非常に高まっており、他のいかなる病気にもなかったことである」(『伝染』7頁)。

しかし血液が固くなっていることの説明には次の二つがある。①血中の毒が水と塩類を腸管に押出す、または、②腸管内の毒が粘膜を刺激し、血液から血清成分を引き出す。スノウの仮説では②であるが、ギャロッドは①を考えていた。「コレラ毒が大量に血液中に入ると腸管粘膜で外へ向かう水の浸透作用を強め、同時に内への浸透力を破壊するように見える。血液は下痢で水分と塩類を失い、胃からの吸収力も失う。そして血液は我々が見たように変わる」【London J Med 1(1849):409】。ギャロッドの解釈は、スノウの仮説を全体としては支持したのでスノウは困らなかった。スノウは自分自身では化学分析をしなかった。この時点でスノウが一八三一～三二年の流行時の証拠を引用しなかった理由は不明である。その証拠とは、コレラ患者の血液に食塩水を注射すると体の機能が一時的に回復する、とのスノウの考えを明白に支持するものだった。そのかわり彼は臨床家として、腸管での水の通過の裏付けとなる個人的観察と経験を提供しただけだった。

スノウは未知の病原体の存在を仮定した。それが摂取されると腸管粘膜を刺激し、ギャロッドが詳述した水分喪失に至る。彼の目的のためには、コレラ病原体は外部からのもので、人に摂取されて腸管内で増殖することで十分であった。病原体の構造でなく作用が、コレラの病理学と伝染に関するスノウの仮説に重要であった。それゆえ彼は「同業者一般に対し、燃焼、腐敗、発酵、組織体のなかでのさまざまな過程が維持される分子変化が起こっていることを訴えた。」病原体がスノウの考え通りに振舞う限り、病原体の性質については彼の議論に影響しないよう慎重に発言した。「筆者は誤解されたくないのだが、コレラが真正の動物、あるいは微小動物（顕微鏡で見える生物）で起きるとしたり、腸管寄生虫の卵と同じであるとしているわけではない」（『伝染』9頁）。病原体が普遍的な物理化学の法則に従い、彼が仮定した作用と伝播を行う限り、それが生物であるか無生物であるかは重要ではなかった。

未知のコレラ病原体と既知の腸管寄生虫との類似性をスノウは指摘したのだが、これは体内への侵入が摂取で起こると考えるのに決定的に重要であった。病原体粒子が増殖する必要はあるものの、その類似性を動物寄生虫になぞらえたのだ。十九世紀半ばの接触伝染論者のなかで、寄生虫が伝染病一般の問題を明らかにすると考えたスノウは稀な人物であった。多くの同時代人は、寄生虫は飲み込んだ卵からでなく腸管のなかで自然発生的に生じると考えていた。寄生虫に関する研究は、ドイツで一七八〇年から一八四〇年の間に盛んに行われたが、研究者は寄生虫の自然発生を信じていた。ファーリーによれば、「寄生虫の専門家ほど、自然発生を信じていた【Farley 1972】」。しかしV・L・ブレラは一七九八年に、人が寄生虫の卵を含む動物用の餌を摂取すると寄生虫に感染すると提唱した。彼の論文「害虫病」は英語に翻訳された。虫に関するほとんどの英国人専門家は、自然発生説に哲学的論拠から反対していた。菜食主義者であるスノウは、『伝染』を書くずっと前からブレラの議論を合理的であると考えていたようだ。彼はJ・S・ステーンストロップの『世代交代』（一八四五年）の英語訳を入手できた。ステーンストロップは肝蛭《かんてつ》の生活環を記していた。卵の形態とそれが孵化した形態は、外見がまったく異なる。スノウの研究は、腸管寄生虫病を伝染病の一種と見なすことへの障碍を取除き、寄生虫は寄生虫の卵から生まれることを示して自然発生説を否定し、コレラ病原体を寄生虫に例えたのだった。

『伝染』を支持する証拠

スノウは、コレラ病理学と伝染に関する新しい仮説を一八四八年の最後の二、三ヶ月で形にした。そのとき彼は「出版を躊躇した。仮説が有利になる証拠はあまりにもありきたりでありふれた性質であったので、読者に明快な印象を与えないと考えた。しかし一八四九年八月の最後の数日に、より直接的な証明となると思える出来事があったことを知った」(『伝染』12頁)。彼の小論の大部分は、テムズ川の南で起きた二つの局地的集団発生についての記述と分析であり、続いて、都市水道に関係するコレラ致死率についての示唆的な意見が載っていた。彼はもっと証拠を提出しようとしたが、次の但し書きで満足した。「現時点での知識をもってコレラの原因に関しての意見を提案した。これは確実なものではないが、他より高い確率で有利な仮説である」(『伝染』29頁)。

スノウに早めの出版をさせた「出来事」とは、下水道委員会の副検査官であるジョン・グラントの二つの報告であった。一八四九年八月九日にグラントは、「過剰な死亡—五日間に九または十人—が発生したホースリーダウンのサリー小路《こうじ》の疾患」という調査報告書を書き上げた。

小路の両側に十三軒の家があり、換気は非常に悪い。道路の端には開渠の下水溝があり、家の排水は汚水溜につながっていて、家の裏側に共同便所がある。この小路と隣の小路（トラスコット住宅）との間に小さな土地があり、そこにそれぞれの共同便所、汚水溜がある。サリー小路の死亡率は高かったが、トラスコット住宅ではコレラはたった一例（乳児）であった。この違いの原因と考えられるのは、サリー小路の住民は小路にある井戸の水を使っていたことだ。その井戸の口は敷石や側溝と同じ高さで、汚水が井戸に流れ込んでいた。教区の役人がこの井戸をきれいにし、口を嵩《かさ》上げする工事を行っていた。

グラントは、補修工事にかかわらず開渠溝が下水管に交換されるまで住民に避難するよう勧告した。彼は、下水溝の修理の間に下水からガスが広がって、もっと多くのコレラ患者が出ると思ったのだ。

　このホースリーダウン地区の小路によって死亡率の違いがあったという報告は、コレラ病原体は吸入ではなく摂取によって病気を起こすという新しい考えの経験的証拠になる、とスノウは考えた。第一に、飲料水は下水で汚染されていた。第二に、その汚染は隣合う小路の一つだけで起きた。つまり、この集団発生には「対照」群がある―当時の術語では「自然実験」が行われた―のだ。グラントの報告から、井戸水がコレラ患者の排泄物で汚染されていたとするには不十分である。そこでスノウは、診察した医師と話をして患者発生の時系列と発生家屋の場所を調べた（『伝染』12頁）。

　自分の仮説を支持すると考えた第二のコレラ局地的集団発生は、一八四九年七月末から八月の初めにワンズワース通りのアルビオンテラス《連続住宅》で起きた。ここでも、グラントの報告書には下水が井戸に流れ込んだ

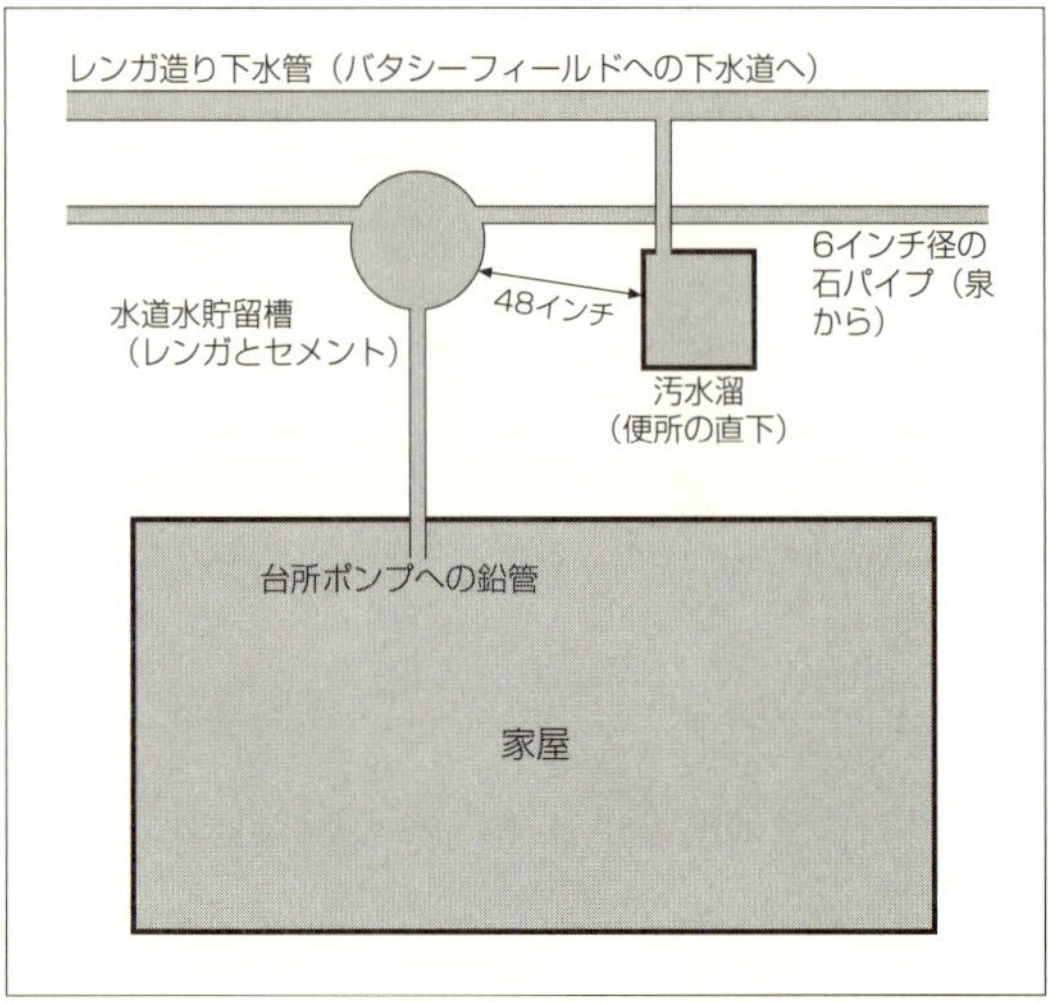

図8・2　アルビオンテラスの給水管、排水管の配置図
排水管、水道管、貯水槽の繋ぎ部分に漏れがあった。汚物溜と排水管の水面は水道水貯留槽の水面より高かった。（『伝染』より作成）

ことが書かれており、スノウの注意を引いた（『伝染』16頁）。サリー小路と同様に、スノウはグラントの調査に基づいて『伝染』の読者のために現地の位置関係を詳細に記述した。図8・2と8・3は、スノウの『伝染』の記述に従ってアルビオンテラスの下水管と飲料水道管の配置を図解したものである。スノウは図解は示さなかったが、空間的観点と地形的観点から考えていた。

『伝染』に書かれた二つのコレラ集団発生に使った調査方法は、数ブロック範囲内に起きた感染症集団発生の源を突き止めようとする、のちの「村の疫学者」の方法と一致するものだった。スノウは、この二つの集団発生が特定の性質を多く共有していることを明らかにした。一人または二人のコレラ患者―たぶん他所で罹患した―がある地区に出現したが、その地区での

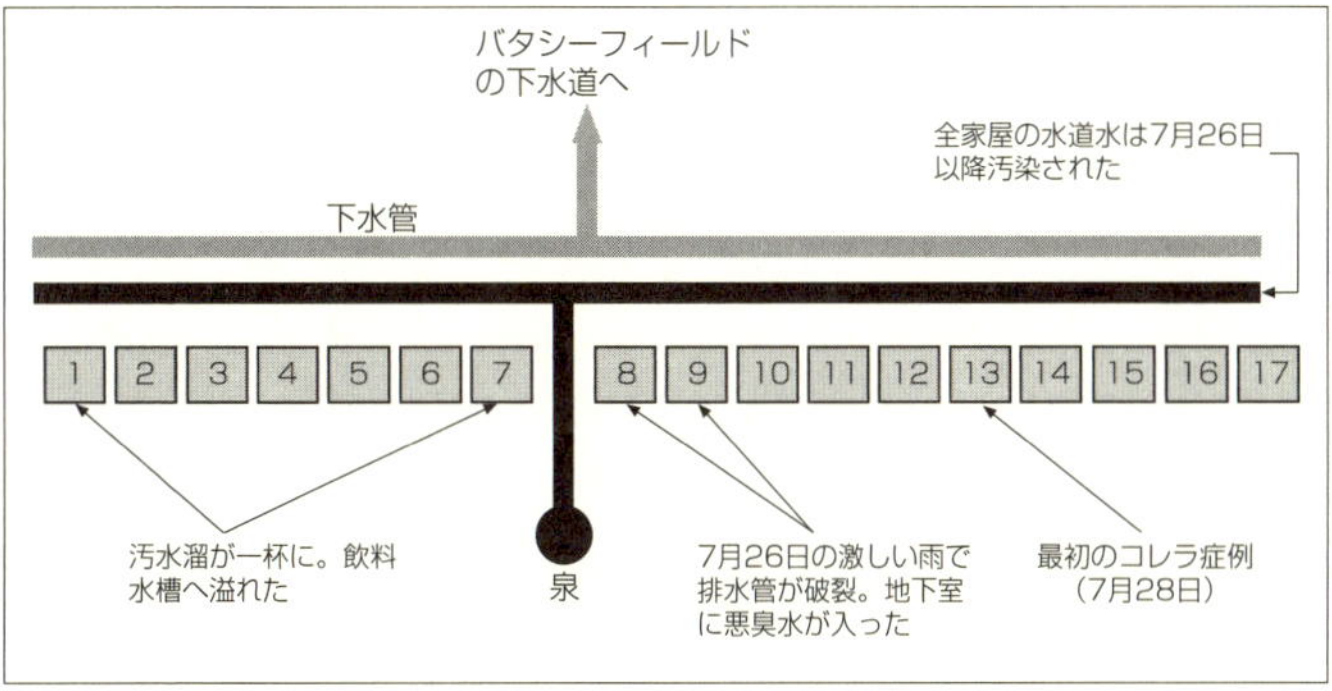

図8・3　アルビオンテラス
コレラ患者の排泄物を含む下水による飲料水汚染が示唆された出来事の説明図。（『伝染』より作成）

発生率は全国の発生率と同じ程度である。その場合、コレラに罹った住民の排泄物で汚染された水が近所の家に供給される飲料水と混ざる経路が存在しないかぎり、突然の集団発生は起こらない、というのがスノウの考えであった。ホースリーダウンでは汚染は継続的なものだったが、アルビオンテラスでは激しい雨の時の一回だけだった。そのあと数日して共通の飲料水を使う家でほぼ同時に多数の患者が発生した。彼が下水による汚染があると考えた飲料水を目視で確認したとき、有機物様の不純物が見られた。大気は同じであるが飲料水が別系統の家でコレラ発生がなかったという事実は、コレラ病原体の伝染は摂取によるものであり、瘴気の吸入によるものではないことを意味した。

局地的な飲料水汚染による二つの集団発生のほかに、スノウは、コレラ排泄物による川の汚染がロンドン市街地全体でのコレラ死亡率の違いを説明できるとの仮説を立てた。違いを決定する要因は、さまざまな水道会社が供給する飲料水の水源であった。コレラ流行時の「死亡週報」のデータからロンドン市五管区ごとの死亡率の一覧表を作った。西、北、中央管区の死亡率が最低であった。その地域の多くの住民は、下水で大きく汚染された場所より上流に水源がある会社が水道管で供給する飲料水を使っていた。死亡率が最高なのは南管区で、北管区の七倍であった。南管区では水道会社はテムズ川の潮の干満がある場所から取水していたが、そこはロンドンじゅうの下水道が大量に流れ込む場所でもあった。東管区の死亡率は平均の四倍であった。東ロンドン水道会社は水源をリー川の感潮帯より上流に移したのに死亡率が高いことにスノウは驚いた。彼は、その会社が下水でひどく汚染されたリー川の水の一部を引込んだオールドフォード貯水池からの水を部分的に使っていると疑った。しかし彼は、ロンドン各管区の水供給の「正確な情報」を得ることはできなかった。彼の一覧表は、五管区それぞれの死亡率と各水道会社の水源―彼が暫定的に決めた―との関係を大ざっぱに示したに過ぎないものだった。つまり、コレラが汚染河川水を介してロンドン市街に広がったという彼の議論は決定的ではなかった。しかし彼は、局地瘴気論や偶発伝染論では南管区のコレラ死亡率の高さを人口の稠密と臭気の強さでは有利に説明できないことを特筆した。「〔死亡率が低い〕中央管区は過密さと悪臭に関して南管区の最悪な一帯とまったく同等なのである」（『伝染』25頁）。

批判を予想する

スノウは反対意見を予想していた。とくに衛生行政関係者は、汚染物一般がコレラ毒を含む、または、それが人をコレラ患者になりやすくさせる、のどちらかと推測していた。衛生局に所属するギャビン・ミルロイ博士がアルビオンテラスの集団発生を調査しており、そこでの死亡率の高さを複数の要因に帰していることをスノウは知っていた。（スノウの引用によれば）「第一に、テラスの北四〇〇フィート〔約120ｍ〕にあるバタシーフィールドに開渠の下水道があり、そこから風向きによっては耐え難い臭気が漂って来ること。第二に、家々の裏側にある台所の汚水溜から耐えがたい臭気が立ち込めており、七月二六日の嵐でさらに悪化したこと。最後に、十三番地の家の地下室に不快なゴミが集積していたこと」（『伝染』21頁）。スノウは、ミルロイの説明の各々に反論した。

開渠下水道の件であるが、下水道とアルビオンテラスの間にある十九軒の家でも、また他の方角でも同様の臭気に曝された通りと家並みがあったが、それらの場所ではコレラは発生しなかった。台所の汚水溜からの悪臭の件であるが、悪臭は日常、普遍的に存在しており、今回のような突然のコレラの発生を説明できない。不快臭は七月二六日の嵐の日にロンドンの何千という家から出た。八、九番地の二軒では排水があふれて不快臭がいちばん強かったが、その住民は下痢だけか、軽度のコレラに罹っただけだった。十三番地の家のゴミの集積は周りの家に影響を与えなかった。（『伝染』22頁）

局地的な臭気は周囲に拡散するので、周りの家でコレラに罹らなかった人がいることを説明できない。また、いつも広がっている臭気が突然毒を持つことにもならない。スノウは次のように結論した。「これら家々の住民に降りかかった大災難の唯一の特別かつ特有な原因は、飲料水の状態である。その水が通じていたほとんどの家でコレラが発生した。しかし、別の水が来ていた周辺の家はすべてコレラと無縁であった」(『伝染』22頁)。

スノウはまた、彼の仮説の河川汚染部分への反論も予想していた。テムズ川のような大きな河川の大量の水はコレラ毒を十分に薄めて無害化すると考えた人たちに対して、彼は次のように言った。「この毒はたぶん組織化された構造の粒子である。極端に小さいものであることに疑いはないが、その性質を保つかぎりそれ以上は分割できない」(『伝染』26頁)。コレラ患者の下痢便がテムズ川で薄められればコップ一杯のテムズ川の水が毒性粒子を含む確率は低くなるが、個々の粒子が腸管内で増殖し悪さをする力は維持されるのだ。

スノウは、彼の仮説への批判として他に二つの問題点を予想した。飲み込まれたコレラ毒は胃酸が破壊する、と反対する人もいるだろう。スノウはその可能性を認め、「人によってはコレラに抵抗性があるが、泥酔状態で消化力が落ちた人では抵抗力がない」と言った(『伝染』26頁)。これについては、過剰飲酒でコレラに罹りやすくなるとの民間信仰に言及した。何らかの理由で、瘴気論者のまともな反論には答えないことにした。一八三〇年代、コレラ患者の排泄物や吐物を飲み込むという自家実験がいくつかあったが、患者は出ていなかった。次に、彼は患者から健康人への空気伝播の可能性を認めたが、それは〔吸入〕感染とは別とした。彼の考えでは、空気伝播したコレラ粒子が病気を起こすには摂取されなければならない。「糞便の有機物部分が乾燥すると細かい塵埃になり、隠花植物の胞子または微小動物の幼芽のように空気中を漂い、人の口に入って飲み込まれる」(『伝染』27頁)。

コレラの予防

『伝染』の最後から二つ目のパラグラフで、「コレラをくい止め寄せつけない」ための現実的で経済的負担の少ない手段がいくつか概説されている。スノウは、賢明な対処法として次のことを考えた。「患者の面倒を見るすべての人は、手洗いを注意深く頻繁に行い、食品に触る前には必ずそれをしなくてはならない。すべての人は、排水や下水が流れ込んでいる水を飲んだり、料理に使うことは避けねばならない。それが難しいときには、水を濾過するか煮沸して使うべきである」(『伝染』30頁)。これらの助言に従えば、コレラ粒子が飲料水に存在しても、患者の衣類に見えない程度についていても、その摂取を避けることができる。これはニュートンの蒸留水養生法を公衆衛生の領域に広げることであり、彼が何年か前に禁酒運動演説で述べたことだった。家庭を清潔にしておくと、思わぬコレラ伝播を予防できる。それだけでなく、スノウは次のことを信じていた。「ロンドンで最も必要な衛生対策は、南・東管区への飲料水の供給源を下水道から遠ざけることである。」これは、より議論を呼ぶ、金のかかる提案であった。

スノウのコレラを予防する簡単な手段は、『伝染』で言及しなかったことに対しても意義があった。彼は隔離を主張しなかった。とくに海運国では瘴気論者も隔離に忌避感を持っていた。スノウは、彼の仮説が求める予防手段は「社会的または商業的な交流に干渉しない」ことを明言した(『伝染』30頁)。彼の観点では、コレラは非常に限られた状況で、かつ非常に特異的な経路でのみ伝染する。隔離は「接触伝染」を防ぐためのものであるが、もし「接触伝染」を接触または吸入のどちらかによる伝染とするならば、コレラはこれらの基準には当てはまらない。彼の仮説では、的を絞った行動の見直しがコレラを抑え込むことになる。彼は全般的な清潔さを支持したが、特定の現実的な対策だけがコレラの広がりを防ぐのである。すなわち、コレラ患者の介護人や患者に遭遇しやすい食品取扱者が手洗いをすること、および、コレラ患者の下痢便を含むかもしれない下水で飲料水が汚染されないようにすることである。

『伝染』をさらに仕上げる

『伝染』を出版したあと、スノウはアルビオンテラスでの追加の現地調査に忙しかった。のちに発表された〔グラントの〕報告書にはスノウの説明とは異なり、その集団発生は局地瘴気論の説明の方がより確かであると書いてあった。スノウは地元の外科医に再度話を聞き、また八月に起きた二度目の雷雨であふれた下水管からのゴミを片付けた庭師にも話を聞いた。庭師はのちにコレラに罹ったが回復した。スノウはロンドン医事週報へのレターで、汚染水が集団発生の源であった事実を確認し、瘴気論では説明できないことを再度述べた。そのレターの最後に、もっと詳しい論文をほぼ書き終えたが、そこでは次のことに言及している、と書き添えた。「英国の多くの地から集めたさまざまな詳細な事例。それは汚染水とコレラ伝播の関係を示し、また、下水がまったく混じらない飲料水を供給していた大きな町々は、今回も一八三二年もコレラとは無縁であったことを示している」【London Med Gaz 44(1849):504】。

スノウは約束を果たした。その論文「病理・伝染」をウェストミンスター医学協会の十月半ばの集会で発表し、それはのちにロンドン医事週報に掲載された。彼は『伝染』の語句を一部そのまま使ったし構成も同じであったが、示唆的な仮説であったものを理論化するために、「病理・伝染」では必要な追加を行った。病理変化の議論を膨らませた。病状が進行した患者での呼吸困難は、血液が濃い状態になり肺循環を妨げることが原因と述べた。そのような毛細血管鬱血は尿生産量を減らし、血中尿素を上昇させ、尿中に卵白様蛋白質が出る。病理学的記述部分での他の違いは、「分子変化が継続するという一般的傾向」という語句をあいまいな表現「他の病毒と同様の増殖」に差し替えたことだ。論文の最後の部分で彼は述べた。「体内で増殖する毒は組織体に違いない、と結論したい。したがって、それがいかに小さくても粒子である」（「病理・伝染」928頁）。その毒は腸管上皮組織に吸収される化合物であるという可能性を認めた。とはいっても彼の理論が受け入れられれば、作用、増殖、伝播を予防する手段がはっきりしているので毒の性質はそれほど重要でない、と彼は考えた。

スノウは、この二部構成の論文の大部分を「深刻なコレラ流行の事例、およびその惨害から逃れた事例」（「病理・伝染」747頁）（表8・1）に使って、彼の理論を実証することに費やした。八月には証拠があまりにも少なくて出版を止めようとしていたのに、どのようにして彼は、彼の理論を支持する豊富な例を十月に集めたのだろうか？　「病理・伝染」で増やされた脚注を見ると、彼は議会の委員会報告や医学ジャーナルの症例報告を含む文献資料を参考にした。他にも、個人的な接触や手紙を利用した。たとえ

表 8・1 「病理・伝染」に記載された実証的証拠

ロンドン（南ロンドンの給水の調査研究は遅れる）	地方の町（コレラ発生あり）	地方の町（発生なし）
1. ホースリーダウン：サリー小路にコレラ発生、トラスコット小路では発生なし 2. アルビオンテラス：コレラ発生あり、隣家に発生なし 3. ロザーハイズのシルバー通り 4. ロザーハイズのシャーロッテプレース 5. 特異例： (a) 汚染された井戸と排水溝 (b) クイーン監獄のベスレム病院：汚染井戸なくコレラ発生なし。近所に発生あり (c) ミルバンク監獄：飲料水はテムズ川からで発生あり。近所に発生なし 6. ウェストミンスター地区：人口過密で低地。しかし飲料水がきれいで患者ほとんどなし 7. ブリクストン：高地で広い街路、中流階級が居住。しかし飲料水汚染で高死亡率	1. バース（1ヶ所のみ）：井戸が汚水溜から汚染 2. ヨーク：飲料水の取水口が下水流入部より上流か下流かで死亡率に差 3. エクセター：給水場を川の上流に移すと死亡率低下 4. ハル：新規建設の給水場だが感潮帯から取水し、死亡率上昇 5. ダンフリース：感潮帯から取水し、高死亡率 6. ニューバーン（ニューカッスル近郊）：井戸水が下水管で汚染 7. ビルストン：飲料水が坑道で汚染、高死亡率 8〜10. メシル、ティドビル、ケンダル：下水が井戸に流れ込んだ	1. バーミンガム：川は下水で汚染。しかし飲料水は別の場所から 2. バース：周辺の丘から水道管 3. チェルトナム：下水汚染なしの飲料水 4. レスター：川は下水で汚染され、低地。しかし飲料水は泉から 5〜7. プレストン、オルダム、ペイズリー：飲料水は近くの丘の用水路より 8. ノッティンガム：下水流入部より上流の水を濾過 9. スタフォード：水は下水で汚染。しかし井戸あたりの利用戸数は少ない。患者発生は数軒のみ（すなわち、汚れた水だけではコレラは起きない）

ば、ニューカッスル近くのニューバーン村の超過死亡率を引用した。彼がそれを知ったのは、ニューカッスルの友人、デニス・エンブルトン博士に問合せの手紙を書いたからだ。エンブルトンはジョン・リード師から情報を入手し、またスノウを地元の外科医、ロバート・デイビソン氏に紹介した。ヨークとバースの例では、彼は友人と親戚に依頼した。他の例では、ウェストミンスター医学協会会員が情報提供し、また情報を提供してくれそうな人の名前を教えてくれた。おそらくスノ

ウは理論が一八四九年の夏に熟してきた頃に手紙での問合せを開始していたが、そのデータを『伝染』に盛り込むには十分な回答が集まっていなかったのだろう。彼のコレラ伝染の水媒介理論が九月初めに印刷されたあと、似た事例や理論と相容れない事例が医学ジャーナルにレターとして投稿された。

スノウは、ロンドン市内で集めた証拠を「深刻なコレラ流行の事例、またはその惨害から逃れた事例」（「病理・伝染」747頁）に絞り、まずホースリーダウンとアルビオンテラスの彼の調査の要約から始めた。彼は、コレラ患者の排泄物で汚染された井戸水または排水溝の水が流行を起こした、似たような点源集団発生事例について述べた。それらの事例では、土地の高さ、空気の状態、住民の社会階層、家の種類などは無関係であった。他の理論によればコレラが起きても良いはずなのに、そこの飲料水が下水で汚染されなかったゆえにコレラが起きなかった場所についても述べた。テムズ川南の管区では二つの流行での死亡率が最大であったことを述べ、「ロンドンの最近の流行に関して飲料水と関係づけて完全な説明をまとめる努力をしている」が、調査を完了するまでこれ以上のことは言えない、と示唆した（「病理・伝染」747頁）。

スノウは、一八三一～三二年と一八四八～四九年に飲料水がコレラの原因になったと思われる地方のいくつかの町について論じた。ある集団発生では、はじめ人から人へとコレラが伝わり、そのコレラ患者からの下痢便で汚染された井戸、泉、坑道の水で急速に拡大した。別の事例では、一つの川が飲料水の源であると同時に町の下水の受入れ先でもあった。二つの町では、二つの流行で死亡率の差があったが、それは飲料水の供給に差があったためとした。エクセターでは一八三二年のあと取水口を下水流入部の上流に変更し、死亡率は第二次流行時には低下した。しかしハルでは、一八三二年のあとに下水を含む感潮帯から取水が行われ、死亡率は第二次流行時に劇的に上昇した。

スノウは、流行が起きなかった事例も彼の理論において同等の意義があると考えた。彼は、飲料水が下水で汚染されなかったがゆえにコレラ流行を免れたと考えた九つの町について述べた。飲料水の源が、井戸、川、泉、地表のどこにあろうとも、その水が汚染されていない限り問題ない。彼はスタフォードの事例について述べた。そこでは汚染水を飲用したが、汚染水がコレラ患者の下痢便を含まなかったので患者の大発生はなかった。地元の内科医によると、街の多くの井戸水は下水の澱《おり》を含んでいたが、井戸あたりの利用家屋数は少なかった。飲料水源が互いに別個で、大都市のようにそれぞれが繋がっていなかったため、コレラの発生は一戸または多くても数戸に限られた。

スノウのコレラ病理学の理論であれば、村、町、都市での流行期間の違いを説明できる。人口のサイズによって、コレラ病原体が増殖できる新鮮な人間が消滅する時期が変わる。「従来の接触伝染論や〔吸入〕感染理論とは異なり、集団のすべての人に摂取毒が届くわけではない。臭気の形ならば一人から全員に届くのであるが」（「病理・伝染」928頁）。彼は、『伝染』と同様に予防手段のリストを提案した。流行期間中は「街で行商人が売る果物」を避けるように〔果物は夜間はベッドの下にしまわれるので汚染されやすい〕、また、鉱山では労働者が坑内で食事をしないよう、時間交代制を勧めた（「病理・伝染」929頁）。

スノウ対ブリストル派コレラ菌類理論

スノウ以外にも腸管寄生虫に似たものを考え、糞口伝播が吸入感染理論よりもはるかにコレラ関係のデータにそぐわしいと考えた人がいた。『伝染』が出版されて一ヶ月も経たないうちに、ブリストルのウィリアム・バッドのコレラの原因と伝播に関するパンフレットが発表された。ロンドンの医学界はこのブリストルのコレラ菌類理論を無視したが、これはスノウ理論が受け入れられる障碍にもなった。

ウィリアム・バッド（一八一一〜八〇年）は、腸チフスが水媒介伝播することの発見で現在知られている。彼は一八二八年にパリを訪れ、病院医学を発展させていたフランソワ・J・V・ブルッセらのもとで研究を行った【バッドがパリにいたとき、ルイが数値法を使ってチフスと腸チフスとは別の病気であるとした】。ブルッセはあらゆる熱性疾患は胃腸管での局所炎症によって起きると信じており、それはコレラや腸チフスでの局所的胃腸管の病理変化に対するバッドの指向を説明するものである。

一八四九年の九月の終わりに、バッドはコレラ理論を発表した。そこでは五つの提案があった。

一、悪性コレラの原因は特異的な生物である。

二、その生物は腸管に取込まれ、そこで無限大に自己増殖する。

三、その生物の作用が悪性コレラ特有の下痢を起こす。

四、（省略）

五、その生物が空中に散布され食品に付着するが、基本的には流行地の飲料水に存在する。

バッドはこの理論の発表時期を、ブリストルの二人の研究者仲間（フレデリック・ブリタンとジョセフ・スウェイン）がコレラの原因として菌類粒子を発見したとの報告【Lancet 2(1849):368】に合わせた。しかし、ロンドンの顕微鏡学者たちは納得しなかった。一八四九年十月十七日、ジョージ・バスクはロンドン顕微鏡協会で同じような菌類粒子がパン切れにあるのを見せ、コレラ病原体と思われたものは麦の穂を黒ずませる単なる赤さび病の胞子であるとした。三日後にエドウィン・ランケスターは、ウェストミンスター医学協会会合でバスクの見解に賛同した。他の研究者もその粒子は本当に菌類なのか疑った。粒子の精密な同定にもかかわらず、ロンドンの医学ジャーナルに載った専門家の意見は、コレラ病原体を発見したというブリストルの研究者の主張は早まったもの、というのが大勢となった。

バッドの理論は、彼の仲間による特異的菌類の同定とは別のものであったが（図8・4）、特定の条件下ではコレラが吸入によって伝播することを彼がのちに受け入れたので、理論の一貫性に疑問が生じた。一八五四年に彼は、ある病棟で共同便所を使った人の間で患者が集団発生したことを述べ、コレラ患者の下痢便から発する「臭気」を吸入したことで広がったとした。彼は、この修正をしたことで次のことを主張する立場になった。①コレラは寄生虫卵を摂取したときにだけに広がる腸管の寄生虫病に似ている、だが、②コレラは糞口伝播と同様に吸入でも広がる。もし後者を仮定するならば、コレラが第一に腸管の病

図8・4　バッドの伝染理論

気である理由を考えるのは簡単である一方、コレラ病原体が肺からも体内に入るならば、腸管のみに影響が及ぶ理由—すなわち、肺を介して伝播するコレラが糞口経路で起きるコレラと同じ徴候と症状を呈する理由—を理解するのはより困難になる。

スノウがバッドに賛同したのは次の点である。①コレラは腸管の病気である、②腸管に関連しない症状は脱水で起こる、③コレラ患者の排泄物で汚染された水が主たる伝播の源である。

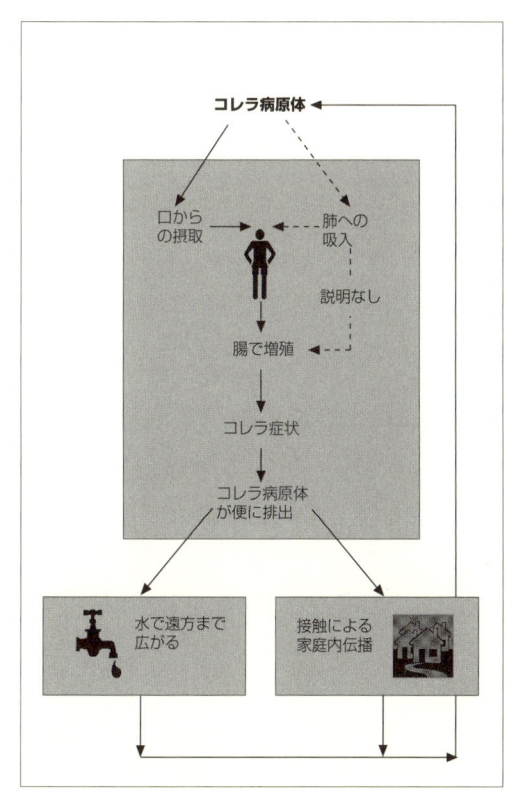

しかし次の点では意見を異にした。①ある条件下では吸入も伝播経路になる、②コレラの病原体はブリタンとウェインが同定した「菌類」である。吸入に関するバッドの推論は偶発伝染論者と同じであった。彼らは、もし二つのコレラ集団発生が異なるパターンで起きるならば、コレラ毒は違う条件（偶発事）で別個に作用する、と考えていた。一方スノウは、彼のコレラ病理学の観点が彼の理論体系の基礎になっていると考えており、例外に見える集団発生を説明するために彼の体系を変えようとはしなかった。彼の同業者の多くに思想的傾向があるとすれば、複数の伝播経路を認めようとすることが主流であった時代に、スノウはバッドなどに比べて過激で融通の利かない思想家と見なされることになった。

バッドは、特異的なコレラ病原体が水に存在することを指摘しないかぎり、コレラが患者下痢便で汚染された水で広がると示唆するのは早まったこと、と考えたようである。そこで彼は病原体として菌類を同定したブリストルの仲間と協力したのである。スノウは当初、ブリストルでの菌類の発見は彼の理論に信憑性を与えたと示唆したが、すぐにそれを取消して菌類説との関係を完全に絶った。このようにして彼は自分の理論の単純明快さにこだわり続け、それは医学研究者としての強みになった。彼の仮説のために証拠を築き上げるうえでは二つの道があった。一つは病原体粒子を顕微鏡で調べること、もう一つは広域で大集団を対象に彼の理論の結果を疫学的かつ統計学的にたどることであった。彼は顕微鏡学者ではなかったが、統計学と疫学という医学の並行科学についてはよく理解していた。彼の目的は、家庭内および汚染飲料水を介するコレラの伝染を防ぐことであり、コレラ病原体の特異的性質について詳しい議論をしても混乱の種となり、逆に目的達成の足かせとなる可能性があった。

この取組みにおいて、スノウは焦点を絞る並外れた感覚を持っていた。彼のコレラ伝染の理論を妥当なものにするには、それが病理学的説明に基づいていなければならなかった。口からの摂取によるコレラの伝播と腸管での局所的な疾患としてのコレラの性質とは、表裏一体のものであった。彼は病理学的に考えて、コレラに特徴的な症状を起こす自己増殖する粒子の存在を提案したのである。検証可能な仮説を提案するためにはコレラ病原体についてもっと説明を行う必要があったが、それをしなかった【彼は、病原体が不明の時に統計学的な「証明」をしようとした。これが現代の疫学でもある】。スノウのこの考え方は、病原体は空気で広がって吸入されると考える感染論者や、局所瘴気論者からの批判を受けた。彼らが信じる毒性物質はスノウが言う病原体と同様に神秘的なものであり、仮説だけで二千年以上も受け入れられ蓄積されてきた臨床の知恵をなぜ拒否するのか、と。おそらくそれがバッドとブリストルの仲間が、病原体の存在を示さないかぎり先に進めないと信じた理由である。バッドは一八四九年のスノウの仮説を認めたのだが、スノウが病原体の性質を明言しなかったため、それは条件付きのものであった。「コレラが汚染水で広がるという重要な結論を発表した最初の人として、スノウは十分な功績がある。それに対して私はいささかの不満もない。唯一スノウの観点を真の発見とするのに欠けているのは、この病気の実際の原因を調べ、その性質を決定することである」【Budd 1849】。妥当な伝播経路を提案しても「実際の」粒子を同定しないのでは、他の点でスノウに同意した人々にとっても、彼らが理想とする水準には達していなかったのだ。

スノウの思考構造

コレラに関する初期の論文を読むと、スノウの科学研究に対する姿勢がわかる。それは、スノウが一八三八〜四六年の間に行った初期の研究で育み、エーテルとクロロホルムの研究で確立したものである。表8・2は、彼のコレラ伝播の研究における多階層レベルでのシステム思考パターンがどのように豊かな実を結んだかを示している〔システム＝複数の要素が有機的に関係しあい、全体としてまとまった機能を発揮している要素の集合体（岩波書店『広辞苑 第七版』）〕。

スノウは、ヒト有機体は複雑なシステムであり、他の複雑なシステムと相互作用していると考えた。彼にとって「人」は、それを構成する多数の異なる階層（最低・最小単位に分子があり、最高・最大単位に国家や大陸がある）で研究されうるシステムである。各階層は、そこで起こる自然現象を研究するのに適した並行科学の専門分野と関連している。このシステムの階層を考慮に入れることで、スノウは病気と健康とを別の方法で研究することができたのだ。あるときは現象を直接観察する。またあるときは、それが他の階層に与える波及効果を観察してその現象を間接的に理解する。たとえば、顕微鏡を使って直接寄生虫卵について何かを理解する。一方で天然痘病毒〔ウイルスなので通常の顕微鏡では見えない〕を理解するのは、その病毒がいかに身体、器官、組織を冒したかを見ることによってのみである。彼は、現代の用語で言えば学際的思想家であった。彼は、階層の横のレベルだけでなく、階層間をつなぐ縦の関係をも認識してい

表8・2　コレラ伝播に関するスノウのシステム思考

階層	並行科学	推論	コレラの調査研究結果やその意味合い
国家または大陸	地理学	帰納	貿易・旅行経路に沿うように見える
大きな町または市	死亡統計 記述社会学[a]	演繹	住民が汚染水（特に川の水）を飲用した場所で症例が増えた
近隣	死亡統計、 ルイの数値法[b]、 記述社会学	演繹	コレラ患者の下痢便で汚染された点源（ポンプ、水槽）の水を飲んで症例増加、または坑内で人-人伝播
家庭内	死亡統計、 ルイの数値法、 記述社会学	演繹	調理人・食事人の手がコレラ患者の下痢便で汚染、または飲料水が汚染された場所で症例増加
個人	臨床医学	帰納	全身症状は脱水後のみに起きる
器官系	生理学、病理学	帰納	初期症状は腸のみ
		演繹	他の器官系では、血液濃縮と循環量低下の影響は遅れる
組織	病理学	帰納	剖検での所見は最小限。コレラ下痢症状がなくても腸に水が溜まることがある
		演繹	病原体は腸粘膜に局所刺激となり、大量脱水を起こす
顕微鏡的粒子	顕微鏡	演繹	病原体未発見だが、その性質を機能的に推測：摂取で体内へ、便中に排出、腸内で増殖、その増殖の過程が腸を刺激して下痢を起こす、腸管寄生虫卵に似るところがある
分子	化学、物理学	仮定	連続的な分子変化。周りの物質を同化して、構造を保ち増殖する複雑な粒子。化学と物理学の法則に従う。生命と非生命との間に明確な線を引けない。腐敗・燃焼に相同的
		帰納	血液は、便中に増加する要素（水、塩類）を失う

[a] スノウの時代に「記述社会学」という言葉はなかった。対象人口集団の習慣・行動の定性的な理解を意味する。

[b] ルイ（Pierre-Charles-Alexandre Louis、1787～1872年）はフランスの医師で、多数の患者データを統計処理する「数値法」を始めた。

た。彼は、一つの階層では一つの科学分野のなかでの原因と結果のつながりを観察し、複数の階層間では別の科学分野の方法で得られた結果を統合して観察した。彼が使った言葉「伝染・伝達(communication)様式」は、階層内および階層間での事柄の循環を彼がいかに把握していたかを大づかみに示すものである。

スノウのシステム思考は、多段階の過程を経て行われた。第一に、彼はコレラに関する大量の科学文献を読み、議論の余地なく重要である事実を選択した。『伝染』の冒頭に重要と考えられる次の事実を示した。①コレラは大陸を横切る貿易経路をいかに伝わったか。②初期症状が現れる腸はいかに影響を受けるか、またいかに全身症状が脱水後にのみ起こるか。③血液がいかに水と塩類を失って濃くなるのか。そのようにして彼は、地理的および疫学的データを臨床的、病理学的、化学的データと照合したのである。このような手法は彼がエーテル麻酔を始めたときに採用しており、エーテル麻酔の効果が一定でないのは、気温によって異なるエーテル蒸気濃度に大きく依存するエーテル吸入量で説明できることを理解していた。一八四八年の秋から翌年の初冬の間に集めた共通点のない事実から首尾一貫したコレラ理論を構築するためには、当時の支配的な見解(偶発伝染と吸入感染とは同じもの)は保証も証拠もない仮定であることを見抜く必要があった。それ以降彼は、仮想のコレラ粒子と寄生虫卵との類似性を彼の病理学仮説(コレラは腸に局在する)、化学仮説(コレラ毒は適した環境で増殖する有機体粒子である)、伝播仮説(糞から口へ伝播する)と結び付けた。

統一的な仮説を立てたあと、スノウはその仮説から演繹してシステムの他の階層で起きる可能性のある現象を考えた。この段階では、ハーシェル【Herschel 1830】と同様の科学の仮説演繹モデルを使った。それは、科学の進歩は一つの科学分野の研究のみでなく、多分野の間の情報を比較することでしばしば起きる、という洞察を含んでいた。彼はさまざまな推論を概観し、最も有効な観察研究手段が開発されている並行科学の階層で起きていることを自問した。まず顕微鏡は、研究に使うには最も弱い葦《あし》〔道具〕であるとの疑いを持った。そこで両隣の階層レベル（組織、分子レベル）での推論に飛んだ。この隣のレベルの観察から、彼が主張するコレラ粒子の機能的性質を推論した。粘膜の刺激によって滲出が起きることなどである。彼がブリストル派の菌類説を耳にしたとき、バッドらは機能に関して何一つ有益なことを言わないで構造体の発見を主張したと理解した。その菌類粒子がスノウの推論したコレラ粒子と重要な機能的特徴を共有していると考える若干の根拠を得るまでは、彼はこの線の研究に魅力を感じなかった。

最後にスノウは、コレラが理論通りの振舞いをするかどうかを見極めるため、ふさわしい並行科学の手段を採用した。彼は、理論を支持する経験的な証拠を見つけた。証拠がシステム階層の複数レベルに存在し、異なる並行科学の手段で見つかるほど、その証拠は強固になる。彼は、家庭および近隣レベルでの初期の調査結果を『伝染』に記述した。「病理・伝染」では、手紙での問合せや広範な文献調査でより広い地域から得た証拠を追加することができた。ロンドンの異なる管区―とくにテムズ川の南の死亡率が最高の場所―での飲料水の供給をもっと調査すればもっと手ごたえのある証拠が得られると考えたが、人口稠密な市街地レベルでの理論の実証はせずに「病理・伝染」を発表することにした。彼がシステム思考での最高の洗練に達したのは、コレラ伝染理論でコレラ流行時における村、町、市での違いを説明できると

「病理・伝染」で提案したときであった。疫病の数学的法則である「流行曲線」のアイデアを試したとき、彼は近代疫学者への道を歩み始めていた。糞から口という同じ伝播経路であっても、サイズの異なる集団では流行の状況は異なるという事実を認識した。彼は患者の病態生理から直接に集団レベルでの流行状況までを推論した。つまり、ミクロからマクロレベルまでの現象を推論したのだ。

スノウは一八四八〜四九年、コレラ問題について大いなる自信をもって学術の場から発信した。とにかく彼は、一八四八年の前半にはすでにエーテル麻酔に対して同じ取組みをしていた。科学とエーテル麻酔の実践との両方を、短期間で確固たる基盤の上に置いていたのである。コレラ伝染についても同じ戦略を適用できないわけはないと考えたのだが、彼は受け取る側について見込み違いを犯していた。スノウがエーテルを患者に投与したとき、それは既知の物質で、その結果は誰にも直接わかるものであった。しかしコレラに関しては、彼は未知の病原体を持出し、本質的には目に見えない伝染様式を議論したのであった。彼は一八四九年の晩夏から秋に、得られた証拠は新しいコレラ理論を発表するのに十分なものと個人的には満足していたのだが、彼の同業者と公衆衛生部門の官僚はそれを不適切で説得力がないと見なしたことを、すぐに知ることになるのだった。

第九章　麻酔専門医としての成功

「この夜、会場はあふれかえっていた」とランセット誌記者は、一八四九年十月十三日土曜のウェストミンスター医学協会集会について報告した。「訪問者のなかにブリストルのスウェイン博士がいた。」彼は、協会会員とともにスノウの報告「コレラの病理学と伝染様式について」を聴きに来たのだ。スノウは、コレラ予防策の概要を話した発表の終わりに、ブリストルからの訪問者はブリタン博士の同僚である、と述べた。「ブリタン博士は大気中に微細な小体を見つけ、それは腸管に存在するものと同じであると考えている。」しかしスノウは懐疑的であった。ブリタンの発見を確認した他の研究者はおらず、「私が集めたすべての証拠は、コレラの原因が空気中に存在するとの考えに対立するものである」【Lancet 2 (1849):431】。

スウェインは発言を求めた。コレラ患者の下痢便の約六十検体を調べたところ九十％が「問題の小体」を含んでいた。コレラ患者以外の下痢便中には一つも見つからなかった。じっさい彼は「特有の構造を示した絵を描いて」それを持ってきた。彼は言った、「コレラは血液でなく本来は腸管の病気であるとのスノウ博士の発表に全面的に賛成します。」コレラが汚れた衣類によっても伝染するという証拠を追加して、「患者下痢便を扱う洗濯女をはじめとする人たちの罹患率」について話した。しかし彼は、空気感染を除外すべきとは考えなかった。彼は、患者糞便が入った瓶を空けただけなのに頭痛と吐き気を感じ、そのあと夜から翌朝にかけて熱が出て激しい下痢をしたことがあったのだ【Lancet 2(1849):42】。

続く議論は活発で多岐にわたった。スノウの理論に反対する医師はさまざまなことを述べた。彼らは観察したコレラの症状を詳しく話し、腸管の「局所障害」は二次的なものと示唆した。「汚れた水は単にコレラを起こしやすくするもので、それ以上ではなく」、そのような水は一般的な衛生水準の向上で除くことができる。「一八三一年にワルシャワでフランス人医師たちがわずかな量のコレラ患者の下痢便を飲み込む実験を行ったが、コレラに罹らなかった。これはスノウ博士の意見とは相容れない。」当時よく使われていた『臨床医学事典』の著者であるジェームズ・コープランド博士は言った。「微細な小体の発見に非常に興味をひかれました。私は長い間、感染病のときに吐き出される腐敗臭気が各病気に特有な有機組織体を含むとの意見でした。」これは偶発伝染論者の見解で、彼はスノウの意見に納得していなかったのだ。時間がなくなり、議論は翌週にもち越された。

翌週の土曜日、二つの発表のあと議論が再開された。コレラ患者の死亡後の筋肉収縮について議論があった。協会の古株であるフランシス・シブソン博士は、スノウの議論と大気が原因であるとするジョン・ウェブスター博士の以前の論文について論評した。彼は、どちらも都合の悪い証拠に対する説明が不十分であるが、空気と水の両方とも伝播を媒介しているのではないか、と考えた。「私は、コレラで最初に侵される場所が腸粘膜であるとするスノウ博士の意見には賛成できません。」彼は病後期になってから下痢が出現した例を治療したことがあったのだ。しかしギャロッドとオショーネシーを引用して、もし血液が最初に障害を受ける場所でない場合には腸が最初の場所である、とスノウに同意した。この二人の研究は、虚脱状態の患者を回復させるために塩類注射を用いたシブソン自身の治療法を確認してくれるものであり、尿量が正常に戻った患者はすべて回復していた。しかし全般的に、彼はウィリアム・カレンの神経過敏が第一の原因であるという昔からの説になじみがあった。他の会員は、水は「コレラの広がりに大した役割を果たしていない」とのシブソンの見解に賛成し、「大気がコレラ伝播の基本的な経路であり、病原性の瘴気を吸った人が病気伝播の源になるのはそれに都合の良い条件が整った場合だけ」で、これは黄熱やインフルエンザと同様である。腸の障害は「血液の活力の喪失」と毛細血管の鬱血のあとに起こる二次的なものである、と自分たちの診療経験から主張して、前週のコープランドの見解をさらに強調した。次のように力説する人もいた。「たとえコレラの原因が水中で腐敗状態にある組織体であっても、現在の水道の濾過能力はその毒を除くのに十分である。」

エドウィン・ランケスター博士は、もし天然痘のように皮膚が毒（水疱）を生産するならば、コレラの場合には腸粘膜が同じことをしている可能性があると推論した。「しかしそのような毒はまだ発見されていない。」彼の友人のバスク氏は、前週の会合でスウェイン博士が述べた「コレラ患者の下痢便と吐物中の菌類の存在」を認めなかった。そのかわりにさまざまな「有機物や無機物」、パンや麦殻によく見られる菌類の胞子、「澱粉粒に似た小体」に注目した。ランケスターは「バスク氏の標本を調べ、ブリタン博士とスウェイン博士の標本と比較し」、「我々はコレラ毒については軌道修正しなくてはならない」とのバスクの意見に賛成した。「ウェブスター博士とスノウ博士が回答し、閉会となった」【Lancet 2(1849):459】。

スノウの「病理・伝染」はロンドン医事週報に二回に分けて発表されたが、それは基本的にはスノウがウェストミンスター医学協会で発表したものだった。しかし若干の違いがあり、すべての批判者を納得させるために、南ロンドンのコレラ研究が完了する機会を待つ間に、数年間追跡調査を行うという彼の思考パターンを示唆するものであった。彼は、コレラの病理学と伝染様式に関する基本的な結論の的確さについて、決して迷いはなかった。しかしすべての反対意見を真剣に考慮し、それに反論するための文献の情報を集めた。また、一八四九年の彼の理論を支持する事例の出現に懸命の注意を払った。彼の印刷物での語調や医学集会での解説は、彼に賛同しない人々に対しても常に敬意にあふれたものであった。

スノウのコミュニケーション様式

スノウは一八五〇年四月のある日の午後、雲の上の世界にいた。戦術的技能ではなく勇敢さで敬愛されたナポレオン時代の名高い指揮官で、高齢のアングルシー侯爵に会ったのだ。スノウは彼の歯根に直接クロロホルムを投与した。歯根と右顔面に強い痛みが続いていたため、クロロホルムを局所麻酔として使って痛みを軽減しようとしたのである。クロロホルムを浸した「吸取り紙を柔らかい布の上におき、防水のオイルシルクで覆った。」二時間半たっても効果がなかったので、スノウは吸入を勧めた。このとき兵站《へいたん》部長であったアングルシー侯に、ウーリッジ〔ロンドン南東部。砲兵隊兵舎がある〕から報告が届いた。「モーリシャス号に乗船していた砲兵がハンカチによるクロロホルム麻酔でこの二月に死亡した」という文面であった（スノウの症例ノートの記録による）。スノウとアングルシー侯はそれについて細かい意見交換をした。侯はその事件を初めて聞いたのだが、スノウはすでに二週間前に「ウィリアム・ベネット卿（彼の息子にファーガソン氏がキャンバーウェルで手術をした）の書記」から聞いていた。その報告にもひるむことなく、勇敢ながら苦痛に悩むアングルシー侯はクロロホルムを吸入した。無意識の状態にまで達し、痛みとそれに伴う痙攣を止めることができた。吸入をくり返し、瞬間的に意識がなくなって、侯は気持良く感じた。意識が戻るたびに彼は演説をした。「患者はあたかも兵站部委員会でするように一、二分の演説をした。」スノウはその夜クロロホルム投与をくり返し、数週後にも再度投与した。毎回、侯は架空の演説をした。潜在したものがクロロホルムで顕現するという神秘的なことが起きているように見えた。患者（一般的に女性だが、ときには男性も）がヒステリーを持っていると、ヒステリー症状が現れることをスノウは知った。患者が貧血で虚弱の場合、虚脱症状がクロロホルム麻酔下で出やすい。患者が身体的に活動的で元気であると、もがきや硬直になりやすい。患者が日常生活で暴力的であると、麻酔下でもそうなりやすい。アングルシー侯の場合には、「会合や晩餐会でスピーチをする」彼の長年の習慣が現れたのである。

少し異なるがこれに関連して、スノウはクロロホルム麻酔の専門家になったことで経歴に勢いがつき、知己の輪が広がった。ロンドンの中枢の人々がスノウの研究を小耳に挟むことが多くなり、彼はその人々とのつながりを深めていった。クロロホルムに関して何かが起きれば、スノウは誰よりも早くそれを知った。ソーホーにある決して大きくはない古びた診療所に来る患者は減ったが、著名人や富裕層を相手にするようになり、そのコネを使って情報を集めた。コレラ研究と同様にクロロホルムに関する情報交換も行い、情報提供者の広く深いネットワークを手に入れた。一八四〇年代の終わりから五〇年代初めまで、スノウはクロロホルムのおかげで、ちょうどコレラが首都へ来て広がったように、ロンドンじゅうを動き回った。クロロホルムがスノウに新しい伝達様式を与えたのである。彼は軍事報告や高齢の侯爵の架空の演説を内々に知った。彼は、麻酔による死亡例の報告を長期にわたってせっせと追跡し分析した最初の人であった。一八四七年から五八年までの研究の記録を『麻酔薬』に残した。彼が一流の権威になり得たのは、問合せ、医学集会、麻酔診療を通じた社会との関わりのなかで情報を集める能力に恵まれたからである。

彼はこの能力によって経済的にも社会的にもまあまあの成功を収めた。一八五一年に南ロンドンのブロンプトンにある結核・胸部疾患病院の内科医に任命された。一八五二年の暮れ、フリス街のアパートからサックビル街十八番地の家（図9・1）へ移った。新居は前の住まいから徒歩十五分の所にあり、高級住宅地であるピカデリーサーカスが北西に控えていた。スノウは前のアパートの女家主の使用人であったジェーン・ウェザーバーンを説得して、家政婦になってもらった。

研究に関しては、新たな発見をするのではなく以前の発見を確認する状況にあった。ロンドン医事週報での長期連載「麻酔」は学術論文的なもので、それに彼の基礎原理と方法のすべてを盛り込んだ。「多くの実験をくり返し、新たな実験を行うため」その研究は遅れたが、一八五〇年代の初めには終わりを迎えようとしていた麻酔の細胞メカニズムに関するアイデアがコレラに関するアイデアにインパクトを与えることもあったし、その逆もあった。彼は、クロロホルムから派生した多くの問題に対する完全な回答をまとめ上げようとしていた。

スノウはずっとクロロホルムの提唱者であったが、この薬物に付きまとう論争、恐怖、大衆の非難の声を知っていた。彼は残りの人生をかけて、一般大衆の間にあるクロロホルムへの恐怖と「見識ある」医師によくある反対意見をあぶり出し、その誤解をうち破ろうとした。一八五一年にキャンベル卿に公開書簡を送ったのは、クロロホルムを使った者を重罪犯として罰する特別立法に反対したからである。彼は、この法案は不必要で見当違いであると考え、クロロホルムに関する臨床の知識を整理して、クロロホルムが関係した犯罪報告にある明らかな矛盾と誤謬を批判した。彼は、クロロホルムを正当な医学的理由のもとに暴力的な患者の抑制に使うことの有用性を完全に理解していた。クロロホルムに関して大衆に平静を望んだのは、彼が穏健・冷静な気質を持ち、薬物の性質とその効果に深い理解を持っていたから

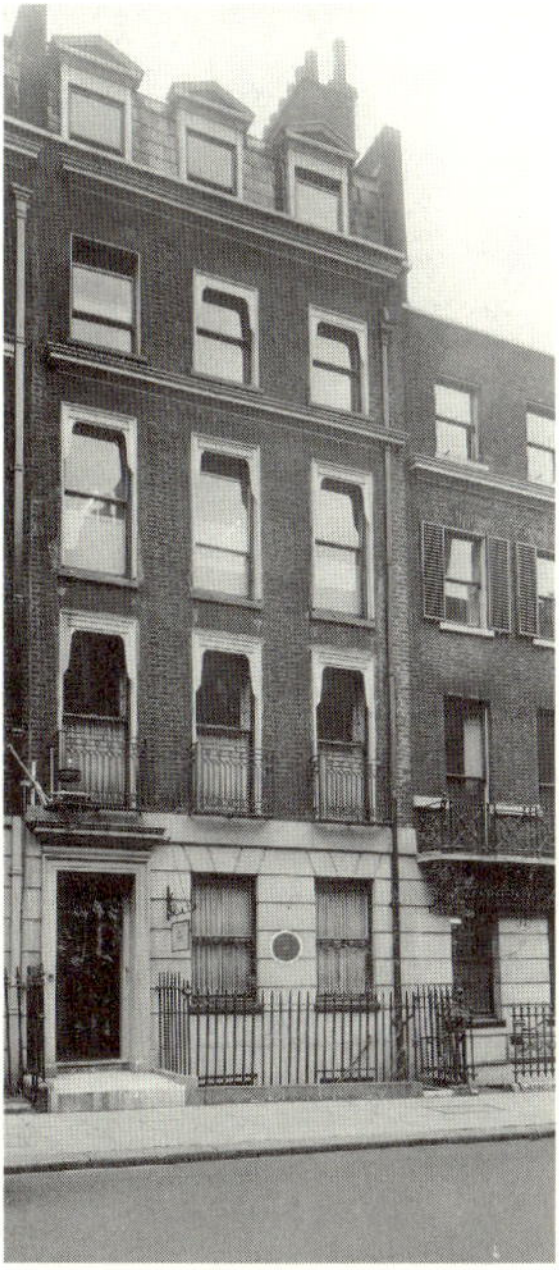

図 9・1　スノウの家
サックビル街 18 番地。

である。彼はクロロホルム使用時には穏やかな感覚で臨んだ。患者が麻酔から覚めるときは話しかけずに、患者が自分を思い出して何かを言うか、会話を始めるまで待つようにするのが最善であると忠告した。当時、外科手術は家で友人や家族に囲まれて行われ、医学的措置は日常生活から切離されておらず、一般人が手術室を訪ねることができ医療は今日《こんにち》では見られないほどの干渉を受けていた。英国では一八五〇年代までにクロロホルム麻酔は誰もが受けられる状態になったが、麻酔がきちんとした医学的環境で行われている際に一般人がその効果を観察して理解することはほとんど不可能である。また、麻酔が効いた患者は意識や方向感覚を失っているため、麻酔の程度を理解することは難しい。スノウは、麻酔薬の使用は医師が行うべきとの意見をもっており、一般人が関与することに対して常に憂慮と疑念を持っていた。彼は次のことを観察していた。

もし医療従事者に注意されなければ、患者の友人は目を覚ました患者にすぐに声をかける。彼らが普段使う言葉は、それを理解できない患者にとってはあいまいな意味でしかない。彼らはだいたい「終わったよ」と言う。それはしばしば患者にあいまいな警戒感を与える効果がある。というのも、患者が記憶を回復するまで、患者が受けた手術は患者の心からずっと遠いところにあるからである。独りにしておくと患者は非常に穏やかに無感覚から回復し、多くの例で「クロロホルムは効果がなかった」と、長引いた手術のあとでさえも非常に強く言う。この独断はそのまましばらくの間、または患者が自分の間違いに気づくまで放置しておくのが良い。手術のあとに歩いていて痛みが消えたことに気づくと、患者は喜びと感謝の感情で興奮しやすくなる。しかし、数分後に患者がその感情を抑制できる方が良いのだ。(『麻酔薬』99頁)

この文章には、クロロホルム投与に対するスノウの倫理観が現れている。すなわち、不安も過剰な感謝も与えてはならず、家族や友人に干渉させてもならない。興奮と感情を抑制するのは、もっともな医学的理由のためだけではなく、手術と麻酔に当然のように伴う、ビクトリア時代における礼儀作法上のきまり悪さを極力避けるためにも必要だった。

スノウの二つの研究テーマであるクロロホルムとコレラは、ビクトリア時代人の感情を害す多くの症状を生み出すものだった。コレラは制御できない下痢を起こした。クロロホルムは主な欠点である嘔吐を促すことに加え、体全般の制御をできなくした。口に何かを入れることで多くの不快な症状を多少なりとも抑えられるのはスノウの貢献によるものである。クロロホルムとエーテルでは、嘔気と嘔吐は避けられない副作用と考えられた。スノウがより良い麻酔薬を探した理由の一つは、患者の気分を悪くさせない薬を見つけることだった。一八五〇年代までにスノウは、多くの症例での経験から吸入中の嘔吐率を低下させるガイドラインを作った。手術前の食事を避ける、吸入後に患者を動かさない、吸入後の一時間は飲食物を与えない、などである。これらの規則は今日でも基本的に当てはまり、手術時の決まった手順の一つになっている。スノウは、クロロホルムで体が一生悪くなると信じた反対論者に一切の同情心を持たなかった。彼は一八五二年に、クロロホルムを吸入してからずっと体調が悪いと信じる聖職者に会った。その患者はさまざまな症状を並べ、彼を治せなかった著名な内科医のリストを見せたが、スノウは相手にしなかった。彼はのちに書いている。「私の意見では、この紳士の訴えはクロロホルムの吸入前からずっとあり、一時的な原因によるものではない。それ以降、彼からの訴えはない」(『麻酔薬』107頁)。

地位が向上し有名になる

一八五〇年代に、スノウの医師としての登録資格は完全なものになった。彼はロンドン王立内科医師会(当時の医業団体の階層で上から二番目にあたる)の免許を得たのだ。これは、ヨークシャーの労働者階級の若者が獲得可能な最高のものであった。スノウが「特別会員《フェロー》」というもう一つ高い地位を望んだかはわからないが、ロンドン大学の医学博士号ではその候補にはなれなかった。オックスフォードとケンブリッジの卒業生のみに限定されていたのである。しかし彼は、もう一つの栄誉ある医学協会(後述)の会員に選ばれ、長く会員であった二つの協会では会長になった。また彼は、疫病の原因と治療の研究を行うための「ロンドン疫学協会」の設立にも尽力した。

ロンドン王立内科医師会の有資格者になるための試験は、彼が一八三八年に外科医と薬剤師の資格を得た時と同じように口頭試験だった。一八三〇年まで、その試験は古典医学についてラテン語で一時間も続くものだった。一八五〇年の六月に口頭試験は英語になったが、試験官の好みによってはなおラテン語での会話も行われた。臨床関係の問題も予備筆記試験もなかった。その資格でスノウの職業上の地位は上がったが、ロンドンの上流階級の主治医にはなれなかった。その世界では免許でなく会員《フェロー》であることが重要で、スノウは部外者であった。彼は修業時代、著名な外科医や内科医の弟子ではなかったのだ。彼の症例ノートを見ると一八五〇年以降、ロンドンの上流階級に麻酔を行ったが、そこで主治医はしていない。とはいっても問題はなかった。一八五〇年代初めの彼の診療は麻酔に限られたが、それにより十分な収入があった。

スノウの持つ免許による一つの利点は、一八五〇年の秋にロンドン病理学協会会員に選ばれたことである。この権威ある協会は彼の業績を認め、彼が免許を取得したあと会員に選んだ。すぐに彼の評判が同業者の間で高まった。ロンドン医学協会（一八五〇年にウェストミンスター医学協会と合併）はスノウを一八五二／五三年度の演説者（これは誰もが望んだ役割）、次年度の副会長、一八五五年には会長に選んだ。さらに一八五四／五五年度は生理学協会の会長になった。この協会はロンドン医学協会の下部組織で、毎月一回か二回、月曜の夕方に集会を開いた。彼は王立内科医外科医協会と地方内科医外科医協会（これはのちの英国医師会）の会員資格は以前から持っており、王立医学植物学協会などへは興味ある話題があるときに訪問者として出席した。

ロンドン医学協会会長として、スノウは毎土曜夕方の集会の議長を務め、議事を設定する委員と協議し、協会の財政を管理し、ハノーバースクエアのジョージ街の建物にいる数人の職員を監督した。この建物は、一八五〇年の秋にウェストミンスター医学協会との合併が承認された場所である。協会は集会室と図書室に使われた大きな部屋の譲渡を受けていた。集会室の上座には会長の椅子があり、その後ろの壁には「十八世紀末の（エドワード・ジェンナーを含む）協会員」を描いた大きな絵がかけられていた。部屋の一方の壁には「協会の父（最古参の会員）」ヘンリー・クラッターバック博士の大きな肖像画があった。その頃、彼の訪問は稀になっていたが、スノウが司会をしていたある土曜日、クラッターバック博士が入ってきた。彼が座ろうとしたときスノウは「立ち上がり、礼儀正しくそうせずにはいられない風に彼の椅子を退役したアスクレピオス〔ギリシャ神話の医神〕に集会が終わるまで譲った」【リチャードソンによる】。このようにしてスノウは、この先輩内科医の協会における偉大さを認めるだけでなく、アルダーズゲート医学校で彼を講師として雇ってくれた恩義に報いたのだった。

ロンドンにあるいくつかの医学協会で指導的地位にいただけでなく、スノウは外科医J・H・タッカーによる「特別の目的―疫病または伝染病の研究」のための協会の創設を助けた。タッカーは当初、もっと狭い目的の協会を提案した。疫病制御を成功させる最も良い方法を考える「体系的計画」の策定に先立って、疫病、とくにコレラに対処する医療者の調査をするというものだった。一八五〇年七月の終わりに「ロンドン疫学協会」設立のための会合があった。その会合はロンドン医学協会の集会室で行われ、議長は医師ではないアシュリー卿が務めた。彼の立場は衛生改革派寄りで、次のように述べた。「この協会の目的は、貧困層の地位を改善し、彼らを泥沼から救うことです。世界の貧困層の多くは、劣悪な衛生状態から生まれます。排水管の不備、不十分な換気、汚い水、過密居住、ゴミが病気を広げます。」「疫病調査のため」の協会を正式に設立することを含め、いくつかの決議が満場一致でなされた。「この目的に興味を持つすべての紳士に会員になる資格がある。」そしてベンジャミン・バビントンを会長に選んだ【バビントンはガイ病院の内科医で、有機化学に興味を持っていた。スノウと同様に医学以外の科学分野を医学に取込もうとした】。

公開の集会が十二月に開催され、バビントンが協会の具体的な目的を発表した。疫学協会は、「近代科学の光によって、①疫病を起こし広げるすべての原因を評価し、②科学的研究に裏付けられた事実を集め、③その進歩を妨げる間違いを除き、④疫病の流行を予防し、それに立ち向かい、それを排除する手段を提示する努力をしなければならない」【Lancet 2(1850):640】。それ以降、集会は夏季を除く毎月の第一月曜に開かれた。論文、通信会員からのレター、下部委員会からの報告が発表され、出席者が討論した。

疫学協会は一八五五年になって「公衆衛生ジャーナル・衛生評論 Journal of Public Health and Sanitary Review」を発行した。集会で発表された論文や通信会員からのレターのなかから選ばれたものの抄録が収載されたこの新雑誌は、創刊号で協会の存在意義を次のように説明した。「病気の性質に関する確固たる原則を求める傾向が近年みられる。病気の作用する要素が少なくて単純であれば、予防・治療の原則も少なくて単純であると考えられる。そうすると医薬品の見直しを十分に行い、その種類を減らすことができる。その原則とは予防であり、対象は広く、世界中で知られていることだがその要素は七つほどある。すなわち、きれいな空気、適切な栄養、室温の調節、身体運動、清潔さ、心の教育、良い道徳である。」　編集者は次のような雑誌であることを望んだ。「自由な意見と偏見のない感情にもとづき、中傷、買収、不当な批判、他の雑誌や書籍との間に怒りにまかせた論争のないもの。」　また、次のことを望むいかなる科学者および著述家の貢献も受け入れる用意があると述べた。すなわち、①「衛生学を医学教育の一分野」として推進する、②「病気がその影響で生まれ広がる大法則」を明らかにする、③広く大衆に「予防医学の原則」を喚起する【J Pub Health San Rev 1(1855):2】。

創設メンバーでスノウのコレラ理論を支持した者は少なかったが、彼には新しい協会の目的は多くの点で魅力的であった。彼は最初から活動的であった。一八五一年一月にはアレクサンダー・ブライソンのコレラ論文にコメントした。同年の五月と六月の集会では彼自身の論文「コレラの伝播について」を発表した。一八五二年と五三年には天然痘の広がりを抑える種痘に関するいくつかの論文の討論に参加して、天然痘は「常に接触伝染で広がる」ので種痘は効用があると強調した。一八五三年の五月にはもう一つの論文を発表し、大きな町と田舎とで死亡率を比較した。疫学協会の集会は数年の間、スノウが相手からの反論に応じて自らのコレラ理論を洗練させる場所となった。たとえば一八五三年十二月に「アジア型コレラを十四世紀のペスト」に例えた論文にコメントしたが、以前からの自分の意見を念押しした。「私は一八五一年五、六月の発表で、この二つの病気の辿った経路と地域が似ていることから、たぶん病原体を食べ物と一緒に摂って伝播したと結論しています。インドの住民は、感染は食品のギー〔インド料理のバター〕によってあちこちに広がるのではないかと信じています。」ギャビン・ミルロイ博士（スノウは彼の考えを『伝染』で最初に批判している）は応じた。「たわごとだ。レバント地方での流行以前にペストはインドで自発的に発生している。たぶんある時に瘴気が地球全体に広がり、地球上の別の場所で別の病気を起こすのだ。」次の発言者はミルロイに同意して言った。エジプトでペストが消えたのは「気候が乾燥したときです。ただし同じ法則がインドでも当てはまるかは知りませんが。」スノウは、ペストはいかなる気候でも起きたと答えた。活発な応酬は閉会まで続き、そのあと会員と訪問者は和気藹々と雑談をかわした【リチャードソンによれば、スノウはこの協会で彼の反対者にしばしば会っていたが、常に友好関係を保っていた】。

スノウは一八五〇年に、ベンジャミン・ワード・リチャードソン（一八二八〜九六年）に疫学協会とロンドン医学協会の集会で会っている。二人はすぐに、医学研究や麻酔を含む他の分野で共通な興味を持っていることを知った。リチャードソンはスノウを一般開業医かつ医科学者としての模範であると考えた。「私がモートレイクに住んでいたとき、彼は一日の仕事が終わったあと、依頼があれば貧しい患者のもとへ死後であっても駆付け、あるいは実験をして、まるで最高額の料金を受け取ったかのように陽気に帰宅した。」麻酔の研究では二人は共同研究者というよりは友好的な批評者としてふるまった。一八五三年のロンドン医学協会の集会でリチャードソンは論文「キノコーホコリタケの麻酔効果」を発表した。会長が「スノウ博士に何か意見があるかと訊いた。スノウ博士はリチャードソン氏の実験を見ており、彼の観察を保証した」【Med Times Gaz 6(1853):610】。

助産術

ジェームズ・ヤング・シンプソンが一八四七年にクロロホルムを分娩に使ったとき、全国の聖職者たちは、女性は出産の苦しみに耐えるべきとの聖書の教えに背いていると声を上げた。これについてスノウは悩んだことはなかった。出産への彼の興味は昔からのもので、クロロホルムを分娩に使うことに偏見はなかった。「クロロホルムが使えるかもしれない分娩事例に関しては、産婦が痛みをたやすく耐えられるならばクロロホルムを使うことはない、と認めたい。しかし産婦が痛みなく済ませることを望むならば、クロロホルムなしでうまく行く例であっても、この薬物の使用に反対する正当な理由はない。産婦は出産に関係しない細かなことに自分の意見を言うのと同様に、出産に関しても意見を言ってよい」(『麻酔薬』319頁〔以下の引用では頁数のみ記載〕)。

彼の関心事は、クロロホルムを投与するかどうかでなく、それをどのように投与するかであった。シンプソンがクロロホルムを分娩に使用したのは、エーテル麻酔が始まって一年が過ぎ、軽いエーテル麻酔を歯科手術に、重い麻酔を外科手術に行うという慣例が出来た頃だった。シンプソンはクロロホルム投与にハンカチをいつも使ったが、彼は産婦を分娩時に完全に無意識状態にして行った。これに対しスノウはロンドンの同僚のヒントから、多くの例で産婦を完全に無意識にする必要はないと考えた【London J Med 1 (1849):54】。産婦が意識を失わないでも痛みはいつも除けると考えた医者と、「無意識状態にしなければ痛みは取れない」と考えた医者の間(スノウによれば、二つとも間違いである)で論争が起きた(318頁)。彼の経験によれば、分娩はその段階ごと、患者ごとにさまざまで、クロロホルムが必要な例もあれば、必要ない例もある。それゆえ分娩でのクロロホルムの目的は「子宮の収縮力と呼吸筋の補助力を低下させずに患者を楽にさせること」と考えた(321頁)。完全な麻酔は、「手術による出産」以外には使ってはならない。彼の手法は、分娩痛が始まったときにクロロホルムを与え、「もし産婦の苦しみがなくなったら、子宮収縮が弱まるとき、またはそれより早くにクロロホルム投与を中止する」(320頁)。スノウは、必要であればハンカチを使ったが、吸入器を使う方を好んだ。とくに分娩が長引いたときには、クロロホルムの量を節約できた。吸入器の方がより少量をより調整して投与することができたのである。クロロホルムは、あるときは分娩を早め、あるときは遅らせるように見えるという意見であった。クロロホルムは子宮収縮を弱め時間を短くする一方、拡張を促す傾向があることを見出した。もちろんクロロホルムは、鉗子分娩で児の回転が必要な時には有効である。彼は鉗子分娩に九回立会ったが、そのうち六回は回転が必要であった。助産術でのクロロホルム使用は、外科と歯科での使用の中間的なものである。少量を長時間、軽い麻酔に保つ必要があり、麻酔医には子宮収縮のリズムに応じて調整することが求められる。

スノウは著作で、自分は麻酔医であると言うことが多かったが、症例ノートを見るとしばしば出産や他の問題も手伝っていた。一八五〇年のクリスマスの翌日、彼は「ソーホーのムーア街のクーパー氏から胎盤残存例に手を貸してほしい」との要請を受けた。その症例に関する公表された説明によると、スノウは次のように述べていた。スノウの到着の二時間前に出産は終わっていた。「クーパー氏は子宮に手を入れようとしたが、子宮は固く収縮し砂時計のような形になっていて胎盤を取出せなかった。クロロホルムを投与すると手がすぐに入り、胎盤をはがして取出せた。出血は非常に少なかった」(326頁)。症例ノートによると、実際に子宮に入れたのはクーパーではなくスノウの手だった。多くの例で彼の積極的な役割をぼかして自分を麻酔医と称することで、彼は自身ではなくクロロホルムが演じた役割を強調した。

スノウは何よりもクロロホルムの効果が誤解されていることに悩まされていた。一八四〇年代の終わりにスノウは医師の妻の分娩にクロロホルムの投与を要請された。「私はある夜、遅くに呼ばれた。私が到着したときには痛みはなかったので、その家のベッドで寝てほしいと言われた。しばらくして使用人が来て、赤ん坊が生まれたと言った。」出産はきわめて早く済み、ベッドサイドへ呼ばれた夫も子供が生まれる前に行けなかったほどだった。出産後、母親は健康そのものだったのでスノウは帰宅した。しかし、その後に母親は気絶しており、夫は妻が死んだのかと思った。この状態が一時間以上続いた。彼女は回復したが、出血はなく、他の失神の明らかな原因もなかったので、それはきわめて奇妙なことであった。その医師である夫が「もしクロロホルムが投与されていたならば、彼女の状態をクロロホルムのせいにしようと思った」と言ったのを、スノウは無理からぬことだと思った（329頁）。医師の間でさえ、とくに出産時に愛する妻や子供の命が危うくなったときに、クロロホルムが容疑者になるという状況は相変わらずだった。

女王ビクトリア

一八五〇年代初めの英語圏では、出産時にクロロホルムを投与すべきかが問題になっていた。ビクトリア女王が一八五三年の三月に八回目の妊娠の終盤に近づいていたとき、女王が痛みの軽減処置を受ける可能性が静かに浮上し、スノウが呼ばれるとの話があった【スノウは一八四九年以降、二人の宮廷医師（クラークとロコック）と一緒に仕事をしたことがあり、二人の宮廷使用人と一人の女官に麻酔を実施していた】。バッキンガムゲートのジェームズ街十八番地に住む産婦に三月二四日にクロロホルム投与を頼まれたとき、彼は症例ノートに間違って住所を「バッキンガム宮殿《パレス》」と書いた。彼の頭に王室のことがあったからだろう。じっさいその二週間後、彼は宮殿に呼ばれ、女王はレオポルド王子の分娩時にクロロホルムの投与を受けた。スノウはその経緯を次のように記録している。

四月七日木曜。女王陛下へクロロホルムを投与。日曜日から軽い痛みあり。ロコック博士が朝九時頃に呼ばれた。強い痛みが始まっており、彼は子宮骨〔骨盤恥骨結合〕が若干開いたのを見た。私は十時ちょっと過ぎにジェームズ・クラーク卿から宮殿に来いとの連絡を受けた。私は分娩室の近くの一室にJ・クラーク卿、ファーガソン博士、ロコック博士と一緒に十一時過ぎまでいた。女王の部屋の時計で十二時二十分に、痛みのたびに少量のクロロホルムの投与を始めた。約十五ミムス（0.9㎖）を畳んだハンカチに注いだ。クロロホルム投与が始まったときに分娩の第一期はほぼ終わった。女王陛下は大きく安堵され、子宮の収縮時の痛みはわずかなもので、収縮の間はすっかりくつろいでおられた。クロロホルムの効果は、いかなる時にも意識を失わない程度にした。ロコック博士は、クロロホルムが痛みの間隔を長引かせ、分娩を若干遅らせたと考えた。王子は一時十三分（正確にはその三分前）に生まれた。クロロホルムの全吸入時間は五三分であった。胎盤は二、三分で排出され、女王陛下は非常に快活で健康に見え、クロロホルムの効果に非常に満足したと仰られた。（症例ノート271頁）

スノウはこのとき信頼する吸入器の代わりにハンカチを使った。それはマスクを女王の鼻に被せるより、間違いなく礼儀に適っている。また、分娩時間が短かったのでクロロホルムを少量にした。彼は、無痛覚を起こす量は少なくてよく、間欠的な分娩痛にはやや多くすると考えたようだ。吸入器は王室内科医にとってあまりにも統制的にみえ、一般大衆にも過度に侵襲的にみえるだろう。彼が女王に勤仕したことは、彼の評判に大きな影響を与えた。彼は分娩のための麻酔に呼ばれることが増えたが、それは女性は悲痛のなかで子を産むべきとの聖書の教えに対する態度が変わったことを反映したものである。女王が「祝福されたクロロホルム」を投与されたことは、一部の人々にとって前向きな先例となった。協会医学ジャーナルの論説は次のように書いた。出産後の女王の健康状態が良いとの報告は、出産に関わったすべての医師が「責任ある地位にあり、認められた技能をもっている」ことを示している。「この出来事は、助産術での麻酔使用に反対する医師と大衆とにくすぶる偏見を取り除くだろう」【Ass Med J 1(1853):318】。カンタベリー大主教の娘の主治医は、一八五三年十月の彼女の出産時にスノウをランベス宮殿に呼んでクロロホルムを投与してもらうことに躊躇しなかった。

一般人の論争の焦点は産科麻酔が聖書の教えに適っているかどうかであったが、一部の医師にとっての問題は、麻酔関連の死亡が多く起きている医薬品を女王に投与するという判断についてであった。一八五三年五月のランセット誌の論説は、女王が麻酔を受けたとの「噂」に「驚き」を表明した。外科手術での麻酔は「明らかに多くの例で突然死を起こしている」との理由で、論説委員（おそらくトマス・ワクリー）は「我らの輝かしい女王の安全が託されている産科医は、自然分娩にクロロホルム使用を容認しない」という彼の確信を述べた。これに対して協会医学ジャーナルはスノウと女王の産科医の擁護に回り、無意識に至るほどの量のクロロホルムは考えられも使われもしなかったし、分娩に少量のクロロホルムを擁護に回り、注意深く投与するのが安全であることは経験によって証明されていることを指摘した。この女王の事例は、は、スノウが何年も唱えてきた主張に医学界を追いつかせようとするものだった。

一八四九年以降のコレラ理論の仕上げ

一八五〇年代初め、スノウのコレラ理論の検証に進展はなかった。首都でのコレラ死亡率と患者下痢便で汚染された水道水との関係を示す説得力のあるデータがなお欠けている、との考えがスノウの頭にはあった。ロンドンはその検証にもってこいの場所に思われた。というのも、サザーク地区はロンドンの平均よりも死亡率が三倍ほど高く、水道水はサザーク水道会社が供給していたものの、濁った、濾過されていない、下水で汚染されたテムズ川の水が使われていた。一八三二～四八年の間に会社は水源を上流のバタシーへ移したが、その場所はなお感潮帯内にあった。彼は、一八四九年のコレラ理論を「ロンドンでの最近の流行を水源と関係して完全に説明する」ことなく発表した。そのためサザーク社が取水口を主たる下水流入部から移したことで、衛生局とロンドンの戸籍本署が発行する「死亡週報」（ファーが率いた）によって、その会社の水道水供給地区でコレラ死亡率が低下したかどうかを確かめられると期待していた（「病理・伝染」747頁）。しかし、その統計はスノウの目的に適うものではなかったに違いない。というののである。

も、彼が約束した南ロンドンでの一八四八〜四九年の流行に関する包括的研究は、結局報告されなかったのである。

ロンドンに次のコレラ流行が到来するのを待つ間、彼は一八四九年の理論を一部改良しながら、それを医学協会集会や医学雑誌で再提起した。その最初の機会は、一八五〇年一月の王立内科医外科医協会の集会であった。ベンジャミン・ブロディー卿が、グラスゴーのロバート・D・トムソンの論文「コレラの性質および原因の化学的研究」を詳しく代読した。著者の結論は、「コレラの原因は体外から体内に入ってきた特異的な明確な毒ではなく、皮膚の分泌物が腸管粘膜へ移行したことによるものである。病気の発生は、大気の影響や個人の感受性に部分的に依存する」【Lancet 1(1850):154】。

会長であるトーマス・アジソン博士はスノウを最初の質問者に指名した。スノウは、トムソンの血液の分析は「ギャロッド博士とパークス博士によってすでに行われた研究をそっくり確認した」ことに言及し、それゆえ、その分析は一部がギャロッド、パークスの論文に基づくスノウのコレラ病理学理論を支持するものになっていると言った。それにもかかわらず、トムソンの注意深く行われた実験は「コレラは大気に拡散した毒によるものでないことを証明し、医師たちが大気中の毒の存在を想定するようになった理由を説明したが、自分の心が大気説から解放されたようには思えない」のは奇妙なことである。スノウは、コレラは温かいロンドンと同じように苦もなく「寒く、霧の多い」グラスゴーにも出現したとぞんざいに言って、広域および局地瘴気論を退けた。彼は理論の病理学的部分に戻り、毛細血管での鬱血は水分が前もって失われたからで、それは腸管障害から二次的に起きたものだと言った。彼はトムソンの「コレラとインフルエンザ類似性」の話に賛同し、次のように断言した。「この二つの疫病は、人体内で作られた病毒で広がる。」つまり、それぞれ病人の下痢便または呼気から健康人へ運ばれる。「どちらの病気も、病毒は主たる病巣となる粘膜に作用する。」インフルエンザはあまりにも速く広がるので接触伝染病でないと言う人たちは、時代遅れの接触伝染の定義—伝播は直接接触あるいは病人の皮膚から蒸発した病原体を吸入する感染—にこだわっている。「もし人から人へと息で伝染するならば、問題点は消える。インフルエンザは、息で伝達する悪い噂以上に速くは広がらないのだ。」彼の理論によればコレラ毒は飲み込まなくてはならないので、コレラはインフルエンザよりは遅い。しかし「個人の清潔さが不十分であったり」、飲料水が汚染されるような「排泄物を飲み込むための状況があれば広範囲に広がる。」戸籍本署の最近の統計によれば、「ロンドンの一八四八～四九年流行では、コレラ患者の下痢便を含んだ下水の出口付近のテムズ川の水を供給された地区で最も死亡率が高かった。」彼はまた『伝染』と「病理・伝染」で詳述した事例に似た局地的水汚染をも指摘した。ロンドン、ブラックフライアーズ地区近くのブリッジ街でコレラの激しい局地流行があった。近隣住民は飲料水を取りに聖ブライド教会の井戸へ通っていた。その井戸水はフリート街の溝へ流れる下水—絶対に大気ではない—で汚染されていると思われ、井戸のポンプはそれを突き止めた外科医のハッチンソン氏の要請で使用禁止になった【Lancet 1(1850):155】。

スノウは持ち時間を超えて喋ったようだ。医学ジャーナルの記者が書いたスノウのコメント部分はトムソンの論文に充てられた紙幅を超えているのだ。コレラ病毒は摂取されるものという理論に情熱を傾けていたので、インフルエンザの病理学および伝播経路と比較したのだろう。彼が瘴気論の説明を「空想的」

と切捨てたのは、その陣営に対して我慢の限界にあったのだろう。接触伝染論者や偶発伝染論者とは意見の相違はあったものの、節度のある敬意にあふれた態度をとっていた。基本的には彼らに、接触伝染の代わりに糞口伝播を、全身の血液感染の代わりに腸管局所障害を考えて欲しかった。限局された近隣レベルでの死亡率の違いを彼の理論で説明するのに十分な情報を見つけ、戸籍本署の統計データを引用したが、ロンドン全域を含む理論の確認には不十分であった。聖ブライド教会のポンプを近隣のコレラ集団発生の源と特定した外科医の話は、のちに起こる事件までスノウの記憶に仕舞い込まれた。

一年後の疫学協会の一月の集会で「コレラの感染源と伝播について」を発表したときに、スノウがどんなコメントをしたのか我々は知ることができない。記者は、スノウと他の二、三人の会員が「ある発言」をしたとしか書いていない。しかしスノウは、アレクサンダー・ブライソン博士が「広域の空気による原因―大気の疫病構造」観を捨てたことと、彼の次の結論とに賛同したようである。「我々は、コレラを起こす特異的な大気の条件が存在し、またはその原因が地上に発生し、または空気中に生まれるという合理的な証拠はもっていない。」ブライソンは、広域の大気と季節の変化(「疫病構造」)であろうが局地瘴気論であろうが、瘴気理論には価値を認めなかった。スノウが一八四九年の理論を改良し、より確実な証拠を求めていることに敬意を払い、ブライソンは次のような事例を多く挙げた。「コレラ流行地から一人またはは何人かの患者によって健康人の乗っている船にコレラが広がった例。それは感染病原体が次々に人で増殖したことでしか説明できない」【Med Times 2(1851):669】。スノウはすでにこのようなコレラ発生例を「病理・伝染」で取上げており、そのような論文はその後もっと増えると結論していた。しかしながら彼は、コレラ患者の体内で作られた「感染性ウイルス」を過密居住の換気が悪い場所で他の人が吸って全身的な発熱を起こす、というブライソンの考えにもはや賛同しなかった。

スノウは、一八五一年の五月と六月の疫学協会集会で発表した論文（一八四九年のコレラ論文を初めて推敲・改良したもの）の最初のパラグラフで、ブライソンと一致する点を強調した【Med Times 2(1851): 559】。彼はこの時やや異なる題名「コレラの伝播様式について」と、人から人への病気の伝染に関して『伝染』で書いた最初の文章「疫病とそれ以外の病気との根本的な違い」を使った。彼は「病理・伝染」の表を引用した。その表では、一八三二年の流行で個人間の伝染性がコレラの特徴である症例について、「人口数と流行の期間との間の直接の関連」を示すメリマンの数字を使っていた。「同じ規則が今回の流行に当てはまるようだが、この点に関してまだ詳しい情報を持っていない。」期待した政府の統計資料はまだなかったので、彼は文献探索と郵便での問合せを続け、彼の理論を支持する事例を列挙しようとした。「個人の清潔さの欠如」によりコレラが広がった事例、汚染された牛の蹄《ひづめ》を食べてコレラを発症した事例、コレラ患者の下痢便で汚染された調度品を介して広がった事例（スノウ、友人のピーター・マーシャル氏、他の同僚の個人的観察）を集めた。コレラ病理学に関する文章は基本的には以前書いた『伝染』、「病理・伝染」のくり返しであったが、「コレラ毒は血液循環に入らないようである」という表現は新たに入れたものである。

次にスノウは、今までの接触伝染論で言われていない「コレラ毒を患者から健康人へ運ぶもう一つの媒体、すなわち人々が飲む水」について述べた（「コレラの伝播様式について」560頁）。ロイド博士も同じ原理をロザーハイズ（ロンドン南東部）での流行で見つけ（これは「病理・伝染」に引用）、『伝染』が出版された同時期に医学協会集会で発表していた。スノウは、アルビオンテラスとホースリーダウンでのコレラ集団発生について『伝染』から引用し、さらにロイドの研究の要点をくり返し、エセックスの内科医から送られた情報を要約して、その論文の第一部を完成させた。彼は第一部の最後に、衛生局が言ったこと、「腐敗した水は胃腸に毒として働く」を批判した。「違う」とスノウは書いた。「人の排泄物を飲むことがどんなに胸糞悪いことであろうとも、それが健康人からのものである限り障害を与えるものではないようだ。しかし、それがコレラ、そしてたぶん他の病気の患者のものであれば、病気を伝達する道具になる」（562頁）。

彼は疫学協会の六月の集会で論文の第二部を発表した。第一部ではコレラの局地的発生を列挙したのだが、第二部では「多くの町が飲料水を得るさまざまな川が下水で汚染されている場合の広域な」コレラ流行についての彼の最新の調査研究について述べた。まず「病理・伝染」で概説した知見を要約し、次に一八四八〜四九年のロンドンの水道水に関連する死亡率についてのなお不完全な彼の研究へと続けた。死亡率が特定の水道会社が供給する管区で低いという、『伝染』の表に載っている結果を確認した。チェルシー社が水を供給する地域では死亡例が少なかった。ただし一ヶ所の例外があり、そこでは「多くの人がテムズ川から桶で水を汲んでいたことがわかった」（610頁）。ロンドンの水道水に関するアーサー・ヒル・ハッサル博士の報告では、この会社の濾過された水には「（テムズ川の南に給水していたボクソール社、ランベス社管区の水にみられる）小麦の細かい毛先、黄色い物質（部分的に分解された筋線維と思われる)、腸管を通ってきたと思われる他の物質がなかった。」スノウはまたジョン・グラント調査官(以前ホースリーダウンでの集団発生を調べた)のもう一つの報告について述べた。「家から家」へと異常に高い死亡率が続いたのは、テムズ川へつながる溝の水を使ったことと関係する、との報告である。スノウは、「別の水道会社が供給する別のロンドン管区でのコレラ死亡率」を示す「死亡週報」にある表のコピーを見せた。この表は、スノウがすでに『伝染』で「コレラ死亡率は、下水と飲料水との関係の有無を示すものになるだろう」と示唆したことを確認するものであった。「またこの表から、経年でのあらゆる原因による平均死亡率が飲料水の質に関係していることも分かる。腸チフスや他の疫病は、ときに飲料水によって伝染すると考えてよいだろう。ペストもコレラとまったく同じように伝染したと考えられる。たぶんマラリアもある状況では同じように伝染するかもしれない」(611頁)。彼は惨めな結果を味わったブリストル派菌類論者に同情の言葉をかけた。「推測された菌類は顕微鏡では見えなかった。しかし、我々が梅毒、天然痘、他の知られた病気の知識以上にコレラについて正確に知ることは、なかなか難しい。」それにもかかわらず、スノウにとって「これらの紳士たちの努力」は無駄ではなかった。「彼らは、さまざまな場所の水が患者と他の人の腸管との間でコレラを伝達する媒体になっているという事実を確認したからだ」(612頁)。

スノウは彼の理論を支持する新たな証拠を集めることに加え、一八四九年にまとめた予防法の改訂もした。彼は五つの項目を挙げた。①下水、排水管、汚水槽、「船上生活をする人」によって水が汚染されるのを避ける。②貧困層に洗面台を普及させる。③コレラ患者に接する人、とくに調理人は清潔さに特別の注意を払う。④コレラ患者の排泄物で汚染された衣類を水に浸して煮沸する。⑤コレラ患者と健康人を隔て、必要ならば「別の住居」で過ごす。衛生に意識の高い医師ならば最初の四つの事項には賛成しただろうが、⑤は、コレラは伝染しないと考える人々とは食い違いがあった。患者を健康人から隔離するには費用がかかるため、公衆衛生関係者はスノウの考えに傾かなかった。二年後に発表されたメディカルタイムズ&ガセットの論文ではコレラが発生した際のこの五つの対策をくり返し、⑥「家に持込むすべての食べ物」をきれいな水または煮沸水で洗う、を追加した。さらに将来のコレラ流行を避けるため、排水管、水道水、住居の改善と「すべての個人と家庭での清潔さの習慣」の育成を示唆した。

コレラの第三次流行が始まったばかりの一八五三年九月末のコレラ予防の論文【Med Times Gaz 7(1853): 367】で、スノウは一八四九年の理論に二つを追加した。一つは、坑内での人-人伝播に関する彼の議論を補強した。リーズ近郊で炭鉱代理人をしている弟のロバート・スノウからの手紙、「坑道は巨大な便所である。男たちはそこで手を洗わないで食べる」を引用した。もう一つは「ニューカッスルに住む医師の友人」から彼に送られた報告書についてで、その町とタイン川対岸のゲーツヘッドとで過去三回の流行時に何が起きたのかを知らせた。一八三二年の流行は激しいものであった。スノウもそこで医師見習いをしていたからよく知っていた。当時「ニューカッスルには水道会社がなかったので、泉の水を水槽や水飲み場に貯えて飲み水に使ったが、たぶんそれが汚染されていた。一八四九年には新しくできた会社が遠くの泉から水を引き、コレラはほとんど起きなかった。今回のコレラ流行時には、会社は通常の水に一マイル上流から取水したタイン川の水を加えていた。「しかし、満潮時に潮は数マイル上流までさかのぼるので、下水は取水口を通り越す。コレラがニューカッスルで認められたのは九月初めだったが、下水本管が患者下痢便を川に運び、その水が水道水に混ざった。バーモンジー〔ロンドン南西部〕で起きていたように「コレラは社会のすべての階級の間に広がり、水質への苦情が出て会社が川からの取水を止めるまで続いた」(368頁)。スノウの考えでは、この事件は「町全体が下水の混ざった水を飲んだことで影響を受けた生々しい実例」であった。懐疑的な人々を説得するためには、実例を増やすことより正確な数字と対照実験が必要であった。

コレラの治療

第三次流行が一八五三年に英国に到達するまでに、スノウはコレラの治療よりも予防に焦点を絞っていたようだ。しかし政府当局は、港町にまで来てしまったコレラが国内で広がらないようにするために、スノウが推奨した簡単な衛生手段を採用することはなかった。スノウは一八五四年の一月に主題を治療に変え、ロンドン医学協会で一つの論文を発表した。病理学から治療へと直接的に推論をし、腸粘膜を覆って血液からの水・塩類の喪失を防ぐか、失われた液体を補う治療法を採用すべきと言った。それゆえ彼が提唱した治療処方は、多くの医師が勧める勇ましいものでなく、より控えめなものだった。

スノウの治療基準の枠組みは伝統的な液性療法であった。彼は、コレラの前駆期は通常の下痢症に似ており、コレラの全体経過の一部であるので、この期での治療が成功すればのちの全身症状をくい止めることができるかもしれないと考えていた。そこで彼は当時一般に使われていた弱い下痢止め薬（たとえば、阿片を混ぜた石灰粉）を推奨した。下痢止めは腸管のみで作用し血液中の毒には影響を与えないので、それが有効であれば彼の仮説の間接的な証拠になると付け加えた。

彼の治療法は、コレラ粒子は摂取されて腸管で増殖するという観点に基づいていた。この点では彼は決して伝統的ではなかった。彼はリービッヒの研究を引用して、発酵または腐敗に似た連続する分子変化が消化管の粘膜で進行している、と仮定した。そこでコレラの初期に投与すべき最良の医薬品は次のような物質である。①「可能ならば全腸管の粘膜のあらゆる場所に接触する」、②「下等な生物組織体を殺し、発酵と腐敗を止める」もの。コレラ粒子はまだ同定されていないので、彼は類推で論理的に考えたのだ。彼は、コレラ粒子は増殖する、または発酵や腐敗で特異的な障害を与えるとは主張しなかった。そのかわり、細胞構造を持った「下等な生物組織体」として、コレラ粒子は他の下等生命体に対して有効性が知られている化学物質によって殺すか不活化できる、と提案したのだ。そのような物質としては、オリーブ油、獣炭、硫黄、カユプテ油、樟脳、クレオソートなどがあり、これらのすべてはコレラ治療に何らかの効果があると他の医師によって報告されていた。口から摂取したクロロホルムはこれら物質と似たような「防腐的、医薬的性質があり、胃に入れるとコレラに少しは効くとの評判があった。吸入で投与したときには、痙攣を軽減するのに有効なだけで、病気の進行には何の効果もない。しかるに、もしコレラが血液の病気であるならば、クロロホルムや他の揮発性医薬品の効果は吸入によって現れるはずである」――これは彼の新コレラ理論を端的に弁護する表現であった。

虚脱状態になった患者には食塩水の静脈注射を勧めた。「静脈注射の結果は一八三二年に報告されているが、今のところ勇気づけられるものだ。しかしこの処置が一八四九年にほとんどなされていないのはやや驚きである。」他の医師は死亡率からこの処置を望ましくないと解釈したが、スノウはコレラ病理学理論によく合致する治療の選択肢を放棄することに反対した。ヘンリー・リーは薄い食塩水を静脈ではなく動脈に注射することを示唆していたが、スノウはそのことに触れた。スノウは、ギャロッドとパークスが一八四九年の実験で記した血液濃縮を起こす水分喪失量を、成人で約一〇〇オンス〔3ℓ〕と計算した。「この量は有用で、注射量として過多ではない。」ギャロッドの示唆に従って、腸から失われる電解質を補うために食塩水に加えるのに、炭酸ナトリウムよりはリン酸ナトリウムを使うべきとした。一方で、失われた液体を補うのに他の有効な方法があると考えた。「冷たい水を飲ませることは、患者もそれを欲しており、理論にも経験にも合致している。しかし、熱風や他の体表温度を上げる処置は良くない。そのような処置は、血液が濃縮されて粘度が高い場合、仮死症状を悪化させるだけである。」この点では、スノウはコレラに関する当初からの意見を再確認しているのであるが、今回はまったく異なる理論的根拠に基づいている。一八四八年秋、彼は（同僚のほとんどと同様に）コレラは「ある面では」仮死に似ていると仮定したのだが、その五年後にコレラの新症例が発生したとき、いかにコレラでの病理変化が二次的な仮死様の症状を引き起こすかについて、正確な一貫した説明を提供できるようになったのだった。

一八五三年はスノウにとって豊穣の年であった。彼は吸入麻酔の理解を前進させ続け、その領域での技能が認められてバッキンガム宮殿にまで辿り着くことができた。コレラ伝播の理論が正しいことをさらに確認でき、コレラの人-人および水媒介性の伝播事例の蓄積を続けた。その年の晩秋、第三次コレラ流行の始まりが明らかになったとき、延び延びになっていたコレラ死亡率を首都ロンドンの水道水と関連させる研究に使うために「死亡週報」のデータを集め始めたのであった。

第十章　コレラとロンドンの水道

近代工業化社会の住民は、家庭の台所と浴室で水が自由に使えるのは当然のことと思っているのだろうが、それはあらゆる便利さのなかで最も重要なことである。スノウの生きていた時代、ロンドンでそのような幸運に恵まれた人はわずかであった。多くの人は近所のポンプで水を汲んでいた。家に配管されていた場合でも、屋内ではなく裏庭にある水槽から水を引いていた。その水も間欠的にしか使えなかった。それにもかかわらず、家へ直接水を供給するという要望は強く、ロンドンでは十八世紀以降、民間の水道会社が競い合っていた【Halliday 1999】。しかし一八一七年、水道管の敷設は地区ごとに一社が独占して行うことになった。このカルテルによって水道料金が高騰した一八三〇年代中頃、限られた地区にではあるが自由競争が再び導入された。北ロンドンでは、ハムステッド社とニューリバー社が同じ街路に水道管を敷設し、客を勧誘することが許可された。南ロンドンでは、以前は南ロンドン水道会社のみが給水していた地域にランベス社とケント社が許可された。それ以外の地区では一社独占は残った。

水道水は汚いことが多く、十九世紀前半にはもっと汚くなった。その水源がテムズ川か、グリニッジ地区の対岸でテムズ川に注ぐリー川であった場合、特にひどかった。衛生改革の政策によって、人の排泄物、農家の納屋、屠畜場や他のいわゆる不快業種から出る都市の臭気を減らそうと下水道がたくさん造られたが、その下水道はこの二つの川に注いでいた。川の水の汚さが増すにつれて市民の抗議の声が大きくなり、一八二八年にロンドンの水の質と供給を調査する王立委員会が創られた。未処理のゴミで汚染された飲料水は不健康の原因になっているとの医師たちの証言にかかわらず、委員会は議会に有効な対策を勧告しなかった。しかし、水道会社によっては自主的に濾過装置と沈殿池を設置し、一八三一〜三二年のコレラ流行のあと、数社はよりきれいな水源を使うようになった。たとえば東ロンドン水道会社はテムズ川の感潮帯より上流のリー川に取水口を追加し、西ロンドンに水を供給するグランドジャンクション社は、取水口をチェルシーから数マイル上流のブレントフォードに移した（図10・1）【Trench and Hillman 1996】。

しかしながらエドウィン・チャドウィック率いる衛生改革派は、水道水が家庭や道路から排泄物や下水を流す効果には興味を示したものの、飲料水としては関心はなかった。彼らは次のように考えた。すべての町と市は大量の水を供給し、かつ下水処理設備を持つことで、都市生活の汚染物を川へ、そして最終的には海へ流すべきである。ロンドンでは十九世紀前半に水道水の供給量と水圧が高くなったので〔「訳者あとがき」参照〕、テムズ川に汚水を流しだす効率が高まった。しかしテムズ川はロンドン住民の主要な水源でもあったので、衛生の改善は実際には飲料水への汚水の混入を増加させた。とくに衛生改革派による住民への説得によって、汚物溜《ため》よりも水洗便所が使われるようになっていた。反対意見に対して衛生改革派は、すべての汚染物質は大量の河川水で無害になるまで薄められる、と住民を安心させた【Halliday 1999】。

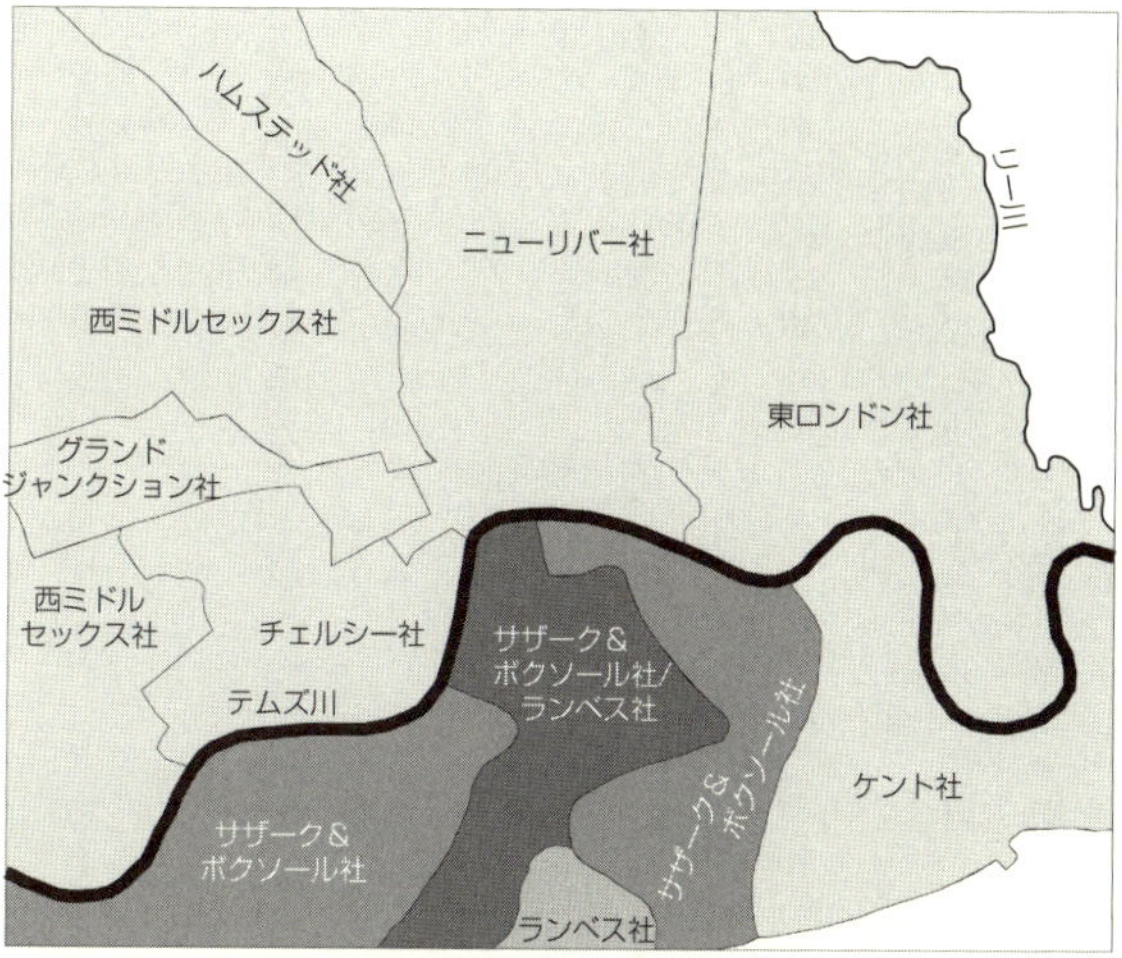

図 10・1　首都ロンドンの地図
テムズ川とリー川。地域ごとに別の水道会社が給水していた。

一八四八～四九年の第二次コレラ流行のあと、飲料水の質を改善すべきとのロンドン市民の民意が徐々に高まった。一八五二年に議会は、民間水道会社はすべての水を濾過し、すべての貯水池を覆い、取水口をテムズ川とリー川の感潮帯の上流に移すべきとの法案を承認した。それらは一八五五年八月三一日までに実行が求められた。

スノウは自分で作った蒸留水を飲んでいた。ロンドンの飲料水の改善には同意したが、汚物溜を廃止して水洗便所が増えるのは衛生上の大失策であると考えた。汚物溜は臭いがするが、汚物が安全に処理されればコレラ病原体の伝播を封じ込め、予防になる。一方、下水道につながった水洗便所から汚物は川に流れ、その川の水は飲料水に使われるので、コレラ病原体を患者の腸を介して迅速に再循環する効率の良い手段になってしまう。衛生改革は必要であるが、渇きをいやす川の水に町の廃棄物を流しだすのは愚の骨頂といえる。人をコレラに至らしめる病原体は同定されていないが、汚物にいかに大量の水を加えようが病原体は保たれるとスノウは確信した。彼が正しいとするならば、コレラ患者からの排泄物を人が摂取する機会を減らすよう水供給を変えれば、コレラの死亡率の低下につながるはずである。

水道とコレラを結びつける

コレラと水道に関するスノウの思考は、生理学的仮説を立て、階層（表8・2）を超えて広げたものである。彼は病気の仮説を立てるのに、まず患者の臨床観察結果を基本に多くの患者で似かよった病態生理メカニズムと臨床徴候を抽出して洞察し、そしてそれを使って百万単位の人口集団のなかの数千、数万の患者が織りなす地理的、時間的パターンを説明した。彼の第一原則は生理学と臨床観察であった。彼が集団レベルで起きると予想した（そして確認した）観察結果は、コレラの伝播様式に関する仮説の正しさを証明する実験的証拠になった。彼は、複数の生態学レベルにおいて彼の伝播仮説が正しいことの証拠を探した。そして、各レベルでの証拠は、彼の著作のなかでそれぞれ強調されている。彼のコレラ伝播仮説と、それを異なる生態学レベルへ広げたものを表10・1に示す。

コレラ仮説を個人から都市のレベルまで広げたことは、彼の思考に特有の性質である。その時点までどの病因仮説も、コレラが個人および生態学レベルで発生するパターンをうまく説明していなかった。彼は一八四八年の秋の間、コレラ患者での臨床経験と医学ジャーナルで得た知識からレベルA―坑道および家

表 10・1　スノウのコレラ伝播理論での生態学レベル

仮説：コレラ病原体は患者下痢便中に存在し、摂取されることで病気を起こす

生態学レベル	推論
レベル A：個人	コレラ患者の糞便との接触を促す環境（灯りなし、洗面所なし、坑道、過密居住、祝日に配られる食べ物）により人–人伝播が促進され、家族内、家屋内、下宿内、坑内、船内や、似たような閉鎖空間での患者集積が起きる
レベル B：近隣	短期間での限定された集団発生（多人数にコレラが同時に発生）は、一人以上のコレラ患者の糞便で飲料水源が汚染された場合に起きる
レベル C：大都市	大都市でのコレラの流行の一般的パターンは、都市の水源が患者糞便で汚染されている度合いに強く関係する

庭での人–人伝播―の推論を実証したが、他の二つの生態学レベル（B、C）での伝播の引用例ができるまで、仮説の発表を待った。はじめの突破口は翌年の八月に開けた。スノウが、サリー小路はホースリーダウンの、アルビオンテラス《長屋》での排水と水道水についてのジョン・グラントの技術報告を知った時である。スノウは『伝染』のかなりの部分を割いて、飲料水の水源が局地的に下水で汚染され、コレラが最初の患者から近くの住民へ飲料水で運ばれたと考えられる事例について細かく再現した。この事例は、まさにレベルBの推論から予想されるものだった。『伝染』ではさらに、都市でのコレラ死亡率と水道の水質との関係（レベルC）を示す証拠を挙げた。テムズ川と同様にニス川〔スコットランド南西部のダンフリーズ市〕とクライド川〔グラスゴー市〕も、都市の水道水源と同時に糞尿の引受け先として機能していた。彼が得た情報―とくに今回の流行での死亡率―は不完全であったが、これら三つの主要都市の一八三二～三三年と一八四八～四九年の死亡率は、下水が流れこまない水を飲んでいる町よりも高かった。

『伝染』とその二ヶ月後に発表された「病理・伝染」との基本的な違いは、後者でロンドン以外の都市での水媒介性伝播事例を増やした

ことである。彼は注意深く文献を探し、特定の地区での飲料水の供給パターンを調べ、内科医・牧師・友人の助けを借りて英国じゅうの町から証拠を集めた。レベルCでの伝播に関する仮説を支持する説得力のある新たな証拠は、ハル〔イングランド東海岸の都市〕とエクセター〔イングランド南西部の都市〕からのものであった。この二つの町では一八三二年と一八四九年のコレラ流行の年の間に水源を変えていた。エクセターでは第一次流行の後に取水口を下水の排水口の上流に移し、一八四九年のコレラ死亡率は低下した。ハルでは新しい上水道が建設されたが、取水場所はハンバー川河口の感潮帯のなかであった。ここではエクセターと逆の結果であった。一八三二年、ハルでは飲料水は町外の泉から供給されており死亡率は低かったのだが、一八四九年には飲料水は汚染された感潮帯から供給され、死亡率は上昇した。スノウの故郷ヨークでの状況も、これらを確認するものだった。「ヨークでは一八四八年七月中旬にコレラが発生したとき、最初はウォーターレーンと呼ばれるウーズ川に近い狭い通りで流行した。この地区の住民は、記憶にない昔から町の下水が流れ込む地点で川の水を汲む習慣があった。最近になって公衆便所が造られ、その排泄物を水を汲む場所の上流で毎朝川に汲みだして捨てていた（『病理・伝染』750頁）。」川からの水汲みを役所が禁じ、市外からのきれいな水が出る蛇口をつけると、その地区でのコレラ死亡率は低下した。蛇口が閉じられ住民が川の水を使い始めると、死亡数が増えた。蛇口が再度開けられると死亡率はまた下がった。とはいえエクセター、ハル、ヨークの例は示唆的なだけであった。ロンドンは英国の首都であり、なお水供給の「正確な情報の不足」により、レベルCでの伝播の仮説を証明できなかった。

同じく厄介だったのは『伝染』についての懐疑的な論評であった。ランセット誌とロンドン医事週報の匿名記事がそれで、とくに後者は、レベルBの伝播の例であるアルビオンテラスのスノウの分析に異議を唱えた。その評者は、スノウの推論はミルロイの推論ほど説得力がないと考えた。ギャビン・ミルロイは衛生改革派で衛生局の内科医であり、アルビオンテラスでの集団発生を調査してスノウの『伝染』の前に報告書を提出していた〔第八章〕。ミルロイの局地瘴気論的解釈は、近くの下水と溝からの臭気がアルビオンテラスの家並みを漂って集団発生を起こした、というものであったが、スノウはその考えにうまく反論したと考えていた。しかし『伝染』を読んだあとでも、二つの主要な医学ジャーナルの編集者が、スノウが「ミルロイの異論」に答えていない、と考えていたのは確かである。コレラが汚水に関係しているどのような場合であっても、瘴気論者は汚水は決定的要因でないと主張することが可能であった。スノウは、局地的な大気の性質が病気の発生パターンを説明できるという可能性は排除していなかった。コレラに関して一八五一年と五三年に発表した論文で水道水の重要性を主張し続けたが、ミルロイの異論に完璧に答える大都市レベルでの事例を見つけることはできなかった。

彼が求めた機会が到来したのは、すべての民間水道会社が新法に則って取水源を移設し終える前にコレラが再び発生した時であった。一八五五年の一月の初めに、彼はその調査結果を『伝染』の第二版として出版した。この『コレラの伝染様式について 第二版 On the Mode of Communication of Cholera, 2nd ed.』〔以下『伝染2』とする〕は一三七頁あり、五年半前に出版した三一頁の小冊子より「大幅に拡大」したものだった。『伝染2』では初版で挙げた証拠の多くをくり返し取り上げたが、内容は「病理・伝染」よりも盛りだくさんで、実際は「病理・伝染2」と呼ぶにふさわしいものだった。『伝染2』での決定的な証拠は、水道水の供給元の違いと死亡率との関係である。彼はこの関係を南ロンドンで一八五三年の秋に見つけ、調査を翌年の夏に始め、一八五六年にその分析を終えた。

一八五三年十一月の「死亡週報」

一八四九年以来姿を消していたコレラが、一八五三年の夏に戻ってきた。秋が来て気温が下がり、ロンドン市民は流行が弱まることを期待したが、なお十一月の半ばまでしぶとく残った。サマセット・ハウス〔ロンドンのストランド地区にある大きな建物〕にある戸籍本署本部ではウィリアム・ファーらが毎週土曜日に「死亡週報」を発行していた。十一月十九日号と二六日号には新情報が盛り込まれており、スノウはそれに惹きつけられた。ファーのスタッフは、それ以前の十三週にわたってロンドンの管区ごとのコレラ死亡数の表を九つの水道会社と関連づけて作成していた。十九日号には特別記事「コレラとロンドンの水道水」が掲載された。そのなかでファーは市民（と水道会社）に、一八五二年の法令について注意喚起した。その法令とは、一八五五年八月三一日以降はすべての水道会社にテムズ川下流の感潮帯での取水を禁じたものである。

ファーは、他のロンドンの医師と同様にスノウの一八四九年の理論に共感していたが、その理論は実証されていないと考えていた。ファーは戸籍本署の一八四八～四九年のデータを解析して、コレラ死亡率と患者居住地の海抜との関係の方が水道水の質との関係より強い、と考えた。彼の「発酵体」理論〔第七章〕

であれば、その関係を説明できる。テムズ川の川面から立ちこめるコレラ「物質」を含んだ蒸気がスモッグ（ロンドン煙霧）と結合し、その濃度は海抜が低い場所ほど高まる【Farr 1852】。彼の考えでは、汚れた水道水は、おそらく低い場所に住む感受性のある人をコレラ（と他の病気）に罹りやすくさせるが、それはコレラの原因ではない。それゆえ彼は、ロンドン住民が摂取する水については吸入するガスより関心が低かった。彼の考えは、ミルロイと同様に局地的な臭気への懸念を共有する衛生論者に近かったのだ。ファーは、スノウは正しいかもしれないと認めたが、その証明に必要なハードルは極めて高く、究極的には達成できないと考えた。「良い水と悪い水の効果を測るためには、同じ海抜に住み、同じ範囲で行動し、生活水準が同じで、同じ職業に就いているが、次の一点だけが異なる二つの住民集団──一方はバタシーの水を飲み、もう一方はキューの水を飲む──を見つける必要がある。しかしロンドンの状況では、そのような決定実験 *experimenta crucis* は無理である」【「死亡週報」一八五三年十一月十九日号】。ファーは、スノウが最初の論文で使ったのと同じ哲学者ベーコン〔事実から仮説を導く帰納法を提唱した〕の術語を使っていたが、これはこの時代の一部の医学者が仮説‐演繹法〔まず仮説を立て、その仮説から演繹した事柄を検証する〕を重要視していたことを示している。実験室で科学者は、二つの検体に対して問題とする一要因以外はすべて同じ処理をするという「決定実験」を行う。その実験の結果によって、問題の仮説・理論が正しいかどうかを知ることができる。しかし、ロンドンは実験室ではない。スノウは満足行くようにファーの居住高度説に反証できなかったし、衛生論者にも反論できなかった。衛生論者は、汚れた水は病気の感受性を高めるだけであり、過密居住、換気不良、局地の臭気がコレラの流行に真に重要であるとの議論をしていたのだった。

ファーは十一月十九日号のコメントで水道水のコレラへの寄与度を分けて考えるのは難しいとしたが、スノウは翌週の二六日号（図10・2）を読んでまったく逆の結論に至った。十九日号と二六日号には水道水とコレラ死亡率の表が掲載されていた。二号とも死亡率はほぼ同じであったが、スノウは決定的な違いを発見した。二六日号の表には次の脚注があったのだ。「三例（＊印あり）では、同じ地区に二つの水道会社が給水をしている。」ファーがハードルは高いと考えた一週後に、彼はスノウに「ロンドンはスノウのコレラ仮説を大都市レベルで実証する場になり得る」との希望を与えたのだ。

この「自然実験〔実験室以外での意図しない実験〕」は一八五二年に行われた。南ロンドンに水道水を供給していた会社が取水口をテムズ川の感潮帯上流に移したのに対し、同じ場所に客を持っていた競合他社は、移設を一八五五年八月の法律で定められた期限近くまで遅らせようとした。急ぐ必要はないと考えたのである。第一次コレラ流行から第二次流行までには十六年の間があった。しかし第三次流行は予想より早く、一八五三年に始まり、ランベス社がきれいな水を供給しているのにサザーク・アンド・ボクソール（Southwark and Vauxhall）〔以下S＆V〕社は下水で汚れた水を供給しているという間隙に滑り込んだ。「自然実験」となるこの間隙は、二社がテムズ川の汚れた場所から取水していた一八四八〜四九年には存在しなかった。これは、S＆V社が法律に従って取水口を移動するや否や消えてしまうのだ。南ロンドンでは一八三〇年代、二つの会社が同じ街路に争って水道管を敷設していたのである。

WEEKLY RETURN

BIRTHS AND DEATHS IN LONDON.

PUBLISHED BY AUTHORITY OF THE REGISTRAR-GENERAL.

1853. Vol. XIV.]　　WEEK ENDING SATURDAY, NOVEMBER 26.　　[No. 48.

HEALTH OF LONDON DURING THE WEEK.

THE MORTALITY of the metropolitan districts has risen considerably during the week. In the preceding week the deaths registered were 1162; in the week that ended on Saturday last they were 1339. The mean weekly temperature has suffered a great fall. In the last week of October it was 55·5°, in the 4 weeks that followed it was 48·9°, 45·7°, 38·5°, and (last week) 36·7°.

In the ten corresponding weeks of the years 1843–52 the average number of deaths was 1093, which, raised in proportion to increase of population, becomes 1202. There is an excess in last week's return, amounting to 137.

Diseases of the respiratory organs have suddenly become more fatal; they rose from 180 in the preceding to 297 in the last week; in this class bronchitis rose from 68 to 134, pneumonia from 92 to 124. Phthisis was fatal in the two weeks respectively in 133 and 166 cases. Cholera, it is gratifying to observe, subsides, and last week was fatal to only 46 persons. In the first 14 weeks of the epidemic of 1848–49 (reckoning from 1st October), it destroyed 529 persons; in the same number of weeks of the present attack, commencing 21st August, it has carried off 744, or 215 persons more than in the former. But the epidemic beginning at an earlier season in 1853, the mean temperature has been on an average 5° higher, and making allowance for this circumstance, there does not appear any sufficient ground to conclude that the distemper now prevailing is of a more virulent character than that of 1848.

MORTALITY FROM CHOLERA IN DISTRICTS SUPPLIED BY WATER COMPANIES.

Water Companies.	Sources of Supply.	Aggregate of Districts supplied chiefly by the respective Water Companies. Elevation in feet above Trinity High-water Mark.	Population.	Deaths from Cholera in 13 Weeks ending Nov. 19.	Deaths to 100,000 Inhabitants.
LONDON - -	- - - - -	39	2362236	698	30
*(1) Hampstead and (2) New River.	Springs at Hampstead and Kenwood, two artesian wells, and New River.	80	166956	8	5
New River - -	At Chadwell Springs in Hertfordshire, from river Lee, and four wells in Middlesex and Herts.	76	634468	55	9
Grand Junction -	The Thames, 360 yards above Kew Bridge.	38	109636	14	13
Chelsea - -	The Thames, at Battersea -	7	122147	22	18
Kent - -	The Ravensbourne in Kent	18	134200	30	22
West Middlesex -	The Thames, at Barnes -	72	277700	84	30
East London -	The river Lee, at Lee Bridge.	26	434694	144	33
* (1) Lambeth and (2) Southwark.	The Thames, at Thames Ditton and at Battersea.	1	346363	211	61
Southwark -	The Thames at Battersea -	8	118267	111	94
* (1) Southwark and (2) Kent.*	The Thames, at Battersea, the Ravensbourne in Kent, and ditches and wells.	0	17805	19	107

* In three cases (marked with an asterisk) the same districts are supplied by two companies.

[48.]　　3 c

図 10・2 「ロンドン出生・死亡週報」(1853 年 11 月 26 日号)
＊印の付いた三例では、同じ地区に二つの水道会社が給水をしている。

決定実験

ロンドンの第三次流行は一八五三年の九月に始まり、冬にはいったん終息し、一八五四年七月の第一週に再び激しく燃え上った。一八五四年には十四週にわたって流行したが、『伝染2』が出版された十二月にもわずかに患者はいた。スノウは、その年の七月に始まった流行第二期に最大の注意を払った。その時、家々へ戸別調査をする時間があったのだ。

もちろんスノウは一八五三年十一月当時、翌年の再流行のことは知らなかったので、彼はファーらがまとめた一八五三年流行のデータを解析した（「南ロンドン研究」と名付けた）。一八五三年八月二十一日から十一月十九日までの十三週の間、S＆V社のみが給水する地域の死亡率は人口一万あたり九四であったが、ランベス社とS＆V社が競合する地域では六一であった。スノウは「死亡週報」に深くのめり込み、南ロンドンの地区ごとに流行の最初の十七週（十二月十七日まで）の死亡率を調べた。彼は、ランベス社の給水地域の死亡率は一八四九年には七番目に高かったのが、一八五三年には十三番目に改善したことに気づいた。そこでスノウはファーが試みなかったことをした。死亡率を分区（一部は教区）ごとに比較したのだ。彼は「死亡週報」に報告された同年十二月末までのすべての死亡例を住所ごとに分け、三つの群に再分類した。すなわち、S＆V社のみが給水する十二分区、ランベス社のみが給水する三分区、二社が給水する十六分区である（図10・3）。ランベス社のみが給水するノーウッド、ストリータム、ダリッジの

Sub-Districts.	Population in 1851.	Deaths from Cholera in 1853.	Deaths by Cholera in each 100,000 living.	Water Supply.
St. Saviour, Southwark	19,709	45	227	
St. Olave . . .	8,015	19	237	
St. John, Horsleydown	11,360	7	61	
St. James, Bermondsey	18,899	21	111	
St. Mary Magdalen .	13,934	27	193	
Leather Market .	15,295	23	153	Southwark and Vauxhall Water Company only.
Rotherhithe* . .	17,805	20	112	
Wandsworth . .	9,611	3	31	
Battersea . . .	10,560	11	104	
Putney . . .	5,280	—	—	
Camberwell . .	17,742	9	50	
Peckham . . .	19,444	7	36	
Christchurch, Southwk.	16,022	7	43	
Kent Road . .	18,126	37	204	
Borough Road . .	15,862	26	163	
London Road . .	17,836	9	50	
Trinity, Newington .	20,922	11	52	
St. Peter, Walworth .	29,861	23	77	
St. Mary, Newington .	14,033	5	35	Lambeth Water Company, and Southwark and Vauxhall Company.
Waterloo (1st part) .	14,088	1	7	
Waterloo (2nd part) .	18,348	7	38	
Lambeth Church (1st part) . . .	18,409	9	48	
Lambeth Church (2nd part) . . .	26,784	11	41	
Kennington (1st part)	24,261	12	49	
Kennington (2nd part)	18,848	6	31	
Brixton . . .	14,610	2	13	
Clapham	16,290	10	61	
St. George, Camberwell	15,849	6	37	
Norwood . . .	3,977	—	—	Lambeth Water Company only.
Streatham . .	9,023	—	—	
Dulwich . . .	1,632	—	—	
First 12 sub-districts .	167,654	192	114	Southwk. & Vaux.
Next 16 sub-districts .	301,149	182	60	Both Companies.
Last 3 sub-districts .	14,632	—	—	Lambeth Comp.

* A part of Rotherhithe was supplied by the Kent Water Company; but there was no cholera in this part.

図 10・3　南ロンドン分区ごとの 1853 年のコレラ死亡数
（スノウ『伝染 2』73 頁表 6 より）

三分区の住民一万四六三二人のうち、死者はいなかった。S&V社のみが給水する分区での死亡率は一万人あたり一一四で、両社が給水する分区では六十であった。

これは示唆的なもので、ランベス社のみが給水する三分区での死者がゼロであるのに対しS&V社のみが給水する分区が高死亡率であったことにより、スノウの主張が大いに有利になる、ということにはならない。スノウの反対者は他の要因を指摘するはずである。ノーウッド、ストリータム、ダリッジは郊外の快適な住宅地である。S&V社のみが給水する地区はロンドンに特徴的な貧困、過密居住、臭気で汚染されている。しかし二社が給水する十六分区は環境条件は同じであり、したがってファーが設定した「決定実験」の基準に当てはまる。

S&V社とランベス社の給水地域がロンドンのかなりの部分で交錯しているが、被験者がどちらの会社に振分けられているのは明白である。二社が給水する分区では、二社は細かく錯綜している。二社の水道管はすべての街路から袋小路や裏通りにも敷設されていた。各戸がどちらの会社の水を使っているかは、二社が激しく競っていた時代に家主または借家人が決めたことである。ある家とその隣の家で別々の会社の水を使っていることが普通にあった。二社はともに金持ちにも貧乏人にも、大家屋にも小家屋にも給水していた。水道を使う住民の事情や職業に二社で差はなかった。もし改善された水を受け取る家屋でのコレラの減少がその水のためならば、その家屋は病魔から逃れるという恩恵を享受するのは明らかである。しかるにバタシーフィールドからのS&V社の水を受け取る家屋は以前と同じ死亡率の被害が続く。二社の水を受取る家屋・住民にもその周りの環境にも差はないので、コレラの流行への水供給の効果を検証するのに今回の機会ほどの実験は望みえない。その機会がいま観察者の前に供された。

また、この実験は壮大な規模のものである。三十万人の男女、あらゆる年齢と職業、あらゆる階級と身分、紳士から貧乏人まで、個人の希望や意思を問わずに二つの群に分けられた。一方の群はコレラ患者由来と思われる下水を含む水を、もう一方の群はそれを含まない水を飲んだのだ。

この壮大な実験を活用するために必要なことは、コレラ死亡が起きた各家屋へ給水する会社を調べることである。(『伝染2』75頁)

スノウが『伝染2』で右の文章を配したのは、彼にこのような「壮大な実験」のアイデアを与えてくれた「死亡週報」に関する考察と、その後の一八五四年の流行の調査との間にであった。彼がこの実験の結果を晩夏から秋にかけて調べたときの手法は、実際にはすでに一八五三年十一月の時点で考えていた可能性がある。その手法とは、二社が交錯する十六分区でコレラによる死者の出たすべての家屋を訪ね、それぞれでどちらの会社の水を使っていたか突き止めることである。しかし、『伝染2』を読んだだけでは説明できない重要な事実が残っている。なぜ彼は一八五三年の十二月に調査を始めなかったのだろうか？　スノウは、日数が限られていて時間が取れなかったと言う。しかしその理由が、彼が五年間も解決できなかった問題を解こうとするのを妨げたはずがない。S&V社が取水口を変更する前にコレラがロンドンに戻ってくるとの保証はなかった。もし彼がすでに『伝染2』に詳述した広範な調査をしようと決心していたならば、その機会を十二月に逃しただろうか？　さらに、もし二社が交錯する十六分区のすべてを調査しなくてはならないと初めから知っていたならば、家々の調査をコレラが出現した七月第一週でなく八月半ばまでなぜ待ったのだろうか？

スノウの「壮大な実験」という概念は、スノウがその調査を行っている間に生まれたようである。一八五三年の秋に彼が楽しみにしていた実験はロンドンの流行地区住民の数が「壮大」なのであって、彼が費やす時間と労力が「壮大」という意味ではなかったようだ。一八五三／五四年の冬および一八五四年七月～八月初めのファーのデータをスノウが組替えたのは、彼は当初、「死亡週報」に載った情報を注意深く選別することで大部分の仕事を遂行でき、これに一部、分区での戸別訪問調査を追加すれば良いと考えていたようである。

コレラによる死亡のみに絞って調査すると簡略化したことは、実用的で重要な結果をもたらした。死亡率が五〇％の病気では、死者を数えることで症例の半数を除外することになる。もし無症状または軽症の患者が「コレラ」と診断されずに単なる「下痢症」とされるならば、コレラの症例数は少なく見積もられたことになる。一方で、死者をコレラと診断するのは比較的簡単である。コレラ症状は非常に明確で、死がすぐに起きるからだ。スノウは、不完全ではあるもののかなり正確な症例定義を利用したのである。もしコレラの病因がわかるならば、すべてを含めた完全な症例定義を行うという科学の理想を捨ててでも、近代的な疫学調査を実施しようとしたのだ。コレラ死者のリストはファーの戸籍本署の本部またはその支部からすぐに得られるので、スノウは、一八三七年以来イングランドとウェールズで行われている死者報告制度を利用したのだった（当時、南ロンドンのような大きな地区でのコレラ患者発生報告書はなかった）。

一八五四年八月、調査を始める

コレラが一八五四年七月に南ロンドンに戻ってきたとき、スノウは前の冬の続きで最初は軽い気持ちで対処した。「死亡週報」でファーが一八五三年の流行を示したのと同じパターンを示すかどうか、数週間を待った。そしてまさにそれが起きた。二社が給水する地域の死亡率はS&V社のみの地域より明らかに低かった。コレラが発生した各家屋へどの会社の水が来ているかを調査する場所を選ぶのにスノウが欲していた情報である。彼はケニントンの二分区―コレラ死亡率は一八五三年と翌年で中程度―で現地調査を始めることを決めた。

ケニントンで靴底をすり減らして歩き回る調査を始めたとき、二つの意義あることを知った。一つは、彼の理論が良くあてはまるように見えたことである。八月十二日まで（流行の最初の五週）に二つの分区で起きた四四死亡のうち三八例以上がS&V社が給水する家であった（表10・2）。もう一つは、彼の全調査の戦略を変えた。彼は、二社の交錯が想像以上であったことである。「戸別調査を始めてから、状況は私が期待した以上に明確な証拠を与えてくれるようだ。二社の水道管は街路だけでなく裏通りや袋小路

表 10・2　4 つの分区でのスノウの調査の暫定結果

ケニントン（第一地区）	
給水源	死者の出た家屋の数
サザーク・アンド・ボクソール社	27
ランベス社	2
構内のポンプ井戸	2
	合計　31
ケニントン（第二地区）	
サザーク・アンド・ボクソール社	11
ランベス社	2
	合計　13
ウォータールー（第一地区）	
サザーク・アンド・ボクソール社	7
ランベス社	1
未確認	1
	合計　9
ウォータールー第二地区の調査では、24 家屋で 27 人の死者が出た。内訳は次のとおり	
サザーク・アンド・ボクソール社	17
ランベス社	3
テムズ川に近いポンプ井戸（水は汚い）	1
ライオン醸造所の井戸	1
未確認	2
	合計　24
ウォータールー第二地区の死者数（家屋数ではない）	
サザーク・アンド・ボクソール社	19 人
ランベス社	3 人
ポンプ井戸	3 人
未確認	2 人
	合計　27 人

出典：Snow, Med Times Gaz 7(1853):367

にまで敷設されていた。ある家はしばしば両隣の家とは違う水を供給されていた」【J Pub Health San Rev 2 (1856):239】。一八五三年の十一月時点では、この「壮大な実験」が「決定実験」であることは明らかではなかったが、今やそうであった。もし両隣の家がS&V社の水で真ん中の家がランベス社の水であれば、熱心な局地瘴気論者や偶発伝染論者であっても有毒ガスが近隣の家に行くのに一軒おきに跳び越えると主張することはできない。スノウは元気づけられた。彼は、二社が錯綜する十六分区での必要な戸別調査を完結するのに「努力を惜しまないと決心した。」彼は「私が五年間も主張し続けてきた学説が真実であるか、または誤りであるかの証拠を十分満足いくように得るために、調査を自分でやりたいと希望する」(『伝染2』76頁、以下の引用は頁数のみ)と書いたが、それは不可能だとすぐに気づいた。毎週の死亡数は増え続け、流行はまだピークに達していなかった。この時点でスノウはケニントンの二分区で集めた暫定的なデータをファーに見せた。ファーは、二つの会社での死亡数の比を追跡する価値があると同意した。そして彼の部下に二社が給水するすべての分区でのコレラ死亡を記録する際に、水道会社名も加えるよう命じた。しかし戸籍本署がこの仕事を始めたのは八月二六日であった。そこでスノウは、八月二五日の「死亡週報」まで―今回の流行の最初の七週間―の死者のデータを自分で調査しなければならなかった。

問題の出現とその解決

彼が「戸別調査にかなりの苦労が伴うのは当然のことだった」と書いたとき、彼は事情を理解していた。家への給水がS&V社とランベス社のどちらからされているのかを調べるのは、予想していたほど単純なことではなかった。「必要な情報をすぐに得ることができた例は非常に少なかった。水道料金を居住者が払っている場合でも、会社の名前を覚えてはいないので領収書を見なくてはならない。週単位で賃借している労働者の場合、水道料は別の場所に住む家主や家主の代理人が払っており、住民はその事情を知らない」（77頁）。しかし化学者としての創意工夫と幸運が重なったこともあり、彼は解決策を見出した。二社の水の塩分濃度が違っていたのである。

感潮帯上流のテムズ・ディットンで採取したランベス社の水一ガロン〔約4.5ℓ〕に硝酸銀を加えると、2・28グレーン〔0・148g〕の塩化銀が得られた。これは0・95グレーン〔0・06g〕の塩化ナトリウムに相当する。一方、S＆V社の水からは91グレーン〔5.9g〕の塩化銀が得られた。つまり一ガロンの水に37・9グレーン〔2・46g〕の塩化ナトリウムが含まれていることを示す。実際、この二社の水に硝酸銀を加えたときの白濁の様子はまったく異なり、問題なくすぐに区別できた。したがって住民が水道会社名を知らない場合は、水を小さなガラス瓶に採り、住所を書込み、帰宅してからそれを調べた。（『伝染2』78頁）

水道会社の調査は、水道会社が交錯している地域のコレラ死亡率を計算するよりも簡単だった。水道会社ごとの死亡数は、死亡率の計算時に割算の分子に代入する。死者の出た家屋は、流行期に死者の住所が載っている「死亡週報」から簡単に得られた。この実験での理想的な分母は、各水道会社から給水を受けている家の全住民の数である。そのような情報を得るのは不可能である。しかしスノウは、各分区で各会社から給水を受ける家の数が近似値として使えると推測した。そして、その記録が議会に提出されていることを彼は知っていた【しかし、一部の分区だけしかわからなかった】。分区ごとの分母の数字がなければ、分区ごとの死亡率は計算できない。S&V社が給水する家屋での死亡数はランベス社が給水する家屋の五倍であったが、S&V社が給水する家の数が五倍ならば、その水による死亡率が五倍ということにはならない。しかしファーも衛生局の誰も、そのデータを提供できなかった。公になっている次善の情報は一八五〇年から始まった衛生局への報告書で、それには各社が給水する全家屋数が載っていた。S&V社三万四二一七戸、ランベス社二万三三九六戸である。つまり、スノウは各社の全給水家屋数だけのデータを得たのだ。

スノウは大きなジレンマにぶつかった。この極めて有望な「決定実験」をあきらめるのか、それとも、二社が給水する全分区まで戸別調査を広げるのか。分母の数は各社の全給水地域のものなので、全地域での分子の数値を彼が得るまで死亡率は計算できない。これは、二社が給水している十六分区だけでなく三二の分区での死亡数を調べなくてはならないことを意味している。西はパトニーから東はロザーハイズ、北はテムズ川の堤防から南はストリータム・コモンまで十五平方マイル〔三八・八平方km〕の範囲にわたる仕事になる〔図10・1参照〕。ファーの部下たちはこの地域の八月二六日以降の全死亡を記録していたが、スノウが意義ある解析をするためには流行当初の七週間のデータが必要であり、追加地域の調査に誰かの助けが必要であった。彼は薬剤師ジョン・ジョセフ・ホワイティングの助けを借りた。

二人は三三四例のコレラ死亡について調べた。スノウがランベス社が給水する全域、ホワイティングは基本的にS&V社が給水する地域を担当した。彼らは、S&V地域で死亡が二十倍であったことを見出した。S&V地域では二八六例だったが、ランベス地域では十四例だけだったのだ。ほか、二二例は桶で汲んだテムズ川の水、四例はポンプで汲んだ井戸水、四例は溝の水を飲んだ者だった。残りの四例は外国旅行中の死亡であった。流行の最初の四週間、S&V地域の二八六例はロンドン全体の死亡五六三例の半数以上を占めた。スノウは三三四例を一例ずつ『伝染2』の付録に載せたのは、「水道水を調べたことを保証し、知りたい人にその結果を検証する機会を与えるため」であった。その間に彼は、別の議会への報告書を発見した。それによれば一八五三年の一月一日から十二月三一日の間にS&V社は四万〇〇四六軒、ランベス社は二万六一〇七軒に給水していた（80頁）。したがってS&V社が給水する家での死亡率は一万戸あたり七一、ランベス社が給水する家では五であり、S&V社の水はランベス社の水の十四倍リスクが高かった。

近代の疫学者は、点源（共通源）流行と逐次伝播流行とを区別する。たくさんの人がポンプ付き井戸のような汚染水源の水を飲んだ場合、コレラ死亡数の急速な立ち上がりが観察されるが、死者はその井戸の水を飲んだ人に限られる（レベルB伝播）。突然の増加は多くの人が同時に病原体に曝露されたためである。一方、逐次伝播では患者数は徐々に増加する。点源ではなく、最初に感染した人に接触して二次症例が発生するからである（レベルAの人-人伝播）。飲料水で伝播する都市での大流行の最初の段階では、患者は汚染水に直接曝露された集団にまず発生する。しかしながら必然的に、汚染水に曝露されなかった人が人-人伝播で病気に罹り、汚染水曝露者と非曝露者との間の罹患率の差は小さくなる。つまり、レベルAおよびB伝播が徐々にレベルC伝播を増大させる。スノウは、給水を受けている家の間で初期の死亡率には大きな差があったが、流行が進むと差が小さくなると予測した。そしてまさにそうなった。彼は、流行の第五～七週に死んだ家庭内伝播の患者発生をランベス社の給水地域と二社が給水する地域で調査し続けた。しかしホワイティングは、理由は分からないがS&V社の給水地域で同様の調査はできなかった。この調査の代わりとしてスノウは、流行の最後の三週間のS&V地域での患者の時間分布を推計した。彼はこの推計を最初の四週間の死者の時間分布をもとに行ったのだが、この方法では逐次伝播への移行の動態が過大評価になることを認めていた。七週後の二社の死亡率比は、S&V社対ランベス社でなお八～九：一であった。

八月二五日までの七週間、スノウは六五八人の死者について調査をした。ランベス社給水地域の全分区に加えて、S&V社給水地域の二つの分区（ワンズワースとパトニー）も調べた。ホワイティングはS&V地域の調査以外に、二社が給水するクラパム分区も調べた。それは骨の折れる仕事であったに違いない。家族内、家屋内、街路内での集積例まで調べたのだ。スノウは言う。「多くの街路で、いくつかの家は同じ番地であった。」また、番地がペンキで隠れて分からない家や、番地のない家もあった。実際、多くの住民は自分の家の番地を知らなかった。それゆえ、コレラ患者が実際に発生した一軒を見つけるのに二、三軒の家を訪ねることもしばしばであった。彼が街路から街路へと歩いたのか、それともハンサムキャブ〔二人乗りの辻馬車。ハンサムは設計者の名前〕を雇い、彼が調べるまで馭者を待たせたのかは分からない。しかしスノウがこの手間のかかる調査を完遂するために、八月中旬から九月いっぱいまで麻酔診療を減らしたことは分かっている。彼の症例ノートによれば、七月一日～八月十日の間の一日平均麻酔回数は1・58だったが、八月十一日～九月三十日では0・57に減っていた。

スノウとホワイティングは全部で八六〇人の死者の家の水道会社を調べた（ホワイティング二〇二人、スノウ六五八人）。しかし八月二六日以降のそれを調べるのはファーらの仕事になった。スノウがファーの助力を確保したことは幸運であった。その助けがなければ、十月十四日までに少なくとも三千もの死者についても調べなくてはならなかった。ファーの戸籍本署が集めた情報はスノウとホワイティングのものより信頼性は低かった。しかし、「彼らには家主や代理人を捜すことも、私がやったような化学検査をやることも期待されていなかった」（86頁）。戸籍本署は死亡報告のうちの二十％で水道会社を確かめることができなかったが、残る八十％ではスノウの仮説は正しかった。S＆V社が給水する四万〇〇四六戸で二三五三人の死者が、ランベス社が給水する二万六一〇七戸で三〇二人の死者が発生していた。S＆V社対ランベス社の死亡率比は五・一：一になった（スノウの過去のデータでは約五：一）。スノウ自身の調査結果とホワイティング、ファーらのものを合計し、全十四週の流行期間の死亡率比を計算することができた。給水源が不明の例については、確定例の数値を使って比例配分して得た値を使った。総計でS＆V社で四〇九三死亡、ランベス社で四六一死亡、死亡率比は五・八：一となった。

さらなる証拠

南ロンドンの自然実験に関する記述は『伝染2』の中ほどの二十一ページを占めるのみだが（表10・3）、その論文の残りの部分に、スノウは彼のコレラ理論を実証する目玉をさらに補う証拠を記した。そ

表 10・3　スノウ『伝染 2』(1855 年) のトピック別内容

トピック	頁数
病理学と伝染様式 (1849 年発表のまとめ、若干の修正を加えた：アルビオンテラスとホースリーダウンの事例を含む)	32
比較的狭い地域での他の水媒介性集団発生 (レベル B)	6
ブロード街の集団発生	16
下水で汚染された川の水による伝播 (レベル C) —序論	2
水道水の死亡率への影響 (ロンドン 1831〜32 年、1848〜49 年)	12
決定実験—ランベス社の取水口の移設：仮説を検証する機会：データが得られた	21
ランベス社とサザーク・アンド・ボクソール社の死亡率の比較 (1849 年対 1854 年)	2
ロンドンでの他の水媒介性伝播の例 (1853〜54 年)	6
ファーの居住高度説への回答	2
レベル C の例：英国の他の都市	11
反論および別の理論への回答	16
水媒介性の可能性がある他の病気	8
考えられる予防手段	5
付録：1854 年流行の最初の 4 週間にスノウが個人的に調査した全症例リスト	24

の「決定実験」の考察として、ロンドンでの一八三一〜三二年と一八四八〜四九年のコレラ流行時の死亡率を比較したのである。衛生改革はコレラ死亡を減らしたのでなく増やしたというのが、譲れない結論だった。一八三二年のロンドンの人口は一四〇万人で、四七三六の死者が出た。人口一万あたり三四・一であった。一八四九年にはロンドンは九つの新区が組み込まれ、人口は六〇％以上増えて二三〇万人になっていた。死亡数は三倍以上（一万四一三七）となり、死亡率は二倍の六二となった。増えた水洗便所に対処するため下水道を建設し、疫病を起こすと思われる臭気を表面上は抑えたのだが、二度目のコレラ流行はロンドン市民にとってよりひどい経験となったのだった。

南ロンドンでの過去のデータを比較すると、そこで飲料水の質が悪化したことが確認できた。サザーク水道会社が給水する三つの区では一八三二年に人口の一％以上がコレラで死亡した。しかし一八四九年、S&V社（サザーク社の後継会社）とランベス社が給水する八区ではほぼ同じ死亡率であった。八区のうちロザーハイズ区では二％以上が死んだ。一方、テムズ川の北の区の死亡率は一八三二年より低下した。その理由をスノウは、取水口の上流への移転、沈殿池の普及、効果的な濾過による水質の改善と考え、次の結論しか浮かばなかった。「一八四九年の流行では、S&V社またはランベス社が給水を広げたすべての区でコレラが他のいかなる区よりも流行した。その理由は、テムズ川の下水で汚染された場所で取水していたからだ」(64頁)。

S&V社とランベス社が給水する地域での死亡率を、二つの流行間(ランベス社が取水口を移動する前後)で比較すると、スノウの議論はとくに説得力があった。S&V社給水地域でコレラ死亡率は一八四九年から五四年の間に九％上昇した。しかるにランベス社給水地域では七五％低下した(90頁)。サザーク地区内の隣接する二教区(聖セイヴィア教区とクライストチャーチ教区に隣接する)では、スノウの説はとくに明確に当てはまった。一八四九年、これら二つの教区でのコレラ死亡率は他の教区と同様に極めて高かった。しかし一八五三年、S&V社が給水する聖セイヴィア教区の人口の二・三％(ほぼ四十人に一人)が死んだのに対し、ランベス社が給水するクライストチャーチ教区では〇・四三％であった。クライストチャーチ教区の東隣のウォータールー第一地区はランベス社が給水する地区で一八四九年の死亡率は高かったが、一八五三年の死者はわずか一人であった。

一八四九年と五四年の間にS&V社の死亡率が同じか上昇したのに対し、ランベス社で大幅に低下したならば、最も妥当な説明はランベス社の取水口の移動である、とスノウは推論した。ランベス社の死亡率の低下が大気の改善によるとすれば、隣接するS&V地域でも同じことが起きる(89頁)。時間経過の比較も一八五四年の「決定実験」もミルロイの異論に対する完全な回答ではないかもしれないが、データをどのように解釈しようともすべての証拠はスノウに有利であった。

下水に含まれる汚物を沈殿し濾過する施設の役割もスノウは吟味した。「(チェルシー社が)沈殿池で水を滞留させることによってコレラ毒の分解が促される」(94頁)と示唆した。ここでも、彼の推論の中心には比較があった。ミルバンク刑務所への水は注意深く濾過されていたが、一八四九年に受刑者の四・三%が死んだ。チェルシー社はS&V社とほぼ同じ場所から取水しているが、配水の前に沈殿池を通している。チェルシー社が給水する地域の住民は一八五三〜五四年の流行での死亡率はロンドンの平均以上であったが—原水が非常に汚染されていれば沈殿池の効果にも限度がある—なおS&V社の顧客の半分の死亡率であった(93頁)。

『伝染2』でスノウは、地方の町で飲料水がコレラ死亡率に影響した例を挙げた。彼は、すでに「病理・伝染」で発表した証拠、および一八四九年以降の発表や論文で挙げた証拠を要約した。その証拠のほとんどは、彼がよく知るイングランド北部の町のものだった。スノウの議論の核心は、感潮帯の川の水は全般的に有害で、地表水、とくに丘からの水は害がないことが多い、であった。テムズ川と同様に、ハンバー川、タイン川、ニス川、トレント川、クライド川はすべて一八五四年の流行でコレラの運び屋の役割を果たした。川の水を沈殿池に入れてから濾過すれば、ある程度の改善が可能である。郊外の丘からの地表水または郊外の泉の水に頼った町にはコレラは発生しなかった(98頁)。スノウは再度、一八五三年七月のニューカッスルについての議論—郊外の水の信頼性と、下水の排出と飲用に感潮帯水を使うことの危険性—をくり返した（104頁）。

南ロンドン研究の完成—予側モデル

スノウは、S&V社とランベス社が給水するすべての分区で一八五四年八月二五日までに発生したコレラ死亡についての個人的な（ホワイティングの助けもあった）調査を十月初めまでに完了した。ファーの戸籍本著は、八月二六日以降の同様のデータを十四週間続いた流行が終わるまで集め続けた。スノウは暫定的な論文をメディカルタイムズ&ガゼット誌に投稿し、続いてのちに『伝染2』として出版される原稿を書き始めた。その時点までに、偶然の好機を利用し、あるいは予想しなかった問題に新たに対応して、調査はいくつもの段階をふんでいた。しかし彼は、南ロンドンでの「壮大な実験」を完全に解析し終わったと満足してはいなかった。死亡率の比較に必要な、分母に使う分区ごとの二社別の給水家屋数がなお欠けていたのである。十月の初めには、その情報がすぐに得られると考えていた。「二社各々が給水する各分区の家屋数を、まもなく知ることを望んでいる」【Med Times Gaz 9(1854):65】。しかしそれは、『伝染2』の解析には間に合わなかった。分区ごとの詳しい解析をすれば、すでに調べてきた二社間の死亡率の違いが決定的になると、彼はどのように想像したのだろうか？

そもそもスノウは、二社が錯綜して給水する分区ごとの死亡率比較が、彼の理論を最も明確に疑いの余地なく支持し、ミルロイの異論（局地瘴気論）とファーの居住高度説の両方に対する反証となるだろう、と十月に信じていた。右の引用文の全体は「コレラを広げる汚染水の効果を明確かつ詳細に示すために、(二社各々が給水する各分区の家屋数を、まもなく知ることを望んでいる)」であったが、これは分区ごとのデータが非常に重要だと彼が考えていたことを示している。このデータは、彼が長いあいだ追い求めて来た、ホースリーダウンの局地的な例を大都市レベルに拡大して行う生態学的な解析に必要である。それは、大気中の臭気ではコレラの広がりを説明できない、という明白な証拠である。また、それは居住高度説を論破する。八月に彼は次のように書いていた。「追加した四分区の戸別調査で集めたデータに基づくと、テムズ川北岸で改善された飲料水を使っている人たちは、あたかも高地に住んでいるかのようにコレラと縁がなかった」【Med Times Gaz 9(1954):247】。

給水家屋数に関して希望したデータがなかった時に便宜的に行った調査であったが、思いがけない収穫があった。彼はすでに、三つの生態学レベルでの死亡率の時間的変化を頭に入れていた。彼の仮説によると、レベルC（大都市）の死亡率は流行初期に急速に上昇し、時間とともにレベルA（人-人、家庭内）とB（近隣）で広がって徐々に低くなる。そして実際そのようだった。S&V社が給水する家屋での死亡数をランベス社が給水する家屋と比較すると、死亡数比は流行初期で十四：一であったのが、流行期の後半では五：一になったのだ。

しかし統計学的には、流行全体を考えると、レベルCの伝播がレベルAとBを凌駕する、と彼は考えるようになった。この考えを確認するために、彼は南ロンドンでコレラは水道の水のみによって伝播したという統計モデルを考えた。このモデルが南ロンドンでの実際のコレラ死者数に近い数値を予測するほど、首都の水道がコレラの主要な伝播経路であるという証拠が確たるものとなる。

しかし『伝染2』の執筆時のデータでは、この種のモデルの構築は不可能であった。死者数は汚染水を供給された家屋数に正確に比例するという仮定をして、分区別の予測死亡率を計算するために必要な、分区別・給水源別の家屋数が欠けていた。これらのデータを得てから、分区ごとに計算される数値を実際の数値と比較をしようとした（全部で三二組の比較）。予測値と実際の値が合致するのがわずかな分区だけならば、それは偶然のことかもしれない。しかし三二分区すべてで合致するなら、予測理論の正しさは強く支持されるだろう。

スノウはついに一八五六年、予期せぬ気がかりな情報源から望んでいたデータを得た。それは、衛生局の医務官ジョン・サイモンによる「汚染水の飲用で起きたロンドンでの過去二回のコレラ流行に関する報告書」だった。サイモンは、基本的にスノウの南ロンドンでの飲料水の解析をなぞっていた。その地域の高コレラ死亡率について同様な観察をし、また、流行間期にランベス社が取水口をテムズ・ディットンへ移設したが、S&V社はそのままであったことの重要性を述べていた。スノウが『伝染2』で行ったように、サイモンは、ランベス社が給水する地域での一八四八年と一八五四年の死亡率の比較、および一八五四年の二社の死亡率の比較を行った。この報告書はスノウの論文にまったく言及していなかった。しかしサイモンは、二社の飲料水の質の違いが人間での大規模な実験を創り出したと述べ、スノウの言葉に似た表現を使っていた。サイモンは分区別・会社別の給水家屋数のデータを入手していたが、死亡率の計算に使っただけで、スノウが描いた予測モデルのようなものは提案していなかった。スノウは今、それをするために必要な数値を得たのだった。

スノウはすぐに論文を作成し「公衆衛生ジャーナル・衛生評論」に投稿した。それはサイモン報告の誤りと思われる部分への反論と、『伝染2』の補遺であった。この論文の目玉は、予測モデルの分析であった。読者への説明のために、彼がいかにしてその方法を考えたのかと、すでに『伝染2』に載せたデータを要約して、三一分区ごとのコレラ死亡率を水道会社別に示した表を載せた【J Pub Health San Rev 2(1856): 239、シデナム分区だけはデータ不十分との理由で除外】。S&V社が給水する地域全体の死亡率は一万戸あたり一六〇で、ランベス社地域では二七であった。次にスノウは、これらの会社別の全体死亡率を分区・会社ごとに当てはめて分区別「予測死亡率」を計算し、それを実際の死亡率と比較した。たとえばランベスチャーチ分区にはS&V社が給水する七八六八戸と、ランベス社が給水する一万六〇二三戸があった。予測死亡率は七一で、実際の死亡率は七三であった。レザーマーケット分区とロザーハイズ分区の予測死亡率はそれぞれ一五〇と一六〇で、実際の死亡率は一五五と一五九であった。

彼自身とホワイティング、戸籍本署が遭遇したコレラ死亡家屋の給水状況の情報を集める際の問題を考慮に入れると予想できることだが、スノウの予測は多くの分区では正確でなかった。その典型例の一つはクライストチャーチ分区であり、予測死亡率は五七で、実際は七一であった。五分区では大はずれだった。たとえば、パトニー分区での予測死亡率は一六〇であったが、実際は十七であった。しかしパトニーでは、九一八軒のうちS&V社から給水を受けていたのはたった十三軒だった。一方バラ・ロード分区では、実際は一七一なのに一〇四と少ない値を予測した（図10・4）。一一分区の数値を並べ、スノウは

31分区　実際の死亡率　数理モデルによる予測死亡率

Registration Districts.	Registration Sub-Districts.	Population in 1851.	Estimated population supplied with water as under. Southwark and Vauxhall Co.	Lambeth Co.	Both Companies together.	Deaths from cholera in 1854. Total deaths.	Deaths per 10,000 living.	Calculated mortality in the population, supplied with water as under. Southwark and Vauxhall Co. at 160 per 10,000.	Lambeth Co. at 27 per 10,000.	The two Companies.	Calculated deaths per 10,000 supplied by the two Companies.
St. Saviour, Southw.	1. Christchurch	16,022	2,915	13,234	16,149	113	71	46	36	82	57
	2. St. Saviour	19,709	16,337	898	17,235	378	192	261	2	263	153
St. Olave	1. St. Olave	8,015	8,745	0	8,745	161	201	140	0	140	160
	2. St. John, Horselydown	11,360	9,360	0	9,360	152	134	150	0	150	160
Bermondsey	1. St. James	18,899	23,173	693	23,866	362	192	370	2	372	156
	2. St. Mary Magdalen	13,934	17,258	0	17,258	247	177	276	0	276	160
	3. Leather Market	15,295	14,003	1,092	15,095	237	155	224	3	227	150
St. George, Southw.	1. Kent Road	18,126	12,630	3,997	16,627	177	98	202	11	213	134
	2. Borough Road	15,862	8,937	6,672	15,609	271	171	143	18	161	104
	3. London Road	17,836	2,872	11,497	14,369	95	53	46	31	79	55
Newington	1. Trinity	20,922	10,132	8,370	18,502	211	101	162	22	184	99
	2. St. Peter, Walworth	29,861	14,274	10,724	24,998	391	131	228	29	257	103
	3. St. Mary	14,033	2,983	5,484	8,467	92	66	48	15	63	74
Lambeth	1. Waterloo, part 1	14,088	3,548	11,939	15,487	59	42	57	31	86	55
	2. Waterloo, part 2	18,348	7,171	12,533	19,704	118	64	115	34	149	76
	3. Lambeth church, pt. 1	18,409	3,113	15,878	18,991	49	27	50	43	93	49
	4. Lambeth church, pt. 2	26,784	7,868	16,023	23,891	195	73	126	43	167	71
	5. Kennington, part 1	24,261	15,775	2,708	18,483	305	126	253	7	260	146
	6. Kennington, part 2	18,848	7,874	5,620	13,494	143	75	126	15	141	105
	7. Brixton	14,610	1,922	9,356	11,278	48	33	31	25	56	49
	8. Norwood	3,977	0	1,066	1,066	10	25	0	3	3	28
Wandsworth	1. Clapham	16,290	6,747	134	6,881	167	103	108	0	108	158
	2. Battersea	10,560	6,276	276	6,552	171	162	100	1	101	152
	3. Wandsworth	9,611	907	94	1,001	59	61	15	0	15	149
	4. Putney	5,280	74	0	74	9	17	1	0	1	160
	5. Streatham	9,023	0	3,244	3,244	15	17	0	9	9	27
Camberwell	1. Dulwich	1,632	0	25	25	0	0	0	0	0	0
	2. Camberwell	17,742	9,139	639	9,778	242	136	146	2	148	151
	3. Peckham	19,444	5,438	392	5,830	175	90	87	1	88	151
	4. St. George	15,849	4,295	5,437	9,732	132	83	69	15	84	86
Rotherhithe	Rotherhithe	17,805	12,218	0	12,218	283	159	196	0	196	160
Houses supplied in streets where no death occurred		..	28,929	23,338	52,267	..	..	..	..	..	..
Houses not identified		..	2,712	165	2,877	..	..	..	..	..	..
Totals		482,435	267,625	171,528	439,153	5,067	105	4,282	462	4,744	108
Population as estimated by the Registrar-General		..	266,516	173,748	440,264	..	..	4,267	473	4,740	108

図 10・4　1854 年のコレラ死亡数
南ロンドン 31 分区ごとの観察値と予測値との比較。（スノウ『南ロンドンのコレラと給水』表より）

「実際の死亡率との非常に密接な関連」に満足した。「この結果は、飲料水の性質こそが死亡率に圧倒的な影響を与え、流行の進行に影響を与えると思われる他のすべての事柄を凌駕する」ことの証明であった【本書の原著者の計算では、予測値と実際値の相関係数は0・745であった。0・7以上で有意な相関があるとされる】。

スノウは、コレラ流行に関係するロンドンの飲料水の供給源を解析することで、巨大なコレラ流行の全体像を説明できることを示した。その流行のすべての面―①感染地域から水を介して運ばれて来た病原体が起源になったこと、②ロンドン市内の水道管を介しての広域散布、③家庭内での接触伝播、④ポンプのような点汚染源から起きた付随的な集団発生による悪化―は共通の理論で結ばれた。その理論の証明は、実験室での記録にではなく、民間の専門家が集めたコレラによる死者の記録にあったのだ。

スノウは今や、コレラに関する彼の主張を可能な限り推し進めた。水道会社から供給された水は、分区ごとの死亡率の違いの主要な決定要因であっただけでなく、優位な決定要因であり、それは要するにコレラ死亡率の代わりとなるものであった。彼は定量的な予測モデルを創ることで、〔死亡率の代わりに水質を使うような〕間接的標準化と近代的な科学的手段を用いる近代的な疫学的手法を先取りしたのである。スノウは南ロンドン研究を完了したことを最終的に宣言し、コレラ死亡率の全体的な解析で得られた統計学的証拠は「たぶんこれまでに行われた医学研究によるものより格段に規模が大きい」と遠慮せずに特筆したが、それは正しかった。

本章では、スノウがロンドンのコレラ流行と公共水道との関係を評価したことに焦点を絞った。しかし『伝染2』には、南ロンドン研究よりも今や有名になったレベルBの出来事の詳細な記述も含まれている。次章に述べるその出来事とは、ゴールデンスクエアでのコレラの集団発生である。一つのポンプの周りの二五〇ヤード〔約二三〇m〕以内に住む住民五〇〇人が死に、一八五四年の九月の最初の数日間でロンドン全体の死者数を二倍にした事件であった。

第十一章　ブロード街のポンプ

一八五四年八月二八日（月曜日）

サラ・ルイスも彼女の生後五ヶ月の娘も、決して健康ではなかった。ミセス・ルイスは母乳が出なかったので、牛乳瓶に牛乳とお粥をつぶしたものを入れて与えるしかなかった。何年か前、同じようにして息子を育てたが、息子は非常に病気がちで十ヶ月で亡くなった。娘はしばらくの間よくなるように見えたが、七月に突然下痢が始まった。バーナーズ街のウィリアム・R・ロジャーズ博士が彼女を診ると、五日ほどして回復した。二八日の朝、サラは再度ロジャーズを呼ばなければならなかった。下痢が再発したのだ。医者は、下痢便は青緑色でぬるぬるの水様で、不快な臭いがする、と言った。赤ん坊は嘔吐も始めていて、食事や薬を飲み込めなかった。

ルイス家はブロード街四十番地の家の、地下階の奥の居間に住んでいた。その家屋には部屋が十一あり、彼らは比較的幸運であった。ほかでは一部屋に四人か五人で住むのが当たり前であったのに、その家に住んでいるのは全部で十九人か二十人だったのだ。とはいえ、その家の裏はケンブリッジ街七番地の酒場《パブ》の庭に近く、そこの便所からは嫌な臭気がずっと以前から漂っていた。

その一世紀前、ウェストミンスター区聖ジェームズ教区のゴールデンスクエアの周りの街路はロンドンの上流階級の住宅街で、各家屋は一家族のために建てられた。彼らが西部や北部へ移り、ゴールデンスクエア地区は労働者の街になった。各家屋は分割されて部屋ごとに賃貸された（図11・1）。その地区の住民の多くは、「単純労働者、機械工、年季奉公を終えた職人の家族」と分類・記録された（「聖ジェームズ教区コレラ調査委員会報告書」51頁（以下の引用は頁数のみ））。ミセス・ルイスの夫は警察官であった。四十番地の家の他の部屋に住む家族の主の職業は、大工、仕立屋などであった。ロンドンで一番汚い場所ではなかったが、貧困、飢え、汚物がそこらじゅうにみられた。近隣には牛小屋、屠畜場、飼育場があり、不快臭の追いうちをかけていた。

赤ん坊の下痢が朝の六時に始まってから、ミ

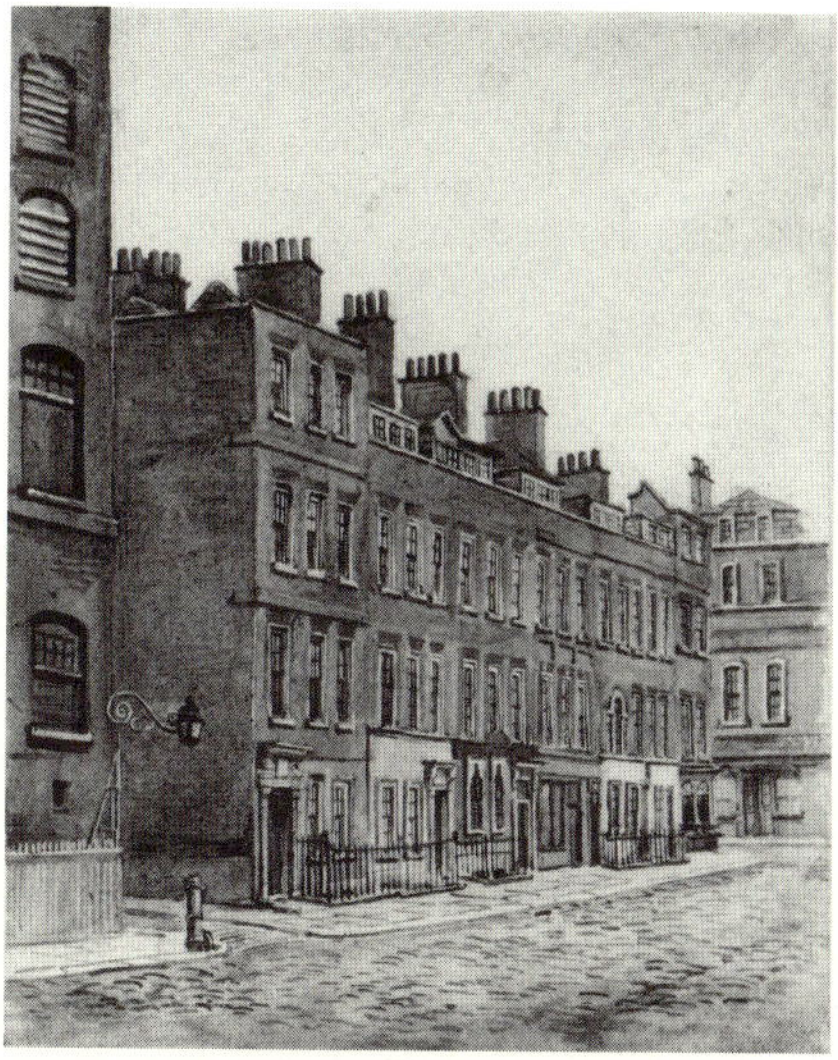

図11・1　1888年のブロード街16〜21番地
現在はブロードウィック街48〜58番地。（フレデリック・カルバートの水彩画から）

セス・ルイスはオムツをバケツの冷たい水に漬けていた。彼女はオムツを洗う前に、その水を建物の前にある汚水溜に捨てた（159頁）。街路に出て左手の数フィート先にポンプがあり、その水を求めてたくさんの人が集まってくる。右隣の建物はパブである。おかしなことに夫のトマス・ルイスはそのポンプの水が嫌いで、水を家に持ち込ませなかった（126頁）。ブロード街とケンブリッジ街との角にあるポンプの冷たい水は、ゴールデンスクエアの住民一般からは高く評価されていた。数ブロック先に住む住民も、近くにある井戸水を使わずに、ブロード街の井戸水を汲みに来ていた。

ロジャーズ博士を含めて誰も、赤ん坊の下痢をコレラの前兆とは疑っていなかった（164頁）。前回、前々回のロンドンでのコレラの流行時、ウェストミンスター区のゴールデンスクエアではコレラはほとんど起きていなかった。今回の流行ではテムズ川の南で激しい流行があり、スノウはそこでコレラ死者の戸別調査に忙しかった。彼はその仕事に一週間を丸々使っていた。八月二四日にヒューエット氏が女性から乳癌を摘出するときにクロロホルム麻酔を担当して以来、彼に麻酔の依頼はなかった。一八五四年八月二六日は、南ロンドン研究の重要な転換点となる日であった。その日までにスノウと彼の助手ホワイティングは全死者の調査を終えていた。その日以降はウィリアム・ファー率いる戸籍本署の支部の役人が、コレラで死者の出た家へ給水している会社名も調べることになっていた。にもかかわらず、八月二六日以前の死者に関する調査の残務があり、彼にはそのデータをまとめて解析する時間が必要だった。

八月二九日（火曜日）

ミセス・ルイスの娘の嘔吐と大量の下痢は続いていた。二つ隣の三八番地にエリー兄弟が経営する雷管工場があった。兄弟の父親がその工場を設立し、ブロード街に長いあいだ住んでいた。彼が亡くなったあと、現在五九歳である妻のスザンナは数マイル北の郊外、ハムステッドへ移ったが、ブロード街の井戸水を飲み続けていた。馬車が毎日工場からハムステッドへ往復していたので、兄弟はその井戸水を瓶に注意深く詰め、母親の家へ送っていたのである。両親がその水を好んだことから、兄弟は二百人の従業員の飲料水として、工場内の二つの水槽にその新鮮な水を蓄えさせていた【エリー社はのちに有名になり、コナン・ドイルは、シャーロック・ホームズに拳銃のことでエリー社製品に言及させている】。

八月三十日（水曜日）

赤ん坊の症状は悪化した。その日早くから下痢と嘔吐が突然止まった。ロジャーズ博士は、乳児に熱も痙攣も認めず、青くも冷たくもなかったと書きとめている。とはいえ赤ん坊はだるそうでぐったりしており、医者は決して楽観していなかった（164頁）。

近くのバーウィック街で、ヘンリー・ホワイトヘッド師が信者への訪問と用事を済ませて聖ルカ教会へ帰る途中であった。その通りでは、魚やウナギ、果物、猫用の肉、古着、骨を売る露店や手押し車の間を歩かなくてはならなかった。この二九歳の牧師はケントの校長の息子で、一八五〇年にオックスフォードのリンカーンカレッジで文学士号を得て、翌年助祭に任命された。副牧師として最初に任命されたのが聖ルカ教会であった。教区牧師のストークス師によれば、その職の人は「信者から賞賛されるより承認されるよう気遣いをしなくてはならない。」ホワイトヘッドは独身で、ソーホースクエア近くの下宿で弟と一緒の部屋に住んでいた。彼は知的で勤勉な若者と見なされていた。彼は牧師の仕事に、また良き同伴者、語り部として身を捧げていた。

八月三一日（木曜日）

空は晴れていたが、大気は異常にかすんでいた。午後になると風は南西寄りから北東寄りに変わった

【瘴気論者の政府報告書には気象のことが書かれている】。

ミセス・ルイスにとって、この日は昨日とほとんど同じ一日であった。赤ん坊は下痢も嘔吐もなかったが、食事は摂らなかった。

ヘンリー・ホワイトヘッドにはまったく違う一日だった。朝早くに教区の家から緊急の呼出しを受けた。その家では四人が昨夜からコレラの症状を呈していた。その家を出て、彼はそこらじゅうに同じような風景を見た。正午までに教会の会議室に戻り、他の副牧師と聖書朗読者も同じように午前中を過ごして

いたことを知った。新たな呼出しを受けて急いで出かけ、巡回は夕方になっても終わらなかった。近所で病気になったうちの一人は、四十番地でルイス家の上の階に住む仕立屋のG氏であった。彼の家の家計事情はルイス家とほぼ同じであったが、G夫妻はルイスと違ってその井戸水が嫌いではなかった。

九月一日（金曜日）

赤ん坊は相変わらず動きが鈍いままだったが、オムツは尿でしばしば濡れた（164頁）。G氏の病状が進み、病気が始まって約二四時間後に亡くなった。似たような光景が近所じゅうでくり返された。

この場所に住んでいる人たちは新聞を読んで、また他の人から聞いて、疑いもなくコレラがロンドンに到来したことを知っていた。しかし自分たちは安全と感じていた。だが金曜日の朝、普段の生活が始まる前に、人々は医者を求めて四方八方へ走っていくように見えた。「死の天使がこの場所に翼を広げた。」昼間、人々は街路で立止まって驚異と驚愕の絵を見ていた【一八五四年九月九日「ビルダー」紙論説】。

ヘンリー・ホワイトヘッドは、彼の受け持ち教区じゅうを走り回って病人と臨終の人々を訪問し、くたくたな一日を過ごした。彼はその地区の開業医について「昼夜を問わない病人のための労働は賞賛しきれない」と後に書いたが、彼も開業医と同じくらい忙しかった。彼が、コレラの発生を警告する黄色の旗が掲げられたバーウィック街の角を曲がって、荷馬車が死者を運んでいくのを見たとき、昨日までに訪問した人のほとんどがもう死んでしまったと感じた。

コレラはゴールデンスクエアで猖獗を極めていた。一方、ハムステッドは海抜が高く、居住スペースが広くて家屋の換気が良かったので、一例を除いてはこの病気とは無縁だった。スザンナ・エリーだけがコレラで臥せっていた。

九月二日（土曜日）

午前十一時、ブロード街四十番地でルイス家の赤ん坊が亡くなった。ロジャーズ博士は死亡診断書を埋めた。「衰弱死。死の前の四日間、下痢」（159頁）。

ハムステッドでもまたお悔やみがあった。スザンナ・エリーが十六時間苦しんで亡くなったのだ。雷管工場でもかなりの数の従業員がコレラで倒れていた（『伝染2』43頁）。

ホワイトヘッドと仲間の牧師には、多忙で気の滅入るさらなる一日であった。病気は絶え間なく猛威を振るっていた。ホワイトヘッドより忙しかったのはフローレンス・ナイチンゲールであった。彼女はミドルセックス病院でコレラ患者の看護の監督をすでに一ヶ月間務めていた。「患者は三十分おきにソーホー地区、ブロード街、その他の場所から運び込まれた。おもにソーホーの女性が多かった。売春婦が絶え間なく運ばれて来た。畑違いの場所でよろめく可哀そうな人たちよ！　コレラは彼女たちを他の人々より食い物にしているようだ【スノウは、コレラへの罹りやすさは職業に関係しないと記録している】。」ナイチンゲールは「昼も夜も、服を脱がせてテレビン油に漬けた衣服と替えた。」彼女は夜も休みを取らず、一日じゅう立ちっぱなしだった、との報告がある。

スノウはダフィン氏に、ブラックヒースの三歳の少女への足指切断手術のクロロホルム麻酔を頼まれ、南ロンドン研究を中断しなければならなかった。

九月三日（日曜日）

この日、スノウに麻酔の予約はなかった。ここ数週間で初めて彼の関心が南ロンドン研究から他へ向けられた日でもあった。ゴールデンスクエアで木曜か金曜に始まったように見えたコレラの大流行が大きな話題になっていた。スノウはそこをよく知っていた。ソーホーのすぐ西で、彼が医学生のときに住み、フリス街に転居してからも診療していた場所である。現在のサックビル街の住居からブロード街までは、歩いてたった五分の距離であった。

話をよく聴いて彼は、ゴールデンスクエアでいちばん有名なブロード街にあるポンプが犯人ではないかと疑った。比較的限られた場所に突然の大発生が起きたことは、地下水を直接汲み上げている街路のポンプが汚染されたことを意味していた。この地域には二つの水道会社―グフンドジャンクション社とニューリバー社―が比較的きれいな水を供給しており、その顧客にコレラは起きていなかった。彼は、以前に注意深く調べたいくつかの集団発生を思い出した。「一八四八年秋、コレラがロンドンで起き始めたとき、多くの患者がブラックフライアーズ地区のブリッジ街で発生した。ファリンドン街の外科医ハッチンソン氏により、聖ブライド教会の井戸が感潮帯にあるフリート街の排水溝とつながっていることが発見された。」

一八四八～四九年の流行に関する政府の公式報告書にも、似たような点源からの集団発生例の記述がある。マンチェスター市のある街路でのコレラの突然発生は、せき止められた下水がポンプ井戸に流れ込んで起きた事例である。そのポンプを使っていた三十戸で二五人が死んだが、他のポンプを使っていた近くの六十戸ではコレラは起きなかった。南ロンドンのランベス地区のある路地では数人に病気が出て、そのうちの二人がコレラだった。地元の外科医が路地のポンプを調べたところ、水が着色していて嫌な臭いがするのに気づいた。その先進的な外科医がポンプの柄をはずしたところ、その後、コレラは起きなかった。

夕方、スノウはブロード街のポンプ（図11・2）へ直接出向いた。水がきれいなことに彼は驚いた。汚染有機物の存在を思わせる濁りがなかったのだ（「報告書」98頁）。そこで彼は、近くの四つのポンプ（ワーウィック街、ブライドルレーン、ビーゴ街、マールバラ街）の水を見に行った。どれにも肉眼で見える白い不純物が含まれていた。いちばん濁っていたのはマールバラ街のポンプの水で、通行人が言うには、その辺りの住民はそのポンプではなくブロード街のポンプの水を使うとのことだった。

ホワイトヘッドにとっては、この日もその前の三日間と同じ一日であった。彼はいつも家から家へと動き回っており、どこでも惨状と狼狽を見た。彼がどの地元内科医の所へ行っても、同じような一般的なコメントを聞いた。コレラには前駆症状がほとんどなく、病人は正常の状態から数時間で完全な虚脱状態になる、とのことだった。通常の医薬品はまったく効かなかった。ホワイトヘッドがやっと落着けたのは夜の十一時であった。彼はブロード街の冷たい水にブランデーを垂らして飲んだ（156頁）。

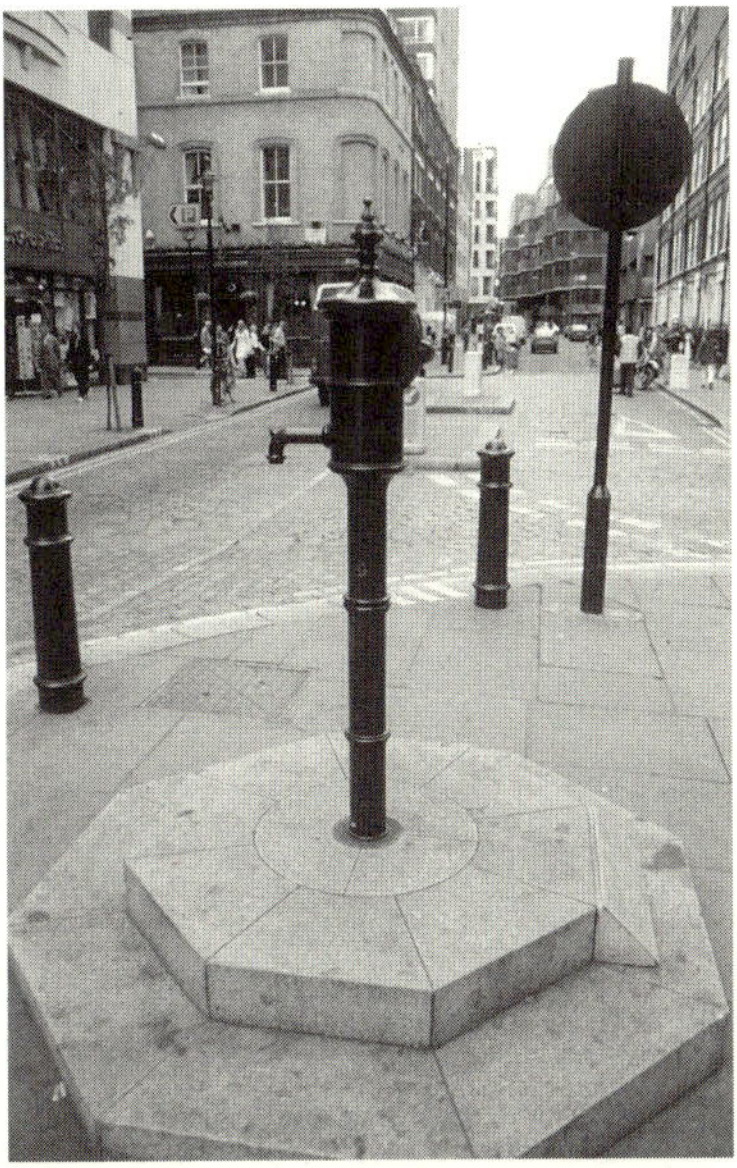

図11・2　ブロード街のポンプのレプリカ
ロンドン、ブロードウィック街。（原著者撮影）

九月四日（月曜日）

ブロード街四十番地の仕立屋の寡婦、ミセスＧにコレラの症状が出た。タイムズ紙はゴールデンスクエアの出来事を衛生局からの注意喚起の形で報じた。

ホワイトヘッドは気の滅入る巡回を続けた。しかし彼が目撃した厳しい風景にもかかわらず、希望が彼の心を占めた。彼は近隣住民の多くが静穏にしているのに印象づけられたのだ。人々が病気になっているのに、おおいなる寛大さと勇気を持って行動している話を耳にした。ある例では、まったくの部外者が自分の危険性を度外視して患者の面倒をみていた。

スノウは、事態は終息したと考えたが、前日夕方のポンプの水の検査結果には満足していなかった。「質問調査で分かったのは、コレラが突発したこの場所に共通でかつ他所にないものは、ブロード街のポンプの水のほかにはないことである」【Med Times Gaz 9(1854):321】。歯科医がカートライト氏の二本の歯を抜くのに、スノウがクロロホルム麻酔をした。そのあとブロード街に戻り、水を再検査した。再度白い粒子を目にした。今回は化学検査を行い大量の塩素イオンを検出した。これは水が汚染されている証拠であった。自分自身の顕微鏡観察には自信がないので、水のサンプルを著名な顕微鏡学者アーサー・ヒル・ハッサル博士の所へ持って行った。ハッサルは、たくさんの有機物といくつかの丸い「微小動物」を見たが、それは微小動物の餌になる有機物が多いことを示すだけのことで重要ではない、と言った。たぶんその水には、スノウが初めに思ったよりもっと多くの汚染有機物があったのだ。

スノウは再度ブロード街近辺に戻り、住民にさらに質問を始めた。集団発生が始まった八月三一日以前に誰も水の性質の変化を見てはいなかった。エリー兄弟の一人は、その水を二日ほど置いておくと嫌な臭いがすることにかなり前から気づいていた、と言った。少し離れたポーランド街で尋ねた一人は、その水を数時間静かに置いておくと膜が生じたと言った（99頁）。

九月五日（火曜日）

ミセスGは、病気になってから夫よりわずかだけ長く生きて、午前十時ごろ死んだ。聖ルカ教会の牧師たちは毎日、昼の時間の集会で話すことに追われていた。死者数が減っているのは確かで、新しい患者の数は少なくなり症状も軽くなっていた。ホワイトヘッドは過去数日見た患者の回復について考え、患者の激しい喉の渇きと、ブロード街のポンプへ水を求めて行った回数に驚いた。彼は、金曜日に激しい症状を呈した使用人を訪問していた。彼女はすぐにほぼ完全な虚脱状態になったが、病気中ずっと大量の井戸水を飲んで最後には回復した。回復した少年は日曜日に十クォート〔約十一ℓ〕を飲み、同様に少女は十七クォートを飲んでいた（136頁）。

衛生局局長であるベンジャミン・ホール卿は、その朝ブロード街を訪問した。「衛生および予防対策」が実施されているかを視察する被災地見学の一部としてであった。翌日のタイムズ紙は、「人々は街路に並んで彼が来たことに感謝した」と報じた。衛生局は大規模な組織改造が終わったばかりであった。衛生局が一八四八年に設立されて以来、その背後で力を持っていたエドウィン・チャドウィックは、衛生改革への熱意のあまり商業や医学の多くの関係者を踏みつけにしてきていた。七月三一日は前局長の任期が切れる日であったが、議会はそれを機にチャドウィックとその一派を追い出した。ホールは下院議員であり、改造後の責任者に任命された。衛生局を議会の決定に従わせるために、スタッフは減らされ権限も削られた【一八四八年に施行された公衆衛生法は一八五八年に改定され、一八五九年に衛生局は廃止となった。ベンジャミン・ホールは、国会議事堂に鐘撞きの大時計を取付ける監督をした。その時計はのち「ビッグ・ベン」と呼ばれるようになった】。

スノウは麻酔の仕事はなかったので、ブロード街の住民に話を訊くために戻った。質問相手がジョン・グールド氏の番になった。彼は「有名な鳥類学者」で、ポンプのすぐ近くに住んでおり、いつもその水を飲んでいた。彼は家を空けていたが土曜日に戻り、すぐに水を汲んだ。汲んだばかりの水は完全に透明であったが、彼は不快臭を感じた。彼の助手もそれに気づいた(100頁)。ポンプが原因との考えに否定的な証言がたくさんあったにもかかわらず、スノウはこの科学的観察者が水質の変化があったと断定したことを肯定的に受止めて、前へ進んだ。彼はその時、調査には化学的または顕微鏡的手段ではなく統計学的手法が必要であるとの思いを強くした。

スノウは急いで戸籍本署へ行き、ソーホーの聖ジェームズ教区と聖アン教区のコレラ死者リストを見せてもらった。ウィリアム・ファーの部下たちは九月二日土曜日で終わる週の集計をしていた。その週にはソーホー地区で八九人のコレラ死者の記録があった。日ごとの死者の分布は、スノウ、ホワイトヘッドらが知っていたのと同じであった—週の最初の四日間に六人、木曜日(八月三一日)だけで四人、金曜と土曜に七九人—。スノウは最初の六人は大規模集団発生の一部ではないとして除外し、残りの八三人に焦点を絞ることにした。

彼は各死者の住所のリストをもらい、ブロード街に戻った。頭のなかで計算して、各街路のある点からブロード街のポンプへ行くほうが他のポンプへ行くより近い地点を決めた。死者の住所からすると、八三人の死者のうち七三人の家はブロード街のポンプに近いことがわかった。まず、ブロード街のポンプの地域外にある家での死者について聴取り調査をした。十人のうち八人がブロード街のポンプの水を飲んだことが分かっているか、あるいはそう考えられた。ある人は自分の好みでそこへ行った。他は、ポンプ近くの学校へ通う子供だった。

次に、そのポンプ地域内の七三人の死者に戻った。六一人はそのポンプ水を飲んだことが分かった。残る一二人のうち六人については聴取りできる人が死んでいるか、他所へ避難していて訊けなかった。最後の六人だけが、そのポンプ水は飲んでいないとわかった。彼は次のような結論をした。そのポンプの水を飲まなかった死者の数は、首都のどこかで起きている散発例のバックグラウンドレベルを示すものだろう。「右記のポンプの水を飲む習慣の人々を除けば、この場所に特別なコレラの発生はない【Med Times Gaz 9(1854):321】」と考えられる。

九月六日（水曜日）

タイムズ紙は戸籍本署の「死亡週報」を報じたが、そこにはスノウが前日知らせてもらった八九例が載っていた。その記事の要約は次のようなものだった。「テムズ川北側の聖ジェームズ教区に驚くべきコレラの集団発生があった【聖ジェームズ教区は比較的裕福な地域として知られており、そこでのコレラ発生は驚くべきことだった】。」

聖ルカ教会のスタッフは正午に会議室で定例の会合を開いた。コレラは、ありがたいことに衰えてきたように見えたが、なお訪問すべき患者がいた。ホワイトヘッドは心配だった。聖書朗読者で近衛歩兵第一連隊を退役したスコットランド出身のジェームズ・リチャードソンが居なかったのだ。彼はリチャードソンの家へ急ぎ、その元軍曹がコレラで寝ているのを見た。リチャードソンは「あなたが来るのを知っていました」と言った。ホワイトヘッドは「ここへ来る前から、あなたがどうなっているのか知っていました」と答えた。

リチャードソンは脅威に直面して静穏であった。「私は神に祈ります。たとえ神が私を見捨てても、神を信頼します。」ホワイトヘッドは、彼が一日半のあいだ前駆症状が出ていたのに、それを誰にも言わなかったことを知った。リチャードソンは思い出した。九月二日に、いつもと違ってブロード街のポンプの水を半パイント〔約三〇〇㎖〕ほど飲んでいたのだった。

スノウは麻酔で忙しかった。エッジウェア街に住むリンネル商人の痔の結紮のためにクロロホルムを投与した。かなりの量の失血で脈が速くなった。しかしクロロホルムは失神も鬱状態も起こさなかった、と安心して症例ノートに記した。次の手術はハノーバースクエアでの抜歯で、これははるかに簡単だった。

スノウはゴールデンスクエアでの聴取りに戻った。ポンプの近くの小さな喫茶店へ入った。その店は機械工がよく行く所で、夕食に付く水はそのポンプの水であった。女店主は、それまでに九人の常連客がコレラで死んだことを知っていた（図11・3）（103頁）。

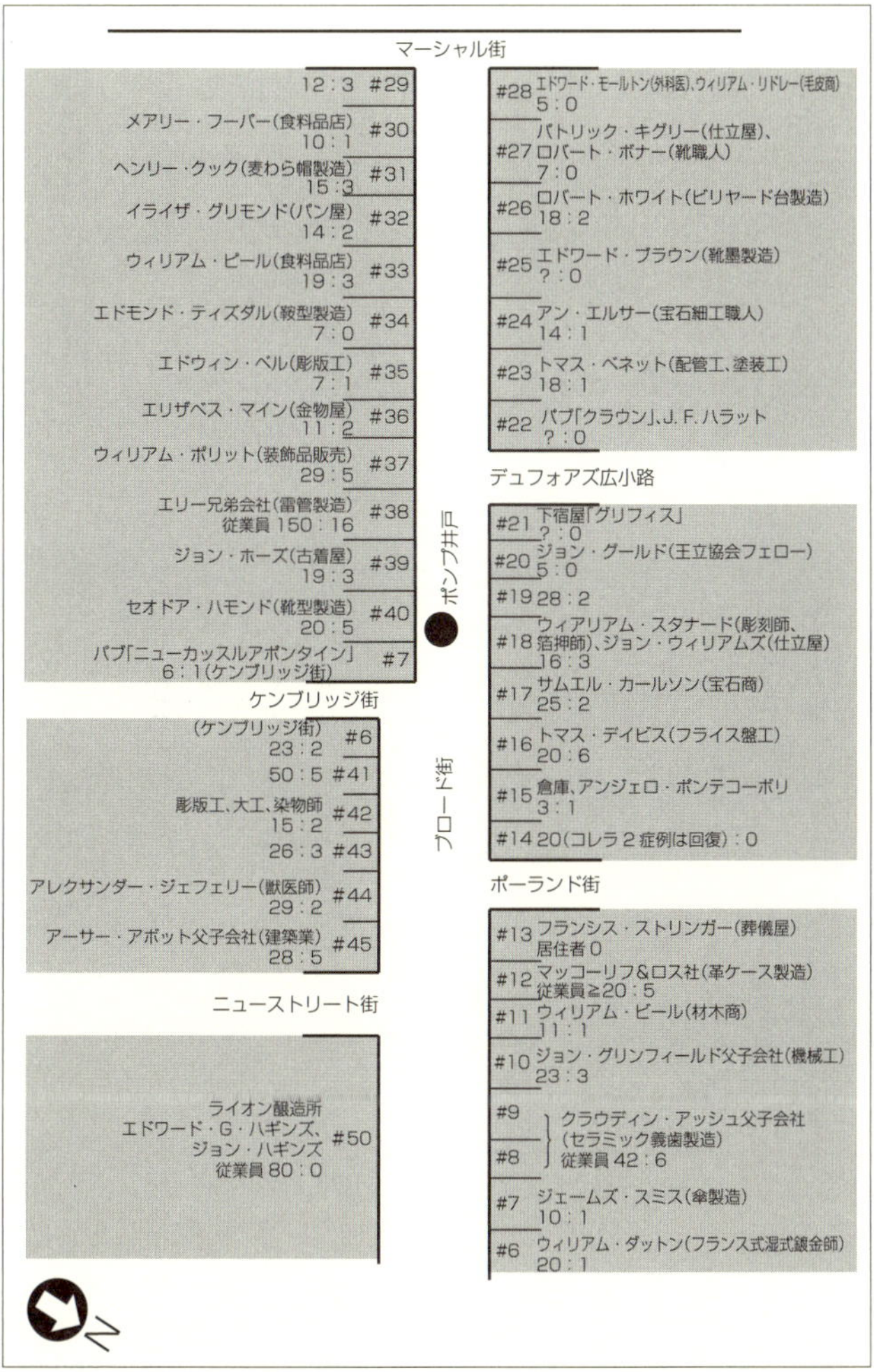

図 11・3　ブロード街の西側部分

各番地の住人の主な職業を示す。数字は左側が住民数、右側がコレラ死者数（衛生局の科学調査委員会報告書などより）

九月七日（木曜日）

戸籍本署には九月二日以降の週の死者数はまだ届いていなかった。しかし現地の観察者は、ゴールデンスクエアのコレラによる死者数は今や減少傾向になったとはいえ、まだかなり多いことを知っていた。人々は、患者が発生した場所が非常にわずかな区画に限られていたことを知るまで、そこでの死者数が多いことの意味に気づかなかった。発生の中心からコレラのない場所まで歩いてわずか三分もかからなかった。ホワイトヘッドが聖ルカ教会の玄関に立って見回すと、平均で十五ヤード〔約十四m〕の距離にある四軒の家に四日間で合計三四人の死者が出ていたのだ。

一八五四年に聖ジェームズ教区の衛生問題に責任がある公的機関は救貧法地区委員会で、救貧委員会ではなかった〔一八三四年の新救貧法によって、教区の連合体（全部で約六〇〇）ごとに大きな救貧院が建てられ、その運営は各々の救貧委員会が行うようになった（第七章参照）〕。聖ジェームズ教区は新救貧法の適用除外地区に属していたのだ。そこでの貧者は、救貧院に入所して受ける院内救援でなく、院外救援を受けるか、または以前からある小規模救貧院へ入所するようになっていた。教区の救貧法地区委員会はそこでの日常の問題を処理し、それを教区委員会に報告していた。救貧法地区委員会はコレラの脅威を心配して一八五四年八月十四日に、定例会合を取りやめてこの脅威に対処するための特別緊急対策委員会として活動する、と投票で決めていた。ここ一週間に彼らが恐れていた最悪の事態が実際に起きたようにみえた。この日の会合で次にどのような行動をとるか議論をしているとき、スノウが会談をしたいと丁重に申し込んできたことを知らされた。スノウの申し出は認められ、彼はこれまでの調査について説明した。その結果、委員会はブロード街のポンプの柄を取外すことを命じた。

九月八日（金曜日）

命令が出て、ポンプの柄は取外された。その出来事は新聞や雑誌に気づかれなかった。しかし住民は確かに知っており、喜ばなかった。水道水を溜める樽や水槽（水道会社は一日に数時間しか配水しなかった）は泥で汚れ、蓋がなく、しばしば水洗便所やゴミ箱に「不健全にけしからんほど接近した」位置にあった。水道水の給水を受けていた多くの人も、なおブロード街のポンプの水を好んでいた。

ブロード街四十番地に住む警察官で、娘を九月二日に失っていたトマス・ルイスはコレラに違いない症状を呈した。しかし症状の進行は、彼の隣人で亡くなったG家の人々ほど速くはないようだった（161頁）。

衛生局はベンジャミン・ホール卿が約束していた行動に移し、デイビッド・フレーザー博士、トマス・ヒューズ氏、J・M・ラドロー氏に戸別医学調査を行うよう命じた。調査は、コレラによる死者が最も多かった聖ジェームズ教会近辺に絞られた。チャドウィックらは衛生局を免職になっていたが、後任も同様にコレラ瘴気論に肩入れしていた。調査官への指示は、大気の条件、街路・建物の換気、不快業種の有無、街路（とくに下水道）・家・便所・汚水溜からの悪臭、地下室の状態、死者が出た家の床、住民の状態・習慣、飲料水の量・質、を調べることだったのである。

衛生局だけが瘴気論に立っていたわけではない。近隣には次のような噂が広まっていた。一六六五年のペスト流行時に死体が埋められた、ブロード街の北西の場所が最近の下水道工事で荒らされた、というものである。住民の一人はタイムズ紙に、「新しい下水道が造られたとき、大疫病《ペスト》時に埋められた死体でいっぱいの土がひどく荒らされ、死を呼ぶ瘴気が何ヶ月ものあいだこの下水とつながった土の隙間を通して上がって来ていたに違いない、と疑うのが合理的ではないのか?」と投書した。

この日は、ホワイトヘッド師が聖ルカ教会の演壇で話す番であった。コレラのこと以外の何を話しても意味がなかった。彼は、神の摂理を列挙して、信徒の多くを占める年配の女性がこのコレラの被害を比較的免れていることを祝福した。彼は内心、彼女たちがコレラを免れた率が異常に高いことを不思議に思っていた。

九月九日（土曜日）

ふたたびミセス・ルイスはブロード街四十番地の汚水溜に桶の水を流すのに忙しかった。今回は死んだ赤ん坊のオムツでなく、夫の汚れた寝具を洗っていたのだ。ポンプの柄がなくなって、家の外は静かであった。

九月十一日（月曜日）

衛生局調査官のフレーザー博士、ヒューズ氏、ラドロー氏はたくさんの有毒臭の元を突止めた。シルバー街四四番地の雑役婦はコレラで死んだ。彼女は、犬、猫、兎を全部で十七匹飼っていた。ほとんどの家は密集しており、洗濯、調理、睡眠を同じ部屋でしなくてはならなかった。多くの死が清潔な習慣をもつ節度ある人々の間でも起きたことに、調査官たちは驚きを隠せなかった。

彼らは、自分たち以外にも公的な調査官がいることに気づいた。エドモンド・クーパーは、ロンドン市下水道局の技術者であった。ゴールデンスクエアでの集団発生が始まってから、下水道局は批判の対象になっていた。悪臭がコレラの原因と考えられる限り、当然のことながら下水道に疑いがかかっていた。（九月八日付タイムズ紙への投書者のような）一部の住民は、昔のペスト死者の墓を荒らしたことを非難した。ほかにも、下水ガスが地表に漏れるマンホール近くの家でコレラ死者がとくに多かった、と主張する人もいた。クーパーはこれらの申立てを調べるために派遣されたのだった。

九月十五日（金曜日）

トマス・ルイスはブロード街四十番地の台所で、なお生きながらえていた【ルイス家は地下階に住んでいたが、病気になった赤ん坊と父親は道路側の台所で臥せっていた。ミセス・ルイスはオムツを浸した水を建物の裏にある便所に運ばないで、道路側に近い汚水溜に流したと考えられる】。近所の住民は自分たちのことをタイムズ紙で読んだ。

ゴールデンスクエア付近でのコレラ発生はいま収まりつつある。しかしその街路へ足を踏み入れると、コレラの襲撃が激しかった証拠を数多く目にすることになるだろう。喪に服す多数の男女がいる。彼らの会話の中心は今回のコレラだ。店の窓ガラスはコレラに関するビラで埋まっている。多くの助言のなかに知恵があるというのが正しいならば、この教区の善人たちはコレラの流行をくり返さない知恵を持っているはずだ。いたる所に衛生局の掲示文が見える。店の窓ガラスに、教会・礼拝堂の扉に、壁に、ありとあらゆる所に貧者が無料救援を受けられる場所を教える教会のチラシが貼られていた。ホメオパシー術者がしゃしゃり出て、彼らが流行を止められると主張した。油屋の店頭に置かれた大きな樽には「クロル石灰（晒《さら》し粉、次亜塩素酸カルシウム）」と大書されていた。最も注目すべき最も重要なコレラ流行の証拠は、街路に沿ってずっと石灰がまかれていたことだ。水たまりは石灰で白く濁り、街路の石も石灰で汚れ、側溝にまで大きく跳ねていた。強い嫌な臭いの空気が漂っていた。復興が大々的に行われていると想像するかもしれないが、そうではない。この地区のすべての街路をこの強力な消毒剤で洗うことを賢くも教区行政官が決め、毎夕方に消毒が行われているのである。店主たちは悲しい話をした。朝に会話をかわしていた隣人が数時間の苦痛と恐怖のあと夕方に亡くなった、という話。死者数があまりに多くて霊柩車の数が足りなくなり、十把ひとからげに荷馬車に載せて運ばれた、と言う人もいた。だがそれは間違いだと信じたい。

（腐敗する有機物の臭いを除くために）街路に大量の晒し粉がまかれたことは、救貧法地区委員会が局地瘴気論の立場であったことを示している。彼らは、瘴気によるコレラ拡散理論とポンプの停止という知恵を出したスノウの仮説との間に何の矛盾も感じなかったようだ〔晒し粉は一八三一年のコレラ流行時にもまかれた。一八四七年にはウィーンのゼンメルワイスが産科病院での産褥熱予防の手洗いに使っている。手の悪臭を除くためだったといわれる〕。

九月十九日（火曜日）

トマス・ルイスは発症して十一日後にコレラで亡くなった（161頁）。

九月二十一日（木曜日）

スノウはメディカルタイムズ&ガゼット誌に、ブロード街の集団発生と救貧法地区委員会からの肯定的な反応〔ポンプの柄を外したこと〕を要約したレターを送っていた【九月二三日号に掲載】。おそらく彼は、ゴールデンスクエアの件はこれで一段落で、南ロンドン研究に全力を傾けられる、と考えたのだろう。しかし彼は聖ジェームズ教区での「靴底をすり減らして歩き回る疫学調査」に戻ったのだった。

スノウは戸籍本署から九月五日に入手した死者数が、ゴールデンスクエアでの実際の死者数をかなり過少に見積っていたことに気づいたのだった。九月一日、二日の両日での死者数は七九人であると思っていたのが、翌週の再計算とコレラ患者が入院した近隣の病院からの情報で、実際の死者数は一九七人に上っていた。そこでスノウは、詳細な聴取り調査を再開することにした。しかし、住民の大半が集団発生のあとに避難していたので、彼は手詰まりとなってしまった。聴取りをしようと訪れた家屋や店舗はもぬけの空であったのだ。「集団発生が始まってから六日以内に、最も流行が激しかった街路では住民の四分の三が居なくなっていた」(『伝染2』38頁)。それにもかかわらず、彼が話を訊けた人々は、ポンプの水が原因との彼の仮説を支持する新しい情報を提供してくれた。新しいデータには、肯定的な証拠と否定的な証拠があった。

肯定的な面としては、ある死んだ住民はそのポンプの水と知らないで飲んでいた。パブはアルコールを薄めるためにその水を使っていた。喫茶店や食堂でもその水が使われていた。ある店ではその水に〔炭酸ガスが発生する〕発泡粉末を入れて、「シャーベット〔甘い冷たい飲み物〕」として売っていた。

エリー兄弟の雷管工場(ポンプの水を水槽に溜めて飲料水として使っていた)では、二〇〇人の従業員のうち十八人がコレラで亡くなった。スノウの医者仲間で近くのグリーク街に住んでいたピーター・マーシャル氏は、ブロード街の八~九番地にあるセラミック義歯工場の七人の従業員に関する話をしてくれた。彼らは全員近くにある自宅で死んだ。マーシャルによれば、彼らは皆ポンプの水約半パイント〔約三〇〇㎖〕を毎日一、二回飲んでいた。工場で働いていたもののポンプの水を飲まなかった他の二人は、軽い下痢をしただけだった。ある陸軍将校は他所に住んでいたがウォードー街の家で夕食をご馳走になり、一緒にポンプの水を飲んだ。彼はコレラに罹り、数時間後に亡くなった。

マーシャルはポンプの水が関係していそうな他の興味ある例を話してくれたが、スノウがフレーザー博士（衛生局医学調査官の一人）と偶然会えたのは特に幸運なことであった。フレーザーはスザンナ・エリーこと「ハムステッドの未亡人」の話をしてくれたのだ。彼女は毎日運ばれてくるポンプの水を飲んでいた。スノウはこの例をさらに詳しく調べ、コレラ罹患時に彼女の姪がハムステッドを訪ねてポンプの水を飲んだことを知った。姪はイズリントン（当時コレラの発生はなかった）の自宅に帰ってからコレラを発症して亡くなった。スザンナ・エリーの使用人はポンプの水を少量飲んで下痢をしたが、医師の診断ではコレラではなく、死ななかった。

スノウはフレーザーから次の症例のことも聴いた。

病弱な紳士がブライトンからポーランド街六番地に住む弟に会いに来た。弟はコレラに罹って十二時間後の九月一日に死んだ。紳士は弟の死後に到着し、死体を見ようとしなかった。彼が弟の家に居たのはわずか二十分であった。この間にステーキとちょっとした昼食を急いで摂り、ブロード街のポンプの水で薄めたブランデーを一杯飲んだ。彼はペントンヴィルへ行き、そこで二日の夕方にコレラ

を発症し、その翌日の夕方に死んだ。（「報告書」106頁）

スノウは、ゴールデンスクエア近辺との唯一の接点がポンプの水で、かつコレラに罹患した症例を一つずつ蓄積していった。この関連は原因-結果関係を推測するのに十分であるようにみえた。

しかしながらスノウは、自分の仮説を支持する肯定的な証拠のみを集めるだけで満足してはいなかった。彼は、一見すると仮説にそぐわないように見える否定的な証拠についても見極める努力をした。いくつかの例で、否定的な証拠を詳しく調べることで、仮説を支持する証拠となることがあった。たとえば、ポーランド街の救貧院は意外な「聖域」であった。五三五人の入所者のうち死んだのはわずか五人であったのだ。しかるに、近くの家での死者数は多かった。瘴気論者がこれを説明するのは難しい。救貧院の入所者は低栄養で、病気がちで、たぶん道徳には無関心なので、より病気になりやすいと考えられるだろう。スノウは、救貧院は自前の井戸を持っており、またグランドジャンクション水道会社からの給水も受けていたことを知った。救貧院での死亡率が近くの街路と同じであったならば、五十人以上の死者が出ただろう、とスノウは計算した。

もう一つの「聖域」がブロード街のライオン醸造所であったことは興味深い。瘴気論者はアルコール摂取がコレラ感受性を高めると考えていたが、醸造所の七十有余人の従業員の誰もコレラに罹っていなかった。所有者であるエドワードとジョンのハギンズ兄弟は、従業員にはニューリバー社の水を提供しており、また自前の深井戸を敷地内に持っている、とスノウに言った。しかしこれは重要なことではない。兄弟が知るところでは、従業員にはビールの割当てがあるので、彼らは水をまったく飲まない。これは、衛生局が九月四日に発表したコレラ予防の第三項〔節酒の勧め〕への挑戦に見える。それゆえこの二つの重要な事例から、瘴気論者が重要と言う因子―汚染された空気を吸うことと、病気になりやすくなる種々の因子を持つこと―は、コレラに罹らなかったことの説明において、ポンプの水を飲まなかった事実よりも重要ではない、とスノウは考えた。

ホワイトヘッドはコレラの発生に関する小冊子を作っていた。題名は『バーウィック街のコレラ』で、彼の教会が今回の災厄の中心地であると結論しているようなものだった。彼は、他の地区での噂を打ち消すために、地区住民の反応、とくにパニックが起きなかったことを記した。彼は数学の素養があったので、流行の初期にコレラが重症であったという彼の主張を記録するために、患者がコレラに罹った日と、その患者の病気の進行具合との関係を示す表を作った。彼は、流行の初期にコレラに罹った患者は、罹病期間が短くて死亡率が高かったことを示した。

ホワイトヘッドは、スノウの仮説によりポンプの柄が取外されたことを知った。彼は九月三日にポンプの水で薄めたブランデーを飲んだことを思い出したが、大量のポンプの水を飲むことでコレラから回復した住民がいたことを特に覚えており、スノウの仮説を認めなかった。彼は「友人の医者」に、スノウの考えに反証するためには（スノウの九月三～七日の短期間の訪問とは対照的な）注意深い調査が必要である、と言った。さらに、ホワイトヘッド自身がその調査をするのに理想的な人間である。彼はその地区の人々をよく知っており、教会の仕事でブロード街をほぼ毎日歩き回っていたので、必要な情報はすべて追跡できる。たとえ多くの住民が避難していたとしても、彼はスノウよりもうまく彼らを追跡できる。そのうえ、彼は死者の友人や家族を知っており、死者の習慣について彼らから正確な情報を聴き出すことができるだろう、と言った。

九月二五日（月曜日）

フレーザー、ヒューズ、ラドローは、衛生局局長の命による調査をポーランド街とマーシャル街の調査で終えた。二週の間に三つの独自の調査（スノウ、市の下水道局、国の衛生局）が同時に行われたことになる。調査の巡回のとき、彼らは何度も顔を合わせた。フレーザー博士らは八〇〇の家を訪問して臭いをかぎ、恐るべき種類の悪臭に出会った。彼らはブロード街のポンプを調べて、下水がその井戸に入らないことを確信した。とはいえその証拠を確認したのではなく、彼らがポンプの下の井戸の煉瓦壁を調べた時、教区の検査官ヨーク氏から下水道は井戸から十フィート〔約三m〕離れ、地下二三フィート〔約七m〕を通っていると聞いたのである。彼らはポンプと関係したと思える（フレーザーがスノウに話した）二症例を知っていたが、その水を飲んでも罹患しなかったり回復した数多くの例を知っていた。彼らは、マーシャル街三七番地の死者の調査をもって仕事を終えた。その死はコレラによると言われていたが、死者は酔いどれで一日前に喧嘩をしたことが分かり、その傷で死んだとされた。

九月二六日（火曜日）

下水道局の技師エドモンド・クーパーは調査を終えた。彼の調査結果を地元住民に知らせるため、下水道局はソーホーのグリーク街の役所で特別「法廷」を開催した。クーパーは詳しい報告書を準備し、それに詳細な下水路の全体図とコレラによる死者が発生した家の位置を示す地図を付けた（図12・4参照）。彼は、「マンホール」近くの家の死者数が離れた家よりも多くないことを指摘した。また、コレラ発生地区の端に位置する昔のペスト死者の墓に注意を向けた。その近くでは、死者は極めて少なかった。ペスト死者の墓近くを通る下水管は北のリージェント街に向かっており、そこではコレラによる死者はほとんどいなかった。

クーパーは集団発生の原因として瘴気論を持出した。死者が集中した場所の下水道は良い状態だった。一方で家々の排水管は全体として悪い状態で、多数の汚水溜があり、煉瓦が劣化していた。多くの家主は排水管を最近造られた下水管に繋げていなかった。間違いなく悪い空気がコレラの原因である。しかしそれは屋内から出たもので、よく整備された下水道からではない。

司会者は次のように結論した。「下水道はコレラの原因ではない。病気には関連していない。この地区における悲惨な出来事の原因は、家々の汚さと排水不良にある。」委員たちは、住民の恐怖を鎮めるためにこれらの事実が広く知られて欲しい、と表明した【九月二七日付タイムズ紙】。

死者が発生した家の位置を示す注意深く正確に描かれた地図を見ても、瘴気論の影響を払いのけることにはならない。その日クーパーの地図をじっくり見た多くの人は、ブロード街とケンブリッジ街とが交わる角―ほぼポンプの位置―に死者が集中していたことを誰も不思議に思わなかった。

十月二五日（水曜日）

スノウは、乳児の兎唇の手術と十七本の抜歯手術のための麻酔を行った。歯科での長時間の麻酔に悪影響がなかったことに安心した。これは彼の麻酔診療での平均的な一日であった。

コレラ研究に戻った。モノグラフ『コレラの伝染様式について』の改訂版（『伝染2』）の作成に取組んでいた。一八四九年の初版は三一ページの薄い冊子であったが、その後に彼の水媒介理論を支持する大量のデータの蓄積があった。改訂版の目玉は南ロンドン研究での詳しい統計学的分析であったが、同時にブロード街の集団発生にも十分な説明をしたいと思った。そのためにはコレラによる死者と各人が飲んだ水、とくにポンプから離れた場所で死んだ患者に関するさらなるデータが必要であった。避難した人の一部は戻って来つつあったので、彼の聴取りもやりやすくなりつつあった。

十一月二三日（木曜日）

聖ジェームズ教区委員会は定例会合を行っていた。最終行動案としてエドウィン・ランケスター博士【ウェストミンスター医学協会でスノウの同僚だった】が動議「ゴールデンスクエアおよびバーウィック街地区でのコレラ発生に関し、この教区の現在の衛生状態によって生じる原因について究明するためのコレラ調査委員会を設立すること」を提出した。若干の討議のあと動議が可決され、ランケスターを含む八人の委員会が組織された。

ランケスターは当初、委員は八人で十分と考えていた。必要な情報のほとんどは二つの情報源―教区全体に配布した質問票および衛生局のフレーザー、ヒューズ、ラドローによって収集された情報の再検討―で確保できると想像していた。しかし彼はすぐに、楽観的だったことに気づいた。最初に配った質問票の回答からは有用な情報が得られなかった。衛生局のデータのコピーの申請は拒否された。「この種の調査は独自に行うことに価値があるもの」との理由だった。これはおそらく、政府の専門家が適切に仕事をしているのだから聖ジェームズ教区の素人は脇に控えていろ、との丁重な拒絶であった。

戸別調査を自分たちで行う必要性に直面して、委員会は八人の委員を追加した。スノウと小冊子を作った熱心な若い牧師も、委員として参加を要請された【スノウとホワイトヘッドが最初に出会ったのはこの委員会のようである】。

十一月二七日（月曜日）

教区からの要請で、舗道委員会（街路ポンプの責任部署）がブロード街のポンプ井戸の内部の調査を行った。スノウは書いている。「監督者であるファレル氏が言うには、井戸の煉瓦壁には不純物が入り込む孔も裂け目もない」（『伝染2』52頁）。これは改訂版を完成させる上での挫折のようなものだった。彼は集団発生源としてポンプを指摘してきたが、まだそれが証明できず、またポンプがコレラ患者の下痢便でいかに汚染されたかを示すこともできなかったのだ。

十二月四日（月曜日）

スノウは、ロンドン疫学協会の夕方の集会で「ブロード街地区でのコレラ患者発生スポット図」を掲示した。その時点までに六一六人の死者のデータを集め、図の上に示した。彼は死者一人一人の住所を突きとめ、地図に黒い棒線で示した（図12・5参照）。この新しい図を、ゴールデンスクエアでのコレラの発生を明確にするために改訂版で使いたいと考えた。チャーチル出版社はその図のコピーをすぐに必要としたが、スノウがこの報告書を聖ジェームズ教区コレラ調査委員会へ提出したのは二週間経ってからだった。たぶんこの間、彼は改良のためにこの図をいじくり回していたのだろう。

十二月十二日（火曜日）

スノウの心は軽かった—麻酔は一本の抜歯だけ—。ランケスター博士のコレラ調査委員会への報告書を完成できる。報告書は以前から依頼されていたものだ。しかし彼はそれを、自身の調査で確認した集団発生原因理論の発表の場として使った。水供給について全般的に述べた数パラグラフの後に、スノウは『伝染2』原稿の当該部分を流用した。その原稿は二、三週前にチャーチル社へ送っていたが、彼はいくつかの修正と追加を行った。

とくに地図を改良し続けた。ブロード街のポンプを間違った場所（四十番地の家の前でなくパブのそばの角）に記したことに気づき、新しい地図でポンプを正しい位置に修正した（図12・7参照）。最も重要な追加部分は点線で、九月に現地で行った思考過程を図に示したものである。その線とは、ブロード街のポンプと他のすべての街路のポンプとの間の歩行距離が等しい点を結んだものである。他のポンプへの歩行距離がブロード街のポンプへの距離より短くなった地点でコレラ死者数が劇的に減少したという事実を、読者が地図で見て驚くことをスノウは望んだのである。（十二月四日以来、ゴールデンスクエアに戻って街路に沿った距離を注意深く測定した）。さらに彼は、点線で囲まれた領域の外での死者についてデータを集め、彼らの多くがブロード街のポンプの水を飲んでいたことが知られていると示した。

スノウは地図に、六一六人全員の死亡日を入れた表を付けた。死者の何人がポンプの水を飲んだかを列挙した。彼は、救貧院、醸造所、雷管工場や他の例についても述べた。「ハムステッドの未亡人」も含めた。

とはいえ、スノウは自分の説が明白なものとは言えなかった。ポンプの水がコレラ患者の下痢便で汚染されたという直接の証拠がなかったのだ。ハッサル博士の顕微鏡検査で汚染有機物があったのは事実である。しかし、瘴気論者ならば不明確な腐敗有機物質への言及でも満足するかもしれないが、スノウの理論には一つの特異的な有機物の存在が必要である。さらに、「初発症例」が分かっていないので、コレラ患者の下痢便がどのようにしてポンプの井戸水に入ったかを説明できなかったのである。

十二月十四日（木曜日）

聖ジェームズ教区コレラ調査委員会は存亡の危機にあった。救貧法地区委員会が介入してきて、救貧法の資金を使う調査委員会の設置に強く反対した。その地域は復興しつつあった。人々は戻ってきて、店には客が来るようになっていた。行政が今回の災厄の記憶を住民に思い出させると、彼らを再び他所へ追いやることになる。救貧税の税収では、コレラ対策に使われた臨時の支出をまかなえない。ビラも街路に撒いたクロル石灰にも金がかかっていた。しかしランケスター博士は簡単にはあきらめなかった。彼は熱のこもった防戦をした。かなりの議論ののち、地区委員会は調査委員会の継続をしぶしぶ認めた。

十二月十九日（火曜日）

フィレンツェの「イタリアトスカーナ医学雑誌」最新号が、地元大学の教授で有名な顕微鏡学者であるフィリッポ・パチーニの優れた論文を掲載。彼は、コレラ患者の剖検で腸管粘膜を顕微鏡で観察した結果を報告したのだった。「ビブリオ」と名づけた特有の「コンマ状」の形態の細菌に注目し、これがコレラの特異的病原体であると推定した【ドイツ人のロベルト・コッホが一八八三年にビブリオ・コレラ細菌を発見したときには、パチーニの研究は忘れ去られていた。パチーニの発見の優先権が認められたのは、その数十年後のことであった】。

一八五五年一月二七日（土曜日）

メディカルタイムズ&ガゼット誌の一頁目に、ジョン・スノウ著『コレラの伝染様式について』の増補改訂版発行の知らせが載った。出版社は、ニューバーリントン街のJ・チャーチル社で、値段は七シリングだった。

スノウは一冊を、コレラ調査委員会で知己となったヘンリー・ホワイトヘッドに恵贈した。その本を読んでホワイトヘッドは、ポンプに関するスノウの理論を根本的に誤解していたことに気づいた。

私はさらに次のことを知った。スノウは、ポンプの水のコレラを起こす性質を、その水の一般的な汚さでなく下水道または汚水溜から来たに違いない（と彼が推論した）コレラ患者の下痢便による井戸水の特別な汚染に帰していた。本の寄贈に感謝しつつ、そこに記録されたデータの重みを認めざるを得ない。だが、私はなお（苦しまぎれな言い方だが）感覚的にその理論に反対である。示唆されたような特別な状況で汚染された水によってあの害悪が起きたとしたら、集団発生はすぐには鎮静化しなかったのではないか。同じ下水道管を通ってもっと大量のコレラ患者の下痢便がその井戸に持続的に流れ込んでいたはずだ。汚水溜についてはほとんど廃止になっていた、と当時私は思っていた【Whitehead, MacMillan's Mag (1865):113】。

二月二十日（火曜日）

前年の九月にホワイトヘッドは友人の医者に、自分はスノウのポンプ説を簡単に反証できると言っていた。この若い牧師は、病気発生の完全な調査をする上での複雑さを今になってようやく理解した。コレラ調査委員会はホワイトヘッドにブロード街とその住民に関する特別報告の仕事を任せた。彼は、その報告をできるだけ完全なものにしようとした。のちの知人の話では、この時期にホワイトヘッドは教会の仕事とコレラの証拠集めを同時に行い、長い一日の仕事の後、朝の四時までかかってすべてのデータを記録していた。

ホワイトヘッドは初めスノウに反証しようとしていたが、スノウは彼の教師になった。委員会の三人―スノウ、ランケスター、キング博士―は戸別調査用の質問リストを作り、ホワイトヘッドがリストから選んで質問票を作成した。実際にホワイトヘッドは、前年の九月の第一週にスノウが急いで行った調査をより完全に再現している自分に気づいた。スノウの調査には重大な欠点があった。スノウは死者のみでポンプ使用を調べたが、他の二群については調べなかった。コレラに罹患したが回復した者と、最も重要な、コレラに罹患しなかった者である。たとえば、コレラ非罹患者がポンプの水を飲んだ割合とコレラ死者が飲んだ割合とが同じと判明すれば、スノウの理論は崩壊するのだ。

ホワイトヘッドは任命された仕事をブロード街に絞って適切に行い始めた。分母はその街路に住んでいた住民の数である。死者数は住民の十分の一であった―八九六人中九十人―。スノウはすでに知っていたが、かなりの数の住民が避難していた。ホワイトヘッドは忍耐強く彼らの新住所を追跡した。ある者は郊外へ移ったままだった。彼は転出した者のうち約五〇〇人の情報を集めた。

また彼は、望む事実を得るためにはくり返して質問することが必要だと知った。彼の報告の中の挿話に次のものがある。

次に私は家の最上階へ行った。そこには夫婦、十歳ぐらいの少女、赤ん坊の家族が住んでいた。彼らは九月四日に他所へ移り、最近ここに戻った。私は質問した。家族の誰かがコレラまたは下痢になったか？「いいえ。」あのポンプの水を使っていたか？「はい。」誰が水を運んでいたか？「娘です。」（次に少女に尋ねる）店のシャッターがみな閉まって、たくさんの霊柩車が行き来していて怖くなかった？「外へ出なかった。」なぜ？「風邪をひいてベッドにいたの。」私は母親に、ほんとうに風邪をひいていたのかと尋ねた。彼女は思い出して、「そうです」と言った。少女が行けないとき誰が水を運んでいたのか？「そういえば水槽からでした。」（「報告書」146頁）

ホワイトヘッドは彼の前任者、つまりスノウと衛生局調査官の両者とも時間的制約からあやふやな回答を得ることが多かっただろう、と結論した。

ホワイトヘッドはなお、仕事を完成させるまでにやることがたくさんあった。今までのところ、彼が集めたデータはスノウ仮説への反証ではなく、それをより強固にするように見えた。この時になってやっと、彼を困惑させた九月八日の謎を理解した。教区の老婦人たちがコレラに罹患しなかったのは不思議なことではない。彼らは身体が弱く、しばしば独り暮らしで、ポンプの水を運んでもらえる人はほとんど居なかったのだ。

三月二七日（火曜日）

ホワイトヘッドは報告書をほぼ完成させていた。彼のデータは、スノウのポンプ仮説を否定していなかった。ポンプの水を飲んだ人の五八％がコレラに罹患し、四二％が罹患していなかった。飲まなかった人のわずか七％が罹患し、九三％は罹患していなかった。別の観点からみると、コレラ罹患者の八十％がポンプの水を飲んでおり、二十％が飲んでいなかった。非罹患者のなかでは、ポンプの水を飲んでいたのはわずか十七％で、八三％は飲んでいなかった。

ホワイトヘッドは、ポンプの水に感染性があった期間を突止めた。ポンプに関係する最も早い症例は八月三一日に始まり、九月六日以降はどの死者もポンプに関係なかった。実際ポンプの水は、彼が九月三日にブランデーと一緒にそれを少量摂ったときには感染性はかなり低下していたようだった。

彼は仕事をついにやり終えたと感じた。だが「死亡週報」を「このコレラ事例とは別の目的で」調べていたとき、一八五四年九月三日で終わる週の死亡欄に彼の眼が止まった。「ブロード街四十番地、九月二日、生後五ヶ月の赤ん坊、四日間の下痢のあと衰弱死。」ホワイトヘッドは次のように書いている。「私はその症例を知っており、死亡日を記録していた。しかし赤ん坊だったので軽く考えて、症状が始まった日を聞き漏らした。その子はその週ずっと病気だった、とも考えなかった」(159頁)。

ホワイトヘッドは直ちにその住所に急行し、ミセス・ルイスに話しかけた。彼女が桶の水を家の前の汚水溜に流したことを聴いたとき、彼は理解した。ついに彼は、彼と他の委員が求め続けてきたものを手に入れたのだ。それは、コレラ様で、ポンプの井戸水を汚染するかもしれないほど近い場所で発生し、かつ、ポンプの水が感染性を獲得したに違いないまさにその時に発生した症例であった。

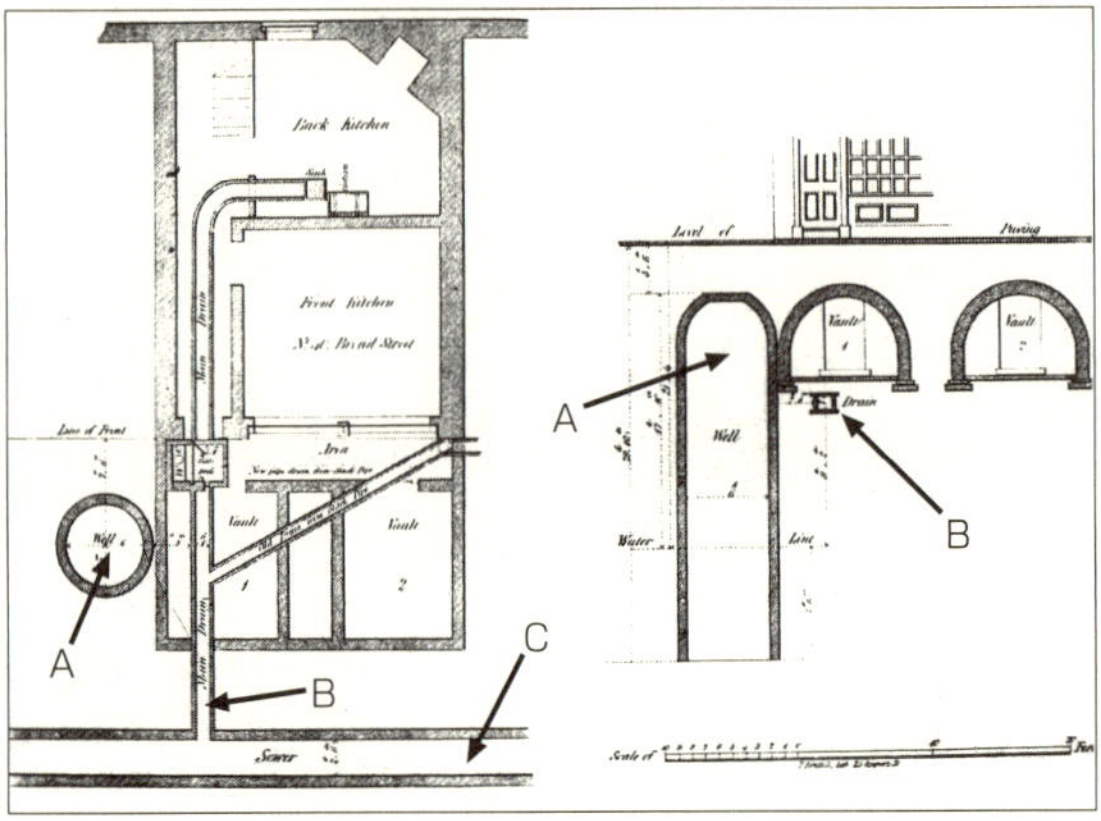

図11・4　ブロード街40番地からの排水管とポンプの下の井戸との関係を示す（ヨークの図）
左：上から見た平面図。右：側面図。A：ポンプの下の井戸、B：家からの排水管、C：下水道（聖ジェームズ教区コレラ調査委員会報告書より）

四月二三日（月曜日）

ホワイトヘッドの発見によりコレラ調査委員会は、前年十一月のポンプの調査はあまりにもおざなりなものだったと考えた。ヨシャパテ・ヨークは委員会の書記で検査官でもあったので、その仕事を彼に委任するのは自然なことであった。ヨークはブロード街四十番地の汚水溜、排水管、ポンプ井戸の開削を監督し、平面図（図11・4）入りの五月一日付の委員会への公式報告書を書いた。

ヨークの調査では、汚水溜は「沈殿物除去の目的だったのが構造にミスがあり」、排水路の途中でダムとなり、汚水の流れが滞った。汚水溜と排水管の内部はボロボロの煉瓦で覆われていた。煉瓦はグラグラしており力を加えないでも簡単にはがれた（171頁）。

その排水管からわずか二フィート八インチ（約八〇

cm〕離れたところに、内壁が煉瓦で覆われた井戸がブロード街のポンプの下にあった。周りの土と砂利の状態から判断して、汚水溜と排水管からの汚水が井戸へ常時濾されて流れているのが明らかであった〔173頁〕。ヨークの調査によって、ホワイトヘッドが赤ん坊の症例を見つけたことが非常に重要であることがわかった。ヨークは汚水溜から始めて井戸へ進んで行き、汚染ルートの明確な証拠を見つけたのだ。昨年十一月の舗道委員会の調査は、井戸内部のみを調べてどこも悪くないと判断していた。

七月二五日（水曜日）

聖ジェームズ教区コレラ調査委員会は報告書を作成し、それにスノウ、ホワイトヘッド、ヨークによる別々の報告書が付けられた。その結果はスノウにとって部分的な勝利であった。委員会はスノウとホワイトヘッドを賞賛し、次のように結論した。「委員会は、異口同音で次の意見に賛成した。八月三一日から始まって九月初めの二、三日間続いた突然の、激しい、集中したコレラ発生を起こした〝コレラ地区〟での、周辺と比較して極端に高い死亡率は、ある程度ブロード街の井戸の汚染水の使用に帰すことができる」〔83頁〔傍点は原文〕〕。しかし委員会は、ポンプの水にコレラの原因物質があったというスノウの理論と他の理論とを評価するだけで、どちらを採用するとは言わなかった。

委員会には、ブロード街四十番地のルイス家の赤ん坊に関して一つの問題があった。ホワイトヘッドはウィリアム・ロジャーズ博士〔乳児を診たがコレラと診断しなかった〕から詳しい手紙をもらっていた。手紙にはその症例がコレラでない理由の説明があり、典型的な米のとぎ汁様便でなかったことが強調されていた（ホワイトヘッドは彼の報告書にその通りに引用した）（163頁）。彼個人としては、その症例を扱った医師の診断に疑問を挟むのは気が進まなかった。しかしホワイトヘッドも他の委員も、オムツを洗った水を汚水溜に流した日とヨークによる発掘の結果とを考え合わせると、井戸水の汚染の強力な理由になるとの結論を下さないわけにはいかなかった。

ベンジャミン・ホール卿は以前、衛生局のデータ提供を拒否していたが、聖ジェームズ教区コレラ調査委員会がその報告書に政府が作製した地図を使うことを許可した。その地図はコレラの流行の公式報告書に掲載されたものである。しかし彼らがその地図を引用したとき、一つ修正を加えた。政府の「公式の」理論は瘴気論に固執しており、衛生局がブロード街のポンプ（図11・5）に注目する理由はなかった。しかし委員会はホワイトヘッドの呼びかけで、地図にブロード街のポンプを中心とする半径二一〇ヤード〔約一九〇m〕を示す円を入れた（図12・8参照）。ホワイトヘッドは、この円の中にほぼすべての死者が出た「コレラ地区」が含まれる、と特筆した。

皮肉なことに、衛生局はスノウとホワイトヘッドの仮説を完全に無視していたが、両者とも決定的な一つの証拠を確認したことでは一致していた。ホワイトヘッドと委員会はロジャーズ博士に遠慮して四十番地の赤ん坊はコレラで死んだと宣言することに躊躇していたが、政府調査官にとって配慮は無用だった。彼らの戸別調査では四十番地に五人のコレラ症例―警察官と赤ん坊を含む―が載っており、地図には四十番地に五本の線が描かれている。ホワイトヘッドの発見の前に描かれたスノウの地図では、それは四本

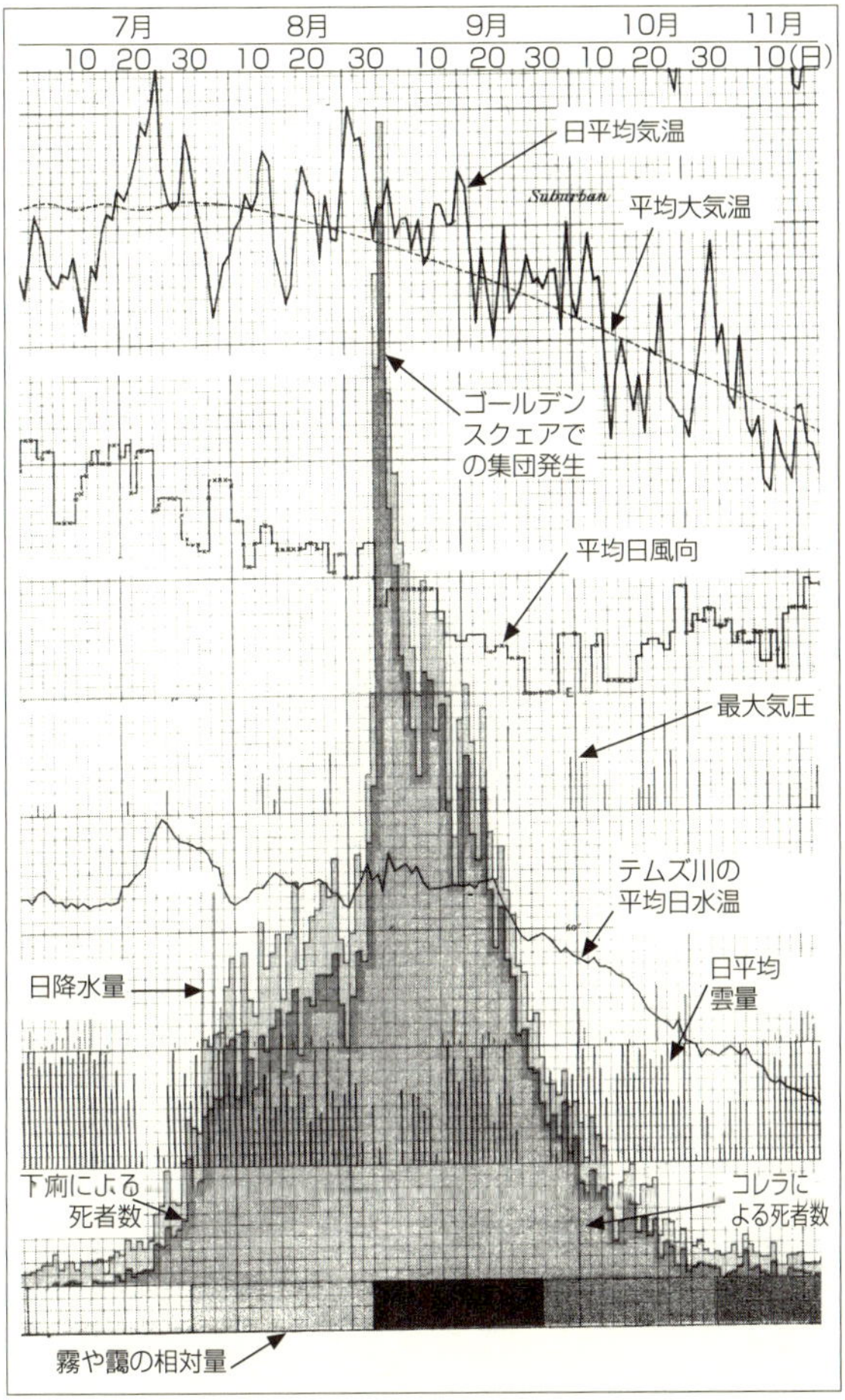

図 11・5　ロンドンの一日当たりコレラ死亡数（1854 年 8～9 月）
ゴールデンスクエアでの 10 日間の集団発生時には全ロンドンでの死者数は 2 倍になった。瘴気の解析のために気象データを加えてある（衛生局の科学調査委員会報告書補遺より）

だった（図11・6）【政府の調査は一八五四年秋に行われた。調査官はミセス・ルイスの証言から乳児の死はコレラと結論した。彼らが主治医に相談したとの記録はない】。

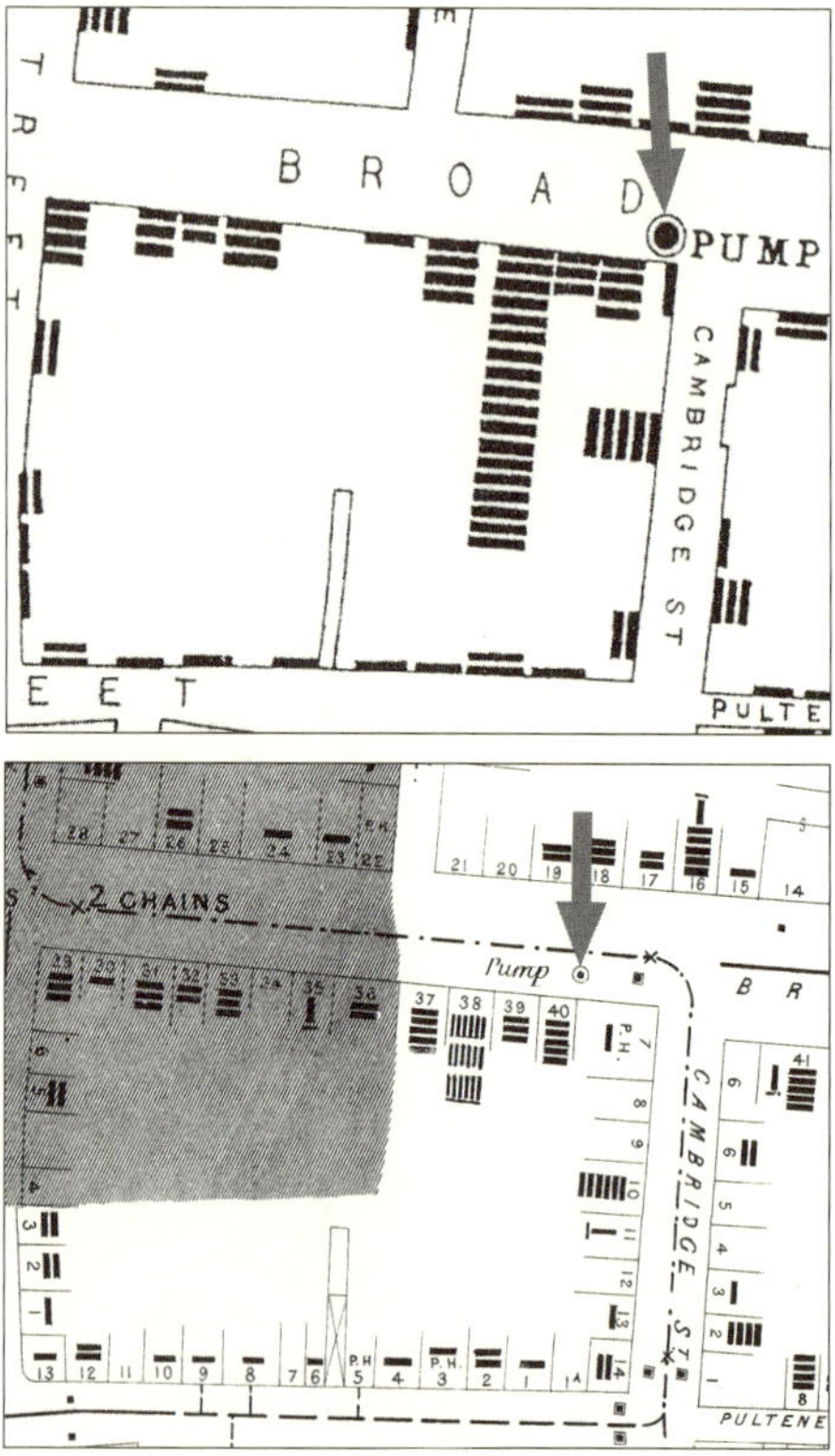

図 11・6　ブロード街 40 番地での死者数
上：スノウ『伝染 2』の地図（拡大）。死者数はコレラ調査委員会地図と同じ。下：衛生局地図（拡大）。

九月二六日（水曜日）

聖ジェームズ教区の舗道委員会は、再度ブロード街とその近辺の住民から請願書を受け取った。ポンプに柄が無いことへの苦情である。六月に遡るが、教区の医務官ジョン・G・フレンチ（一八四九年からのスノウの友人でコレラ調査委員会委員）が温かい気候でコレラの脅威が高まることを警告し、すべての街路のポンプを閉鎖するよう強く忠告していた。しかし、水道水を溜めた汚い水槽の水に比べポンプの水は人気があった。そのうえ今は秋で、コレラはロンドンから去ったようであった。一〇対二の票決で、委員会はブロード街のポンプの再開を決定した。

第十二章　コレラ流行地図

一八五一年六月三日の夕方、ロンドン疫学協会の月例集会でスノウは、コレラの伝染に関する論文の後編を発表した。この集会もバーナーズ街の王立内科医外科医協会の図書室を借りて行われた。

スノウはまず疫病の一般原理を述べた。「疫病を他の病気と区別する真の特徴は、一人の患者から他の人へと病気を伝達・伝染〈communication〉することである。」そしてこの原理に沿ういくつかの局地的な集団発生事例を論評した。〈コレラ〉は水を介して伝達される。下水が川に流れ込み、その水を住民が飲用するとき大規模な伝達が起きる。」ロンドンの各水道会社の給水地域を示す「市街地衛生報告書 第二版」の地図が会場に掲示されていた。政府衛生局に所属するリチャード・グレインジャー氏【瘴気論者】が描いた地図（図12・1）も掲示されており、一八四九年のロンドンでのコレラの流行に関して地区ごとの相対的な死亡率を青色の濃淡で表していた。スノウは二つの図を指し示して、「コレラは、下水や汚水溜の内容物で汚染された飲料水が供給される場所で発生率が高い」と述べた【Med Times 24(1851):610】。

この発表は、スノウが疾病地図を使ったと記録される最初の例である。それ以前、彼は医学集会や論文

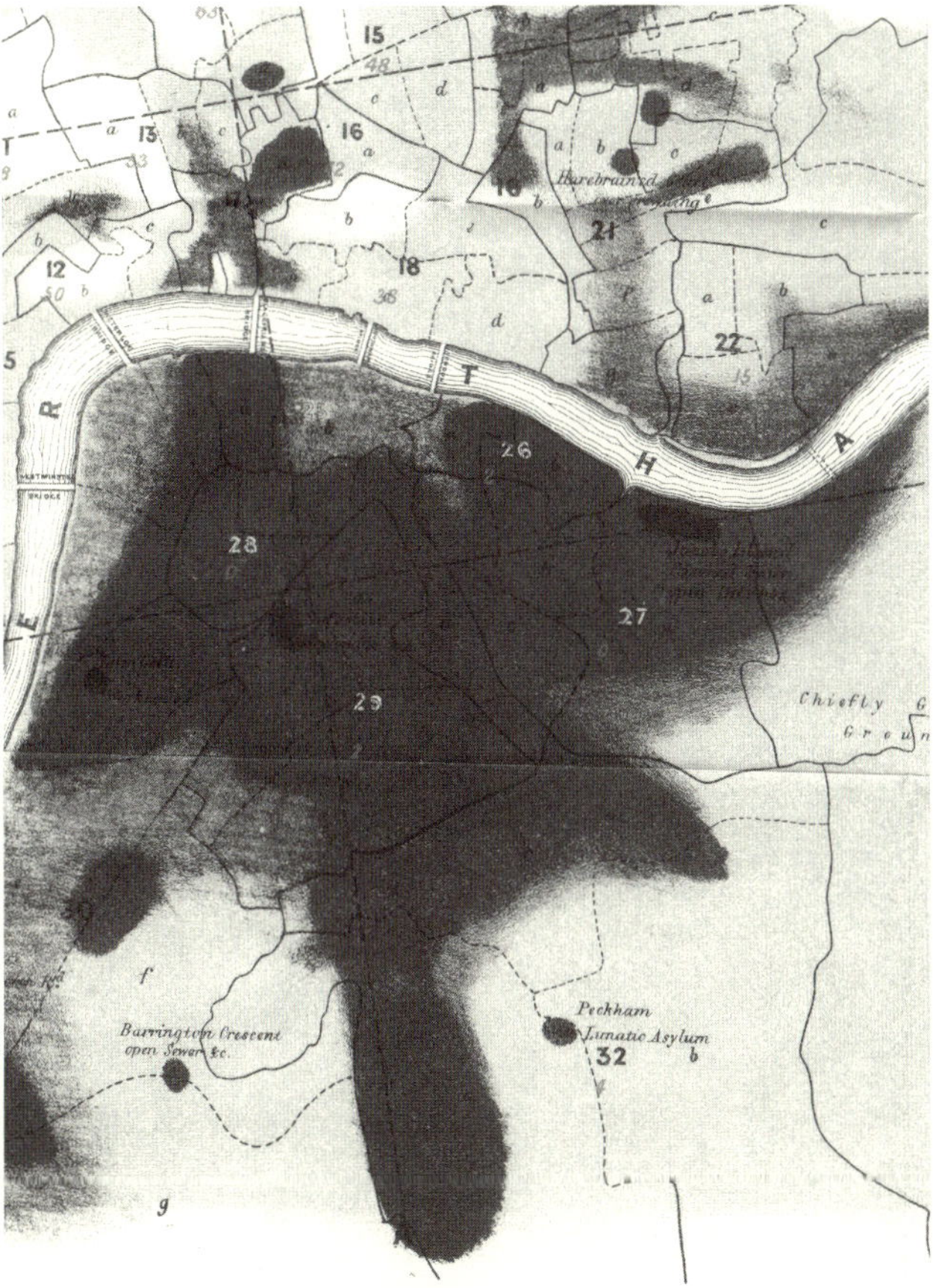

図 12・1　グレインジャー氏のロンドンのコレラ地図（1849 年）
テムズ川の南にスノウが興味を持った 5 分区、＃ 25：聖セイヴィア教区（サザーク地区）、＃ 26：聖オーラブ教区（サザーク地区）、＃ 27：バーモンジー分区、＃ 28：聖ジョージ教区（サザーク地区）、＃ 29：ニューイントン分区があった。破線は感潮域の上流端を示す。「換気不良」「排水管なし」「開渠下水道」「過密」の場所も示されている。（政府衛生局「コレラ報告書 1848〜49 年」補遺 B 200 頁の対向頁より）

で表を使っていた。彼は麻酔ガス装置の説明以外には図を使っていなかった。ではなぜ、ここで地図を使ったのか? たぶんその地図は簡単に入手でき、掲示は無料であり、そして衛生局の地図の場合には、瘴気論者が作った地図をスノウが水媒介理論のために使うという、ちょっとした皮肉を込めたのだろう。

今日《こんにち》の疫学者や公衆衛生学者の多くはスノウを疾病地図のパイオニアと考えているが、彼が発表した疾病地図は二つだけである。その一つは『伝染2』に載せた一八五四年のゴールデンスクエアでの集団発生の死者スポット地図で、これが有名である。この地図は調査を経た後に作られた。つまり彼は、この地図を帰納的には使っていない。データを集め、コレラによる死者の出た家屋の番地に線を付したが、そこからブロード街のポンプの周りに死者が集積したことを説明する理論を構築したわけではなかった。また、演繹的にも使っていない。まず原因がブロード街のポンプの汚染であると仮説を立ててから、死者を地図上にプロットして自分の仮説を検証し、または他の仮説の誤りを検証したわけでもなかった。それどころかこのスポット地図は図解の一つであり、彼のゴールデンスクエアでの調査の記述を視覚的に強調したものであった。

スノウはゴールデンスクエアの集団発生が終息した二、三週後に、『伝染2』のための一節を書いた。それをよく読むと、彼は初めからコレラ症例をプロットした地図を含めるつもりだったようだ。一八五四年十二月四日の疫学協会集会で、彼はまもなく出版される『伝染2』のその地図を示した【Lancet 2(1854): 530】。集会が終わった日の夕方、彼は自分の理論を示そうとした地図が意図した効果をもたらさないのではないかと考えたようだ。それまでスポット地図は瘴気論者の領分にあり、スノウの地図も局地瘴気論的に解釈される可能性があったのだ。『伝染2』からその地図を削除するには手遅れだったが、聖ジェームズ教区コレラ調査委員会への報告書に入れる地図を修正する時間はあった。十日ほどの間に新たなデータを集め、『伝染2』で軽く触れたこと（「飲料水によく使われたポンプ近くの死者が多いことに注目したい」）を疾病地図の分析課題にまで膨らませたのである。彼は、ブロード街のポンプと他の街路のポンプとの間の歩行距離を二等分する点を、念入りにスポット地図にプロットした。コレラ症例の集積は水媒介説でなく瘴気論を支持する、という主張に反論するためであった。にもかかわらず現在最も引用されているゴールデンスクエアの地図は『伝染2』のものであり、スノウの演繹的推論と革新的な地図作成能力を示すコレラ調査委員会報告書のものではない。

ゴールデンスクエアでの集団発生についてはスノウのほかに、同時代の他の観察者が三つのスポット地図を作成している。一つはスノウと同様に演繹的推論をしているものの瘴気論的な説明を検証したもので〔ホワイトヘッドの初期の地図〕、他の二つは別の委員会の報告書〔市の下水道局と政府衛生局〕に付された図である【Brody et al】。

コレラ地図作成の起源

四体液説では疫病の発生に「空気、水、場所について（これはヒポクラテスの随筆の題名でもある）」の役割が強調された。四体液説の全盛時代が終わってからも、医学の権威たちは疫病が流行する場所の地形や気候について記し続けた。しかし十八世紀後半に至るまで、疾病地図は純粋な地形図とは別のものとしては描かれていない【Barret 2000】。

十九世紀半ばにドイツ人の地理学者アウグスト・ペーターマン（一八二二〜七八年）は、医学地図の作成はコレラの拡散の基礎になる「一般法則」を明らかにするのに意義のある役割を果たすようになった、と確信した【Petermann 1852】。彼は一八四七〜五二年の間ロンドンに住んでおり、そのとき英国諸島での一八三一〜三三年のコレラの流行地図を作った。地図の説明文のなかで、図解的および帰納的な疾病地図の作成法を喧伝した。「疫病の惨害の程度を地理的に把握して（＝図解し）、その進行と致死性の程度に影響する局地的条件を発見する（＝帰納する）」地図を作ることができる。彼は次のように述べた。

そのような目的のためには、地理学的描写が最も価値があり必要不可欠といえる。というのも、数字で表された統計データの記号の塊は、それがいかに明確に系統的な表に並べられていても均質にしか見えないのに対し、同じデータが地図に載ることで、即座にその場所・程度・距離と同時に他のデータとの相対的な関係および割合が明らかになる。それゆえ地図は、あらゆる現象が地理的分布に関してどのように進展し、どのような性質を持つのかを文字どおり目に見えるように明らかにしてくれる。

つまり、疾病地図は医学地理学者にとっては発見に必須の過程であり、また読者にとってはデータとその説明を図解で強調してくれるものである、とペーターマンは考えたのである。

個々の症例の地理的分布の記録に使われた症例スポット（またはドット）地図が最初に作られたのは、一七九八年のことである。ニューヨーク病院の外科医であるバレンタイン・シーマン博士（一七七〇～一八一七年）が、ニューヨーク市での一七九六年の黄熱の流行に関する詳しい論文を発表した。その論文には注意深く描かれたスポット地図が二つ含まれていた【Seaman 1798】。彼は、港湾沿いの二つの地域（ニュースリップとバーリングスリップ）で黄熱に罹患した一人一人の家を地図にプロットした。これらの地図にもとづいて彼は、黄熱は近くの湿地と淀んだ川から発散される腐敗物質によって起きると推論した。そのガスが発生する場所については本文で述べたが、地図には入れなかった。

黄熱は新世界では恐れられたが、ヨーロッパではすぐにコレラの恐怖にかき消されてしまった。一八二〇～五〇年の間、疾病地図の歴史はコレラ地図の歴史であった。「疫病進行地図」と「症例スポット地図」の二つの種類があった。進行地図は、国や大陸を超えたコレラの広がりを描いたものである。進行地図での黒丸は市または町を表し、黒丸の近くに記した日付はその場所で最初のコレラが発生した日を表す。地図によっては、矢印または線でコレラが発生した町を結んだものもある。例えば、A・ブリガムが一八三二年にまとめた「痙攣性コレラの進行地図」（図12・2）である【Brigham 1832】。赤色の実線で、コレラが東南アジアから中東、欧州を通って英国に至り、大西洋を渡ってカナダ、米国に広がったことを示している。

一八三一～三二年の流行時には、接触伝染論対瘴気論の論争が盛んであった。進行地図にコレラを、た

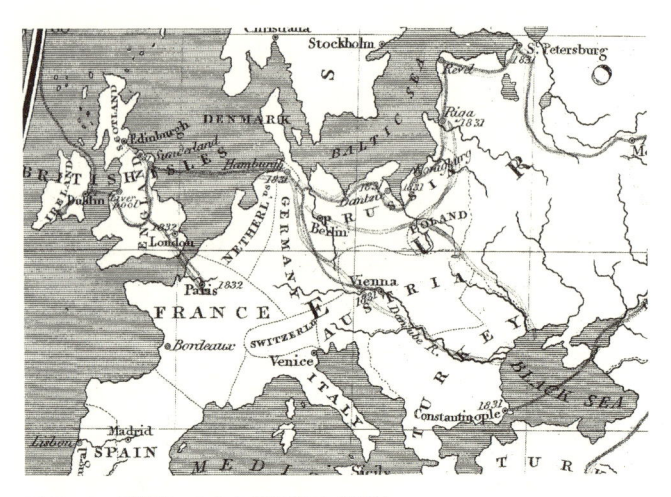

図 12・2　痙攣性コレラの進行地図（部分）
赤い実線（この図では網掛け）は、コレラが東南アジアから西欧、英国を通ってカナダ、米国の東海岸へ達したことを示す。（ブリガム『疫病コレラ論』口絵より）

とえばまず七月にA町に、次に八月にB町に、と現れるのを示すことに両陣営は同意した。しかし、接触伝染論者がコレラの進行は貿易・旅行ルートを辿って人から人へと接触することの証拠と考えたのに対し、瘴気論者は同じデータを病気が風で運ばれると解釈した。それゆえ進行地図は、両陣営がそれぞれの先入観で理論を証明するものとして使われた。マサチューセッツ医学協会のジェームズ・ジャクソンと彼の委員会は、文献に基づいてヒンドゥスターンから英国へのコレラ伝播地図を作成し、接触伝染論と瘴気論への賛成と反対の議論を公平にリストして、どちらか一方に決めるには証拠が不十分であると結論した【Jackson 1832】。

一方、症例スポット地図は進行地図よりはるかに狭い地域―村や市、あるいはその一部―を対象とし、各コレラ症例をドットで示す。医学地図の作成者は図の説明文で、ドットの集積があればそれを地形や（家を含む）物理的な特徴（そのような特徴を地図に載せていようがいまいが）と関係づけた。初期の多くのスポット地図はシーマンの例に従ってコレラ症例のみを示し、原因となるかもしれない因子は示さなかった。発症日や死亡日のないドットは病気が同時に起きたという印象を与え、近くの沼地からの瘴気、または過密居住の不潔な地域で生じた臭気がすす速く拡散して病気を起こすという瘴気論者の説明に与《くみ》することになる。接触伝染論者がスポット地図に日付を入れたら、疫病がある特定の場所で始まり徐々に広がっていく様子を示すことができただろうが、そのような図は見たことがない。シーマンのような地図作成者はスポット地図を帰納的に使い、症例をプロットしながら病因に関する仮説を立てた。しかし一般的なスポット地図は純粋な図示だけであり、研究に寄与することはなかった。

たとえばトマス・シャプター博士（一八〇八～一九〇二年）は、一八三二～三四年のエクセターでのコレラの流行を説明するためだけのスポット地図を作成した（図12・3）【Shapter 1849】。各年のコレラによる死者の地理的分布を表すため、一八三二年は線、一八三三年は十字、一八三四年は丸印と、それぞれの年に赤色の異なる記号を使った。彼はその本を、大規模な改造や衛生改善により街の景色がコレラ流行時とは大きく変わった一八四〇年代に出版した。シャプターはコレラを伝染性疾患とは考えず、その古代城壁都市の南東の低地に異常にコレラ死者が多かったのは淀んだ川からの瘴気が「発酵体」を運んだため、という彼の見解はスポット地図により支持されると述べた。流行のさらなる要因として、「驚くべき過剰な死亡が発生した特定の限られた場所」を指摘した。すなわち高死亡率が予想され、その排水の悪さと不健全な状態について苦情が出ていた場所である。海抜の低さと排水の悪さの影響は別の要因により軽減さ

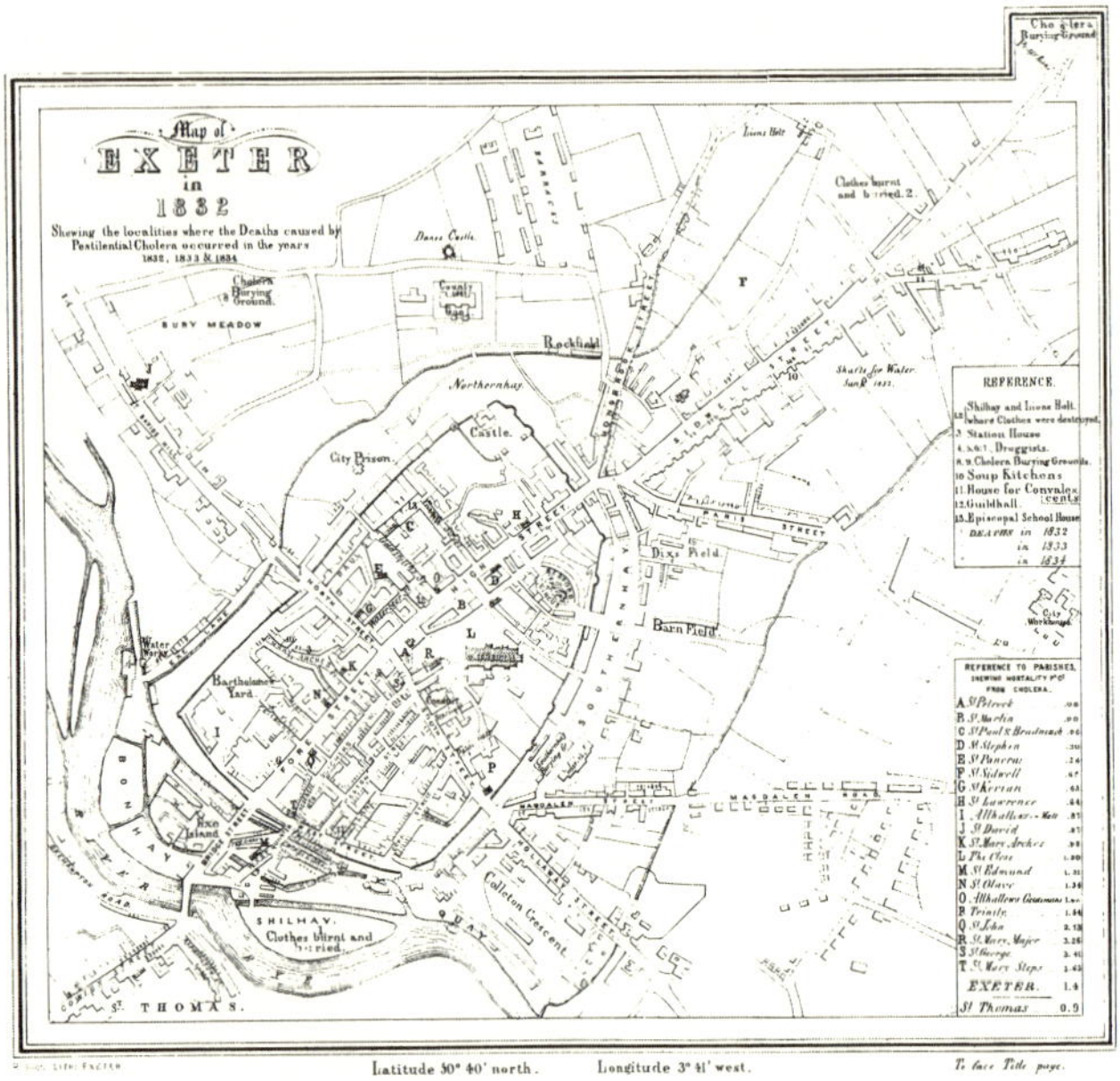

図 12・3　1832〜34 年のエクセターでのコレラ死亡率
(シャプター『1832 年エクセターでのコレラ』口絵より)

れることもあるとした。たとえば「聖エドモンド教区は丘の麓の低地にあり、主として貧乏人が過密に住んでいて、特別な衛生施設がない。」しかし死亡率は最悪の教区の三分の一であった。「その地区が他と違う唯一の点は、小川が流れていることだ。」つまりシャプターは、自分が言うことは地方衛生局の積極的な衛生行政を正当化する、と信じた衛生学者であったのだ。一八四九年のランセット誌の論評の文章は、「一八三二年にコレラがエクセターに到来したとき、街は密集し、窮屈で、排水は悪く、飲料水の供給もうまく行っていなかった。しかし現在これらの状況は変わっており、そして今回の流行の広がり方も変わった」【Lancet 2(1849):317】。

スポット地図作成法の発展

コレラの地図は、ヨーロッパでの三回の大流行時に作成された（表12・1）。疫病進行地図は初期のものからあまり変化はない。一方、症例スポット地図では新たな作成法が発展し、コレラ集団発生の原因調査に使われた。ある地域で単に点（ドット）を示すだけでは、人口密度が比較的一定でない限り大きな間違いを犯すことが認識された。地図の左半分のドット数が右半分の二倍あった場合、コレラが起きやすい環境条件が左側に存在した可能性もあれば、左側の住民数が二倍で人口当たりのコレラ死亡率は同じという可能性もあるのである。

ペーターマンは一八三一〜三三年の流行について描いた地図で統計学者ケトレーの手法を用いて、英国のさまざまな場所のコレラ死亡率を異なる色調の濃淡で表した【グレインジャーも図12・1でケトレー法を使った】。この地図の作成法が可能になったのは、国勢調査で得られた各戸の世帯状況が一八四一年に公開され、それが印刷物として戸籍本署から入手できるようになってからである。ドットで示されたコレラ死者は「低地と谷に集中しているように見えた。」これは、海抜の低い地区でコレラのリスクが高いというファーの理論を確認するようだが、ペーターマンは納得しなかった。彼は、地形、人口統計、コレラ死亡数の関係を「細かく調べて」、この帰納的研究から「コレラ伝播の局地的原因のうち、居住高度の影響はそれほどでなく、人口密度が大きく関係する」と結論した。より大きな都市は低地に位置するので、海抜

表 12・1　1832〜55 年に発表されたコレラ地図の例

著者	発表年	作成年	流行の場所	流行時期	地図解析のタイプ		
					(1)	(2)	(3)
スポット地図							
ゴールター	1833	1833 ?	マンチェスター	1833	✓	—	—
シャプター	1849	?	エクセター	1832〜34	✓	—	—
ハットン	1854	1854 ?	コールトン	1853〜54	—	✓	—
シャタック	1850	1850 ?	米ボストン	1849	✓	—	—
クーパー	1854	1854	ゴールデンスクエア	1854	—	—	✓
スノウ『伝染 2』	1855	1854	ゴールデンスクエア	1854	✓	—	—
スノウ「報告書」	1855	1854	ゴールデンスクエア	1854	—	—	✓
衛生局	1855	1855 ?	ゴールデンスクエア	1854	✓	—	—
調査委員会	1855	1855	ゴールデンスクエア	1854	✓	—	—
ペッテンコーファー	—	1854	バイエルン王国	1854	✓	—	—
ペッテンコーファー	1857	1854	独アウビング	1854	—	✓	—
陰影地図							
ベイカー	1833	1833 ?	リーズ	1832	✓	—	—
ローテンブルク	1836	?	独ハンブルク	1832	✓	—	—
チャドウィック	1842	?	リーズ	1831〜32	✓	—	—
ギャビン	1848	1848 ?	ベスナル・グリーン	1848	✓	—	—
サザーランド	1850	1849	グラスゴー	1848〜49	✓	—	—
ペーターマン	1852	1848	イングランド	1848	—	✓	—
ファー	1852	?	イングランド	1849	✓	—	—
行政総局	1855	?	仏パリ	1852〜54	✓	—	—
進行地図							
ブリガム	1832	1832 ?	インド〜北米	1817〜32	✓	—	—
ジャクソンら	1832	1832 ?	インド〜英国	1831〜32	✓	—	—
政府衛生局	1850	?	中国、英国、北米	1817〜48	✓	—	—

これらの地図がどのような目的で使われたかを✓で示した。(1)：事例的（解析目的なし)、(2) 帰納的（原因との関係を探求する目的)、(3) 演繹的（仮説または理論を検証する目的)

の低さは人口密度の高さと過密居住などに伴うさまざまな不衛生状態との両方に関係するため、海抜の低さだけをコレラ死亡率の高さの原因とするのには難がある。ランセット誌は「A・ペーターマン氏の精巧な作品であるコレラ地図」を受けて、「戸籍本署の報告に合わせて毎週、色付きの地図で、現時点で〔リアルタイムに〕コレラが次々と広がるであろう場所を示すような地図は、大衆の興味を惹かないわけはない」と示唆した【Lancet 2(1848):595】。しかしながら一八四八〜四九年の流行時に、このようなスポット地図と疫病進行地図を組み合わせた地図は現れなかった。

他の地図作成者も、スポット地図が変数間の関係を示す可能性を広げた。ロンドンでスノウと同時期に仕事をしたジョン・ハットンは、マンチェスター市チョールトン・アポン・メドロック地区の一八五四年の衛生状態に関する講演でスポット地図を使った【Hatton 1854】。彼は、多種のデータを示すのに濃淡やさまざまな円形の記号を用いた。「発熱疾患」と真のコレラによる死者を分けてプロットし、地元の下水道を詳しく示し、「不衛生地区」を網掛けにした。衛生学者であるハットンは、コレラ集積と不衛生地区との強い関係を示す地図を作った。最初に記録されたコレラ症例（現代の疫学者は「初発症例」と呼ぶ）に星印を付けたため、彼は偶発伝染論者であったのかもしれない。また、単なる絵地図ではない帰納的かつ発見の次元を地図に加えた。ハットンはこの疫病の主たる原因は局地的な瘴気であると仮定したが、初発症例に印をつけたことは、最初の患者からの臭気を周囲の人が吸って疫病が広がると考えた調査過程を示している。

マックス・フォン・ペッテンコーファー（一八一八〜一九〇一年）はドイツ、バイエルン王国での一八五四年の致死的コレラ流行を調査する委員会に加わった。彼は、スノウの『伝染』も含めてコレラに関する文献を読んだが、当時のいかなる理論にも納得していなかった。どの理論も、それが接触伝染論、偶発伝染論、水媒介伝染論のいずれであろうが、コレラ伝播の一部しか説明していない。彼は、今までの説が検討しなかった原因があるに違いない、と考えた。この調査で、新しい地図作成法に対する彼の理解を反映する二つのスポット地図を作成した。一つは三色の地図で、さまざまな地理的特徴が盛り込まれた軍用地図を下敷きにしたものである。コレラによる死者の空間的分布を示すのに、集団発生例を赤色、孤発例を緑色、集団発生に関連はあるものの散発した数例を青色で示した。この地図には、ペッテンコーファーがコレラの原因の仮説を立てる際に役立つような帰納的な努力の跡が見える。この色付けで、湿気のある低地の住民が乾燥した高地の住民よりコレラにかかりやすいことが示された。彼は、土壌、地下水、有機物汚染といった特別な環境の性質がコレラ発生率の違いを説明すると想像したが、作業仮説は立てなかった【Hume 1927】。

ペッテンコーファーは、のちの一八五四年の夏、ミュンヘンと郊外の村を含む一〇のバイエルン王国の都市でのコレラの流行を調査した。ミュンヘン西部、アウビングの流行では、家ごとのコレラによる死者を地形図上にプロットし、各死者に番号を付けた。彼はこの図を分析して、死者と低地の砂利混じりの土地の地下水の水位とが関係していることを見つけた。この地図で帰納的な議論をする経験をした彼は、翌年コレラ土壌理論を構築し、その後何編かの論文を書いた。

ゴールデンスクエアの疾病地図

一八五三〜五四年のロンドンで最も死者が多く限定された集団発生に関して、少なくとも五つのスポット地図が作成された。一つは、市の下水道局の技術者であるエドモンド・クーパーによるものである。下水道局は彼を、ゴールデンスクエアに一八五四年九月の初めに派遣した。十七世紀のペスト死者の墓場を通る下水道管を含む新設の管がコレラ毒を発散させた、と声高に叫ぶ聖ジェームズ教区住民を鎮静化するためだった。以前の二度のコレラの流行では、そこで発生した患者はほとんどなかったのだ。クーパーは違った見方をした。不快臭が疫病病原体を運ぶという住民の瘴気論的な考えには同意したが、ほぼ二世紀前に埋められた死体がなお腐敗し続けていることはあり得ない。さらに、建設中に下水道の主管に入ったかもしれない病原体は、八月の終わりに始まった今回の発生のはるか以前にテムズ川に押し流されただろう。クーパーは下水道局と同様に衛生改革主義者であり、その集団発生は教区の衛生状態の改善が不完全なことで起きたものだとの仮説を持っていた。そこでは便所は汚水溜につながっており、ある家では排水が不十分で、過密居住と不衛生な住環境という条件が揃っていた。下水道局が住民の非難から逃れる唯一の道は、教区でのコレラ死者が墓場を通る下水管に沿ってではなく、また、そこと結ぶ下水管からの換気口やマンホールの近くではなく、限局された臭気のホットスポットに集中していることを示すことだった。つまりクーパーは、彼自身の仮説を確認し、住民の訴えを否定する方法を考えなければならなかった。

本質的に地理的な問題なので、彼は演繹的な地図の作成の研究をしようとした。まず戸籍本署発行の九月九日までの「死亡週報」を調べ、その地区三一六人の死者の各街路の番地ごとの表を作った。次に彼は表にある各家屋を調査した。その地区のすべての下水道管、鉄格子の蓋、マンホールの位置を示す都市工学的地図に、一人以上の死者が出た家屋の前に太い線（一本）を引き、番地の数字の後ろに患者数を示す細い線（複数本）を引いた（図12・4）。

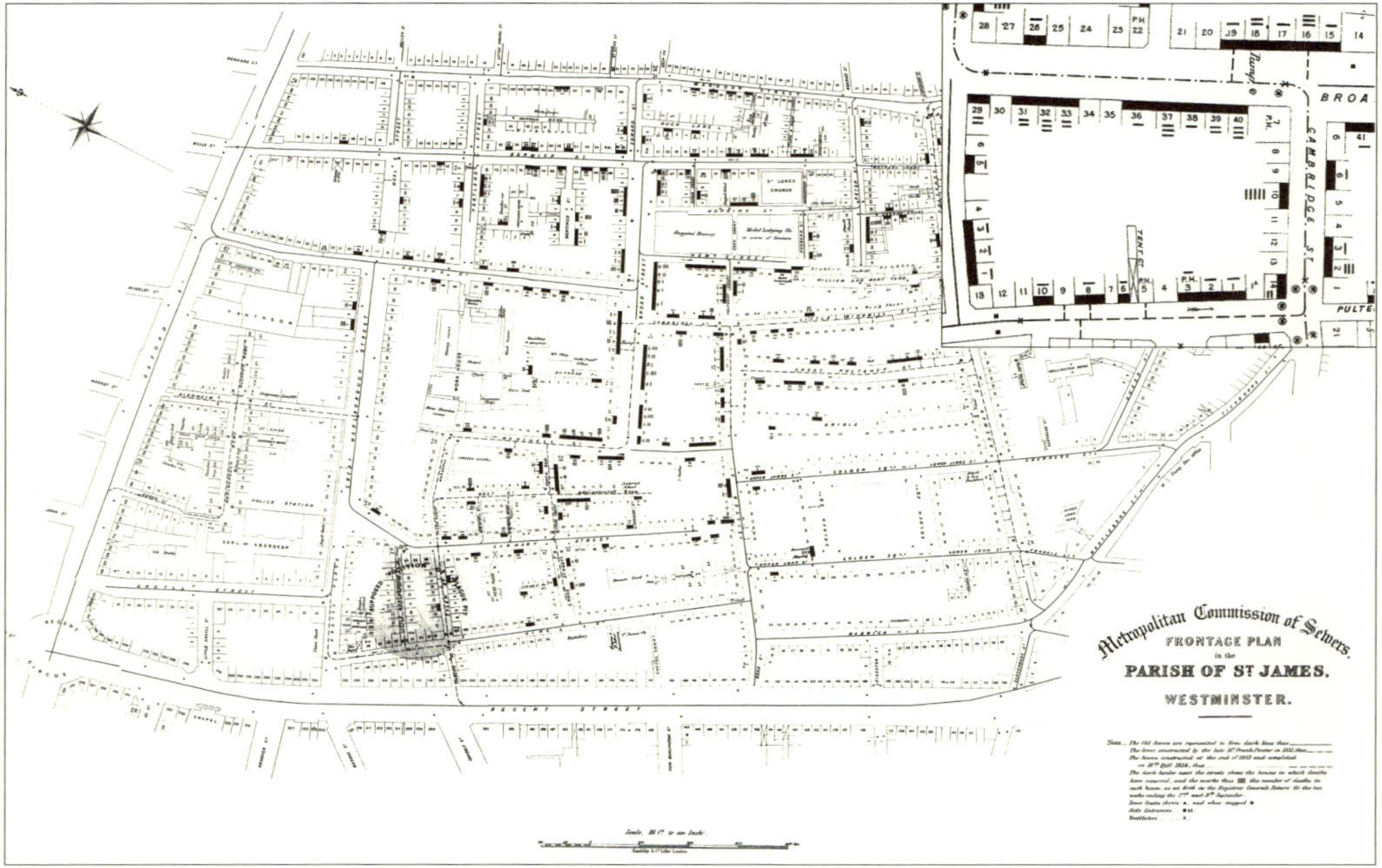

図12・4　エドモンド・クーパーが市の下水道局のために作ったブロード街のコレラ疫病地図（1854年9月）
挿入図にはブロード街のポンプとその周辺家屋の番地が記されている。クーパーは、患者が発生した家屋を太い線で、各患者を細い線で表した。

その界隈全体のほとんどの家は貸間になっており、一家屋に複数の家族が住み、一つの階に二家族が住む例もあったが、共同便所（普通便所または水洗便所）は一つで庭にあった。それゆえ、一階以外では汚水桶などに排泄物、汚水、生ゴミを溜めておき、一日に一回階段を下りて汚水溜、共同便所や街路の側溝に捨てていた。最上階または屋根裏部屋の住民は雨樋に捨てたので、汚水は裏庭の舗装の上に、ときには街路側の歩道に流れた【クーパー「報告書」3頁】。

彼は、その不衛生な環境が集団発生を起こしたと結論した。

クーパーは技術者であり、医学地図の作成者ではなかった。彼の地図では一症例に対して点ではなく一本の線を使った。これはシャプターと同様の、昔からのものである。さらに患者の出た家屋に太い線を、患者数を示すために細い線を用いて、この地図を演繹的な目的に使った。その目的は、彼が働いていた下水道局への住民の批判を否定するためで、医学地図を作成することではなかった。それゆえ彼の地図には、人口当たりの死亡率の違いを表すための濃淡のような先進的な技法や初発症例を示す記号は使われていない。

スノウは、ゴールデンスクエアでの集団発生の短期間の調査をして（救貧法地区委員会にポンプの柄を外すよう勧告した）から数週間後に二つ目と三つ目の地図を作った。彼の調査は地図の作成というより空間的に可視化することであった。

私は、ブロード街、ゴールデンスクエア、そしてその近辺のコレラ集団発生の状況とその程度を知るやいなや、多くの人が使うブロード街(ケンブリッジ街の突き当たり近く)のポンプの水の汚染を疑った。しかし九月三日の夕方にその水の検査をすると有機物の汚染はほとんどなかったので、結論するのを躊躇した。そこで私は、ソーホー地区のゴールデンスクエア、バーウィック街、聖アン分区での九月二日までの週のコレラ死者数のリストを戸籍本署に見せてもらう許可を申請した。この三分区で八九人の死者が登録されていた。現地へ行って私は、ほとんどの死者がそのポンプの近くに住んでいたことに気づいた。

私は、この集団発生の原因究明にはこの八九人の調査で十分と考えた。九月九日に終わる週には大量の死者が出たのだが、その調査は必要ないと考えたのだ【Med Times Gaz 9(1854):312】。

この論文は一八五四年九月二三日に発表された、スノウが調査に関して述べた最初のものである。彼は仮説を抱きながら現場に着いた。彼は、不確かではあるが情報を持っており、突然に激しいコレラが限局して発生したことを前もって知っており、住民の飲料水の好みを個人的に理解していたので、それらに基づいて原因は未知のコレラ患者からの排泄物で汚染されたポンプの水であると直感した。ポンプの水に下水の混入がないと確認すると、すぐに死者リストを求めたのだ。その後に戸別質問調査を行い、七七人の死者が間違いなくそのポンプ水を飲んでおり、飲んでいないのはわずか六人で、残る六人の飲用習慣はわからなかった。「この質問調査の結果、上記のポンプの水を飲む習慣のある住民以外では、この地区に特別なコレラの発生はなかった。」 九月の終わりにスノウは、彼が利用した戸籍本署のリストの報告がかなり過少であったことを知った。彼は戸籍本署から新たなデータをもらって一回目の戸別質問調査を行い、九月二三日に発表した論文の内容を発展させて『伝染2』の原稿に詳述した。この時点でゴールデンスクエアでの集団発生の図解地図を作ろうと考え、原稿にそのことを簡単に記した。

その疾病地図（図12・5）は十二月初めの疫学協会集会で掲示したもので、当時の街路地図に追記をしたものだった。元の地図には下水管、マンホール、換気口の位置は載っていない。家の境界も番号もはっきりしていないので、死者が出た家は大まかなものだった。スノウは街路ポンプの位置を丸印で示し（ブロード街のポンプの位置は不正確であった）、新しい調査で確定した五七四人の死者を棒線で示した。本文で、ほとんどの死者はブロード街のポンプの水を飲んだと述べた。地図上の棒線はブロード街のポンプの周りに集積しており、これはスノウの主張を例証していた。九月初めや集団発生が終わった時点では、この地図による例証は望むべくもなかった。

スノウが聖ジェームズ教区コレラ調査委員会のために作った地図（図12・6）は、委員会の報告書の一部を例証するものであった。スノウは、『伝染2』のゴールデンスクエア部分からできるだけ多くをこの報告書に取入れた。多くの文章を元のまま取入れ、本文中の街路名を地図に合わせて修正し、文章を洗練させ、ハムステッドの未亡人の事例などでは編集を加えた。主張に大きな違いはなかったが、スポット地図の説明の冒頭部分は変えた（表12・2）。コレラによる死者の家屋の番地をいかに得たかの説明に若干

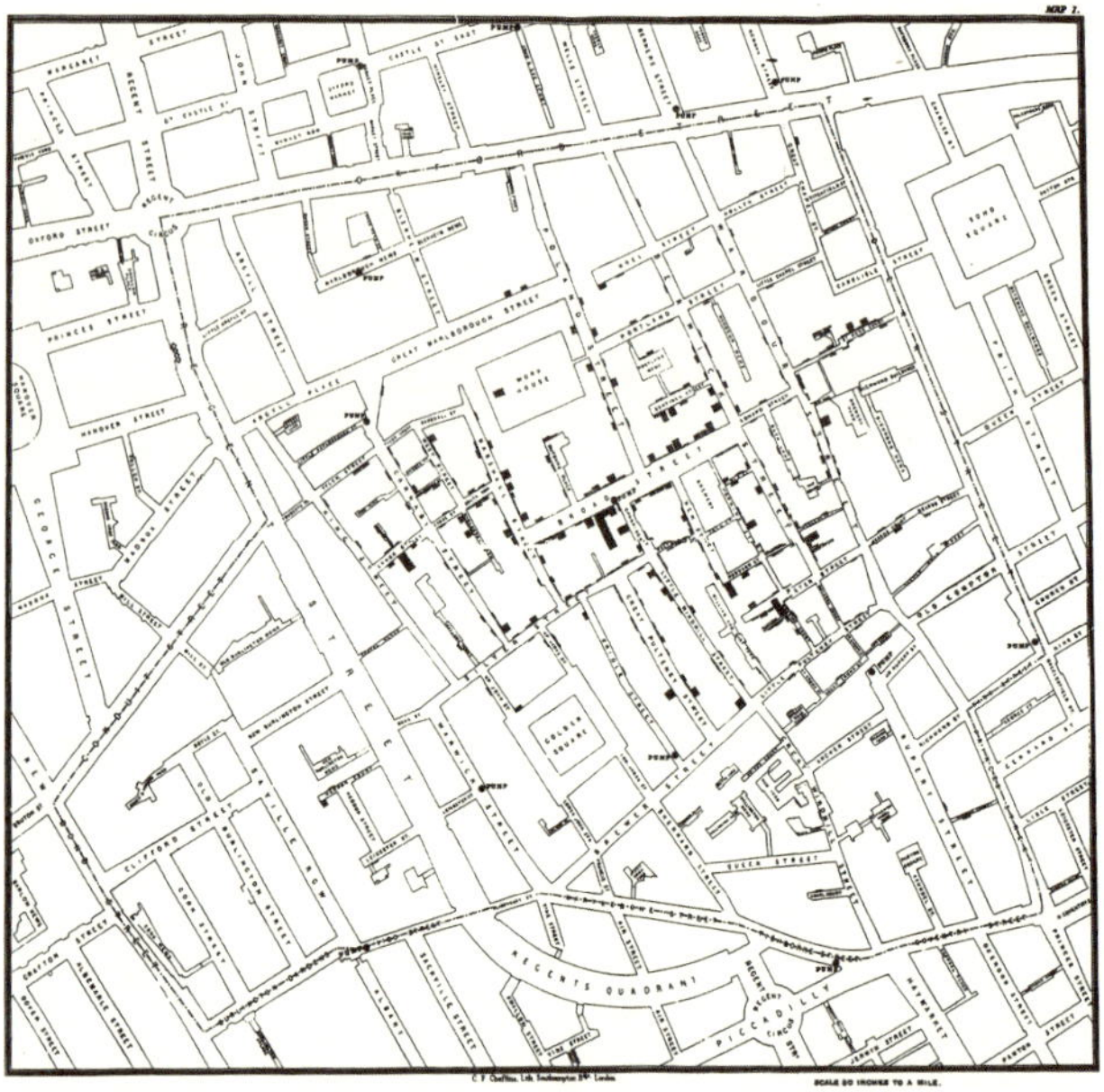

図12・5　ゴールデンスクエアでの集団発生のスノウのスポット地図
（スノウ『伝染2』44〜45頁より）

の修正を加え、ポンプの位置を正しくしたあと、彼の仮説を補強するための演繹的な地図の作成について新たな説明文を入れた（表12・3）。二つの地図（図12・7）を詳しく見ると、ブロード街のポンプの位置を修正したことと、ブロード街のポンプと周辺の別のポンプへ歩いて等距離になる点をプロットした「内側の点線」が追加されている【この等間隔線は、現在ボロノイ線と呼ばれる】。この点線は演繹的な考え方にもとづいて加えたものである。この新しい線は、地図に載せた五七四人の死者のうち三八〇人がブロード街のポンプ近くに住んでいたことを示している。このポンプの受持ち区域に異常な数の死者が出たことが確認されたのだ。死者が飲んだ水について生存者

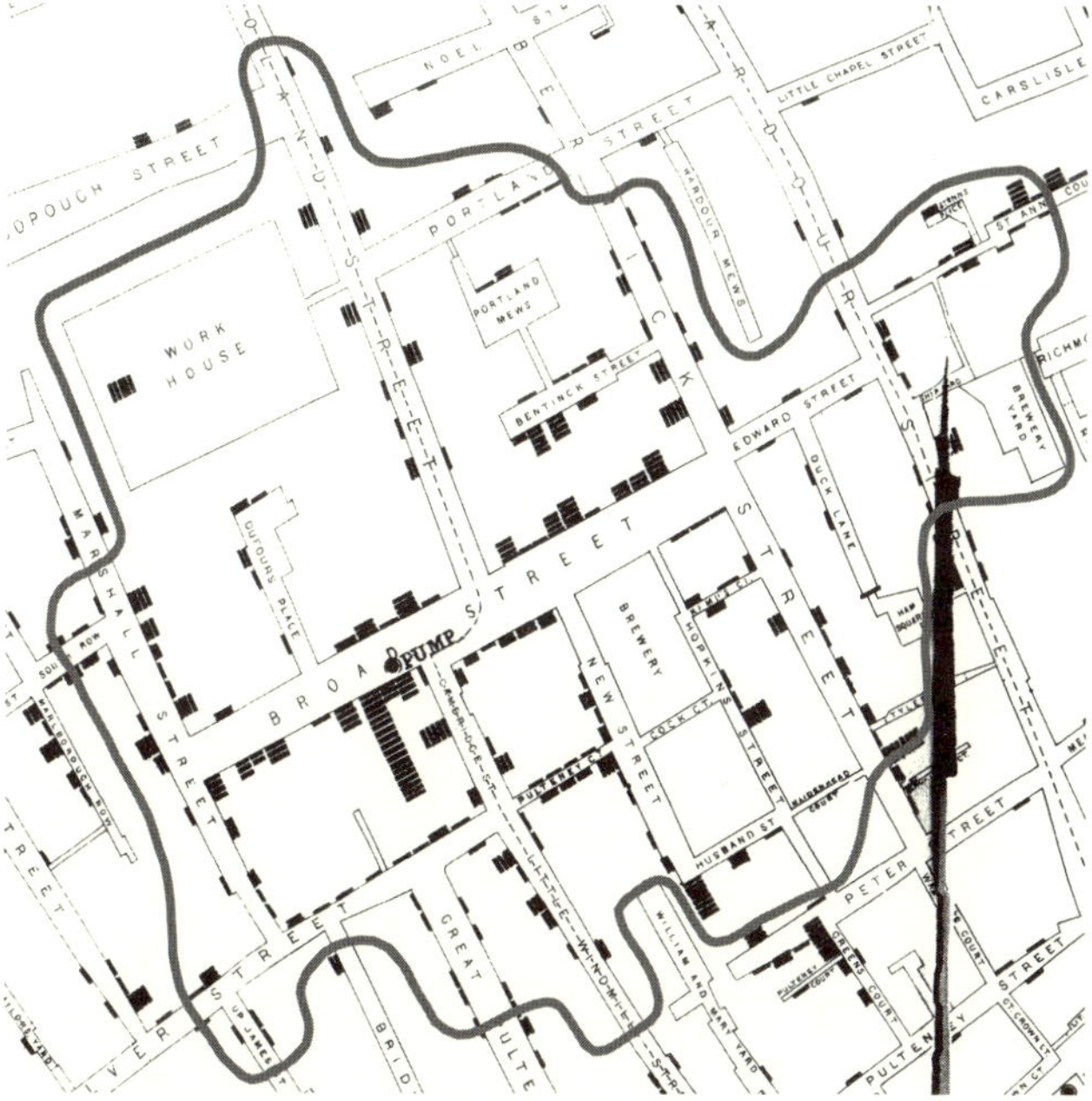

図 12・6　スノウのスポット地図（拡大）
ボロノイ線で囲まれた部分はゴールデンスクエアでの集団発生が起きた場所である。スノウの原図には点線で、ブロード街のポンプと近くのポンプの間の等距離の地点が示されている。本図では見やすさのために線を太くした。原図に皺、破れあり。（「コレラ調査委員会報告書」106 頁より）

表 12・2　スノウのゴールデンスクエアのスポット地図：二つの説明文の違い [a]

『伝染 2』	「コレラ調査委員会報告書」
地図上に**点線**でゴールデンスクエア地区を囲んである。8 月 19 日から 9 月 30 日までの 6 週間にこの地区で登録された全コレラ死亡およびミドルセックス病院へ移された患者の [b]、死亡または罹患した家の位置に棒線で示した。(46 頁)	地図上に**外側の点線**でゴールデンスクエア地区を囲んである。8 月 19 日から 9 月 30 日までの 6 週間にこの地区で登録された全コレラ死亡およびミドルセックス病院に移された患者の、死亡または罹患した家の位置に棒線で示した。(108 頁)

[a] 両者で異なる部分を**太字**にしてある〔他に、名詞の単数形・複数形の使用で若干の違いもある〕。

[b] この集団発生の各症例の詳細は「死亡週報」に掲載されたものである。戸籍本署に謝意を表する。

表 12・3　コレラ調査委員会報告書スポット地図にスノウが追加した演繹部分[a]

『伝染 2』	「コレラ調査委員会報告書」
カーナビー街の突き当たりにあるマールバラ街のポンプの水は極めて汚く、多くの人はその水を使わなかった、と言っておきたい。そして私は、このポンプの近くで9月初めに死んだ人たちはブロード街のポンプの水を飲んだことを知った。**ルパート街のポンプに関しては、地図の上では近くてもポンプへ行くのに回り道しなくてはならず、実際にはかなり離れていることになる。** これらの状況を考慮すると、ブロード街のポンプへ行くより断然近くにあるポンプへ行ける場所では死亡数は減少するかゼロになることが観察されるだろう。(46 頁)	カーナビー街の突き当たりにあるマールバラ街のポンプの水は極めて汚く、多くの人はその水を使わなかった、と言っておきたい。そして私は、このポンプの近くで9月初めに死んだ人たちはブロード街のポンプの水を飲んだことを知った。**地図の内側の点線は、ブロード街のポンプとその近くにあるポンプとの間の距離が最短の道を使って等しい位置となる点を表す。そしてもしマールバラ街のポンプに関して述べた状況を斟酌するならば**、ブロード街のポンプへ行くより断然近くにあるポンプへ行ける場所では死亡数は減少するかゼロになることが観察されるだろう。(109 頁)

[a] 両者で異なる部分を太字にしてある。

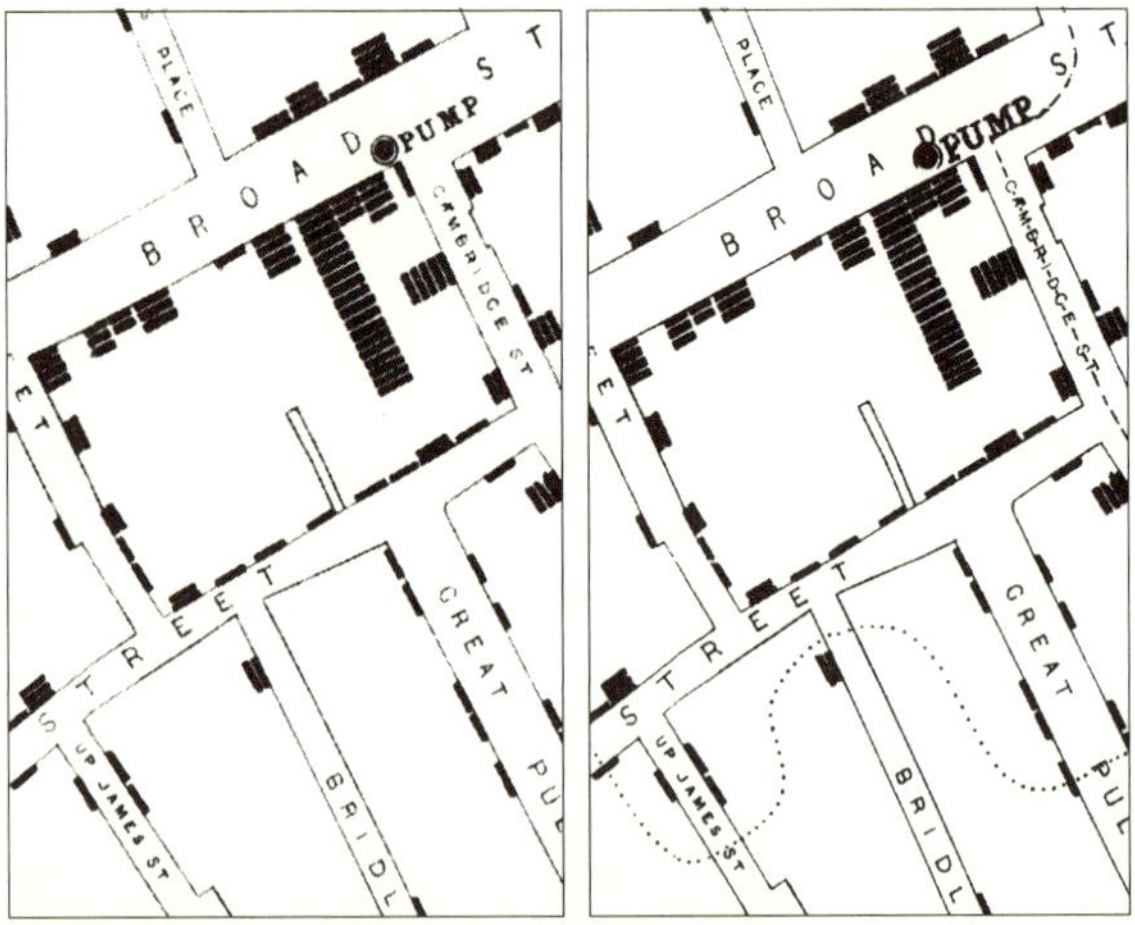

図 12・7　スノウのスポット地図（さらに拡大）
左：ブロード街のポンプ近辺を拡大したもの（スノウ『伝染 2』より）。右：左図と同じ場所のスポット地図。点線でボロノイ線が引かれている。ポンプの位置（黒丸）は正しい場所（四十番地）に移されている。（「コレラ調査委員会報告書」106 頁より）

への質問で知ることは難しいが、死者の多くがブロード街のポンプの水を飲んでいた確率が高いことを示している。瘴気論にもとづけば、このポンプから出た瘴気を含む蒸気は同心円状に拡散していく。実際の死者の集積はこのスノウの図に示されており、この点線は瘴気論的解釈への反論となった。この演繹的地図手法があって、スノウは自分の独創的な仮説の再確認ができ、また彼の地図を瘴気論的に解釈されることに対して反論できたのだった【点線の外側の死者一九四例（三四％）に関する聴取り調査を一八五四年十二月に行い、少なくともその四分の一はブロード街の水を飲んだか、あるいはブロード街のポンプに近い場所で罹患したことを示した】。

ゴールデンスクエアでの集団発生の第四のスポット地図は、政府衛生局の科学調査委員会の援助で作成された。この地図には、一八五四年九月のフレーザー、ヒューズ、ラドローの三人による戸別調査で分かった六九七人の死者の住所が載っていた。地図の作成者はクーパーの地図を参考にして精密な下水道情報を取入れたが、科学調査委員会はクーパーの結論には賛同しなかった。委員会は大量の証拠から、集団発生は腐敗した有機物から生じる未知の気体によって起きたと信じていた。フレーザーらはクーパーの報告書および地図に反して、この集団発生に関係する疑いない因子として新しい下水管から漏れた下水ガスを含めた。

教区のコレラ調査委員会は衛生局の地図のコピーを入手してそれを委員会報告書に使う許可をもらい、報告書は一八五五年夏に出版された。委員会全体の結論は、ブロード街のポンプの水が集団発生を起こした、というものだった。「ブロード街の井戸の水がコレラの集団発生時に便所から漏れた水で汚染されたことは、四月に行われたヨーク氏の調査で確かである」（「報告書」75頁）。さらにホワイトヘッド師は、

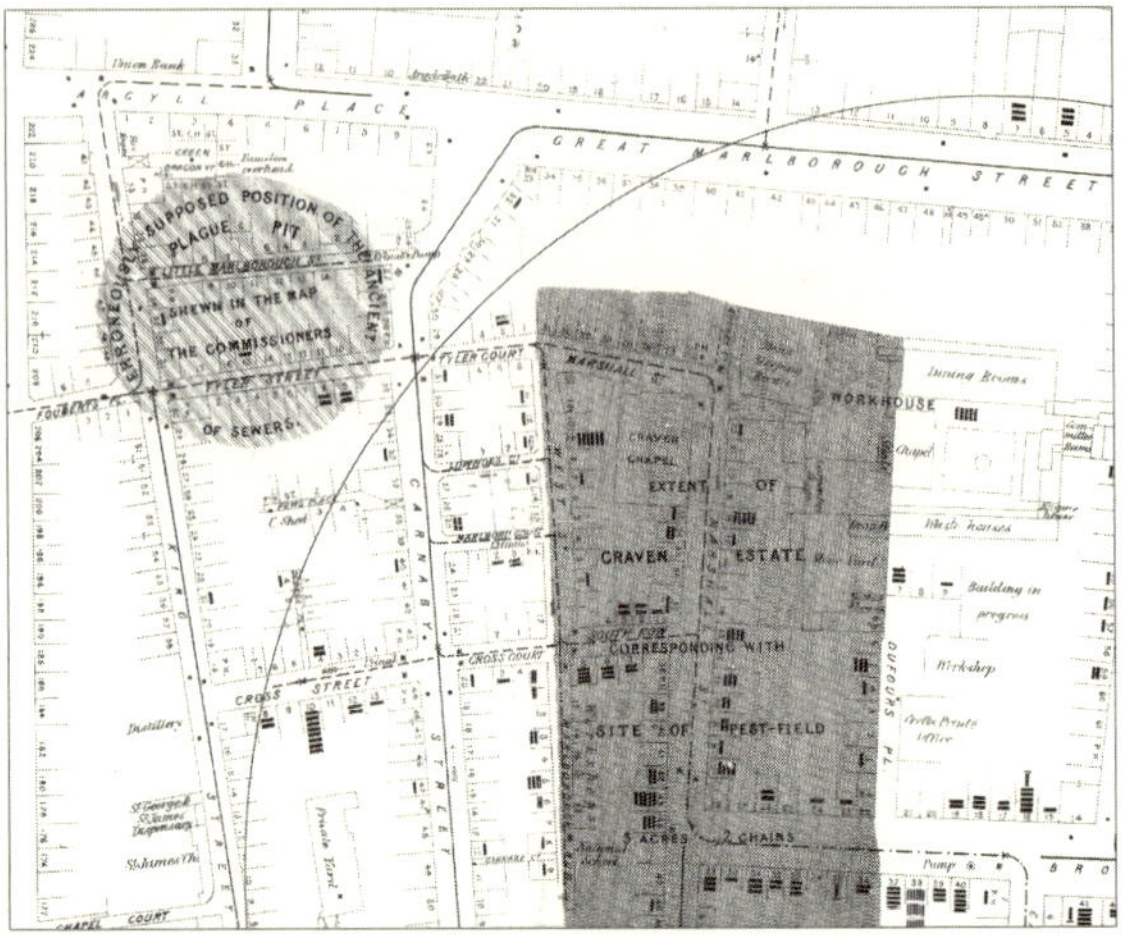

図 12・8　聖ジェームズ教区コレラ調査委員会が使った政府衛生局の地図

ホワイトヘッドが「コレラ地区」として円を入れた。（「コレラ調査委員会報告書」96 頁より）

初発症例の可能性があるブロード街四十番地で下痢で死んだ赤ん坊を発見した。スノウは彼の二つのスポット地図の同番地の四人の死者のなかに、その赤ん坊を含めていなかった。衛生局の調査官はその下痢をコレラ初期症状と見なし、地図に五人目を加えた。ホワイトヘッドも同じ結論に達して、二度目の井戸周りの発掘調査を要求した（スノウの要請で行われた最初の調査では汚染は認められなかった）。この調査でヨークは、下痢便で汚れたオムツを漬けた水が流れ込んだ汚水溜とポンプ井戸との間の煉瓦造りの管の破損を見つけた。ホワイトヘッドはスノウの水媒介説を受け入れるようになっていたが、委員会としてはあいまいな言葉遣いをした。「あらゆる事実は、ある病原物質―ガス、液体、または固体で、特異的な毒性を持つ―がポンプの水へ導入、移入、または侵入したことを示している」（85頁）。ホワイトヘッドの提案で、委員会は衛生局の地図に修正を加えた。ブロード街のポンプの周りに半径二一〇ヤード〔約一九〇m〕の円を描き（図12・8）、そのなかにほとんどの死者が入る「コレラ地区」とした【ホワイトヘッドは一八五四年秋に死者が多数入る多角形を描き、「コレラ地区」としていた〔これが第五の地図〕。Whitehead 1854】。

スノウはどのような種類の医学地図作成者といえるのだろうか？　今日、スノウの評判のかなりの部分は、ブロード街での集団発生の地図で果たした彼の役割によるものである。それゆえ正しい歴史的評価が必要である。スノウが最初の地図を教区の調査委員会のために修正したとき、ポンプ間の等距離の線を明確に示すという地図作成上の重要な革新的手法を導入した（皮肉にも現在この地図は、有名だが正確性に欠ける『伝染2』の地図ほどには知られていない）。しかし全体として彼は、地図の作成はコレラ研究のなかの小さな側面であると考えていた。彼は地図を真の研究手段として使わなかった（クーパーとペッテンコーファーは使ったが、彼らのコレラ伝播仮説は今日、支持されていない）。『伝染2』の構成を見ると、スノウが南ロンドン研究を自身の理論を証明する目玉としようとしていたことが明らかである。基本的にブロード街の調査はメインイベントへの準備であった。今日の読者が過去へさかのぼってブロード街の調査が重要だと感じるのは、ブロード街と視覚に訴える地図との結びつきによるところが大きい。スノウは、南ロンドンに関するより広範かつ決定的な研究に比較して、ブロード街の研究を重要とは考えていなかったようである。

第十三章　スノウ対衛生改革派

一八四〇年代、医師および科学者としてのスノウの活動時期は、社会で衛生改革理論が優勢だった時期に重なる。エドウィン・チャドウィックによる報告書「労働人口の衛生状態に関する報告」【Chadwick 1842】および市街地衛生に関する議会委員会の二つの報告書（一八四四年、四五年）は、英国の貧困層が罹る地方病および流行病は政府の活動によってのみ制御できるとした。衛生改革運動の究極の成果―市内での公共の上・下水道、ゴミ処理、公衆衛生の基幹施設―は大きな公衆衛生上の利益をもたらしたが、それはスノウの死後のことであった。十九世紀の終わりになって、当初は拒絶していた疫学からの洞察を受け入れ、評価が後れていた新しい細菌学を採用して初めて、公衆衛生が大きく改善されたのだ。しかし、もし衛生改革運動が疾病を階級差別、貧民街の住居、工場労働者の搾取と結びつけていたら、もっと早くその成果がもたらされたであろう【ハムリンは、チャドウィックは基本的には保守主義者であり、産業主義の擁護者であった、と言っている（Hamlin 1998)】。

スノウの時代の衛生主義は、健康は各人の独特の内部構造と外部環境との間の調和の取れた関係の結果である、との液性理論的な考えに立っていた。そのため衛生改革運動は、人間とその自然・社会環境との関係という総合的な観点に基づいたものであり、発熱原因の理論という観点はなかった。当時のこのような観点から、スノウなどの限定的、または特異的な原因を考える理論は排除されていた。いつでも、どこにでもあったコレラが一つの特別な経路―特異的コレラ病原体の糞口感染―で広がると主張することは、常識的な経験にそぐわないことだった。同じようにスノウの批判者にとっては、コレラが局地の環境条件や患者の個人歴に依存して、あるときは一つの因子、別のときは他の因子によって起きることは明白であった。衛生改革者にとってスノウの単純なコレラ予防法は、まったくのたわごとであった。他の病気を予防しないであろう改善法をわざわざ採用する必要があるのだろうか？　これに比べるとウィリアム・バッドの主張―コレラは通常は汚染された水で広がるが、臭気の吸入で起きる可能性もある―は、コレラ多元説に傾く人々に比較的すぐに受け入れられたのだった。

衛生改革の主流派

政府衛生局による調査やその委員会には、ロンドンの有力な内科医、外科医、薬剤師、科学者、衛生局職員が参加していた。三つの医業団体の指導部、宮廷医師のクラークとアーノット、古生物学者リチャード・オーウェン、公衆衛生の指導的立場にあったファーとサイモン、顕微鏡学者ハッサル、ロンドン疫学協会会長バビントン、その他多くの人々が、コレラ瘴気説を採る衛生局を支持した。彼らは特定の衛生対策では意見を異にすることもあったが、疫病の原因に関する理解については共通していた。

スノウは、コレラのような疫病の性質と伝播に関して、当時の主導的な衛生改革派の指導層とは考え方が根本的に異なっていた。意見対立の本質は、スノウのコレラ理論が幅広い領域にわたっており、彼が次の二つの特性に立脚していることだった。その一つは、コレラは一つの特異的な病気であり、一つの症例が次の症例を生み出す。コレラは動物や植物の種と同様に増殖する。局地的な汚染があって、それがいかに作用しようとも、また、汚染と大気の条件とが同調しようとも、それだけでコレラ患者は発生しない。もう一つは、コレラは特異的な伝播経路を持つ。細かい稀な例外はあるが、コレラ病原体が体内に入るのは、他のコレラ患者の排泄物を飲み込むことによってである。

「伝播経路」を考えることは、コレラ病原体をそれまでとはまったく異なる概念としてとらえることである。一八五四年末までにスノウは、コレラ病原体は生物の一種でなくてはならないと想定し、天然痘や牛痘を起こす病原体に似た細胞の形をとると示唆した（『伝染2』15頁）〔天然痘・牛痘の病原体はウイルスであるが、当時は細胞と考えられていた〕。病原体は特異的な組織（腸管上皮）と相互作用して病理変化を起こす。それゆえその場所まで運ばれる必要がある。スノウはコレラを局地的な大気現象とは考えなかった。それに対して衛生改革派は、腐敗物から生じる有毒ガスが吸入され血流に吸収されて、そこである特定のヒト物質と化学的に結合して病変が生じると考えた。一方スノウは、コレラの性質の特異性と糞口経路および水媒介性の伝播を強調した。しかしこの見解は負の側面を持っていた―コレラの原因をガス‐瘴気とする見解に対する強い疑問の表明になるからである。その疑問は、彼が麻酔ガスを理解していたことから来ていた。それは衛生改革派にとって、スノウのコレラ理論と飲料水の供給との関係よりも厄介なことだった。

スノウも衛生改革派も、コレラに関する理論構築上の違いが単なる純粋科学上の空疎な推論における意見の相違では済まされないことを認識していた。双方のかけ離れた理論は、公衆衛生の施策に重大な影響を持つのである。スノウは、衛生改革派が空想するコレラ病原ガスの除去はコレラの予防に有用ではなく、むしろ不用意にコレラを拡散させると考えた。衛生改革派が都市の下水を市民の飲料水の供給源である川に流し込もうとするのは特に間違っている。しかしこれは、ロンドン市下水道局が大前提とする方針であった。下水道局がやろうとしていることの一つは、ロンドンに二十万あるといわれた汚水溜を廃止し、可能な限り水洗便所を設置し、それを下水管に直接つなぐことであった。スノウの考えでは、そのような計画は次のことを意味した。コレラ患者の下痢便がテムズ川に流れ込み、上水道に再循環され、何も知らない市民がそれを飲み込むことになる。しかしチャドウィックは一八四八年に最初に任命された二三人の下水道局役員の一人であり、明らかに彼が「労働人口の衛生状態に関する報告」を書いた一八四〇年代初めに構想した下水道の勧告案が下水道局に強い影響を与えているようであった。チャドウィックは、便所と汚水溜を水洗便所に置き換え、下水道網を整備し、大量の水で都市の汚物とゴミを近くの川に流し込めば、疫病に罹りやすくさせると思われる悪臭を除ける、と信じていた。下水道局の主任技師で、十九世紀ロンドンの下水道網（今日でも使われている）の立案者であるジョゼフ・バザルジェットは次のように述べた。「六年ほどの間に三万の汚水溜を廃止し、家庭と道路のすべてのゴミは川に流した」【Bazalgette

1865】。この目標が達成できたのは、すべての新築家屋は水洗便所を備えるべきとの下水道局の指導によることが大きい。しかし「水洗便所の到来によって個人衛生は大きく一歩前進したが、公共衛生は二歩後退した」【Trench and Hillman 1996】。スノウの理論は次のことを予想した。もし飲料水が再循環される下水から守られていなければ、新しい方式は嗅覚にはよくても、将来のコレラの流行を大規模なものにするだろう。

理論面での対立にもかかわらず、スノウは衛生改革者の多くと友好的な関係を維持した。たとえば衛生改革派が優勢であった疫学協会（彼もその創設者の一人である）の集会に好意を持って参加した。見返りとして彼らは全般的にスノウの話を尊敬の念をもって聴き、彼の意見を即座に否定するようなことはなかった。スノウが衛生施策を批判しなくてはならないとき、今度は彼が個人攻撃を避けた。たとえば一八四九年の流行時、ロザーハイズの死亡率の高さについてコメントするときは、そっと皮肉った。そこでは満潮時にテムズ川の水で満たされる用水路から直接飲料水を得ていた。「ロザーハイズは、ロンドンの比較的コレラが少ない地域よりも人口密度は低い。覚えておいてもらいたいが、その用水路は臭いが少ないが、テムズ川の水からちょっと良い肥料をもらう。つまり、衛生改革の顧問の誰かが汚水溜の中身を全部流すことに成功したときのテムズ川の水である」（「病理・伝染」748頁）。しかし五年後、彼の批判は痛烈なものになった。

コレラがこのように広がることに対して、非難したり、それに反論したりするのを慎むべきであるような状況がある。それはこういうことだ―コレラを殖やしている人たちは、まさにそれを抑えようと最大の努力してきた人たちであり、他の人々の怠慢を声高に非難してきた人たちである。一八三二年、ロンドンに水洗便所はわずかしかなかった。便所はおもに汲取り式であった（今は汲取り人もいなくなった）。汚水溜の中身は時間をかけてゆっくりと流れて下水に入っていた。しかし、排除可能と思われた病気の原因を除去する努力を続けた結果、住民の糞便を年々より速くテムズ川に流すようになった。最近では、テムズ川から住民の三分の二が飲料水を得るようになっている。汚水溜や下水に溜っている糞便は不快な臭いをわずかに出すが、それが特別な病気を起こすわけではない。しかるにその糞便は危険で病気を起こす害毒である。とはいえそれが住民の飲料水に流されると、「衛生報告書」によれば有機物は水一ガロン〔約四・五ℓ〕当りグレーン〔一グレーンは約〇・〇六五g〕単位というわずかな量になるので心配はない、と言われたのだった。【Med Times Gaz 9(1854):365】

スノウの考えでは、ロンドンのコレラの流行が悪化しているのは明白であり、間違った施策を行った衛生改革者にその主な責任があった。

不快業種

一八五五年三月五日、スノウは議会に提出された「有害物の除去および疾病予防法案」に証言をした

〔序章参照〕。この法案は、動物製品に依存して不快な臭いを発する革鞣しや石鹸製造などの工程を規制しようとするものだった。あらゆる悪臭が病気の原因であると考えるチャドウィックのような瘴気論者にとって、これらの工場から発散される臭気は疫病を起こす、またはそれを助長する原因であった。しかしスノウは、そのような臭気に医学上の懸念はなく、時間のムダであると考えた。そこで彼は、その審議法案が通れば工場を存続できなくなるかもしれない製造業者を支持して、疫病に関する彼の観点を述べることに同意した。その証言にランセット誌の論説は激しく噛みつき、スノウが不衛生と病気の側にまわり、衛生の大義を捨てたと述べた。もしスノウが政治のことだけを考えていたのならば、彼はこの証言をしなかっただろう。また、彼が衛生改革派の同情を得ようとしたのならば、不快業種の側には立たなかっただろう。彼の友人であり研究仲間であったジョシュア・パーソンズは、「スノウは真実だけにこだわり、他人がどう思おうとかまわない人であった」とのちに語った。それでもなお、真実を愛したスノウはランセット誌の論説に悩まされたに違いない。彼の証言のあとランセット誌の編集者ワクリーは、「スノウは自分の趣味からマンホールに落ちて、そこから脱出できない」と非難し、次のように書いた。「スノウは自身のガス拡散理論に夢中になり過ぎて正しいものを嗅ぎ分けることができなくなっており、明らかに不愉快な不快業種が健康に有害であるとの常識的な衛生改革派の結論に至ることができない」【Lancet 1 (1855):635】。ワクリーからしてみればスノウは通常の科学的慣習から外れており、実験的な証拠なしに、あるいはそれを支持する統計データもなしに結論を出したのであった。

スノウは、ワクリーのこの批判を心に留め置いたようだ。翌年、彼は不快業種に関する論文をランセット誌に投稿した【Lancet 2(1856):95】。スノウは、ワクリーの厳しい言葉には言及せず、また製造業組合のための証言を正当化しようともしなかった。そのかわり彼は、不快業種従事者が他の都市労働者より多く病気になることはないという証拠を示した。スノウは、過去十八ヶ月間に発行された「死亡週報」から得た職業別死亡率を載せた。二十歳以上の男性の全死亡率は人口一万当り二四一で、不快業種では二〇五、動物の死体を扱う（肉屋、鶏肉屋、魚屋も入れた）業種全体に広げると二〇一になった。彼は、少なくとも一人死者が出た十五の不快業種を挙げた。牛臓物商、牛脂蝋燭製造業、櫛製造業、石鹸製造業、楽器弦製造業、骨収集業、骨処理業、動物運送業、鞣し業、羊毛皮商、潤滑油商、猫餌肉調達業、毛皮商、羊皮紙製造業、膠糊製造業（産業革命初期の都市ロンドンの雰囲気が分かる）。スノウは、いくつかの職業では二十歳以上の年齢分布が異なることを知り、結果はファーの人口データにもとづくとした。そして、不快業種の死亡率に年齢の関与は少ないとした。なぜなら二十歳以上のいかなる年齢でも不快業種に従事できるので、二十歳以上の男性の全人口に比較して特定職業の男性の年齢は高く、したがって若い男性の数は少ないと推論したのである。いかなる職業でも平均年齢が高いほど死亡率は高くなる。それゆえ不快業種従事者の死亡率の低さは、彼らが健康であることとの強い証拠である。比較のために、酒場の店主の死亡率は比較的高く、三七三であると述べた。絶対禁酒主義者としてのスノウは、この死亡率の高さをアルコールの悪に帰そうとする誘惑にかられたであろうが、科学者としてのスノウは、活動的な職業に適していない高齢者が酒場で働くのは普通のことである、と指摘した。死亡率の高さは、労働者の平均年齢とこれまでの健康状態を反映するもので、職業そのものの危険性を反映するものではない。彼は、不快業種が健康を害する業種ではないという結果はかなり正確であると考えた。特定の年齢の男性が不快業種で多かったり少なかったりするような偏りはなかったのだ。彼の議論は主として数値データにもとづくものであったが、ガス拡散の法則は瘴気論を真っ向から否定する、とくり返した。「腐敗物質から発生するガスは空気中で拡散するので、特定の空間内のガス量はガス発生源からの距離の二乗に反比例する。したがって不快物質から一ヤード〔約〇・九m〕離れて仕事をしている人は、一〇〇ヤード離れて住んでいる人の一万倍のガスを吸う。」

スノウがガス拡散の法則を述べたことで、ワクリーが出てきた。一週間後のランセット誌の論説も、戸籍本署発行のデータと結論を引用した。論説は、「多種の有機および無機物から成る微小な塵埃で汚染されたロンドンの大気が原因となる呼吸器系の危害」について述べた。ここで述べられた公衆衛生上の問題はスノウが論文や証言で取り上げたものと寸分違わぬものではなかったが、ランセット誌はこの明白な大気の悪影響を再度、スノウの科学の中傷に使ったのだった。論説は、ロンドンの大気中のさまざまな有毒なガスと蒸気に触れ、次のように示唆した。「疑いもなく、それらは病気の原因と悪化に効果的で悪性の影響を及ぼす。これらのガスは多くの地区であまりに速く出現したので、通常の空気の循環率や、かの美しいガス拡散の法則では、有害な性質を除くために薄めるのにまったく不十分である」【Lancet 2 (1856):139】。この論説、およびその翌週に掲載されたハックニー区の医務官ジョン・W・トライプ博士からのレターに対し、スノウは反応しなかった。トライプ博士はスノウの不快業種についての結論に合意せず、スノウが使った国勢調査の数字は一八五一年の調査からの人口増加を調整していないので、年齢構成の違いの問題はスノウの見解にそぐわないと述べた。不快業種の仕事には若さと筋力が必要なので、これらの仕事から引退した高齢者の死亡は死亡率の計算に入っていないかもしれない。また、トライプ博士はスノウが考慮に入れなかった可能性を考えていた。有毒ガスに常時曝露されて起きる病気は発症が遅れるか、進行が遅くて慢性である、という可能性である。しかし、スノウは論文ではすべての原因による死亡を扱って、不快業種での死亡率は高くないとする結論であったが、証言では急性・熱性の疫病のみに焦点を絞っていたのである。

衛生局への反応

スノウは次に、一八五三～五四年のコレラの流行についての政府報告書を批判した。衛生局科学調査委員会の結論では、コレラは大気中の発酵体が貧困層の住居や近隣に存在する汚染有機物と相互作用して起きた。委員会が一八五五年の中頃に発行した報告書【United Kingdom General Board of Health 1855】には、フレーザー、ヒューズ、ラドローが労力をかけて行った戸別訪問調査にもとづいて作成した地図も入っていた。委員会は報告書のなかで、汚染水についての見解を広域瘴気論の枠に組み込んだ。疫病は、動物や植物からの腐敗物質が蓄積し「疫病影響力」（大気条件の季節変化）と相互作用して起きる。「未知のコレラ病原体は発酵体のように作用する。発酵体が毒を作るときに必要な物質は、汚染有機物に富む空気または水に違いない。空気か水のなかで病原体は増加する。このどちらが有毒発酵におもな役割を果たしているのか決定するのは難しい。一方の汚染があれば、他方の汚染もあるからである。コレラがひどく流行したロンドンのさまざまな場所で、両者の汚染が競合している。しかし全般的な証拠から、ロンドンでのコレラの分布を決める影響力は水よりも空気にあることに疑いはない」(「政府報告書」48頁)。委員会はスノウの論文を知っていた。しかしブロード街のポンプがゴールデンスクエアでのコレラ集団発生の源であるとのスノウの理論や証拠を信じてはいなかった。「注意深い調査結果から、我々は彼の信念を受け入れる理由を持たない。我々は、その水がスノウの言うように汚染されていたことを確証できなかった。また、その地区の住民でその井戸水を飲んだ人が、他の井戸水を飲んだ人よりも多くコレラに罹ったことを示す十分な証拠はない」(52頁)【この報告書の発行の日付からみると、政府委員会は聖ジェームズ教区コレラ調査委員会報告書を読んでいないようである】。

スノウは、一八五五年の五月と六月のロンドン疫学協会集会で反論を発表した。『伝染2』と聖ジェームズ教区報告書の彼の担当部分をくり返した(ときどき同じ文言を使った)あと、衛生局の報告書と異なる点について述べた【Med Times Gaz 11(1855):31, 84】。スノウは、ジョン・サザーランド博士の言うことが特に問題であると考えた。サザーランドは汚染水について、それは罹りやすさに関係するだけであり、体質を弱めて、コレラ病原体を運ぶ臭気の作用に対して人の感受性を高めると述べた。彼は、特異的なコレラ病原体が汚染水に存在するというスノウの理論を受け入れなかった。スノウは疫学協会集会の聴衆に対し、コレラ水媒介説は伝染性病原体の存在を必要とすることを強調した。「飲料水を介してコレラが伝染するという部分は、水を介さずにコレラ毒が飲み込まれて直接伝染するという部分よりも医学界の注目を浴びました。しかし私がこれについて語るとき、協会の皆様には同時に私の見解の他の部分についても頭においてほしいと思います。というのは、病原体で汚染された水だけではコレラの流行の全ての経過の説明とはならないことを、私はよく知っているからです。」それでもなお衛生局の主任検査官であるサザーランドは、汚染水の影響を現実的な観点から述べた。「汚染水が公衆衛生に有害」であると認める限り、水が「コレラ特異的な毒」を含むかどうかは問題ではない、と考えたのだ。とはいえスノウは、この一見彼の説に近い意見に対して非妥協的だった。「水がコレラ特異的な原因を含むかどうかの問題は、コレラの原因と予防に関する全体の問題に関わるものであり、また、一八三〇年に期待されて以来、コレラの流行に対して採用されてきた全てのいわゆる衛生対策の是非の問題に関わることを、サザーランド博士が認めようとしないのは非常に奇妙なことである」【Med Times Gaz 11(1855):34】。コレラ患者の下痢便が入って汚染された水のみが、コレラを起こすことができる。それゆえ重要な問題は、衛生改革がその可能性を悪化させたのか、あるいは好転させたのかであった。

スノウは衛生局の仕事にいくつか誤りを見つけた。それは給水の知識の欠如から生じたものだった。「クライストチャーチ（ランベススクエア、パークロード地区の宿泊施設）とジェイコブス・アイランドでのコレラ死亡率の分析は間違っているか、誤解を招くもの」と言った。衛生局は、衛生改革によってどちらの地域でも死亡率は予測値より低くなったと主張したが、スノウは、ロンドンの飲料水の供給に関する調査で集めた情報に反していると主張した。たとえば、水洗便所を備え換気が良い新築の宿泊施設での低死亡率は誤りである。なぜなら衛生局は、一部のコレラ患者が遠くの病院へ移されたことを考慮に入れていない。スノウはまた、「病気に罹りやすい体質」の概念があまりにも大ざっぱに使われすぎていると批判した。彼の見解では、「病気に罹りやすくさせる原因とは、本来であればより直接的な原因によって患者が作用を受けるのを促すものなので、その効果が出るまで一定の時間が必要である。」南ロンドンやゴールデンスクエアで彼が集めた情報によって明かになったことだが、汚染水を飲む習慣がなかった人がそれを飲んですぐにコレラになった症例があった。「これらの状況は、その水がコレラに罹りやすくさせたのでなく、コレラの真の、かつ効率的な原因を含んでいたに違いないことを示している。」

スノウ対サイモン

コレラの流行の原因に関してのスノウと衛生局の間の意見の違いは、ミルロイのような局地瘴気論者との違いよりは小さかった。というのも、衛生局は汚染水が健康を害することは認めていたのである。そのため一八五三〜五四年の流行直後におけるスノウの対応は、彼の理論ではコレラ病原体の糞口経路による伝播が必須なことが明らかであると強調し続けることであった。病原体は口から摂取されなければならず、そして病原体を運ぶのは食べ物と汚染水である。一八五六年中頃、枢密院医務官のジョン・サイモンによる「汚染水の飲用で起きたロンドンでの過去二回のコレラ流行に関する報告書」【Simon 1856】を衛生局が発行したので、スノウと衛生局との意見の違いはさらに小さくなった。この報告書はスノウの『伝染2』の実質上の焼き直しであった。さらにサイモンは、南ロンドンでの二社の水道管の混在による「自然実験」というスノウの表現を盗用したのである。この報告書は医学ジャーナルや大衆紙で評判を呼んだが、スノウは我慢した。彼は、六月の終わりにタイムズ紙に彼の考えを要約したレターを送り、次に科学論文を書いて疫学協会の雑誌に一八五六年十月に発表した。

六月二六日付のタイムズ紙では簡潔な文章から始めた。「この報告書には価値のある部分もあるが、その性質から真実に近いものであるにすぎない。」次に彼は真実を語った。「サザーク&ボクソール社の汚染水を飲んだ人の死亡率はランベス社の水を飲んだ人に比較して、（サイモンが言う）三・五倍ではなく六倍であった。この事実は、（異なる時期での別々の数値を比較したものではないので）汚染水の悪影響を正しく表している。」次に彼は、自身の調査の簡潔な経緯、ファーの戸籍本署から受けた援助、彼の結論を述べた。このレターは彼の研究の優先権を確保するものだった。またこれは、彼の理論の正当性を主張し、自身を衛生改革派から距離を置くための機会でもあった。「最後に次のことを言いたい。コレラ以外の他の多くの病気も、下水を含む水で起こりうること。また、サザーク&ボクソール社がランベス社と同等の水を供給するようになって以降、南ロンドンの死亡率は大きく低下したのである。」

疫学協会の雑誌「公衆衛生ジャーナル・衛生評論」のスノウの論文の目玉は、南ロンドンの分区ごとの死亡率の数値予測モデルであった【J Pub Health San Rev 2(1856):239】（この論文はサイモンの報告書があって可能になった。スノウが一八五四年八月以来知りたがっていた、会社別の分区別給水家屋数がこの報告書に載っていたのである。第十章参照）。また、スノウはこの論文で、サイモンの報告書で二社間の死亡率の差が小さかった理由として四つの問題点を指摘した。

一、分区の境界が不完全なので、家屋の水道会社の分類に間違いがあった。
二、死者の出なかった街路を数えられないので死亡率を過小評価した。
三、死者の住所に誤りがあった。
四、救貧院や他の場所へ移した症例の計算に間違いがあった。

それぞれの間違いはわずかであったが、最終的に二社間での差が小さくなり、六倍が三・五倍になった。統計学的にランダムな分類の誤りは差を小さくするように働く。スノウは、彼の計算による死亡率の差を強調する必要があると考えた。なぜなら衛生改革派は、サイモンの低い死亡率にもとづいて汚染水を単にコレラに罹りやすくする因子と確信するからである。六倍の差（流行初期ではもっと大きな差）の方が真の原因に合致している。

サイモンは南ロンドンの給水に関するスノウの独創的な研究を認めようとしなかったが、スノウはそれに対して公には反論を唱えなかった。しかし衛生活動におけるスノウの数少ない友人が、彼に代わってそれを行った。バーミンガムで開催された英国医師会一八五六年集会で、T・ベル・ソルター博士が講演「疫学法則に関する現代知識の要約」を行った。ベンジャミン・W・リチャードソンが次の動議を提出して、友人スノウを支持する機会を創った。

〈学識ある講演をされたベル・ソルター博士に対して本集会を代表して心からの謝意を表明すること〉

「私、リチャードソン博士はこの動議を提出するにあたって、次のことを述べたく思います。この論文の著者〔サイモン〕は、ロンドンの前回のコレラの流行においてサザーク&ボクソール社の水道水がコレラに与えた影響に関する衛生局報告書について述べたとき、思いがけない怠慢を犯しました。水道水とコレラとの関係を発見したのは決して衛生局でなく、我々の仲間、ジョン・スノウ博士であることは、その問題に通じているすべての人の認めるところです（賛成、賛成！）。実際、衛生局は最後までこの重要な問題をひどく蔑ろにしました。スノウ博士が不屈の努力と、彼の研究の特徴である観察の才能と、多くの金銭的犠牲によって問題を疑問の余地なく解決し、ブリストルのバッド博士がそれを支持して初めて、衛生局がこの問題を取りあげたのです。その報告書は、スノウ博士の重要で独創的な見解の裏付けでしかありません。他の人々の考えが引用されるのに対し、我々の仲間の主張が見過ごされているのは決して公正ではない、と私は考えます（賛成、賛成！）。この集会がこれらの事実を完全に認識するのが正当と考えます。そして、この手に持った決議案の提出という単純な仕事から脇道に逸れなければならなかったことを遺憾に思います。」

ランケスター博士が決議案を支持した。……

バッド博士は言った、「この機会をリチャードソン博士の言葉への完全な同意の表明なしに終えることはできません。衛生局の報告はまったく不当です。私自身、水および患者下痢便によるコレラ拡散をテーマに仕事をしてきました。しかし、この調査結果の優先権はすべてスノウ博士にある、と述べる機会に恵まれたことを誇りに思います（賛成、賛成！）。…コレラの水媒介の問題が他人によって完全に証明されたときに、衛生局が意見を表明しただけであることは確かです。スノウ博士の偉大な仕事がこのように無視されるのを目にするのは極めて遺憾です（賛成、賛成！）。」

動議は全会一致で採決された。【Ass Med J 4(1856):683】

これは彼のコレラ研究が医学関係者から「賛成、賛成！」と支持された、彼の人生で唯一の機会であったのかもしれない。

のちのコレラ論文

一八五六年論文―南ロンドン研究の最終結果であり、サイモンの報告書にも触れていた―のあと、スノウはさらにコレラについて七つの論文を書いた。一つの論文（と続報のレター）では、ウェストハムのアビーロウでの近隣レベルのコレラ集団発生を論じた。住居の配置、飲料水、排水について個人で調査した。コレラ発生時、住民一一五人が家並みの中心に位置するポンプの水を使っていた。「住民の話ではこのポンプの水の汚れは前から問題になっていて、単なる水の汚さがポンプ周辺での突然のコレラの集団発生を説明するわけでない。水が汚いだけで、あるいはその悪化でコレラが起きることは知られていない。本ジャーナルなどで私が汚染水が原因であるとして発表したコレラ集団発生のすべての事例で、コレラ患者の下痢便が水に入って広がったという完全な、または強い証拠が常に存在した」【Med Times Gaz (1857) 418】。彼は、汚い水はすべて危険であるという衛生改革者の思い込みを排除して、いかに一軒の家の一人のコレラ患者の下痢便が井戸に浸込み、アビーロウの他の住民へ広がったかを説明した。初発症例と疑われた人に忍耐を求め、その確認が遅れた一事例について引用した。「ゴールデンスクエアでのあの恐ろしいコレラ集団発生のとき、私には井戸と付近の排水管を開削する権限がなかったので、井戸水の影響について統計的調査を進めるしかなかった。しかしヘンリー・ホワイトヘッド師の示唆により教区調査委員会が発掘を行ったとき、その井戸には汚水溜からの水が流れ込んでおり、コレラに罹った赤ん坊の糞便が集団発生が起きるまでの三日以内にその汚水溜に捨てられていたことが分かった。」それにもかかわらず英国医師会雑誌は、スノウがその集団発生に関して偏った解釈をしていると非難する論文を掲載した。スノウは断固たる態度で反論のレターを書いた。「私はこの集団発生を自分が作ったベッドに合わせたのではない。その反対で、この発生事例が以前の流行の観察から私が導き出した結論にピッタリ合ったのだ」【Brit Med J 2 (1857) :934】。さらに、確実と彼が考えるこの事件に関係する事実を明確にして、以前の論文で書いた似たような例を並べた。そして、最近ロンドンで飲料水の取水地が変更されたことにより、将来、大都市レベルでの流行は起きないと述べた。「現在いかなる水道会社も、船舶や下水道による汚染の影響を受ける場所から取水してはいない。」したがって、ロンドンの外から来たコレラ患者が大流行を引き起こすことはない。それにもかかわらず彼は、「読者には次のことを覚えておいてほしい。私は水媒介性のコレラ伝播に関することをおもに書いたが、水を介さずにコレラ病原体を飲み込むことによる広がりも、貧困層が過密居住する場所では特に重要である。」

スノウは医学雑誌で三回、コレラ伝播経路の新たな仮説についてウィリアム・バッドよりも優先権があると主張した。一回目（一八五五年十二月）は、エジンバラ医学雑誌の編集者へのレターであった。スノウが問題にしたのは、その雑誌でウィリアム・アリソン博士が「ブリストルのバッド博士が、コレラの伝達は糞便によると最初に提唱した」と述べたことだった。スノウは、彼の著書『伝染』はバッドの論文より先に発表され、バッドはすでに「私の優先権を完全にはっきりと認めていた」と書いた。しかし編集者は、スノウのレターに次の注を添えた。「コレラ毒はほとんどの場合飲み込むことで体内に入る、という彼の説は考えにくいことだ。」ジェームズ・ケイ＝シャトルワース卿はおそらくアリソンの記事を見て、似かよった間違いを協会医学雑誌に書いた。スノウはその記事が発表された当日に読み、再びすばやく反応して、エジンバラ医学雑誌へ送ったレターと同じ文面で、修正を求めるレターを送った【スノウは同様のレターをランセット誌へも送った】。バッドは、排泄物が空気を介しても広がるという多因子的な説と、病気が広がるにはコレラ特有の下痢便のなかで何らかの変化または発酵が必要であるとの条件付きの説を考えていたのだが、スノウはそのようなバッドの姿勢からは距離を置いたのである。このことを除けば、スノウとバッドはコレラの病理学と伝播経路に関して意見は完全に一致していた。

スノウの生涯での最後の論文（二部構成の論文【Med Times Gaz 16(1858):161, 188】）は、彼の死の数週前に発表されたのだが、もし彼が死んでいなければ彼の思考がどのように展開していったのかを想像させるものであった。給水とコレラの関係についての身近な材料をまとめ、衛生改革者および局地瘴気論者の仮説と彼の仮説との違いをくり返し、給水と全死亡率との関係を調べた。サリー州のロンドンに近い地域はランベス社とサザーク&ボクソール（S&V）社の給水地区の南部に相当していた。一八五五年七月にS&V社は、ロンドン市の下水が入らないハンプトン村で取水するようにした。コレラの流行（一八五三年七月〜五四年十二月）が終わったあとスノウは、サリー州のロンドンに近い地域と残る首都圏の全死亡率を取水地の変更前後で比較した。取水地変更前のサリー州での死亡率は、残る首都圏と比較してかなり高かったのだが、変更してから二年半後の値は首都圏の平均値より低くなっていた。下痢とチフス（腸チフスを含む）の死亡率に絞ると、差はもっと大きかった。彼は、公衆衛生への脅威と考えた水洗便所に関する詳細かつ長い論考のあと、論文を次のように終えた。水洗便所は大量の水を使い、排泄物は下水道を介して川に流れ込む。都市住民はその川の水を飲まざるを得ない。もし水洗便所を維持し続けるならば、別々の給水体系を構築するのが望ましい。一つは水洗便所用〔中水道ともいう〕で、水の汚れは問題にならない。もう一つは飲料水用〔上水道〕で、これにはきれいな水を使うべきである。

スノウ、公衆衛生、社会階級

ロンドンの衛生改革者の多くは中流階級出身だったが、スノウの出身は労働者階級だった。彼の同僚は貧困層の表向きの「悪習」について述べていたが、驚くことに彼の著作にはそのような記述はなかった。チャドウィックは「悪条件（貧困）があると人は短命で、将来に備えず、無責任で、粗暴で、日常の肉欲的満足に浸る傾向にある」【「労働人口の衛生状態に関する報告」370頁】と書いたが、スノウは医学協会でそのようなことは言わなかった。スノウは完全禁酒主義者であったが、多くの衛生改革者と異なり、飲酒をコレラに罹りやすくさせる悪者とはしなかった。コレラがロンドンやグラスゴーの貧民街で急速に広がることを認めたが、それを犠牲者の道徳の乱れに帰さなかった。それどころか、下層階級の住居は灯りが暗くて汚染に気づくのが難しく、手洗いの衛生設備もないためと指摘した。さらにコレラは坑道で野火のように広がるが、それは坑夫が貧しいからではなく、雇用者が坑夫に排便、食事のための施設を提供しないからである。長時間連続労働のため、彼らは地下で食事をしなくてはならない。予防する簡単な方法は、労働時間を短縮して食事を坑内でさせないことである（「病理・伝染」929頁）。

スノウはさらに、貧困層の間での公衆衛生の問題として、子供のクル病に関する論文を書いた。亡くなる時点での彼のクル病に関する考察は未熟であったが、この問題をコレラ伝播の研究に用いたのと同じ方法で解決したいと考えていたことは明らかである。その論文の冒頭部分はスノウに典型的なものである。彼は、クル病の有病率、クル病が起こす苦痛、貧困層の子供が罹りやすい傾向を明確にした。次に疫学的観察を述べた。クル病は、首都ロンドンと英国北部の都市で密集居住と衛生状態では差はないのに、後者で少ない。では、北部に少ない原因は何か？　彼の性向として、まず化学的説明を探した。「クル病では骨のリン酸カルシウムが欠乏している」【Lancet 2(1857):351】。したがって一つの可能性は、ロンドンの赤ん坊の食事にこの栄養素が不足していることだが、牛乳は北部でも南部でも供給が不足しているので、この仮説を棄却した。彼はある時、ロンドンの人々が食べるパンは理想的なものではないと疑った。化学者であるリービッヒはリン酸がアルミニウムと非常に安定な化合物になることを報告していたので、スノウはパン屋が小麦粉にミョウバン〔硫酸カリウムアルミニウム〕を混ぜて膨らし粉として用いていることに注目した。一方で英国北部では、石炭が南部より安いので、貧困層や労働者の多くはミョウバンの入っていない小麦粉を使ってパンを作っていた。ここに、ロンドンでのクル病の多発を説明できる地域差があるかもしれない。パンのなかのミョウバンはリン酸カルシウムと反応し、硫酸カルシウムとリン酸アルミニウムを作る。この二つとも、成長する骨の栄養にはならないのである。

「この問題は正確な数値的調査によって決められる。」スノウは、二つの大きな孤児院、または似たような施設での「自然実験」を想像した。一方の孤児院では自家製パンが、もう一方は地元のパン屋から買ったミョウバン入りのパンが供される。それまで彼が訪ねた施設ではミョウバン入りのパンが使われていた。しかし彼はコーンウォールの数マイル離れた二つの町では、一つの町の住民はパン屋から買うのが普通で、もう一つの町の住民は自家製パンを作ると聞きつけた。クル病は後者の町ではなく、前者ではあると想像される。「しかし質問票は口語体で書いてあるため、場所と人について言うのは気がすすまない。」おそらくスノウのコレラ理論の批判者のことが頭にあり、彼はクル病仮説に関して注意書きを追加した。「もし私の仮説が正しいとしても、ミョウバン入りのパンを食べた子供が全員クル病になるわけではないし、ミョウバンが入っていないパンを食べた子供が全員クル病にならないわけではない。」ミョウバン入りのパンを食べた子供が他の食事から適切なカルシウムを摂取し、自家製パンを食べた子供が病気で栄養素を十分に摂取できないこともあるだろう。確率論的な証拠は確実なものではないが、誰もが期待できる最大のものだろう。彼は他のいくつかの事例を調べ、妥当な確証が得られなくてもその仮説を発表しようと考えた。他の人々がその仮説を役立つものと見なし、さらにそれを追求するならば、発表の意義があると考えたのだ。この考えに基づいて、パン中のミョウバン含量を調べるための示唆をした【正確な化学検査を行うための注意点を書いた】。

スノウはある面で、十九世紀初めの、もう一つの公衆衛生改革派に似ている。その多くはスコットランドの医者で、疫病や発酵病の原因を貧しさによる不潔な習慣ではなく、貧困や工場労働、また他の資本主義的産業革命の悪のなかに求めた。おそらくエジンバラのウィリアム・アリソンが、この立場の主唱者であった。ハムリンによれば、アリソンは「産業主義・資本主義に対する医学面からの（二十世紀になるまで存在しなかった）評論」を書いた【Hamlin 1998】。アリソンは一八四〇年刊行の『スコットランドにおける貧困層の管理の観察および都市衛生へのその影響』のなかで、熱病を純粋に瘴気論的に解釈することに懐疑的であり、スノウが一八五五年の不快業種に関する議会の特別委員会での証言で「動物の死体と植物の腐食体」は重要でないとした考えに近い感想を述べている。ハムリンは、何人かの他の著者（エジンバラのウィリアム・テイト、ロンドンのアレクサンダー・ツイーディ、ウィリアム・バッドなど）も似たような視点を一八四〇年代に持っていた、と書いている。彼はまた、次のようにも書いている。チャドウィックは、スコットランドやアイルランドの医師が提出した報告書から右記のような急進的な視点を排除した上で、その報告を彼の報告書「労働人口の衛生状態に関する報告」に取込んでいる。アリソンらと比較すると、スノウが産業主義を系統的に批判することはなかった。彼の衛生改革派に対する批判は、科学的根拠だけに基づいていた。

一八五八年の衛生改革

一八三〇年代から五〇年代までの衛生改革派は病気の原因と広がりを瘴気論に結びつけてはいたが、衛生改革はその理論と論理的に結びついていたわけではない。スノウの理論が公衆衛生行政に完全に組み込まれるには長い年月がかかったが、新しい科学モデルはスノウの晩年に実際に姿を現していた。新モデルの受容は、部分的にはファーの発酵体理論の成功を反映している。ファーは徐々に、特異的な「発酵体」が特異的な病気を起こすという見解に移行していった。発酵体理論が受容されるにつれてスノウは異端者ではなくなった。また、瘴気論の終焉は「大悪臭」事件が起きた年の夏に促された。一八五八年の六月と七月に、恐るべき悪臭がテムズ川から漂ったが、疫病の発生は起きなかったのだ。悪臭イコール疾病とのチャドウィックの説は、このような劇的な反証に耐えられなかった。スノウは生存中に賞賛を受けなかったが、スノウの研究は衛生思想の進化の流れのなかにあり、衛生改革が近代科学の足場の上に築かれる時代の到来を急がせたのだった。

第十四章　麻酔法のさらなる進展

ジョン・スノウは最初の麻酔「専門」医であった。彼にとって麻酔は、（必ずしも現実的ではないが）原則として安全な投与に特化して訓練された内科医によって行われるべきものであった。クロロホルムまたはエーテルを患者に導入し、患者をモニターし、回復させる責任は、外科医や歯科医には大きすぎる。一八五〇年代、外科医は麻酔なしには不可能であった、長時間の複雑な手術を始めた。痛みのない手術が人口に膾炙し、一般的なものになったのだ。以前には最終手段としてしか行われなかった手術―手足の切断、腫瘍の摘出、腹腔手術―が今や可能になり、しかも日常的かつくり返し行われるようになった。スノウはしばしばウィリアム・ファーガソンと一緒に仕事をした。彼は、保存的な手術（関節の切除や壊死した骨組織の除去）を行う初期の外科医であった。一八四八年秋の五回の土曜日のうちの四回で、スノウは一人の小さな男の子にクロロホルム麻酔を行った。再切開を必要とする上腕骨の「非結合骨折」の連続手術のためだった。このような手術は二年前には想像もできなかったことである。彼は手術にクロロホルムが与えた影響を回顧して、患者-外科医関係は根本的に変化したとコメントした。「外科医は、以前はよほど条件が整ったときにしか得られなかった、またはまったく得られなかった痛みを伴う手術に対する患者の同意を、今は容易に得られるようになった。」クロロホルムは小児の手術を可能にした。「覚醒時にできなかった手術が今やできるようになった」（『麻酔薬』263頁）。スノウは生後八日の乳児にクロロホルムを投与した。とくに兎唇治療のため、多くの乳児の手術に関わった。

外科手術には疼痛緩和が必要なので、麻酔の需要が高まった。スノウの現存する症例ノートでは、最初の一年間（一八四九年）に、彼はざっと二五〇例にクロロホルムを投与した。記録にある最後の一年間（一八五七年）には約五五〇例に、五八年には、脳卒中で死亡した六月までに六〇〇例以上に達していた。今日専門化というとき、我々はしばしばより一様な患者への限定的な医療経験を思い浮べるが、スノウの専門化とは、すべての種類の患者および病気に接することであった。彼は「超実践的」な人であった。ロンドンじゅうを股にかけてあらゆる病人および病気を診た。女王から煙突掃除人、馬小屋で働く少年まで。乳癌から斜視、尖圭《せんけい》コンジローマ、振戦譫妄まで。

意識の下へ──人体反応の気まぐれさ

クロロホルム投与を介して、スノウはロンドンの誰よりも、痛みの性質と痛みが無意識にどう関わるかについてより詳しく知るようになった。痛みは多少とも秩序立った意識を必要とする。いったん心が乱れると、通常の痛みの徴候はあいまいになる。覚醒時には、啼泣やたじろぎは不快の確かな表れである。麻酔下ではこれらの徴候は、知覚・神経活動・意識が戻ってきていることを意味するが、必ずしも痛みとして体験されていない。時にクロロホルムは催眠術のように機能し、手術中のすべての記憶を消し去る。とはいえ、そのような効果がない時もある。患者によっては麻酔から覚醒するときに、いつ手術が始まるかと訊く。また、明らかにクロロホルムの影響下にあっても理性的で、たじろぎや動揺がなく、もっとクロロホルムの量を増やしてくれと要求する患者もいる。

スノウは、物事を秩序立てて考える人として知られている。麻酔薬の血中溶解度を巧みに計算し、麻酔下で人体が経験する麻酔深度を正確に定義した〔第五章参照〕。しかし麻酔の研究で、予測できないことが人体に起きることも体験した。それゆえ彼の症例ノートには、これら強力な麻酔薬の法則だけでなく、予測のつかない変化の経験も記録されている。彼が記録した催眠状態でのちょっとした現象は、生理学では説明不能と思われる。それらは乱れた意識の一時的な反応、すなわちクロロホルムの人体へのランダムな効果としか言いようのないものである。スノウが麻酔現象を評価し分類する合理的な方式を作ったことは、彼が診断に関する鋭い洞察力とモデル作成の手腕を持っていることとの証明である。彼が非常に多くの症例をうまく扱ったことは、現象と付随現象（付帯徴候）とをバランスさせるために、不確実性および予測不可能性を実践レベルで処理する能力を持っていたことを示している。

麻酔は彼の気性に合っていた。彼の完全に冷静な物腰は、ビクトリア時代にふさわしいものであった。とくに麻酔薬を吸入し意識を制御することが彼の天職となった。スノウの自制心、禁欲的な習慣、「手術があった」と気づかない患者を理解すること、さらには彼が即効性のクロロホルムを好むこと、これらのなかに制御への彼の嗜好が感じられる。彼の節制は、信心や信仰とは無関係な身体を持ちたいという欲求から生じている。このような姿勢は当時は珍しかった。スノウが自分自身に麻酔薬やアルコールさえも（アルコールの麻酔効果を知ろうとして、または医薬品として）使ったのは、科学の名の下でのことであった。これらの自己実験のあいだ、彼はストップウオッチを見つめた。その針が見えなくなるまで、または意識を失うまで実験を続け、回復すると必ず自身の観察を記録した。蒸発して消える麻酔薬に対して、彼の心の力と意志を行使したのである。ジェームズ・クラーク卿が女王へのクロロホルム投与をスノウに要請したのは偶然ではない。彼以上に安全で、魅力があり、自制心のある人は連合王国にいなかったであろう。

スノウは麻酔下での心と体を観察したが、解釈はしなかった。

一般的にはめまいの感覚がある。耳には歌声が聞こえ、四肢は疼く。多くの人は急いで旅行をしているような気分になる。意識が消えるとき、あたかも列車がトンネルに入ったと感じるのはよくあることだ。視覚が失われ暗闇が訪れる。耳には同時に大きな騒音が聞こえる。…麻酔深度Ⅱになると、もはや正しい意識はない。精神機能は障害されるが、必ずしも完全になくなるわけではない。…患者はあたかも寝入ったように見えるが、医師が瞼を持上げると、患者は目を自発的に動かす。ときに四肢の自発運動も起こる。患者は一般に沈黙しているが、笑ったり、話したり、歌うことがある。この状況のとき何が起きたかを覚えていることもあるが、通常は覚えていない。夢を見るのはこの麻酔深

度のときである。(『麻酔薬』36頁)

クロロホルムへの反応は人それぞれ異なる傾向にあり、階級による違いや男女差がある、とスノウは考えた。教育を受けた「頭脳労働者」は意識のある時間が最も長く、「船乗りや肉体労働者はすぐに騒々しい酔払い状態に入る。」「ヒステリー女性は夢見が早い。」クロロホルムは人の育ちを明らかにする可能性がある。スノウの経験では、丁寧に育てられた人はクロロホルム麻酔に非常に早い段階でかかりやすい。もしそのような人が(よくあることだが)不安を感じたら、「ちょっとした優しい言葉」をかければ落着き、「扱いやすくなる。」しかし生まれた時から厳しく育てられてきた人は、「ちょっとした拘束」が必要になる。この違いは性別にも関係する。女性は丁寧に扱われ、男性は小さい頃から厳しく扱われることが多い。したがってクロロホルムによって、ビクトリア時代のロンドンでの教育の厳しさを垣間見ることにもなる。

クロロホルムは特定の患者、とくに「ヒステリー女性」を同定する(または少なくとも確認する)ようでもあったので、スノウは診断分類としてのヒステリー麻痺のあいまいさを研究した。つまりクロロホルムを詐病の診断に使った。スノウは、チェアリングクロス病院に二ヶ月入院していたチャムリー侯爵の使用人の若い女性の症例を、一八五一年十二月に記録している。「彼女は、左脚の膝関節を半分曲げたまま動かさない状態であった。」嫌々ながら彼女はクロロホルムを吸入した。無意識になると彼女にはヒステリーや断続的な呼吸、すすり泣きなど、今まで隠されていた症状が顕れた。「無意識状態が深まると、彼女の左脚はベッドの上で伸び、膝は自由に動かせた。」 脚が伸びると、彼はそのままの状態で脚を副木に縛った。数日で固定はゆるんでしまったが、スノウは懐疑的であった。「患者はまた脚を曲げようとしている。彼女は侯爵の地元出身の使用人である。脚に異常はなく、彼女のヒステリーが起こす力に影響されているだけであることは明らかである」(『麻酔薬』339頁)。別の症例では、未婚の女性が左上下肢の麻痺と発語障害の詐病を疑われた。意志の疎通は頷《うなず》きと石板に書くことによって行われていた。「彼女もまた、クロロホルム麻酔下ですすり泣き、ヒステリー風な呼吸をした。」 体の右側は左側よりはずっと動いたが、それほどではなかった。顎はかたく閉じられたままだった。しかしスノウは「適度の力を使って」指でこじ開けた。クロロホルムの効果が徐々に切れていったため再び投与したところ、同じ効果が顕れた。口を開けておくために歯の間にコルク栓を挟んだが、どういうわけか押出された。患者は六日間、目を開けず質問にも答えなかった。七日目にスノウが瞼を持上げたとき、「彼女はあたかも瞳を瞼で隠すかのように眼球を動かした。」 翌日、彼女は頷きと白墨で質問に答えた。スノウには、患者は上下肢に実際に麻痺があると考えられると結論した。「私は、患者は病人であり詐病ではないと考えた。患者は症状を誇張し、見せかけと気取りが強かったが、この状況は疑いもなく彼女の訴えから起きたものである」(『麻酔薬』339頁)。スノウがヒステリー患者に接したとき、疑念と信頼、同情と強制とが入り交じった彼の気持ちは、クロロホルムが身体状態を顕す力を持っているというスノウの信念を例証するものである。クロロホルムは心と体の間に線を引く手段を提供した。スノウは、前者は身体を変形させようとする意思を持っていたので詐病であると見なしたが、後者は真の病人であった。最大のクロロホルム麻酔深度で麻痺が残っており、患者の信念には身体的な根拠があったのである。

譫妄、震え、痙攣

スノウは、麻酔は無意識状態のモデルを提供すると認識していた。驚くことではないが彼の症例ノートには、麻酔と他の生理・精神現象とを関係づけようとした臨床例が載っている。一八四八年七月、彼は近所で馬車に轢かれた男を診た。男は脳震盪のようであり、「彼は麻酔深度Ⅱに似た状態である」とした。『麻酔薬』のなかでは麻酔とアルコール中毒との類似性を述べている。彼は、麻酔深度を使って脳震盪によって生じる精神錯乱の性質と重症度を明らかにしようとしたのである。

エーテル麻酔、クロロホルム麻酔では随意運動が止まった段階で患者が震え・痙攣発作・筋硬直を経験するのは稀ではなく、また稀に全身痙攣が起きる。これらの反応は肉体労働に従事している「頑強な」男性に起きやすい、とスノウは信じていた。クロロホルム麻酔下では頭脳労働者は意識を保つ時間が長い傾向があるが、肉体労働者は神経活動の乱れが起きやすい（『麻酔薬』39頁）。この現象は女性より男性に、身体を動かさない人より動かす人に、肥満の人より痩せた人に起きやすい。乳児には起きず、思春期前は稀であり、年をとると起きにくくなる。

クロロホルムは、痙攣・震え・譫妄を引き起こす場合と、逆にそれを消失させる場合とがあるように見えた。スノウはしばしば、これらの症状に対する拮抗薬としてクロロホルムを使った。すでに一八四九年五月、彼は癲癇の少女に使って成功した。王立内科医師会のジェームズ・クラーク卿と癲癇発作治療専門の同僚ジェームズ・トッドが立会った。一八五七年四月には、中年の外科医で同僚であるウィリアム・フーパー・アトリーに十日間にわたってエーテルとクロロホルムを投与した。アトリーは過去六年間にわたって「右頸部の筋肉の痙攣で首が右肩へ傾いていた」（「症例ノート」471頁）。麻酔は痙攣を和らげ、眠りを誘った。スノウはそのとき、痙攣で傾いた頭をもとへ戻すために「頭をできるかぎり反対側に向けた。」

スノウは、小児喉頭痙攣（喉頭襞の痙攣性収縮）の子供にクロロホルムを投与し、良い成績を得た。またクループ〔偽膜性咽頭炎〕、百日咳、喘息の症例にも投与した（『麻酔薬』331頁）。振戦譫妄〔慢性アルコール中毒者の身体の震えを伴う錯乱〕で苦しんでいる患者にも試した。一八五一年十二月、四五歳の銀細工師にクロロホルムを投与した。彼は四日間眠っておらず、拘束衣を着せられていた。彼はひどく怒っており、薬を吐出し、物を激しく投げた。スノウが男の脈を取ったところ、脈は速いが弱かった。汗びっしょりであった。スノウがクロロホルム吸入器を持込んだとき、男は激しく抵抗したが、スノウは力づくで吸入させた。男はすぐに無意識になった。一、二分後に目が覚めるとおびえて譫妄状態にあり、自分は傷つけられるだろうと思いこんでいた。スノウはクロロホルムを三十分以上投与し続けた。同時に他の医師が阿片を一匙与え、男は無意識にもかかわらず簡単に飲み込んだ。スノウはさらに一時間十五分とどまって、拘束衣の患者が比較的安らかに眠っているのを観察した。男は譫妄から完全に回復して覚醒したが、「二、三日後に若干のぶり返しがあった」（「症例ノート」208頁）。スノウは、クロロホルム投与のために強制力を行使することができた。クロロホルムは、効力がありかつ睡眠を引き起こす理にかなった薬であり、振戦譫妄の症例には効果的な吸入鎮静薬であったからだ。

麻酔による死亡例はあるか？

スノウが銀細工師に麻酔をして一週間経たないうちに、ヘレフォードシャーから来た背が高くがっしりした紳士、エバンス少佐にクロロホルムを投与した。その男は七十数歳で、前年にクロロホルム麻酔を使って同じ砕石手術を三、四回受けていた。しかし今回スノウはとくに喜んだ。「合併症も起きず、後遺症もない。手術は朝食前に終わった」(「症例ノート」209頁)。エバンスは十日前、朝食後に他の麻酔専門医のもとでクロロホルムの投与を受けて数分後に卒倒し、嘔吐したのだ。スノウの今回の良い結果は彼の術式の正当性を立証した。エバンス少佐は心臓疾患を持っているとスノウは疑っていたが、そのような患者にまでクロロホルムを使うことを、クロロホルムのリスクは麻酔薬なしでの手術に比べて低いという理由で正当化した。四日後にスノウと外科医シーザー・ホーキンスは再度、砕石手術を行って同じように良好な結果で、大男は石から解放されて田舎へ帰った。同じ患者、同じ外科医、同じ術式による手術が二週間以内に三度行われたことになる。初回に患者は卒倒したが、それ以降の二回は円滑に行われた。唯一の違いは麻酔術者であった。スノウが彼の手法に自信を持ったのは当然である。

しかしエバンス少佐は膀胱結石を再発し、九ヶ月後にロンドンを手術のために再訪した。彼はホーキンスに相談し、再手術でもスノウが麻酔を担当することになった。しかし今回、事はうまく行かなかった。患者が麻酔を受けすべてが正常に見えたとき、スノウは患者の顔と唇が青くなったのに気づいた。即座にクロロホルムなしの空気を二分間吸わせた。この時点で患者の顔は赤くなり、「あたかも手術を感じ始めているかのように」緊張し始めた。スノウはクロロホルムをやや多めに投与し、患者は空気弁が三分の一開いた状態でそれを二、三回吸い込んだ。「彼は単に息を止めているように見えた（これはクロロホルムでよく起きる）。」スノウは、患者はすぐに呼吸を始めると確信した。しかし彼が脈をとると、それは無かった。彼はエバンス少佐の胸に耳を当てたが、心音は無かった。突然、患者は深い息をした。そのときスノウは心音が聞こえたと思った。心音なしが続き、ときどき弱々しい喘ぎがあった。三十秒後にすべての生命徴候は消えた。人工呼吸をしたが無駄であった。剖検結果では、心臓表面に「かなりの量の脂肪」があって心室壁が薄くなっており、「大動脈弁の石灰化」が認められた。顕微鏡検査では心筋線維の脂肪変性があった。

彼は詳しい症例報告を書き、それは一八五二年十月十日のメディカルタイムズ&ガゼット誌に載った。その題名「心臓脂肪変性患者でのクロロホルムによる死亡」は、スノウはクロロホルムが死因であると信じていたかもしれないことを示唆している。しかし彼は、実際は確信がなかった。この論文で彼は「心臓脂肪変性患者の場合、麻酔なしで手術をするよりクロロホルムかエーテルを投与するのが良いのか、あるいは手術しないほうが良いのか」の研究をしたいとの意欲を記している。スノウはこの症例に三年後にも立戻り、「当時（一八五二年）その死はクロロホルムによるものとするのが適当と考えたが」、今や彼は

「この患者が確かにクロロホルムの作用によって死んだとは言えない。」彼は、患者が息を止めて懸命に耐えていたことが死の原因であったかもしれない、と感じるようになった。「患者が耐えようとした努力の結果なのか、クロロホルムの影響なのか、私はどちらとも言うことができない」とスノウは歯切れ悪く書いた【Lancet 2(1855):361】。三回目にこの症例に触れたとき、彼はクロロホルムを無罪にしていた。彼の死後に刊行された『麻酔薬』は、一八五八年半ばまでに報告されたクロロホルム吸入による死亡例を全例掲載しているが、スノウはエバンス少佐の例を「クロロホルムによる死亡といわれた症例」に入れた。「この患者はクロロホルムの直接の効果で死んだのではない、というのが私の意見である」(『麻酔薬』208頁)。少佐が卒倒し朝食を嘔吐したときの外科医-麻酔医であったジョージ・ポロックは、少佐の最期の手術を見学している。彼は、少佐の死はクロロホルムではなく心臓病によるとのスノウの評価に同意した。実際スノウは、クロロホルムはこの明らかな心臓病の患者に何ヶ月かの延命を与えたと主張した(『麻酔薬』208頁)。スノウは、クロロホルムの安全性に対する短期間の不信を乗り越えていた。

アミレン

スノウは一八五六年十一月までのほぼ十年間、麻酔薬について研究してきた。その間、一個人が想像できるかぎりのあらゆる研究を行った。彼は、投与量を制御できるガス吸入器を開発し、ガスの血液溶解度と安全なガス-空気混合比率を計算した。麻酔薬の使用に伴う身体徴候を明らかにし、歯科・外科手術、産科および他のいくつかの病気の治療的処置において、安全に使うためのガイドラインを発表した。彼は麻酔薬を数千例に投与した。さまざまな麻酔薬のなかでエーテルとクロロホルムをおもに使い、ジクロロエタンからクロロエタン、ベンゼンまでの他の吸入麻酔薬を使って実験を行っていた。エーテルとクロロホルムを超える麻酔薬を臨床に導入しようとしていたのである。エーテルとクロロホルムを安全に投与することに自信はあったが、これらの欠点も経験と実験から痛いほど知っていた。エーテルは簡単に入手でき死亡例はなかったが、爆発の可能性があり、作用も比較的遅かった。ピリッとする刺激があって吸入しにくく、一般的に費用と作用の遅れの問題があり、難しい患者ではもがきを起こした。しばしば唾液過多、健康なスポーツ選手では痙攣、最も苦しむものとして嘔吐・吐き気・失見当識があった。クロロホルムはエーテルより即効性があり費用も低かったが、不快な副作用はエーテルと同様であった。スノウは安全に余裕を持って投与できる量を計算した。しかし彼は、エーテルとクロロホルムの両者（とくに後者）が呼吸を停止させ、心臓を麻痺させることにだんだん気づくようになった。彼はもっと良い麻酔薬を探そうと決心した。

一八五七年の年初に、スノウは自身が探してきたものが炭化水素ペンテン〔五個の炭素のつながりの一つが二重結合〕の一種、アミレンであると考えるようになった。この物質は一八四四年にパリで発見されていたが、スノウは五六年の秋にその物質を知った。それは、彼が研究してきた物質に似た化学構造を持っていた。スノウはロンドン医学協会でこの物質について、アミレンはアミルアルコールを含むフーゼル油と塩化亜鉛から作られ、「アミレン C_5H_{10} とアミルアルコール $C_5H_{11}OH$ との化学構造上の関係は、生油気

（エチレン）C_2H_4とエチルアルコールC_2H_5OHとの関係と同じである」と紹介した。エチレンとアミレンはともにアルコールから水分子が失われたものである。スノウは以前からアルコールとオレフィン系炭化水素の麻酔作用を知っていたので、アミレンが似たような性質を持つというのは十分に考えられた。他に調べた物質と同様に、彼は化学実験と動物実験を行い、沸点、血液溶解度、空気飽和表を確定した。感覚喪失を起こすアミレンの量は非常に少ないものだった。しかしスノウは「通常の麻酔中に消費される量を考えると、それは強力なものではない。」アミレンは「大きな表面張力と小さな溶解度」のため、肺は吸収しにくい。スノウは、「肺の五分の四は大気中の窒素ガスで満たされているが、血液にはわずか二、三立方インチしか含まれない」と述べた。アミレンはクロロホルムやエーテルよりも強力であるが、その効果を起こすための必要量が多い。これは理想的な組合せであるとスノウは考えた。つまり吸収されにくいので過剰投与になりにくい強力な物質なのだ。アミレンはクロロホルムと同等の力の、エーテルと同等の安全な吸収レベルの物質であると思われた。

アミレンは他の利点も持っていた。臭いはナフサに似ており、これは好き嫌いがあるが、エーテルやクロロホルムのようなピリッとする刺激はなかった。吸入開始時の吐き気も息が詰まる感覚もなかった。筋硬直も痙攣も起きなかった。一八五七年一月にスノウは、二、三週間前に鼻形成手術のクロロホルム吸入でひどい「硬直ともがき」が起きた患者にアミレンを投与した。アミレンの麻酔効果は強いように見えた。スノウは「エーテルやクロロホルムで通常起きる痛みはなく、昏睡の程度も深くなかった」と書いた。患者はアミレンで早く覚醒した。エーテルやクロロホルムの作用消失時に無意識にたじろぎや啼泣が起きるが、アミレンでは「患者には痛みの徴候が起きず、周りを見回し、喋ることが多い。」何よりも有望であるのは、唾液過多や吐き気がないことだった。

アミレンの安全性については決着がついておらず、もっと多くの臨床経験が必要で、スノウもそれを知っていた。にもかかわらずこのような発表をしたのは、その臨床使用を広げようとの思惑があってのことだった。需要が高まれば化学者が大量に作るようになり、値段も下がる。懸念を抱きつつも一八五七年の冬、アミレンはエーテルやクロロホルムの欠点を補うものであると楽観的であった。彼は医学的発見の新時代を拓いたという感覚を持った。クロロホルム以降、彼が研究したジクロロエタンや他の麻酔薬ではやらなかった専用の新吸入器の設計を、アミレンでは行った【クロロホルム吸入器より容器を深くした】。

一八五七年一月、アミレンについての最初の論文を発表し、そのなかで吸入麻酔薬の歴史をふり返った。彼の目には、その歴史は偶然の連続であった。彼の意見では、十九世紀初めにハンフリー・デービーが亜酸化窒素（笑気）の痛み軽減作用を発見し、世間の耳目を集めた。しかし米国人歯科医師ホーレス・ウェルズがその示唆に応じたのは、四四年後のことであった。エーテルの「陽気にさせる効果」は一八一八年から周知のことであり、医学生がよく使っていた、と述べた。しかし外科手術への応用は、四六年にマサチューセッツ総合病院で行われるのを待たなければならなかった。スノウはさらに述べた。「塩酸エーテルと呼ばれる医薬品は一八三一年から使われていた。」ジェイコブ・ベルが、それを痛み止めとしてロンドンのいくつかの病院で四七年の初めに使った。この医薬品は、実際は酒精にクロロホルムを十二％溶かしたものだった。リバプールの化学者デイヴィッド・ウォルディが四七年にこの状況をエジンバラの産科医ジェームズ・ヤング・シンプソンに説明し、希釈しないクロロホルムが使われるきっかけとなった。スノウが指摘したのは、これらすべてが多少とも偶然に起きたということである。

クロロホルムの導入以来、私は、他の物質のほうが吸入麻酔に適しているかもしれない、との意見であった。他の目的のために薬剤師の棚にたまたま置いてあったこの物質アミレンが、有機化学によって日々作り出されている数多くの揮発性化合物よりも優れているということはあり得ないように思えた。クロロホルムがずっと使われてきたというのは、誰も吸入麻酔を継続的な研究対象としなかったという状況によるものだろう。【Med Times Gaz 14(1857):82】

スノウの傲慢と知恵のすべてがこの文章にある。彼は、化学による良い生活を謳う企業の初期の代弁者であり、同時に新麻酔薬を採用する前に長い研究を要求する強情な科学者でもあった。しかし系統的な有機化学で発見された物質が研究室の棚に在ったものより優れているとの彼の主張は、洞察力と無神経さの両方を示している。結局、偶然の発見が、より良い、またはより悪い結果をもたらすかどうかは、誰にもわからないことである。疑いもなく有機化学者は、のちに有用とわかった多くの化合物を流し捨ててきた。しかしスノウは、探索に取りかかる方法がわかれば必ずより良い物質が見つかる日が来る、と信じていたのだ。

彼はアミレンを非常に良い候補と考えた。より安全な麻酔薬を見つけようとする欲望は、合理的な科学的発見という夢に根ざしたものである。また、クロロホルムに対して一般社会が抱き続けている懸念によっても刺激を受けていた。クロロホルム麻酔時に致死または致死的であった事例が、なおも新聞や雑誌に報告されていた。一八五七年二月、ジェームズ・パジェット氏が診ていた九歳の少年がクロロホルム麻酔下で死亡し、パジェットはメディカルタイムズ&ガゼット誌で医学界に向けて報告をした。スノウの集計によれば、クロロホルムが十年前に使われてから四八番目の死亡例であった。スノウはハンカチを使う医者を非難した。「ハンカチ、脱脂綿、リント布は、蒸気吸入量を適切に調節するものではない。」彼は「患者側の恐怖心がクロロホルム死の原因である」との意見に疑念を抱いた。そうであるならば、死亡例は極端に多いはずだ。というのも多くの患者は不幸にも恐怖心を抱いてクロロホルムを吸入するが、痛みへの恐怖心のほうがもっと大きいはずである。子供も麻酔のような奇妙なものを怖がるが、子供では麻酔事故はほとんど起きない。…過剰な恐怖とクロロホルムの過剰使用は、どちらも突然死を起こすのかもしれない。これは乳児と高齢者が、ともに気管支炎になりやすいことに似ている。しかし、同じ患者でこの両者が一緒になって突然死を起こすことはない。実際、患者がクロロホルムで無意識状態になるや否や、脈に現れる恐怖の効果はすぐに消える。しかしスノウの叱責にもかかわらず、事故は起き続けた。

一八五七年四月の初めは、ビクトリア女王の臨月であった。スノウは五三年と同様に、クロロホルム投与に呼び出されるだろうことをよくわきまえていた。この時までにスノウのアミレン投与例は一四〇を超えており、その結果は予備的な知見と驚くほど同じであった。ある例では吐き気が生じたが、エーテルやクロロホルムで経験したよりも程度は弱かった。それまでに彼は「二一例の出産にアミレンを使う機会があった。」この二例でアミレンは陣痛を取除き、陣痛の間の母親の意識は保たれ、「分娩の経過に問題はなかった。私は、産院でアミレンを使う経験をもっとしたいと思った【Med Times Gaz 14(1857):357】」。

四月七日火曜日の午後、ウィリアム・ファーガソンがリージェント街近くのマドックス通りで麻酔を要請した。三三歳のウェリントン氏が肛門瘻の治療を希望していたのだ。スノウによれば、「彼は気ままな生活を送っていたが」健康状態は良かった。ウェリントンは丈夫で、そのような患者はしばしばたじろぎがみられるので、スノウはアミレンを選び六ドラクマ（約21㎖）を吸入器に入れた。午後四時四六分、男はベッドで右横臥の姿勢になり、手術が始まった。吸入を始めたとき彼の「脈の状態は非常に良かった。」スノウは顔マスク開口部上の弁を徐々に閉め、四分の三が覆われるようにした。二分半以内に患者は意識を失った。ファーガソンはウェリントンの背中を触って、感覚があるかを確かめ、メスを取り上げて瘻を開いた。患者はこの状況でたじろぎ、スノウは患者の大腿部を押さえた。たじろぎはなくなったが、脚は緊張して動きは止まった。スノウが患者の顔に注意を向けたとき、酸素取入れ弁が閉まっているのに気づいた。これはアミレン麻酔ではよくあることだった。患者はなお無意識であったので、外科医が一回の切開で手術を終えたとき、麻酔薬の吸入を停止した。「いつもの習慣と科学的好奇心から」ウェリントンの脈に触れた。患者の呼吸は良く、覚醒状態に入っているように見えたが、脈が無かった。スノウは慌てた。患者の無感覚状態が深まり、呼吸はゆっくり、深くなっていった。スノウはファーガソンに呼びかけた。彼は手を洗っており、次の手術に出かけようとしていた。二人は患者の顔に冷たい水をかけ、患者は呼吸のためにあえぎ始めた。二人は人工呼吸をしたが、無駄であった。患者は午後五時〇二分に死亡した。検視後にスノウは、患者の死を「アミレン以外の原因に帰すことはできない」と結論した【Med Times Gaz 14(1857):379】。

翌週の火曜日、スノウはバッキンガム宮殿に呼ばれた。女王〔三八歳〕の陣痛は午前二時に始まっていたが、ゆっくりであった。午前十時に侍医の産科医ロコック博士は分娩を促すために女王に麦角粉を与え、そのため痛みは増していた。スノウは午前十一時にクロロホルム投与を始めた。少量がハンカチで投与された。スノウが来るまでは夫のアルバート公が同じようにして投与していた。女王の痛みはひどく、クロロホルムをもっと希望した。あたかもクロロホルム投与の素人と玄人の中間をとるような形で、痛みが起きるたびにスノウは〇・五㎖を布に注ぎ、その布を円錐形にして投与した。女王は「この蒸気で大きく救われる」と言い、さらに要求した。力むべき時が来たとき、女王は力めないとグチをこぼした。スノウはそういった例を経験していた。今日ではよく知られていることだが、麻酔薬はある程度分娩を抑えるのだ。麻酔薬の吸入を止め、三、四回の陣痛のあと王女〔第九子、五女、ベアトリス〕が生まれた（「症例ノート」471頁）。これはクロロホルムの代わりにアミレンを試す機会ではなかった。

若いウェリントンの死後に批判的なレターが医学ジャーナルに発表されたにもかかわらず、スノウは一八五七年の春から夏の間にアミレンを使い、その使用を提唱し続けた。ニューヨーク州ビンガムトンの内科医ジョン・ゲイ・オートンにサンプルを送るまでした。一つの悪い結果で彼はひるまなかったのだ。「ウェリントンの事故は、私のアミレン投与の一四四回目に起きた。一つの例から平均値を出すのは不可能である。このような事故が、私がクロロホルムを使った初期の患者で一例も起きなかった理由が分からない。また、アミレンを使ってから四、五年の間、事故らしきことがなくやってこれた理由も分からない。」しかし一八五七年七月の終わりに、もう一人の患者がアミレン投与で亡くなった。二三八回目の投与であった。「私はこの二つの事故の間に九十数回アミレンを投与したが、一瞬の不安を感じたことも無かった」（『麻酔薬』416頁）。この二度目の死亡事故のあと、スノウがアミレンを臨床に使ったという記録はない。しかし彼は諦めなかった。その数週間後に次のように書いている。「アミレンの量が測定されていれば突然の事故は起きない、と私はなお信じる。」彼は、アミレン投与を中止するのでなく、投与法を変えることを構想していた。「将来アミレンを使うときは、袋か風船を使って投与したい」（『麻酔薬』416頁）。このようにスノウは、のちにジョセフ・クローバーが開発した再循環を行う装置を見通していたのだ。しかしスノウは、それを実際に使う前に亡くなった。

第十五章　共通の場—連続的分子変化

聖ジェームズ街のパブ「サッチトハウス〔茅ぶきの家〕」は、スノウのピカデリーにある自宅から歩いて五分のところにあった。十八世紀、そこは美術協会「ディレッタント」の本部であった。十九世紀になっても芸術家や作家などが集う最先端の場所であり、集会のための大きな部屋があった。一八五三年三月八日火曜日、その部屋にロンドン医学協会の会員と招待客が八十周年を祝うために集まった。記念講演は午後五時に行われ、そのあと晩餐会が予定されていた。この年の演者はジョン・スノウであった。

演題名は長たらしく「連続的分子変化、とくに疫病と関連して」であった（のちに書籍として刊行された〔Snow 1853、以下『分子変化』とする〕）。当時はそれが当たり前ではあったが、スノウのほとんどの発表は範囲が絞られており、一つの問題か、またはひとまとめにした観察結果を扱うものだった。しかしこの講演は、スノウが「生きている人間の主要な現象について」思索的に、今までになく幅広く語れる特別の機会であった（『分子変化』147頁）。それゆえこの講演は、スノウの科学的思考の全体像を知ることができる稀な機会であり、麻酔とコレラについて、それぞれの論文には書かれなかった両者の関係を解説するものとなっている。これはきわめて学際的かつ総合的な評論であり、スノウの思考の光が集まって彼の二つの専門が（弱々しくだが）焦点を結んだものであった。スノウは物事を連続的なものとして融合させて考えた。『分子変化』はそのスタイルの極致といえるものである。

一八五〇年代、生命と生命過程の基本的な性質に関する論争はなおよく行われていた。生気論―生命は化学や物理の力とは異なる力によって維持されている―という教義は、スノウの周囲ではもはや力はなかったが、何が生命体と非生命体とを分けているかは、基本的な問題として残っていた。人によっては、非生命体が特定の条件下で生命体になることはあり得る、と信じていた。この考えは、疫病が瘴気や臭気の中の実体のない粒子によって起きると信じた人々にとって特別な意味を持っていた。この論争でスノウは、生と死の境界にまたがる、彼が精通する場所にいた。彼は少なくとも十五年間、この境界領域の医学研究をしてきた。仮死させたモルモットを蘇生させる研究や、クロロホルムが人の意識を停止させることについて研究してきたのだ。彼はずっと呼吸と酸化の化学に興味を持っていた。これは、動物生理学を研究するリービッヒとマジャンディーが特別な関心を払ったテーマであった。スノウはしばしば彼らを頼り、ときに彼らから距離を置いた。スノウは生気論者ではなかったが、生命体の分子過程が連続的である一方で、非生命体は連続的ではないという大きな差異を主張した。彼は、連続する過程があらゆる生命体に存在することを信じており、講演のなかで、一見異なる生命現象が共通の性質を持ち、共通の作用パターンと共通の連続性があることを述べた。この講演での最終目的は、局地瘴気論者に次のことを納得させることだった。生命体と非生命体の境界がはっきりしないからといって、ある病気または病原体が他の病原体に変化するとは結論できない。彼の考えでは、疫病は究極的には分子レベルで理解すべきものである。

かくして演題名が意味したのは、化学と疫学の統合を象徴する共通の場があることを示すことだった。彼が信じたのは、すべての自然の過程に必須の有機化学の分子作用は、個体の生物学的過程だけでなく集団全体を襲う病気（とくにコレラという疫病）にも関連するということである。スノウの議論は、原子の相互作用から全世界の住民の相互作用までにわたる広範なものであった。つまり彼の演説は新聞の「解説記事」のようなもので、分子の動きを規定する法則が疫病のパターンまでも規定することを聴衆に考えてもらうためのものだった。これに同意してもらえれば局地瘴気論者とも共通の場が持てることになり、その場から医学界は協調して予防策を始めることができるのだ。

連続性、変化、分子

「連続的分子変化」という概念は、麻酔研究のなかでスノウの頭に浮んできたようだ。彼は一八四一年の仮死の研究で、呼吸の連続性とその基本となる化学的性質についてコメントしていた。同様にユストゥス・フォン・リービッヒも、呼吸の化学に伴う消費と補充について次のように表明している。「生命体においては、連続する分解または破壊―すなわち呼吸の過程を支え生体を更新する手段―は、深遠な英知によってもたらされている」【『動物化学』Liebig 1850】。それ以降スノウは、エーテルとクロロホルムを生体に投与するなかで、非生命体である分子の吸入が、生命体に特異的な効果―生命体を一定の順序で停止させ、呼吸の速度または炭酸ガスの排出を低下させる―をもたらすことに印象づけられた。つまり麻酔時間を制御すれば、分子作用の連続性を調節できるということである。

一八四八年の秋にスノウの関心がコレラに向いたとき、病原体の作用と人体への特異的な効果に興味を持った。彼の考えでは、コレラは腸管局所の病気である。この問題について彼は最初の評論で、病理学的過程を説明するために連続的分子変化の概念を採用した。

この病気は腸管に直接働く何かによって伝達される、という結論から次のことが言える。病人の排泄物は、たまたま他の人に飲み込まれることでその小腸粘膜に付着し、周りの物質を流用して自己増殖する何かを含んでいるはずである。その何かは、適した環境に置かれるや否やそのなかで起こる分子変化によって増殖する。このような病気の伝達法は前例がないわけではない。腸管寄生虫の卵は、明らかにこのようにして体内に入り、そこで成長する。…しかし筆者は、コレラが真の動物、あるいは微小動物によってさえも起きる、というふうには誤解されたくない。むしろ、生体内での燃焼、腐敗、発酵や、さまざまな過程が維持される連続的分子変化という一般的傾向を強調したい。(『分子変化』8頁)

このスノウの説明は、今日の読者には明快とは思えないだろう。彼は二つの過程―腐敗と発酵―を分子変化と関連づけたが、微生物（我々は、細菌と真菌がこの過程を行うことを知っている）を除外している。したがってスノウの言ったことを把握するには、「病原細菌論」以前の時代を想像してみる必要がある。その時代、発酵は生命現象なのか否かは明確ではなかった。尿の腐敗と分解は尿みずからが起こす過程と考えられていたが、何がその変化を引き起こすのかは不明であった。現代の医学研究者は正確に入力と出力を測定し、生物が規則正しく交換する物質に関して液体やガスの酸性・アルカリ性を調べるリトマス試験を行う。しかし、スノウは読者に次のことを思い出させた。「我々は、変化が起きている物質と隣りあわせで接する物質に変化するよう伝える力を測定する（たとえば温度計のような）手段を持っていないのだ」（『分子変化』150頁）。

一八四九年の時点でスノウは、コレラの病原体が顕微鏡でしか見えない小さな生物なのか、あるいは未同定の特別の動物性毒なのか知らなかった。寄生虫はその胚種細胞（卵）が偶然に摂取され腸内で再生するという確立された病原体の例であり、これは有用な例となった。彼は、コレラを起こす病原体は小腸の粘膜に取付き、動物の体を維持するための物質を病原体自身の増殖に使うと推測した。コレラはエーテルやクロロホルムと同様に動物の代謝過程を変える化学物質であるが、これらの麻酔薬とは違い、その過程を自身の増殖に変換させるものなのである【スノウは一八五〇年代初め、コレラ毒は「細胞」であると考えていたが、ファーも一八五二年、「コレリン」はコレラを起こす発酵体であると考えていた】。

動物化学

スノウは著作『分子変化』を三部構成にした。初めの理論に関する部分では、生命体と非生命体の過程に関する全般的な論点と、生物学での化学的根拠について述べた。次に、疫病の性質に関する理論を示し、コレラ伝播に関する彼自身の見解を正しいと主張した。最後の結論部分では、疫病に関する彼の普遍的理論の正当性を実証し、そこから導かれる実用面での意義を示した。

「分子変化」とはスノウにとって、あらゆる物質の粒子―それが生命体に存在するにせよ、試験管内に存在するにせよ―に常に働く力を意味していた。彼は「分子 molecular」について、「物質の原子」と考えていた【欧州大陸では molecular が使われていたが、当時の英国では一般的ではなかった】。変化はすべての物質―有機物と無機物の両方―で、分子レベルで起きる。生命体であれ非生命体であれ、物質は常に変化している―状態を変え、新しい化合物を作り、壊れ、酸化し、再生し、燃焼し、発酵している。結晶化と「凝集」は分子レベルで起こる力の結果であることが知られていた。スノウは、彼が使った「連続的分子変化」という語は、リービッヒの著作『動物化学』を思い起こさせるだろうことを知っていた。この著作は一八五〇年に英語に翻訳されており、医学ジャーナルのなかでくり返し言及されていた。リービッヒは頻繁に「連続的分子作用」という語を使っており、スノウはリービッヒの術語を有機化学の過程に援用したのだった。スノウにとって「分子」という語は、「物質粒子同士が目に見えない（感覚されない）ほどの短距離で存在するときの引力に関することを言った」（『分子変化』145頁）。

麻酔とつながりのある語源とは別に、「感覚されないこと《insensibility》」はコレラ伝播に関する論争の核心でもあった。スノウが彼の糞口理論と水媒介仮説を述べると、病気はいやな臭いや目につく不潔さのような感覚的な原因から生じると信じた人々から常に反発された。フレデリック・ブリタン、ジョセフ・スウェイン、ウィリアム・バッドのような、スノウの味方になるべき人は、顕微鏡下で病原体粒子を確認することができさえすれば、スノウが予想したコレラ毒の存在を受け入れる用意があった。ところがスノウはそのような同僚に、目に見えないサイズの有機体が起こす過程によって、ベッドサイドで観察される目に見える現象を説明できるという彼のアイデアを受け入れることを望んだ。リービッヒの言葉に次のようなものがある。「生命法則の発見は、化学の引力―目に見える距離では働かない力―の正確な知識なしには解決できない、否、想像もできないことだ」【『動物化学』vi頁】。スノウはこの高名な大陸の権威を引き合いに出すことで、実験室での研究で明らかになった分子構造の理解によって、医師が「目に見える」スケールで物質がいかに作用するかを予測することができるようになるだろう、とのコンセンサスができることを望んだ。スノウがエーテルとクロロホルムの研究で行ったように、実験室医学、臨床医学、数値に基づく定量的方法とを融合させた新しい科学的アプローチを創造しようとしたのである。

生命体と非生命体――共通と相違

スノウは、有機物と無機物の間の共通の場に関するリービッヒの議論を手本にして推論を構築した。分子変化は双方の世界の特徴である。「組成の変化は、それが試験管内で起きようと生命体の脳で起きようと、それは化学変化である。生物構造のなかで起きるすべてのことは、それが脳以外の場所で起きようと起きまいと、生命と呼んで良い。したがって化学的と生命的という語はそれぞれ異なる意義を持つものの、それらは共通の場を持っている。なぜなら生物のなかでの組成の変化は、化学的であると同時に生命的であり、化学と生理学との両方に属している。ちょうど化石動物が鉱物界と動物界の両方に属し、同時に地質学と動物学に属すように」(『分子変化』145頁)。

言いかえると、スノウの言う共通の場は生化学的連鎖である。分子レベルでは、生命体の変化は必然的に化学的変化である。生と病の過程を生化学的表現に置き換えて、次のように主張した。「生命体の主たる現象は、連続的な分子作用の集合である」(『分子変化』150頁)。彼の頭では、「生命過程と非生命過程の間にはっきりした線を引けない」(『分子変化』151頁)。発酵に関しては、「酵母小胞子の形成は生命過程であり、アルコールや炭酸ガスの生産はそれと不可分の過程である、と疑問なく多くの人は言う。しかし、糖をアルコールと炭酸ガスに分解することは、有機体と密に関係していることを覚えておく必要がある。動物組織の感覚力と収縮性が組織体と密に関係しているのと同様である」(『分子変化』152頁)。このように述べることで読者が、生命力はその過程とは別のもの、また、ある過程は他の過程より必然的に生命力が強い（または、生命力のより根幹である）と考えないように仕向けた。スノウは、自身の考えを支持するものとしてもう一人の大陸の研究者、マティアス・シュライデンを引用した。「我々は、植物細胞の形成の全過程は単なる化学作用であると見なさねばならない。粘液を含む顆粒が集まって細胞核になるのは次のように説明できる。二つの塩類を入れた溶液を作り、それに一方の塩類の結晶を加えると、その結晶の周りにその塩類だけの結晶が出来る」（『分子変化』152頁）。麻酔深度に関するスノウの研究は、化学物質が神経活動に影響を与え、組織での感覚を失わせる経路を示していた。それが、このような複雑な生命体の機能の化学的性質であることが確認されたのである。この生化学的連鎖という解釈は、コレラ毒が腸管粘膜で増殖するメカニズムの説明にもなった。

「分子変化」は生命過程と非生命過程の両者を表すが、「連続的分子変化」は生命過程のみを表す。スノウにとって連続的化学過程は新たには始まらないものであるため、似たような生命過程が前もって存在する必要がある。「燃焼・腐敗や、他の多くの分子変化はひとりでに続くが、ある条件下では、同じ変化を起こしている物質との接触なしに新たに始まる。しかし、より複雑な性質の変化—植物や動物が成長し生存するのに必要な変化—は、人類の歴史のなかで決して新たには起きない。生命活動の最も特徴的な性質が、その活動が先行する似た経過から常時起きているのに対し、他のあらゆる分子変化は、他の原因から時々起きるだけである」（『分子変化』150頁）。彼は一つの例外として燃焼を挙げた。彼は、燃焼は非生命過程と生命過程を結ぶ橋と考えた。燃焼は自発的に起きるが、それは動物が食物を分解する過程でもある。

酸化

酸化は、スノウにとって麻酔とコレラの研究の共通の場であった。彼は連載論文「麻酔」の最終回（一八五一年）で、（パリのシャルル・フィリップ・ロビンが示唆した思考パターンに従って）エーテルやクロロホルムからベンジンや砒素まで、麻酔薬が抗菌作用を持っていることを記した。これらの薬品はすべて動物性物質の腐敗を防ぐと思われた。彼は、その抗菌力を酸化抑制という共通の能力と結びつけて考えた。「抗菌力はおそらく麻酔力と正比例する。」そして、燃焼は酸化とつながる橋であるとし、次のように述べた。「生体内で酸化を制限・抑制する性質を持つ物質は、同様に通常の（非生命体の）燃焼である酸化を制限・抑制する」【London Med Gaz 18(1851):1091】。生物学的機能を維持する連続的分子変化は酸化の過程、あるいはその一部である。それゆえ麻酔薬は適度な用量で投与されると、これらの過程を妨げる。伝染性疾患も正常な酸化過程を抑制するものであり、麻酔薬の投与を途中で停止しない場合と同様に不可逆的である。しかしながら麻酔薬が（一時的）分子変化を引き起こすのに対し、伝染性疾患は連続的分子変化を介して、病原体を生産し、他の人に感染し、その過程を新たに始めるために、健康人の栄養・身体維持過程を勝手に利用するという「いたずら」を仕掛ける。」

麻酔薬による酸化抑制は可逆的であるが、伝染性疾患による破壊がそうでない理由を説明するために、スノウは化学的反親和力というアイデアを取り入れた。空気の八十％を構成する窒素ガスについて、空気中の酸素との関係では不活性ではないことを明らかにした一連の実験について述べた。赤熱した鉄線や燃える蝋燭のような非生命体を使った実験では、窒素がないと両者は酸素とより強く反応した。彼はまた鳥や他の動物を使って実験し、高濃度の窒素により酸素を減らした環境では動物はより短時間で死ぬことを記録している。したがって「空気中の窒素は、酸素と他の物質との結合に影響を及ぼすのは明らかである。これはおもに窒素と酸素の間の親和性—通常の状態では両者が結合するのに十分な親和性はないが、酸素と他の物質との親和性をある程度相殺するには十分である—に依存する。ほとんどの麻酔薬と抗菌薬の生命体・非生命体への作用は、この反親和性（と呼ぶもの）に依存する」（『分子変化』149頁）【現代科学では、彼の反親和性理論や、麻酔薬が抗酸化・抗菌作用を持っているとの仮説は支持を得ていない】。効果的な麻酔の鍵は、迅速に麻酔導入を行い、迅速に回復させてこの反親和性を活用することである。したがって連続的分子変化と化学的親和性へのスノウの興味は、麻酔薬が酸化を抑制するというメカニズムの研究から生まれたのだった。リチャードソンによれば、「スノウの最大の推論は、揮発性麻酔薬の作用が動脈血中の酸素と体組織との間の結合を停止・制限するとしたことである。この結合が感覚、意欲や、他のすべての動物性機能に必須である」【Richardson 1858】。蝋燭の実験（第六章参照）のポイントは、反親和性を示すことだった。「蝋燭は、瓶にクロロホルムを加えると、あたかも通常の空気よりも酸素が少ない環境にあるような燃え方をしたが、クロロホルムが空気から酸素を奪うわけではない。」酸素と窒素の実験にならんで蝋燭実験は、生化学的連鎖を仮定することで生命体と非生命体の相違に橋をかけたのだった。

接触（伝染）から伝達（伝染）へ

彼は、酸化と反親和性の議論のあと、連続的分子変化の一般理論がさまざまな疫病の動きをいかに説明できるかの例を示した。疫病は特異的病原体が増殖して広がることで起きる―すなわち疫病は「連続的」である。この推論によれば病原体は大気中に自発的に発生することはないし、植物性物質の腐敗によっても発生することはない。というのも、そこで起きるいかなる分子変化も同じ病原体を再合成できないからである。したがってスノウの頭にあった「共通の場」に、反接触伝染論（瘴気論）は受け入れられない。そのかわり、彼の意見を接触伝染論者および偶発伝染論者に伝えて、アジア型コレラの大騒動のなかで廃れた術語「伝染病 communicable disease」を使って新しい合意を形成しようと考えた。

スノウはまず定義から始めた。「伝染病は病気の大きな一グループであり、各症例は原則として他の人で作られたある物質によって起きる」（『分子変化』155頁）。彼のこの術語は次の病気を含んでいた。「梅毒、天然痘、麻疹、猩紅熱、チフス、腸チフス、回帰熱、丹毒、黄熱、ペスト、コレラ、赤痢、インフルエンザ、百日咳、おたふく風邪（ムンプス）、疥癬《かいせん》、腸管寄生虫病」（『分子変化』156頁）。彼は「接触伝染病、発酵病」よりも「（伝達）伝染病」を好んだ。「伝染性」は直接の意味と間接の意味を含み、変化の過程を強調しているからである。「伝染」は柔軟で懐の深い語で、これならば接触感染、吸入感染を含む偶発伝染、摂取感染といった論者にも受け入れられる。彼は伝染の経路を区別せずに、梅毒、インフルエンザ、寄生虫病を同じ範疇にまとめたのである。さらにこの分類は、医学は化学のような並行科学と結びついていると信じるよう教育された世代の医師の感覚に適っているというもう一つの利点があった。それは生命体にのみ特異的な分子変化のパターンを思い浮かべさせるものだった。

伝染病の症状を起こす有機物は、動植物の一つの大きな特徴―自分自身を増殖する―を持つ。ある病原体に起きる分子変化は、多くの生物における変化に似ている。ある条件下では停止状態にあり、その止まった場所から再活動が起きる。常に病気が始まる前には一定の期間があり、これは潜伏期と呼ばれる。病原体自体にとっては、この期間は増殖期である。伝染病は、特定の時期と場所でとくに流行する。これは個人から個人への伝染によって起きるものだ。（『分子変化』156頁）

あらゆる伝染病は一つの特定のパターンに従う。しばしばその特徴的な分子変化が観察者には不連続に見える時期があるが、実際はそのとき、病原体は宿主のなかで増殖しているのである。

『分子変化』は、疫病を数学的にとらえる上でスノウの思考の転換点であった。彼はその四年前、都市に比べて村落で流行期間が短いことを疫病の伝染様式から説明できると示唆しており、疫病は「新鮮な犠牲者の不足」によって終息すると書いた（「病理・伝染」928頁）。スノウはこの洞察を『分子変化』のなかで膨らませ、疫病発生の計算は集団におけるその病気の伝播特性によって完全に把握できると主張した。疫病が極端に広がるのは「個人から個人への伝染が起きるとき」と力説した（『分子変化』157頁）。「さまざまな発熱病がロンドンで絶えず起きているが、コレラは二度世界中に広がり〔一八五三年時点〕、南アジアを除く世界で二度目の終息が起きつつあるように見える。コレラの流行を長く維持するのは難しく、世界はコレラの流行にとって十分に広いとは言えない。そして、もしインドにコレラの放牧地がなければ、モーリシャス島の〔絶滅した鳥〕ドードーのように絶滅するだろう」(『分子変化』158頁)。

スノウは次のことを認識した最初の人であろう。疫病が流行する／しないは、人から人への伝播の連鎖が続くか否かに完全に依存し、その連鎖が今度は、集団における感染感受性者と免疫保有者の割合の変化に完全に依存する、と。彼は一例を挙げた。「たとえば梅毒はこの首都圏で毎年一定数が発生する。それは、病気を後押しする決まった量の悪徳が存在するからだが、それ以上に病気を抑えるための美徳が存在するからでもある。しかしその病気が乱交を行う集団に入ると、恐怖の疫病となる」(『分子変化』157頁)。彼の主張は社会的であり、かつ病態生理学的であった。社会的慣習は伝染病を広げもするし、一方で防ぎもするのである。疫学から伝染という概念を考える場合、社会における病気別の伝播様式および病気別の病原体に注目しなくてはならない。ただし病気の社会生態学的な方程式を考えるにあたって、病原体の同定は必須ではない。

伝染病では、患者はその病気に特異的な病原体を他の人から受け取らなくてはならないことを知っておけば十分である。したがって、それに「ふさわしい物質」(人によってはそれを感染性「ウイルス」と呼ぶ)は増殖過程を再開する性質を持ち、その物質が前の患者から排出されて増殖が停止し、次の宿主へ移った段階で、その病気の症状を新しい宿主に起こす〔「ウイルス」の語源は「毒」〕。連続的分子変化のおかげで、「ウイルス」は自分自身で増殖する。梅毒症例は、「ウイルス」が体内へ入る経路の如何にかかわらずさらなる梅毒例を生む。ある伝染病は空気を介して伝播するように見える。スノウは推測した。「インフルエンザや麻疹の特異的病原体は、主として呼吸器に病気を起こすので息とともに体内に入り、社会のあらゆる階級の間で同じように広がる」（『分子変化』168頁）。腸管は別の伝染様式を提供する。彼の主張では、コレラは「飲料水や他の食事で運ばれた患者の排泄物をたまたま飲み込んで」広がる。貧困、不潔、過密居住は、しばしば人から人への病原体の伝播を助ける。しかしスノウは、それらは人に伝染病を起こす因子でも、（当時の言葉遣いとして）病気に罹りやすくさせる因子でもないと考えた。原因となる過程はなお不明であるが、「いかなる病気の病原体も、その病気に必要とされる経路で人体に取り込まれたときにその特異的効果が現れることは、患者が以前の感染で免疫されている場合を除いて確かであると結論できる。病気に罹りやすい体質を考える必要はない。人間であること、および病毒を適切に受け取ることが、必要なすべてである」（『分子変化』161頁）。「ある病気が以前に持たなかった伝染性を持つ」と想像することは、連続的分子変化の考えと矛盾する（『分子変化』171頁）。たとえば黄熱は、ある場所では、沼地の瘴気で起き、他の場所では人から人へと伝播すると想像することは、「人体といかなる関係もなく沼地で作られた何らかの物質が患者の体内で増殖する、と想像することである。私は、自然界にこれと同じものを知らない。それゆえ、それを支持する確固たる証拠が見つかるまで、採用できる意見ではない。黄熱は常に伝染病である、と考えるのが適当である」（『分子変化』171頁）〔のちに、黄熱の病原体は蚊とヒトの両者の体内で増殖することが分かった〕。

社会理論としての連続的分子変化

スノウは、伝染病の研究では生理学的因子に加えて社会学的および文化的因子を考えなくてはならないと主張した。伝染の問題に関する医学論争は、たとえば「検疫に関する費用面での大きな利害関係のために」しばしば議論を呼ぶものになった（『分子変化』173頁）。連続的分子変化の見地からは、コレラ伝播の説明に彼が使ったシステム思考（表8・2参照）の階層に社会文化レベルを追加する必要があった。

文化、教育、文書、感情、そして（最も印象的なものだが）記憶は、人体内で一時停止した活動が連続性をもって表出することである。文化の伝播は、人体における増殖の一形態である。「言語能力を享受する人間では、世代間で非常に密な関係が存在する。我々の天職〔医師のこと〕では、それはまさに生涯続くといわれるものであり、この協会のような団体は、ある世代の医師の知識を次世代のために保存するだけでなく、彼らが育んだ科学の境界を広げ、それをより完全かつ有用にするという使命を持っている。」伝染（伝達）媒体としての言語もまた、基盤にある連続的分子変化の自然法則に従う。「脳内で起きているある分子変化の伝達は、空気の振動を介して、あるいは空間に充満する霊的な力を介して、すべての方向へ並行して広がる。言語能力は、下等動物の伝達力をはるかに凌駕する、複雑な感情やアイデアを伝達できる力を人間に与えた。文書の発明は、文明国でこの力をさらに促進した。言葉によって新鮮な感覚やアイデアが伝達されるだけでなく、連続的分子変化は記憶を呼び出し、それによって長い沈黙のあとでも感覚やアイデアが再生する」（『分子変化』154頁）。この観点からすると、記憶は伝染病に特徴的な潜伏期と相似である。

また、他の類似もある。一人のアイデア（脳内の「分子作用の特定の状態」）は他の人に適切な媒体（発話または筆記）によって伝えられ、受取人の脳内で同じ分子作用の過程を起こすことができる。スノウにとって連続的分子変化という概念は、動物の行動と生理学や、疫病の伝染性を説明するものだったのだ。彼はこの推論にもとづいた講演で、社会的、化学的、生物学的伝達の複雑な網を描いた。三年前にスノウは次のように言った。「インフルエンザは多くの人に同時に発生するように見えるので、瘴気によるものでない。でも、同時に発生するというのは錯覚である。というのも、インフルエンザは悪いニュース（これは息で伝わる）より速くは伝わらないのである」【Lancet 1(1850):155】。『分子変化』の社会文化的観点からすれば、スノウの三年前のコメントは口が滑ったわけではなかった。悪いニュースは息が悪いから悪いのではない。息は特別な情報を伝達する中立的な媒体であり、息がインフルエンザを起こす病原体を伝達するのと同じである。同様に、飲料水自体は病気を起こさない。コレラ病原体の連続的分子変化が伝達される中立的な媒体なのである。

スノウは、ロンドン医学協会の全会員に伝染病の「伝播様式」と「予防策」の研究に力を入れることを促して講演を終えた。スノウはエドワード・ジェンナーの例を引き合いに出した。彼は協会のかつてのフェローであり、彼の天然痘ワクチン〔種痘、すなわち牛痘ウィルスを使う〕は協会および会員にとっての確かな進歩となった。おそらくスノウは、この引用例が適切であると考えたのだろう。コレラを研究しているスノウと同様にジェンナーは、牛痘病原体の「目に見えない」性質や、彼の時代の科学は牛痘が天然痘から人を護るメカニズムを明らかにできないという事実に怖気づくことはなかったのだ。

この演説の二年後、スノウはロンドン医学協会の会長になった。就任演説で彼は、英国の医師が置かれている状況を評価し、協会がその向上をいかに推進するかについて、彼の考えを述べた。

我々全員は、医学専門家がこの国で我々が望むべき地位を確保していないことに同意します。その主たる理由は、私の意見ですが、医の科学が我々の望むべきところに位置づけられていないことです。いかなる科学にも、その発展にふさわしい時期があります。医学は、並行科学が先に発達して初めて完成の域に達することができます。医学は今、化学が過去七十年から八十年の間に発展したのと同じ速さで発展する時期を迎えました。我々があらゆる病気の治療法を見つけるとは言いません。我々は合理的な知識を持って、治療で何が期待できるかを知るようになる、と言いたいのです。たとえ医学専門家が望む地位にいなかったとしても、なんとしても他の専門家の下にいてはなりません。医学に属する事柄に関しては、都市工学者や化学者が医学専門家の上にいるのを見たくありません。

【Lancet 1（1855）：292】

この文章では、医学は「並行科学」（とくに化学）における基礎研究の基盤からその価値と力を引き出すべき、とのスノウの長年の確信が明らかである。彼は、化学と物理学から生まれた法則の周りに医学専門家がいるべきという主張に同意を求めた。医学専門家の条件を科学的知識に求める立場は、スノウと同世代の知的医学者の改革派的な表現を反映したものだった。その医学者とは、ベンジャミン・ブロディー、ウィリアム・ファー、マーシャル・ホール、ロバート・リストン、ジェームズ・ジョンソンらである。スノウの考えは、彼が医学訓練を受けたロンドンの教育研究施設に特徴的なものだった。化学のような並行科学領域は医学上の問題に光を当てることができる。しかし医学は、並行科学および臨床医学との総和で構成されるものである。科学的な臨床医学者は、いかに並行科学を取入れ、治療能力を向上させるかを知っている。スノウはまた、医学専門家一般、そして彼自身の、公衆衛生の問題へ及ぼす影響力の無さに苛立ちを表明した。しかし、その責任の一端は医学専門家にあった。四半世紀の間、彼らはコレラのような疫病の基本的性質に関して論争に明け暮れ、解決法を見出せなかった。エドウィン・チャドウィックのような医学者ではない改革派が権力の座についたのも不思議ではない。『分子変化』は、疫病に関する医学専門家の合意をまとめ上げるためのスノウの試みであった。しかし、それは彼の存命中には目に見える効果を生まなかった。ロンドン医学協会の会員は、一八五三年三月の彼の博識な講演に拍手を送ったが、スノウが彼らに提供した「共通の場」を共有しようとはしなかった。

第十六章　スノウのさまざまな遺産

一八五八年六月十日水曜日、スノウは彼の代表作『クロロホルムと他の麻酔薬』〔『麻酔薬』〕の原稿の修正に専念していた。一八五一年の夏、キングス・カレッジ病院で患者に塩化エチル〔クロロエタン〕を試した時の症例ノートにまでさかのぼっての記述があった。その物質はかなりうまく効き、クロロホルムより安全と思われたが、不安定な物質で入手しにくかった。スノウは二十人の患者分だけを調達したが、その一パイント〔約0.6ℓ〕は特別にパリから取り寄せたものだった。症例は老人で数も少なかったが、その物質について一章を割くことが重要であった。おそらく誰か他の化学者か麻酔医がそれを合成し、もっとたくさんの人が使えるようになるだろう、と彼は考えた。それは、スノウがより安全でより良質の麻酔薬を求めて歩んできた長い道程の一端であった。当然のこととしてスノウは、その物質が使われたすべての外科手術症例を記録していた。彼はファーガソンの名前を書き入れた。スノウはこの外科医と一緒に初期の吸入麻酔から仕事をしてきた。スノウが病気になって椅子から転げ落ちたとき、彼の症例ノートにはファーガソンの名前が千以上書かれていたに違いない。スノウは倒れたとき、家政婦に病気の性質がはっきりしないと言った。脳卒中のようでもあり、自分でどうにかしようとした。一日中長椅子で横になり、痛みにはエーテルをみずから吸入して、悪いところはすぐに良くなると思っていた。

しかし、そうはならなかった。金曜日の朝、吐血をした。ジョージ・バッド博士とチャールズ・マーチソン博士が呼ばれた。左半身の麻痺で、譫妄状態になる時もあった。意識がはっきりしたとき、彼は回復して、仕事に戻りたいと希望し、癲癇と神経痛を専門にする同僚のジェームズ・トッド博士に会いたいと言った。さらに五日間同じような状態が続き、六月十六日に死亡した。四五歳であった。剖検では、腎臓が萎縮して、顆粒と嚢胞《のうほう》があった。昔の結核による瘢痕《はんこん》組織もあった。死因は脳卒中であった。興奮と嗜《し》眠《みん》の症状は菜食主義という生活習慣から来たものではなく、慢性疾患の結果であろう、と医学校の友人である肉食主義のジョシュア・パーソンズは見た。完全な麻酔薬を探す研究で、さまざまな有害物質に常に曝露されていたことが命を縮めた可能性がある。とはいえ、腎臓障害が高血圧と脳卒中を起こしたのかもしれない。

ジョン・スノウは今日、麻酔と疫学のパイオニアと見なされている。また、彼は医学地図作成法の一分野における守護聖人ともされている。これらの領域の各々で、スノウの遺産はさまざまな形で残っている。

麻酔法の遺産

スノウが死んだ年の夏から秋にかけて、クロロホルムの安全性に関するさらなる論争が起きた。エプソムとドーキングで死者が出たことで、この麻酔薬を使うべきではないとの議論が再燃したのである。タイムズ紙には、知識が不十分な人の手によるクロロホルムの危険性を主張する投書がいくつか掲載された。もしスノウが生きていたら、彼は明晰な反論で答えたに違いない。しかし、彼のメッセージを受け継ぐ人々がいた。ランセット誌への記事で、聖ジョージ病院で長年の同僚であったロバート・M・グローバーとヘンリー・ポッターは、スノウの原則に沿う安全なクロロホルム吸入のための注意点を喚起した。実際にランセット誌は、スノウの麻酔法の遺産の擁護者と自称することで他誌に抜きん出た。その論説では、スノウの長年のハンカチ法への懸念を支持し、彼の吸入器の価値を認めた。「ハンカチに含ませたクロロホルムは、危険で制御が利かない医薬品である。スノウの吸入器を使えば、より完全な方法で吸入を制御することができ、危険性は半減する。」この医学ジャーナルは、スノウが死んだ年の十月に刊行された『麻酔薬』を熱意で迎え、正式な書評を載せる前にその本の価値を認めた。「我々は、スノウが医学に残した、麻酔に関する貴重なモノグラフを熟読されることを強くお勧めする。十年間の科学と実践の仕事から得た幅広い経験と観察を要約したこの価値ある本を読むことで、この強力な蒸気を投与するのになお不注意が蔓延していることに遺憾の念を感じるとともに、麻酔法の原理についてさらなる教育が必要であるとの意を強くする。」　それに加えてランセット誌は、今は亡き、そして今や押しも押されもせぬクロロホルム麻酔の大家が言ったこと、すなわち段階的な麻酔導入の必要性を引用した。麻酔導入は「用量を与えることでなく、手順を実行することでもたらされる」というスノウの重要な洞察を引用したのである【Lancet 2(1858):407】。

翌月のランセット誌に『麻酔薬』の書評が掲載されたが、スノウと彼の業績に対する評価は三年前のものとはまったく異なるものとなっていた。この医学ジャーナルは三年前、不快業種に関する議会委員会で証言したスノウに痛烈な個人攻撃を行ったのだが〔序章〕、今回の評者は、「スノウ博士が生きていようと死んでいようと、我々が彼に言うのは良いことだけだ」とまくしたてた。〔編者の〕リチャードソンは『麻酔薬』の前書きにスノウの生涯の追憶を述べたなかで、ランセット誌が果たした役割について、「励ましが彼に最も必要なときに—無名で苦労が絶えなかった駆け出しの時代に—スノウ博士の価値を医学界に知らしめた」とほのめかしたのは率直かつ適切なことであっただろう。たしかにランセット誌は、彼の初期のレターを載せ、またその後の彼の論文を定期的に掲載した。しかしランセット誌は、亡き同僚を大急ぎで受け入れるなかで、スノウがビクトリア女王にクロロホルムを投与したときに彼を叱ったこと〔第九章〕は忘れることにしたようだ。また、リチャードソンに向けられた不興は、スノウの経歴において「メディカルタイムズ&ガゼット」誌が果たした役割を彼が褒めたたえたという事実に対してだろう。あるいは、ランセット誌が心変わりしたのは、職業上の嫉妬または不安を示したものだろう。医学急進派に与していたまさにその雑誌が、スノウの貧乏な開業医から吸入麻酔のパイオニアになるという思いもしなかった立身を、ライバルのロンドン医事週報誌（一八五二年にメディカルタイムズ誌と合併してメディカルタイムズ&ガゼット誌になった）ほどには支持していなかったという嫉妬である。ランセット誌の書評者の関心が『麻酔薬』の内容に向いたときは、その賞賛は真のものだった。安全な吸入を促し、死亡を防止するスノウの方法に焦点を当てたのだ。この方法は、彼が麻酔医として十年以上成功を収めた鍵であった。「患者がカーテンの奥の寝室に一人で居ようと、公立病院のベッドで見学されていようと、近代医科学のこの最も偉大で最も有益な発見は、彼の腕から得られた」【Lancet 2(1858):555】。個室でも公立病院でも、階級を超えてスノウはクロロホルムを安全かつ有効に投与したのだ。この記録に対抗できる者は誰一人いなかった。

一八五八年十二月の英国医師会雑誌に載った書評は、『麻酔薬』の著者をもてはやすことよりも、その本の医学文献としての貢献を評価することにより重きを置いた。それにもかかわらず評者は、親切にもスノウは突然の死のため吟味が不十分で、未完成の論証を修正することができなかった、と示唆した。スノウの塩化エチルの考察は突然終わっていたが、それはスノウが致死的な発作を患った正確な時点を残そうとする、編者リチャードソンの意図であるように思われる（『麻酔薬』423頁）。この評者によれば、スノウは局所麻酔薬に関する知識の蓄積に触れなかったにもかかわらず、塩化エチルに関して彼以上の仕事はなかった。さらに評者は、クロロホルムの絶対的な安全性に関するスノウの議論には納得せず、心臓疾患を疑っていたエバンス少佐のような患者になぜエーテルを投与しなかったのかと不思議がった。評者は実際、少佐が死んだのは心臓の脂肪変性ではなくクロロホルムによってであると考えていた。なぜスノウはこの可能性を考えなかったのか、と評者は疑問視した。クロロホルムの安全性に関する疑問は長く後をひき、結局クロロホルムは使われなくなった。しかし、スノウが確立した吸入麻酔の原理は今日もなお有効である。

スノウは麻酔法によって同僚と賛同者を残したが、真の弟子は残さなかった。ジョセフ・トマス・クローバー（一八二五〜八二年）が、ロンドンで最も影響力のある麻酔医としてスノウの衣鉢を継いだ。クローバーは（スノウが始めた）風船法を発展させ、クロロホルム投与時にそのガスが室内空気に蒸発する心配をせずに一定の濃度を保つという重要な点でスノウの教えに従った。リチャードソンは、『麻酔薬』刊行のために編集を行い、スノウの伝記を書き、スノウのすべての科学論文を保管するという役割を果したが、スノウが残した問題には決して手を出さなかった。リチャードソンの後半生における麻酔薬の分野での第一の貢献は、他の約七十の麻酔薬を検討することであったが、エーテル、クロロホルム以上のものを発見することはできなかった【Richardson 1858】。

スノウの死後の数十年間、麻酔の領域はスノウの研究と実践とは反対の方向へ動いていったように見える。麻酔の生理学・薬理学に基づく科学的研究や、スノウ法の特徴である装置を使って用量を制御することへの無関心が広がった。スノウは、吸入装置でなく簡便なハンカチ法を好む多くの麻酔医が、彼と同等の安全な結果を得たとの話を聞いたら悔しがっただろう。スノウの実験研究の独創性が再び認められたのは二十世紀半ばのことであった。それは、英国麻酔学雑誌が一八四七年のスノウの冊子『外科手術でのエーテル蒸気吸入法』を復刻したときであった。その評判がとても良かったので、『麻酔薬』も同じように復刻されることになった。

スノウの科学的な業績が完全に認識されたのは二十世紀中頃であったが、彼の科学的な誤りはもっと早く指摘された（もちろん、麻酔法の領域が十分に発展して彼の主要な知見に異議が唱えられるようになったのは、彼の死の数十年後のことであったが）。一九一一年、A・グッドマン・レビーはクロロホルム麻酔下での心不全のメカニズムを証明した。彼は、クロロホルムで軽く麻酔した猫に少量のアドレナリンを注射すると、突然に心室細動が起きることを発見した。実際、クロロホルムが少量である方が心毒性を高めることが分かった。ふり返ってみると、初期のクロロホルム麻酔で恐怖心や情動の興奮が死因になると示唆した人々はある程度正しかった。過剰投与のみが死を起こすと主張したスノウは間違っていた。レビーの研究は、麻酔薬に関する総合的な理論に目を奪われていたスノウが、真実を語るかなり多くのデータをいかに無視していたのかを明らかにしただけではない。レビーはまた、スノウは近代的な意味での実験生理学者ではないことを示した。スノウの約十年後にクロード・ベルナールが採用した有名な方法を使うことで、生きた動物の異なる器官での異なる用量によるクロロホルムの効果が別々に観察された。一方でスノウは、生きている動物個体の行動を観察し、その動物を殺してから解剖して手掛かりを探そうとしただけであった。

二十世紀後半、スノウの装置と原理は同じであるが、麻酔導入のための高性能の装置が彼の原始的な装置に取って代わった。エーテルもクロロホルムも他の物質に取って代わられた（クロロホルムは心毒性のほか、のちに肝毒性と発癌性も見つかった）。五つの麻酔深度というスノウの概念は現在も有用であり、麻酔深度を同定するためにベッドサイドで観察を行う方法として用いられている。しかし、酸化過程への干渉と反親和性という彼の粗削りのアイデア（第十五章参照）は、特異的分子に対する特異的細胞膜受容体部位の理論に取って代わられた。皮肉なことだがこのモデルは、スノウが近代理論の化学的詳細を予想できなかったとはいえ連続的分子変化という彼のアイデアにより近く、分子とは情報を運ぶ小さな容器であるという彼の見解に完全に一致している。結局、麻酔領域でのスノウの位置づけは、一九五一年に英国・アイルランド麻酔医協会がスノウの墓に昔の墓石の代わりに建てた見事な墓石に象徴されている（図16・1）。最初の墓石はドイツ軍の空襲によって破壊されていた。たとえ現代の麻酔法にスノウの科学技術の

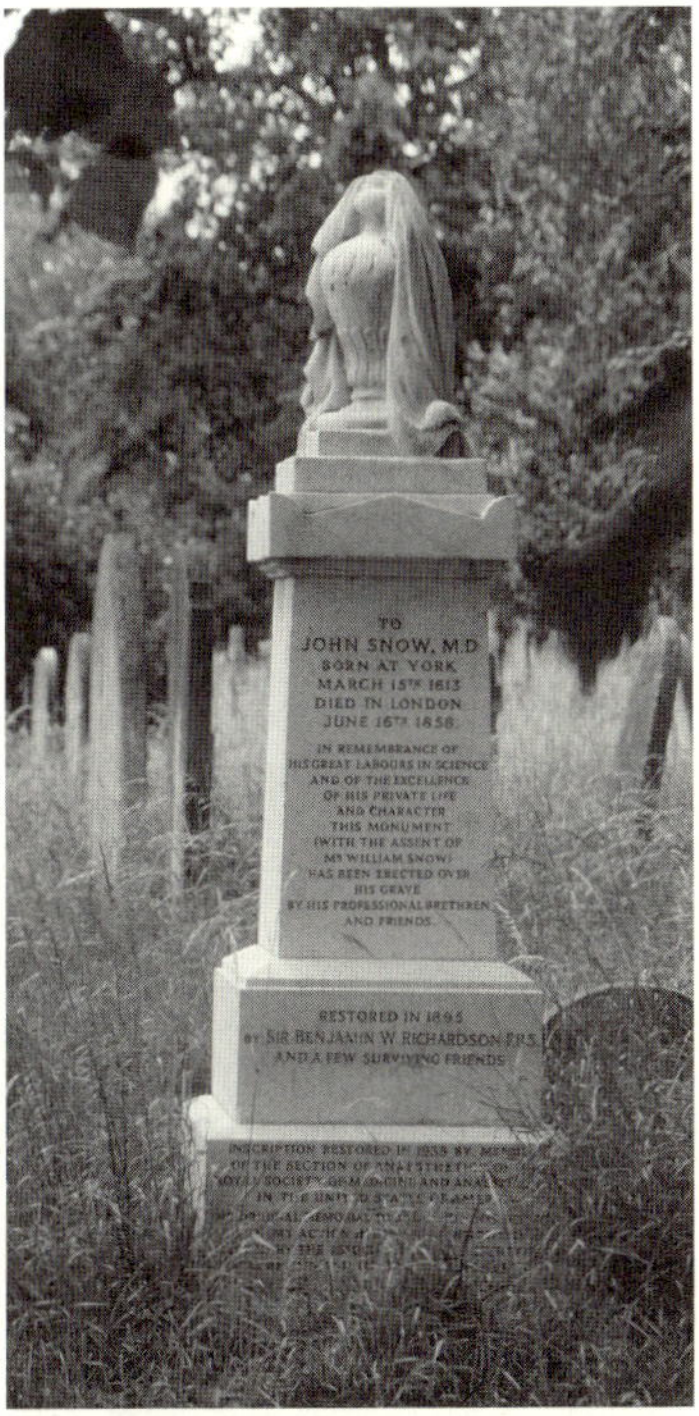
TO
JOHN SNOW, M.D
BORN AT YORK
DIED IN LONDON
IN REMEMBRANCE OF
HIS GREAT LABOURS IN SCIENCE
AND OF THE EXCELLENCE
OF HIS PRIVATE LIFE
AND CHARACTER
THIS MONUMENT
(WITH THE ASSENT OF
Mr WILLIAM SNOW)
HAS BEEN ERECTED OVER
HIS GRAVE
BY HIS PROFESSIONAL BRETHREN
AND FRIENDS.
BY SIR BENJAMIN W RICHARDSON F.R.S.
AND A FEW SURVIVING FRIENDS

図 16・1　スノウの墓石
ロンドン市ウェストミンスター区のブロンプトン墓地。墓石の台座に次の文章がある。「墓の碑文は，王立医学協会麻酔医部会および米国麻酔医師会の会員によって 1938 年に修復された。その墓は 1941 年 4 月にドイツ軍の空襲で破壊され，このレプリカが 1951 年 9 月に英国・アイルランド麻酔医協会によって建てられた」（撮影：デイビッド・ザック）

ほんの一部しか残っていないとしても、彼は麻酔の始祖、先駆者として崇拝されている。麻酔歴史協会の会員は特にこの医学分野の発展におけるスノウの果たした役割を熱心に研究し、その番人となっている。

疫学研究の遺産

一八五八年にスノウが亡くなったとき、公衆衛生と環境衛生の関係者でコレラの原因と伝播に関するスノウの理論を信じた人は少なかった。しかし今日、彼は公衆衛生の歴史のなかで最も認められた人物である。米国公衆衛生協会は王立麻酔医師会と共同で、その専門において秀でた人を表彰するジョン・スノウ賞を支援している。ボストンのある大きな公衆衛生コンサルタント会社は「ジョン・スノウ株式会社」と名付けられた。アトランタの米国疾病対策センターでは、疫学的問題が発生し迅速かつ明解な解決法が求められるとき、スタッフは「このブロード街のポンプの柄はどこにあるのか？」と尋ねる。スノウを傑出した存在と位置づけない現代の疫学教科書を見つけるのはほとんど不可能である。

スノウが公衆衛生の偶像になるのは、一八六六年に第四次コレラ流行が英国を襲ったときからのことである。この流行は主として東ロンドンで起き、晩夏から初秋にかけて約四千人の犠牲者が出た。一八五四年のブロード街での集団発生調査においてスノウの同僚であったヘンリー・ホワイトヘッド師はいち早く、コレラが再度英国へ向かっているというニュースを耳にしてある大衆紙に二つの記事を書き、英国の読者にスノウのコレラ調査と理論を思い出させた。若い疫学者であるジョン・ネッテン・ラドクリフはこの記事を読み、ホワイトヘッドに東ロンドン管区での集団発生調査に参加してほしいと頼んだ。この二人は集団発生の原因を追究して、一八六六年七月にコレラ患者の下痢便で汚染された露天のオールドフォード貯水池にたどり着いた。その貯水池は東ロンドン水道会社に属し、水不足の緊急時にのみその水を供給することになっていた。枢密院による議会への報告書の補遺で、ラドクリフは承認を得てスノウの理論を引用し、局地的集団発生の調査モデルとしてブロード街の調査について述べた【UK Parliament 1867】。しかし彼の上司であるジョン・サイモンは報告書の序文でも後書きでも、一八四八～四九年と一八五四年の流行に関するスノウの理論や論文に触れなかった。彼は七年後の枢密院への年次報告書でようやく態度を改めた。「注目に値することだが、腸管発酵病の一般的な伝播様式に関する英国における病理学的議論は、コレラ流行がもたらした説得力のある事実によって盛んになってきた。その事実に対しては故ジョン・スノウ博士が、二五年前に医学界の関心を呼び起こしたという大きな功績を持っている。当初は信じられなかったものの、少なくともこの十五年間に事実が蓄積されるにつれ、徐々に確信へと変化していったのである。」　ランセット誌はサイモンより早く軌道修正した。一八六六年の流行の終わりにランセット誌は「スノウ博士の研究は近代医学の中で最も実りあるものである。彼はコレラの歴史を追跡した。給水汚染の影響を証明するという厳密な推論は彼のお陰である。これ以上の人類への奉仕はあり得ない。このお陰で我々はコレラに対処し、それを防止することができた。その病原の源泉で、あるいは伝播の経路で、その病気を征服できたのだ。スノウ博士は国民の偉大な恩人であり、彼が与えてくれた恩恵はすべての人の心に生々しいものであるに違いない」【Lancet 2(1866):363】。

一八六六年のコレラ流行時のウィリアム・ファーによる死亡率の解析、および東ロンドンでの流行に関するラドクリフ報告書は、スノウの『伝染2』が果たせなかったことを果たした―ファーをほぼ完全にスノウ理論の信奉者にしたのだ。ファーは一八五四年の衛生局による局地瘴気論の結論を再解釈して、次のように書いた。「政府の科学調査委員会の最終結論は、致死的コレラの拡散の媒体として水の影響が大であることを証明した。発酵体理論が確立され、コレラ物質は水を介して伝達されるというスノウ博士の見解が確認された。デイビッド・フレーザー博士、T・ヒューズ氏、J・M・ラドロー氏の特別報告は、聖ジェームズ教区の恐るべき集団発生でブロード街のポンプがある程度の原因となったとしている。しかしこれについては、スノウ博士とヘンリー・ホワイトヘッド師の助力を得た教区の調査委員会によってさらに徹底的に調査された」【Farr 1867–68】。

疫学者としてスノウが受け入れられ、それに続いて彼の評判が高まったことのさらなる証拠は、英国の衛生改革の歴史に関する初期の著作に現れた。アレクサンダー・スチュワートとエドワード・ジェンキンズは、スノウが一部には面白がられ、多くの人をうんざりさせた「熱心な頑固さ」で自分の考えを伝えようとしたことをからかった【Stewart and Jenkins 1867】。この二人はスノウに完全には同意しなかったものの、スノウの南ロンドン研究のデータは「驚くべきもの」で、この「疲れ知らずの探求者」によるブロード街の調査は、「集団発生が主として飲料水の汚染によって起きる、というスノウの主張に最も深い疑いを持つ人でさえも同意せざるを得ないものであった」と述べた。政府が同意したのはやや遅かった。一八八六年、地方衛生局はコレラ評価報告書で次のように述べた。「スノウ博士の注目すべき洞察に満ちた観察は、コレラと特異的に汚染された水との関係を明白に示し、衛生関係者を彼の学説の新奇さで驚かせ、そして病原体調査の新時代を拓いた。」ジョン・サイモンは彼の晩年に再度、汚染水に関する一八五六年の政府報告書〔第十章参照〕はスノウの南ロンドンでの先駆的研究があってこそのものだと認めた【Simon 1897】。英国の公衆衛生当局者は、十九世紀が終わる少し前にスノウの仕事を神話的な表現で認めたのだった。

英国でスノウの評判が活気づいていたのとほぼ同時期に、米国でスノウの理論が議論され認められた。しかし彼の理論は、欧州大陸では見向きもされなかった。そこではミュンヘンのマックス・フォン・ペッテンコーファーによる「土壌説」がコレラに関して優勢のままであった。一八六六年以降は米国でも英国でも大きなコレラの流行はなかったが、一八九三年のハンブルクでは一万人が命を落としている。しかしこの流行以降は、スノウが説明したような大都市レベルでの水媒介性のコレラ流行は起きていない。

米国の公衆衛生の専門家ウィリアム・T・セジウィック（一八五五〜一九二一年）は、疫学研究での模範的人物としてのスノウの役割を最初に示唆した人である。彼は、一九〇二年に書いた教科書でブロード街のポンプの調査について十三頁を費やしている。その調査は「汚染水で病気が運ばれるという最も有名で啓蒙的な事例の一つである」と考えたのだ。彼の説明は「聖ジェームズ教区コレラ調査委員会報告書」に基づいており、内容は正確かつ包括的で、調査におけるホワイトヘッドの役割を正当に評価している。彼はときとして「米国における疫学の父」と呼ばれ、一九〇二年から一四年の間に教科書を四回再版している。米国では次にウェイド・ハンプトン・フロスト（一八八〇〜一九三八年）がスノウを擁護した。彼はジョンズ・ホプキンズ衛生・公衆衛生学校の疫学の初代教授で、米国の大学での近代疫学の形成に貢献した。彼は一九三六年に、スノウの『伝染2』および『分子変化』の復刻版と、『麻酔薬』のなかでリチャードソンが書いた「スノウの生涯」の簡略版を含めた『コレラのスノウ』を刊行した【Frost 1936】。この本も再版され、コレラに関するスノウの著作の一部を米国の読者が簡単に入手できるようになった。フロストは『伝染2』におけるスノウの推論を「ほぼ完璧なモデル」と評価し、「彼の説明を、一度探求の物語として読み、何度も疫学の教訓として読むべきである」とつけ加えた。一九五〇～六〇年代に疫学教育が広がったとき、次世代の教科書の著者はフロストの忠告を心に留め、一九六〇年から二〇〇〇年にかけて教育を受けた疫学者で、学生時代にブロード街のポンプのエピソードを模範的事例研究として教わらなかった者はいなかった。

スノウは、今日の疫学者に疫学的手法が成功することを示してくれた。その手法とは、科学として、そして公衆衛生政策の基盤として、集団レベルでなされた観察のなかで病因を確認しようとすることである。スノウは、病気の伝播経路（野外でのみ観察できる現象）を理解しようとすることは、実験室の制御された条件のなかで病気を起こす特異的因子を同定することよりも重要である、と論証した。スノウは公衆衛生の研究に仮説演繹法で取り組み、実験室での研究に必須の定量的な堅固さをもって結論を引き出した。彼は実験室のことをよく知っていたので、集団と公衆衛生のデータを実験的な思考態度と統合するために欠かせない想像力の飛躍ができたのである。

スノウと同時代人で、産褥熱が広がる経路を明らかにしたゼンメルワイス・イグナーツと、腸チフス

〔細菌〕の伝播経路を研究したウィリアム・バッドも、近代疫学につながる研究者の一員である。しかしゼンメルワイスもバッドも、スノウが行ったような包括的分析は行っていない。スノウの科学的手法の追随者としては、一八九五年にハマダラカがマラリア原虫を媒介することを発見したロナルド・ロス卿、一九〇九年にチフス〔リケッチア〕がシラミ媒介であることを発見したシャルル・ニコルがいる。ウオルター・リードも黄熱が伝播する経路を一九〇〇年に発見した。スノウはすでに、病気の原因だけでなく伝播経路も極めて特異的であることを明らかにしていた。さらにスノウは、その特異的経路を阻もうとする公衆衛生活動のモデルを作った。彼は、コレラは患者の下痢便を他の人に広げないようにすることで制御できる、と指摘した。スノウ以降、チフスは清潔な衣服を着ることで制御できることが分かった。黄熱による死亡は、患者を隔離することと蚊の繁殖を妨げることでほぼなくすことができた。スノウは疫学的手段の威力を示した最初の科学者として、二十世紀に感染症による死亡を大幅に減らした偉大な公衆衛生の勝利へとつながる道を拓いた。彼は、今日の疫学者が「近代的」と認める調査と分析の手段を使ってそれを実行したのである。

医学地図作成法の遺産

スノウは、麻酔法と近代疫学の事例研究における歴史的偶像である。しかし、医学地理学および地図作成法における彼の遺産に関しては、疾病地図の作成において実例となるべき彼の手法は架空のおとぎ話にされてしまっており、彼の真意に反するものになっている。スノウの地図が最初に再現されたのは、セジウィックの一九〇二年の公衆衛生の教科書である。彼は、スノウが教区コレラ調査委員会報告書に入れたゴールデンスクエアでのコレラ死亡率地図を書き直して使った。地図の凡例には「原典より」とあったが、変更は大幅なものだった。セジウィックは、コレラ死者を表す線を点に変更した。最も近い二つのポンプの間の等距離地点を表すボロノイ線〔図12・6参照〕は残したが、その線の意義についてはコメントしていない【Sedgwick 1914】。その半世紀後、E・W・ギルバートは『伝染2』のゴールデンスクエア集団発生の地図〔これにはボロノイ線は入っていない〕を書き直し、一九五八年、英国での先駆的な疾病地図に関する論文に入れた【Gilbert 1958】。セジウィックと同様に、ギルバートはスノウの線を点にした。また、セジウィックとは異なり多くの街路を省略して地図を大幅に簡略化した。にもかかわらず図の説明文は「ロンドンのブロード街地区でのコレラ死亡に関するジョン・スノウ博士の地図（一八五五年）」で、この表現は誤解を招きかねないものである。その結果、改変されたスノウの地図が医学地図の作成に関する論文や教科書で一人歩きした。読者はおそらく、原典の再版ではなく修正版を見ていることに気づかなかっただろう。一九五二年から二〇〇〇年の間、スノウの地図あるいはその修正版が、少なくとも四十の医学地図の作成に関する書籍や論文に載せられた（図16・2）。それらは徐々に専門家向けの出版物から学校の教科書にも載るようになった。たとえば一九九三年には、ナショナル・ジオグラフィック協会の中学・高校の地理教員向けの資料に使われた。

スノウの地図を誤って伝える可能性は、一九九〇年代に地理情報システム（ＧＩＳ）技術の出現で増大

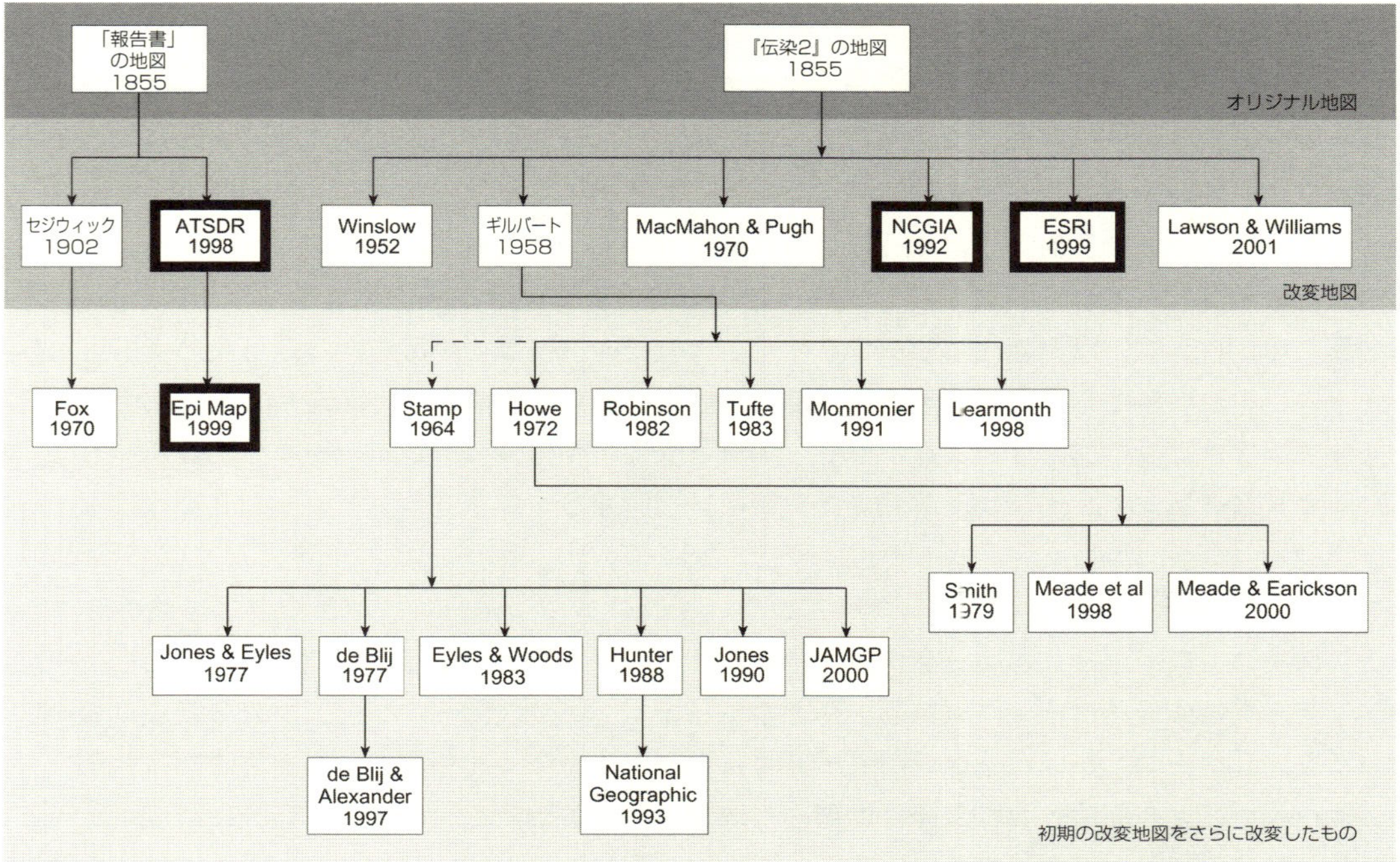

図 16・2 『コレラの伝染様式について 第二版』および「聖ジェームズ教区コレラ調査委員会報告書」に発表されたスノウの地図を再現した著者の系図

4 人の著者が『伝染 2』の地図を改変し，他の 2 人がコンピューター解析のために電子化した。1964 年以降の地図は，改変された地図の複製である。黒枠を付した 4 つの地図は，地理情報システム（GIS）教育に使われた。

した。【ＧＩＳの疫学・公衆衛生への応用は Clarke et al 1996 などを参照】。ＧＩＳは、コンピューターの詳細で美しい地図を作る描画能力と、地図上の各地点に関する大量の数値データを処理する計算能力とを組合わせたものである。たとえば、過去十年間にある地区で新規に発症した全癌患者の住所を入力し、これらの患者と送電線網に地理的相関があるかどうかを地図上にプロットすることができる。ＧＩＳは、病気を起こすのに重要な相関の同定に強力な手段となる。一方で、詳細な地図にプロットしたとき強い相関があるように見えたが、それが疑似相関であったことを示すのにも使うことができる。たとえば、ＧＩＳにもとづいていわゆる癌集積性があるとの主張がなされたが、のちにそれはランダムな発生であったと明らかになった例がある。

ＧＩＳ関係者は、ジョン・スノウが彼らの守護聖人であると表明してきた。一八五四年のコレラ集団発生時に「スノウは、ブロード街のポンプがその惨事の根源かつ中心であると注目した」というリチャードソンの説明を、スノウが疾病地図を帰納的分析手段として使ったと解釈するのは安易である。リチャードソンは、スノウのその後の英雄的な行動を生き生きと描写しているが、それを受入れることでも満足感が得られる。「彼はポンプの柄を外すことを最高の処方として提案した。教区委員会は疑い深かったが、その提案を実行するという良識を持っていた。ポンプの柄は取りはずされ、疫病は止んだ。ここから学者の間で、スノウをあざ笑い、はては小バカにする議論が起きた。圧倒的な科学問題にある大きな自然現象の原因を見つけようとする、深遠科学の追究者にとって、ポンプの柄を外すことはあまりにも大きすぎる事実であった」【Richardson 1858】。この神話的なスノウは、熱狂的なＧＩＳ支持者にとって魅力的だった。

彼らは自身を、退屈なつまらない科学者が行動もせずもっと証拠を出せと神経質に言っている間に、自分たちをあざける人々の前で公衆衛生のために立ち上がり現実の世界に飛込んで現実の命を救っていると考えている。スノウの神話を語り継ぐことはＧＩＳの存在価値にもなっているのである。疾病地図の支持者は、地図の作成が病気の原因の特定と治療におもな役割を果たしたこの事件しか、主張できるものがない。医学地図の作成、とくにＧＩＳにおいて創設神話を望む気持ちは、ブロード街事件についての、およびスノウの研究者かつ公衆衛生人としての役割についての誤った異説を生き長らえさせることに力を貸している。

このスノウ神話の普及には皮肉がある。現代のＧＩＳは、スノウが用いた方法よりも十九世紀半ばの衛生改革者が用いた方法に似ている。スノウはコレラの病理学と伝播経路に関して、理路整然とした複数の生態学レベル〔個人、近隣、大都市レベルごとで伝播様式が異なる〕による伝播理論にもとづいて、ブロード街のポンプを示唆したのだ。その理論こそが本質的な要素であった。地図は、彼の集団発生の報告を例証する手段であり、彼が調査を終えてから数ヶ月後に追加されたものである。それに対して衛生改革者は、いかに瘴気が病気を起こすかの詳細かつ首尾一貫した理論を持っていなかった。彼らは表面的な観察と相関に依存した。たとえばエドモンド・クーパーは、ゴールデンスクエアの下水路の地図を作ってコレラ患者が下水の通気口近くに集積しなかったことを示したが、衛生局から来た調査官は、ほぼ同じ地図を使って下水からもれる臭気が集団発生の原因であるとした〔第十一章〕。ＧＩＳの支持者が同様に偶然の空間的相関に頼ることは、自らを彼らの英雄ではなく衛生改革者の傘下に組み込むことになる。

医学におけるスノウの生涯は、一連の連続的分子変化のように進んだ。あるアイデアが次のアイデアを生んだのだ。彼が生涯を捧げたのは、自分の天職に対してであった。皮肉にも、彼の経歴の専門化と特殊化のため、また疫学界と麻酔学界の人々から受けた尊敬のために、彼の一貫性のある仕事はばらばらになってしまった。リチャードソンはスノウの生涯についての回想録を『麻酔薬』に載せ、彼の生涯を麻酔への貢献と結びつけた。彼の疫学的理論の妥当性は時とともに認められたが、彼の麻酔の仕事は疫学と両立し、実際、その定式化と具体化に重要であったとの認識はあまり生まれなかった。スノウの著作はしばしば明晰さのモデルである。しかし彼の議論は事情を考慮しないと受け取られることが多く、彼は「時代に先んじた人」と考えられたようであった。現代の標準からすれば、彼の主張のいくつかは間違っていた。これは、我々の後継者が将来、我々の主張に誤りを発見するであろうことと同じである。結局のところ、スノウの主張には限界があり歴史に堪えない部分もあったが、そのことは我々にとってそれほど重要ではない。彼が十九世紀前半のヨーロッパの医の科学の諸分野で得られた知識を、複雑に統合したことにこそ意義があるのだ。

＊　＊　＊

訳者あとがき

本書は、十九世紀英国の夭逝《ようせい》した異才の医師で、近代疫学〔疫学とは、集団の中での病気の広がりと、その制御を研究する学問〕の創始者として有名なジョン・スノウの伝記の決定版といえるものである。ミシガン州立大学の専門が異なる五人の学者が共同で六年間をかけて書いた、一つの主題に関する本（モノグラフ）で、決して一人では書けない、内容が詰まった本だ。

細菌学の誕生前で病原体の本質が未知であった時代に、スノウは当時のロンドンを襲ったコレラの原因が腸管で増殖する細胞〔細菌〕であり、患者糞便で汚染された水を飲み込むことでコレラが起きるとの仮説を立て、その仮説から演繹的に社会でのコレラ流行のメカニズムを見事に説明した。その白眉は、二つの水道会社が給水している同じ場所で、それぞれの水を飲んでいる家の間でコレラ死亡率が異なることを明かにしたことである。居住環境と社会経済条件が同一で、飲み水のみが異なる住民群間の比較である。これは「決定実験 *experimenta crucis*」の要件を満たす。しかもその実験は、実験室でなく「自然」のなかで行われたものであり、かつ「壮大な」規模のものであった。ここから「分析疫学」が発祥した。

スノウは地方都市の労働者の家庭に生まれ、外科医-薬剤師のもとでの見習いを経て、ロンドンで医学教育を受け、最終的には内科医の資格を取る。医学生時代から呼吸の生理学に興味を持ち、アパートで小動物を使って実験をする。一八四六年の暮れにエーテル吸入麻酔法が米国から入ってくると、麻酔を一定のガス濃度で行うための吸入器を開発する。その一年後の一八四七年十一月、スコットランドのエジンバラでクロロホルムが麻酔に有用であるとの発見がなされると、スノウはすぐさまエーテル麻酔の研究経験を生かしてクロロホルム麻酔法の第一人者になってしまう。一八四八年十月に少数のコレラ患者がロンドンに発生し、翌年大流行する。行政と医学界は、コレラは瘴気（悪いガス）が原因との説であったが、スノウはコレラ患者の観察から腸管の病気であると見抜き、前述の仮説を立てる。スノウは権威から無視されたので、一八四九年八月『コレラの伝染様式について（初版）』を自費出版し、持論を主張する。その後スノウは市井の開業医として毎日、出張麻酔をやりながら、コレラの疫学調査をほとんど一人で行ったのだ。

本書には、スノウの人となりも描かれている。彼は変わり者であった。みずから蒸留水を作って飲み、菜食主義者であった。自身の体を使って吸入麻酔の実験を行った。意識がなくなる寸前にストップウォッチを止め、回復後に麻酔体験を記録した。完全禁酒主義者であったが、アルコールの麻酔作用の研究の名のもとに酒を飲んだ。クロロホルム麻酔法の成功によって上流社会で有名になり、ビクトリア女王の無痛分娩にも立会ったが、名声には無関心であった。収入は相当なものになっただろうが、その金で自宅を実験室に造りかえ、モルモットから鳥、カエルまでを実験に使った。前記の自費出版にもその金を使ったのだろう。

本書では、スノウについての「神話」にも触れている。ブロード街でのコレラ集団発生時にポンプの柄を外したことが有名であるが、その発生は一時点のみの点源からのものであり、ポンプの柄を外したときコレラの発生はすでに終息に向かっていた。しかし巷間では、ポンプの柄が重要ということになっている。また、死者の分布地図を描いてからポンプが発生源であると断定したという話も後付けの神話である。

スノウは、優れた臨床家、化学分析を主とする実験室医学の研究者、さらに社会の観察者でもあった。クロロホルム麻酔の基礎研究があったうえでコレラ発生理論を考え出し、そこから疫学調査を始めたのだ。彼は、人体内の生理学から社会のなかでの疫学までを統合して考えた「医の科学」者であった。

本原著の刊行は二〇〇三年である。訳者はランセット誌の書評を見てすぐに入手し、興味をもって一部を読んだが、当時は全文を読む時間と気力がなかった。しかし今は定年退職して時間に余裕があり、楽しみながら翻訳することができた。スノウが少年期を過ごしたヨークの街のことなどはグーグル地図とつき合せて読んだ。固有名詞の訳には慣用のものを使った。「イングランド」の訳語は「英国」としたが、「イングランドとウェールズ」と「スコットランド」などはそのままにした。「ビクトリア」を「ヴィクトリア」としなかったのは、後者で一文字多いからである。原書脚注には細かい歴史資料の引用があるが、そのうちの重要と思われるもののみの要約を本文内に【　】で入れた。

次に、ロンドンのコレラに関して原著で触れていないことを解説してみたい。

1　産業革命、ロンドンの人口、コレラ

産業革命前で鉄管が使えなかった時代、大都市の住民は、遠くの高地から開渠《かいきょ》の水路で流れてくる水を飲んだ。ローマではトンネルや水道橋《アクアダクト》で導水し、市内では鉛管で配水した。江戸では多摩川上流の羽村《はむら》で取水し、長さ四三㎞の玉川上水の水路に流し、市内では地下に埋めた木樋《もくひ》で「上水井戸」に流した〔長屋のかみさんがそこから水を汲み、井戸端会議をした〕。開渠で流す水の量には限度があり、給水できた人口は一〇〇万が限度であっただろう。

英国で産業革命が興って、ロンドンが世界最大の都市になった。一八〇一年の人口は八六万であったのが、一八五〇年には二三〇万になった（パリは一三〇万）。増加人口分の水は足下のテムズ川から得たのである。

産業革命の技術的二大特徴は、①鉄の大量生産、②石炭を使う蒸気機関が生み出す動力である。石炭を蒸焼きしたコークス〔炭素が主成分〕と鉄鉱石〔酸化鉄〕を混ぜてから送風機で空気を吹込んで高温で燃焼させると、炭素が酸化鉄の酸素を奪って〔還元して〕鉄が出来る。その鉄で蒸気機関が作られ、それを動かすのに石炭が使われた。その鉄で送風機が作られ、蒸気機関がそれを動かした。深い炭坑で水が溜っても、鉄で作られた揚水ポンプが排水をして石炭採掘量を増加させた。つまり、鉄と石炭とは互いの拡大再生産を推進した。そして揚水ポンプがテムズ川の水を高い場所に運び上げ、その水を鋳鉄パイプで多数の人に

供給することができるようになって巨大都市が誕生した。

人口が増加すれば排泄物も増える。チャドウィックらの衛生改革派は下水道を普及させ、排泄物をテムズ川に流し込んだ。そのような状況でコレラ菌が外部から持込まれ、菌の拡大再生産が起こり、コレラの大流行が発生した。

さらに、コレラ菌の最強毒株が選択された可能性がある。進化生物学の説によれば、人から人への病原体の伝播が水を介する場合には、腸管で最も大量に増殖する菌株が主流になる（ポール・W・イーワルド著『病原体進化論』池本孝哉・高井憲治訳、新曜社、二〇〇二年）。インドの風土病であったコレラの病原菌が世界最大の糞尿都市に来て、世界最強の病原体になった、と考えることができる。

2　都市人口を支えた英国農業革命

ついでながら、増加した人口をまかなう食料はどこから供給されたのだろうか？　じつは産業革命に並行して「農業革命」が興っていた。

アルプスの北のヨーロッパでは九世紀ごろに「三圃制《さんぽ》」が始まった。一つの畑に春に（春播き）大麦を播き、秋に収穫する。二年目、畑は休閑《きゅうかん》（休耕地）にして秋に小麦を播き、三年目の夏に収穫する。小麦は三年に一回の栽培であるが、栽培周期を一年ずつずらした三種類の畑を共存させるので、毎年どこかの畑で収穫される。大麦は家畜の餌に使った。

十七世紀中頃の英国で、休耕をなくした輪栽式農法が始まった。一つの畑で小麦→大麦→カブ→クローバーの四年周期の栽培が行われた。小麦の収穫は四年に一回となるが、全体の農業生産量は三圃制よりもはるかに多くなった。カブは冬にも収穫できるので冬に牛を飼うことができ、牛乳が一年中飲めるようになった。クローバーはマメ科植物で、根粒バクテリアが空中窒素を固定し、その窒素は葉に蓄えられる。そのクローバー畑を放牧に使った。またクローバーを丸ごと土に鋤込み、翌年に栽培する小麦のための窒素肥料とした。穀物生産量が増えたので、産業革命進行中の都市の労働者へ十分な食料を供給することができた。産業革命には農業革命も必要だったのだ。

3　ウィリアム・ファー編集の「死亡週報」

スノウがコレラ流行理論を検証するのに大きな役割を果したのが、国の戸籍本署の医官ファーらが集計したデータであった。ファーはそこで人口動態統計《vital statistics》の体系を一八三九年までに構築していた。それは一年間の国内（イングランドとウェールズ）のすべての出生・死亡・婚姻・離婚の数を集計したもので、これから国民の平均寿命や合計特殊出生率の計算ができ、また死因別死亡率とその時代変遷を知ることができる。統計《statistics》とは国家《state》が行うものであった〔日本の人口動態統計は一八九九年に開始された〕。

しかしコレラのような高死亡率の急性感染症の発生を解析するためには、一年間の集計ではなく週単位の死亡集計が必要である。一八四〇年から「ロンドン出生・死亡週報」が発行され、ファーはその編集責任者であった。この週報があって、スノウの研究があったのだ。

ファーは「疾病サーベイランス」の創始者といわれている。サーベイランスとは、疾病の発生を組織的に収集し、継続的に分析した情報を関係者に返還することと定義される。なお米国では、疾病対策センター（CDC）が「罹患死亡週報（MMWR〔Morbidity and Mortality Weekly Report〕）」を発行している。日本では国立感染症研究所・厚生労働省結核感染症課が、年報「感染症流行予測調査報告書」、月報「病原微生物検出情報」、週報「感染症発生動向調査」を発行している。

4　スノウに関する他の読物

スノウに関する著作の日本語の翻訳書としては次のものがある。スティーヴン・ジョンソン著『感染地図　歴史を変えた未知の病原体』（矢野真千子訳、河出書房新社、二〇〇七年。原著は二〇〇六年刊）、サンドラ・ヘンペル著『医学探偵ジョン・スノウ　コレラとブロード・ストリートの井戸の謎』（杉森裕樹・大神英一・山口勝正訳、日本評論社、二〇〇九年。原著は二〇〇六年刊）。この二著はロンドン・ブロード街のコレラ集団発生を中心にして書かれた、一般向けの読みやすい物語である。二〇〇三年刊の本書からの引用が多い。

ジョン・スノウ著『コレラの伝染様式について　第二版』〔一八五四年刊。本書では『伝染2』とした〕は、水上茂樹氏の訳がインターネットで閲覧できる（https://www.aozora.gr.jp/cards/001600/files/53757_67624.html）。

二〇一三年はスノウ生誕二〇〇周年にあたり、それを記念してロンドン衛生学・熱帯医学校で研究集会「ジョン・スノウの遺産─境界を越える疫学」が開かれた。十二人の発言者の内容要約がランセット誌二一

○一三年四月十三日号に載った。癌、精神疾患、事故、犯罪、暴力などの広範囲な領域での疫学を扱っている。

また同号の「死亡記事」欄では、右記のヘンペルがスノウの業績を再評価した。最初の死亡記事は一八五八年六月二六日号に載ったのだが、次の短いものだった。「ジョン・スノウ博士。この有名な内科医は、六月十六日正午サックビル街の自宅で脳卒中にて死去。彼のクロロホルムや他の麻酔薬の研究は医学界から評価された。」編集長ワクリーは、生存中のスノウを小バカにしていて〔序章参照〕、その死亡記事ではスノウのコレラ研究に一切触れなかったのだ。

ジョン・スノウの弟の玄孫の妻であるステファニー・J・スノウは、ジョン・スノウの麻酔法を中心に『我らに麻酔の祝福あれ　人は痛みとどう向きあってきたか』(三枝小夜子訳・西川望監修、メディカル・サイエンス・インターナショナル社、二〇一三年。原著は二〇〇八年刊)を書いた。ビクトリア女王が第八子、第九子の出産で無痛分娩を希望し、スノウがその麻酔担当に選ばれた経緯や、クロロホルムが犯罪に使われた事例も読める。

さて、本翻訳書とは直接関係しないことだが、訳者は、日本語の漢字仮名交り文は速読に適していると考えている。表意文字である漢字は目に訴えるので、キーワードに漢字を使うことで拾い読みが迅速に行える。一方、中国語文ではすべてが漢字なのでどれがキーワードか分からない。また英単語はアルファベット二六文字を組合せて単語としての「形」を作るが、その形からキーワードを区別することはできない〔ドイツ語では名詞の最初を大文字にするが、名詞を目立たせるためかもしれない〕。我々は外国の原著論文を英語で読まなくてはならないが、読物や教科書ならば日本語訳のほうが速読できて再読もしやすい。

言語学者の鈴木孝夫は、日本語は「テレビ型」言語で、他の言語は中国語を含めてすべて「ラジオ型」であると言った（『閉された言語・日本語の世界』新潮社、一九七五年）。つまり日本語は、「聴」より「視」の言語であるということだ。

進化生物学者のA・パーカーは、『眼の誕生』（渡辺政隆・今西康子訳、草思社、二〇〇六年）を著した。そのなかでパーカーは、眼（視覚）の誕生こそが、動物の進化史のなかで最大の劇的な出来事であったと言う。視覚は五感のうちで最強のものであり、視野へ入る大量の情報のうちのわずかな部分をも高感度で瞬時に識別できるのである。人間は、この視覚の特徴を利用して速読をする。

日本語の発音体系はきわめて単純であるが、漢字仮名交じり文の書字体系は複雑で、その習得には時間がかかり、タイプライターが使えないという難点があった。しかしその難点は漢字プリンターと日本語ワープロの発明で解決された。そして、漢字使用は発音体系の単純さを補う（同音異義語を区別）だけではなく、漢字を意識的に使うことでより効果的な速読ができる、と訳者は考えている。

ということで本翻訳書では、キーワードになるべく漢字を使い、それ以外にはなるべく仮名を使おうと試みた。ただし、ひらがながながとつづいてよみにくいところでは適宜、漢字を入れた。読みやすさを優先させたために漢字の使い方や送り仮名に不統一があることをご理解いただけたら幸いである。

内容が訳者に不明であった部分は共著者の一人Stephen Rachman博士に問合せをしたところ、すみやかな回答をいただきました。メディカル・サイエンス・インターナショナル社の編集者、横川浩司氏には、訳文を読みやすくすることにご尽力をいただきました。記して感謝します。

二〇一九年九月　井上　栄

(1980): 11-20.

Wohl, Anthony S. *Endangered Lives: Public Health in Victorian Britain.* London: Methuen, 1983.

Wolfe, R. J. and L. E. Menczer, eds. *I Awaken to Glory: Essays Celebrating Horace Wells and the Sesquicentennial of His Discovery of Anaesthesia.* Boston: Boston Medical Library, 1994.

Woodham-Smith, Cecil. *Florence Nightingale, 1820-1910.* New York: Atheneum, 1983.

Woolley, Benjamin. *The Bride of Science—Romance, Reason and Byron's Daughter.* Basingstoke: Pan Books, 2000.

Worboys, Michael. *Spreading Germs: Diseases, Theories, and Medical Practices in Britain, 1865-1900.* New York: Cambridge University Press, 2000.

Wright, Thomas Giordani. *Diary of a Doctor: Surgeon's Assistant in Newcastle 1826-1829,* edited by Alastair Johnson. Newcastle: Newcastle Libraries and Information Service/Tyne & Wear Archives, 1998.

Zuck, David. "Charles Empson." Unpublished essay.

———. "Charles Empson—Man of mystery." *Proceedings of the History of Anaesthesia Society* 12 (1993): 56-62.

———. "Cyanosis in the early history of anaesthesia." *Proceedings of the History of Anaesthesia Society* 16 (1994): 25-33.

———. "The diagnosis of death in the late 18th century," *Proceedings of the History of Anaesthesia Society* 18 (1995): 13-22.

———. "D. Thomas Graham." *Proceedings of the History of Anaesthesia Society* 17 (1995): 36-42.

———. "Dr. Nooth and his apparatus." *British Journal of Anaesthesia* 50 (1978): 393-405.

———. "John Snow on paracentesis of the thorax." *Proceedings of the History of Anaesthesia Society* 30 (2002): 55-61.

———. "Julius Jeffreys and the physiology of lung volumes." *Proceedings of the History of Anaesthesia Society* 10 (1991): 55-61.

———. "Julius Jeffreys—Pioneer of humification." *Proceedings of the History of Anaesthesia Society* 8b (1990): 70-80.

———. "Physics of heat and vaporization: Its history and application to the design of anaesthetic vaporizers." *CPD Anaesthesia* 1 (1999): 88-93.

———. "Snow, Empson and the Barkers of Bath." *Anaesthesia* 56 (2001): 227-30.

Zwanenberg, David van. "The training and careers of those apprenticed to apothecaries in Suffolk, 1815-1858." *Medical History* 27 (1983): 139-50.

of Reform, edited by Roger French and Andrew Wear, 36-64. London: Routledge, 1991.
———. *The Therapeutic Perspective.* Cambridge, Mass.: Harvard University Press, 1986.
Warren, Edward. *Some Account of the Letheon.* Boston: Dutton & Wentworth, 1847.
Watkins's Commercial & General London Directory and Court Guide for 1855. London: Longman, Brown, Green, and Longmans, 1855.
Webster, Charles, ed. *Caring for Health: History and Diversity,* 2nd ed. Buckingham: Open University Press, 1993.
Weinreb, Ben and Christopher Hibbert. *The London Encyclopaedia.* London: Macmillan, 1988.
Wendt, Edmund C. *A Treatise on Asiatic Cholera.* New York: William Wood, 1885.
Whitehead, Henry. "The Broad Street pump: An episode in the cholera epidemic of 1854." *MacMillan's Magazine* (1865): 113-22.
———. *The Cholera in Berwick Street,* 2nd ed. London: Hope & Co., 1854.
———. "The experience of a London curate." In *Henry Whitehead,* 1825-1896: *A Memorial Sketch,* by H. D. Rawnsley, 197-234. Glasgow: James MacLehose & Sons, 1898.
———. "The influence of impure water on the spread of cholera." *MacMillan's Magazine* (1866): 182-90.
———. "Remarks on the outbreak of cholera in Broad Street, Golden Square, London, 1854." *Transactions of the Epidemiological Society of London* 3 (1866-68): 99-104.
———. "The Rev. H. Whitehead's Report." In Cholera Inquiry Committee, *Report on the Cholera Outbreak in the Parish of St. James, Westminster during the Autumn of 1854,* 121-69. London: Churchill, 1855.
Williams, Charles J. B. *Observations on the Changes Produced in the Blood in the Course of Its Circulation.* London: Wilson, 1835.
Wilson, Thomas G. "Benjamin Guy Babington." *Archives of Otolaryngology* 83 (1966): 98-102.
Winkelstein, Warren. "A new perspective on John Snow's communicable disease theory." *American Journal of Epidemiology* 142 (1995): S3-S9.
Winskill, P. T. *The Temperance Movement and Its Workers.* 4 vols. London: Blackie & Son, 1891-1892.
Winslow, Charles E. A. *The Conquest of Epidemic Disease.* Princeton, N.J.: Princeton University Press, 1943.
Winter, Alison. *Mesmerized. Powers of Mind in Victorian Britain.* Chicago: University of Chicago Press, 1998.
Winterton, William R. "The Soho cholera epidemic 1854." *History of Medicine* 8

1970.

United Kingdom Local Government Board. 15*th Annual Report, 1885-86*. London: Eyre & Spottiswood, 1886.

United Kingdom Parliament. *First Report of the Commissioners for Enquiry into the State of Large Towns and Populous Districts. Sessional Papers, 1844,* vol. 17.

———. *Second Report of the Commissioners for Enquiry into the State of Large Towns and Populous Districts. Sessional Papers, 1845,* vol. 18.

———. *Ninth Report of the Medical Officer of the Privy Council, with appendix, 1866. Sessional Papers, 1867,* vol. 37, paper 3949.

University of London. *University of London Calendar. 1844*. London: Richard & John Edward Taylor, 1844.

Ure, Andrew. "New experimental researches on some of the leading doctrines of caloric; particularly on the relation between the elasticity, temperature, and latent heat of different vapours; and on thermometric admeasurement and capacity." *Philosophical Transactions of the Royal Society of London* 108 (1818): 338-94.

Vandenbroucke, Jan P. "Changing images of John Snow in the history of epidemiology." *Sozialund Präventivmedizin* 46 (2001): 288-93.

———. "Invited commentary: The testimony of Dr. Snow." *American Journal of Epidemiology* 152 (2000): 10-12.

Vandenbroucke, Jan P., H. M. Eelkman Rooda, and H. Beukers. "Who made John Snow a hero?" *American Journal of Epidemiology* 133 (1991): 967-73.

Vogel, Morris J. and Charles E. Rosenberg, eds. *The Therapeutic Revolution. Essays in the Social History of American Medicine*. Philadelphia: University of Pennsylvania Press, 1979.

Waddington, Ivan. *The Medical Profession in the Industrial Revolution*. Dublin: Gill & Macmillan, 1984.

Walker, R. Milnes. "The surgical apprentice, 1829." *Annals of the Royal College of Surgeons of England* 61 (1979): 68-70.

Wall, Cecil. *The London Apothecaries: Their Society and Their Hall*. London: Apothecaries Hall, 1968.

Wall, Cecil, H. Charles Cameron, and E. Ashworth Underwood. *A History of the Worshipful Society of Apothecaries of London,* vol 1: 1617-1815. London: Wellcome Historical Medical Museum, 1963.

Waller, Lance. "Epidemiologic uses of geographic information systems (GIS)." *Statistics in Epidemiology Report* 7 (1996): 4-7.

Walsh, James J. *History of Medicine in New York*. New York: National Americana Society, 1919.

Warner, John H. "The idea of science in English medicine: the 'decline of science' and the rhetoric of reform, 1815-45." In *British Medicine in an Age*

Sykes, W. Stanley. "Anaesthetic deaths in the first hundred years." In *Essays on the first Hundred Years of Anaesthesia.* Huntington, N.Y.: R. E. Krieger, 1972.

Taylor, Alfred. *Principles and Practice of Medical Jurisprudence.* London: Churchill, 1865.

Thomas, K. Bryn. "The Clover/Snow Collection." *Anaesthesia* 27 (1972): 436–49.

Thompson, Francis M. L. *The Rise of Respectable Society. A Social History of Victorian Britain, 1830–1900*. Cambridge, Mass.: Harvard University Press, 1988.

Thorne Thorne, Richard. *On the Progress of Preventive Medicine in the Victorian Era, 1837–1887.* London: Shaw, 1888.

Tillott, P. M., ed. *A History of Yorkshire. The City of York.* Victoria History of the Counties of England. London: Oxford University Press, 1961.

Trench, Richard and Ellis Hillman. *London under London, A Subterranean Guide.* London: John Murray, 1996.

Turner, G. Grey and W. D. Arnison. *The Newcastle upon Tyne School of Medicine, 1834–1934.* Newcastle upon Tyne: Andrew Reid, 1934.

Turner, Thomas. *Outlines of Medico-Chirurgical Science; Containing Remarks on Medical Education and Illustrations of the Application of Anatomy, Physiology, & Pathology to the Principal Practical Points in Medicine and Surgery,* 2nd ed. London: Underwood, 1827.

Underwood, E. Ashworth. *Science and Medicine in History.* 2 vols. London: Oxford University Press, 1953.

United Kingdom General Board of Health. *Report of the General Board of Health on the Epidemic Cholera of 1848 & 1849.* London: HMSO, 1850.

———. *Report on the Results of the Different Methods of Treatment Pursued in Epidemic Cholera in the Provinces throughout England and Scotland in 1854.* London: HMSO, 1855.

———. *Report of the Committee for Scientific Inquiries in Relation to the Cholera-Epidemic of 1854.* London: HMSO, 1855.

United Kingdom General Register Office. *Weekly Return of Births and Deaths in London,* vol. 14. London, 1853.

United Kingdom Home Office, *1841 Census.*

———. *1851 Census.*

United Kingdom House of Commons. "Digest of parochial returns made to the select committee appointed to inquire into the education of the poor." *Sessional Papers, 1819.*

———. "Select Committee on Medical Education." 602–III, Society of Apothecaries. London, 1834.

———. "Select Committees on Medical Relief and Public Health, 1854–1862." *British Parliamentary Papers,* vol 8. Shannon, Ireland: Irish University Press,

———. "Case of purpura hæmorrhagica." *AMJ* 4 (1856): 364-65.
———. "On the supposed influence of offensive trades on mortality." *Lancet* 2 (1856): 95-97.
———. "On the vapour of amylene." *MTG* 14 (1857): 60-62, 82-84.
———. "On the recent accident from chloroform." *MTG* 14 (1857): 282-83.
———. "Further remarks on amylene." *MTG* 14 (1857): 332-34, 357-59, 379-82.
———. "On some alleged ill effects of amylene." *BMJ* 1 (1857): 381.
———. "Dr. Marshall Hall's method of artificial respiration." *MTG* 14 (1857): 421.
———. "On chloride of amyle." *MTG* 14 (1857): 457.
———. "On the adulteration of bread as a cause of rickets." *Lancet* 2 (1857): 4-5.
———. "Mr. A. Prichard on amylene." *BMJ* 2 (1857): 654.
———. "Case of death from amylene." *MTG* 15 (1857): 133-34.
———. "Adulteration of bread as a cause of rickets." *Lancet* 2 (1857): 351-52.
———. "Cholera, and the water supply in the south districts of London." *BMJ* 2 (1857): 864-65.
———. "On the outbreak of cholera at Abbey-Row, West Ham." *MTG* 15 (1857): 417-19.
———. "On the origin of the recent outbreak of cholera at West Ham." *BMJ* 2 (1857): 934-35.
———. "On the case of congenital fissure of the sternum." *MTG* 15 (1857): 561.
———. "Drainage and water supply in connexion with the public health." *MTG* 16 (1858): 161-63, 188-91.
———. "The recent death from chloroform at Bristol." *BMJ* 1 (1858): 223-25.
———. "Death from chloroform." *BMJ* 1 (1858): 279.
———. *On Chloroform and Other Anæsthetics*, edited by Benjamin Ward Richardson. London: Churchill, 1858.
Snow, Stephanie J. "John Snow 1813-1858: The emergence of the medical profession." PhD diss., University of Keele, 1995.
Society of Apothecaries. Records. London Guildhall Library.
Southwood Smith, Thomas. *A Treatise on Fever*. London: Longman, Rees, Orme, Brown, & Green, 1830.
Stewart, Alexander P. and Edward Jenkins. *The Medical and Legal Aspects of Sanitary Reform*. London: R. Hardwicke, 1867.
Stewart, Gordon. *Trends in Epidemiology*. Springfield, Ill.: Charles Thomas, 1972.
Storey, Geoffrey O. "Henry Clutterbuck (1767-1856)." *Journal of Medical Biography* 8 (2000): 16-22.
Surtees, Robert. *The History and Antiquities of the County Palatine of Durham*. Vol. 2 of Chester Ward. London: J. Nichols & Son, 1820.
Sydenham, Thomas. *Works*. 2 vols. London: Sydenham Society, 1848-1850.

London: William Tyler, 1853.
———. "The late deaths from chloroform." *MTG* 7 (1853): 485-86.
———. "The water supply at Newcastle." *Times*, 11 November 1853.
———. "The principles on which the treatment of cholera should be based." *MTG* 8 (1854): 180-82.
———. "On the recent death at St. George's Hospital, while the patient was beginning to inhale chloroform." *MTG* 8 (1854): 606.
———. "Cholera in the Baltic Fleet." *MTG* 9 (1854): 170.
———. "Communication of cholera by Thames water." *MTG* 9 (1854): 247-48.
———. "The cholera near Golden-square, and at Deptford." *MTG* 9 (1854): 321-22.
———. "On the communication of cholera by impure Thames water." *MTG* 9 (1854): 365-66.
———. "Chloroform in London and Edinburgh." *Lancet* 1 (1855): 108-09.
———. *On the Mode of Communication of Cholera*, 2nd ed. London: Churchill, 1855.
———. "On the chief cause of the recent sickness and mortality in the Crimea." *MTG* 10 (1855): 457-58.
———. "The case of fissure of the sternum." *Lancet* 2 (1855): 17.
———. *[Open] Letter to the Right Honourable Sir Benjamin Hall, Bart., President of the General Board of Health*. London: Churchill, 1855.
———. "Further remarks on the mode of communication of cholera; including some comments on the recent reports on cholera by the General Board of Health." *MTG* 11 (1855): 31-35, 84-88.
———. "The breathing and the pulse under the influence of chloroform." *AMJ* 3 (1855): 313-18.
———. "Dr. Snow's report." In Cholera Inquiry Committee, *Report on the Cholera Outbreak in the Parish of St. James, Westminster during the Autumn of 1854*, 97-120. London: Churchill, 1855.
———. "On the employment of chloroform in surgical operations." *Lancet* 2 (1855): 361-63, 383-85.
———. "On the mode of communication of cholera." *Edinburgh Medical Journal* 1 (1855-56): 668-70.
———. "The mode of propagation of cholera." *AMJ* 4 (1856): 135.
———. "The mode of propagation of cholera." *Lancet* 1 (1856): 184.
———. "Further remarks on the cause and prevention of death from chloroform." *Lancet* 1 (1856): 148-50.
———. "Cholera and the water supply." *Times*, 26 June 1856.
———. "Cholera and the water supply in the south districts of London in 1854." *JPH&SR* 2 (1856): 239-57.
———. "Administration of chloroform." *MTG* 13 (1856): 21.

———. "On the fatal cases of inhalation of chloroform." *Edinburgh Medical and Surgical Journal* 72 (1849): 75-87.
———. *On the Mode of Communication of Cholera.* London: Churchill, 1849.
———. "The cholera at Albion Terrace." *LMG* 44 (1849): 504-05.
———. "On the pathology and mode of communication of cholera." *LMG* 44 (1849): 745-52, 923-29.
———. "The alleged employment of chloroform by thieves," *LMG* 45 (1850): 327.
———. "On the treatment of inflammation of the skin." *Lancet* 1 (1850): 502-03.
———. "Further remarks on the employment of chloroform by thieves," *LMG* 46 (1850): 834-35.
———. "Remarks on the administration of chloroform, in answer to Professor Lizars." *MT* 22 (1850): 228-31.
———. "Dear Mr. Hewett." *M-CT* 34 (1851): 51-52.
———. "Dr. Snow on chloroform." *MT* 22 (1850): 635.
———. "On the inhalation of various medicinal substances." *LJM* 3 (1851): 122-29.
———. "Chloroform, and its use by thieves." *LMG* 47 (1851): 571.
———. "My dear Mr. Smith." *LMG* 48 (1851): 370.
———. *A Letter to the Right Honourable Lord Campbell, Lord Chief Justice of the Court of Queen's Bench, on the Clause Respecting Chloroform in the Proposed Prevention of Offences Bill.* London: Churchill, 1851.
———. "Lord Campbell's chloroform clause." *MT* 23 (1851): 325.
———. "On the mode of propagation of cholera." *MT* 24 (1851): 559-62, 610-12.
———. "On the administration of chloroform in the public hospitals." *MTG* 4 (1852): 349-50.
———. "On the cause and prevention of death from chloroform." *LJM* 4 (1852): 320-29, 415-23, 564-72.
———. "Deaths from chloroform in Scotland." *MTG* 4 (1852): 598-99.
———. "Death from chloroform in a case of fatty degeneration of the heart." *MTG* 5 (1852): 361-62.
———. *On Continuous Molecular Changes, More Particularly in Their Relation to Epidemic Diseases.* London: Churchill, 1853. In *Snow on Cholera,* edited by Wade Hampton Frost, 147-75. New York: Hafner, 1965.
———. "On the administration of chloroform during parturition." *AMJ* 1 (1853): 500-02.
———. "On the comparative mortality of large towns and rural districts, and the causes by which it is influenced." *Transactions of the Epidemiological Society.* In *JPH&SR* 1 (1855): 16-24. Paper delivered May 1853.
———. "On the prevention of cholera." *MTG* 7 (1853): 367-69. Reprint,

(1846): 877-81.
———. "Case of strangulation of the ileum in an aperture of the mesentery." *LMG* 38 (1846): 1049-52.
———. "Table for calculating the strength of ether vapour." *LMG* 39 (1847): 219-20.
———. "Table of the quantity of the vapour of ether in one hundred cubic inches of air." *PharJ* 6 (1846-47): 361.
———. "On the inhalation of the vapour of ether." *LMG* 39 (1847): 498-502, 539-42.
———. "On the inhalation of the vapour of ether." *British and Foreign Medical Review* 23 (1847): 573-76 [extracts from LMG 39 (1847): 539-42].
———. "To the editor of the *Pharmaceutical Journal*." *PharJ* 6 (1846-47): 474-75.
———. "A lecture on the inhalation of vapour of ether in surgical operations." *Lancet* 1 (1847): 551-54.
———. "On Deformity of the chest in children." *Lancet* 2 (1847): 137.
———. *On the Inhalation of the Vapour of Ether in Surgical Operations: Containing a Description of the Various Stages of Etherization, and a Statement of the Result of Nearly Eighty Operations in Which Ether Has Been Employed. . . .* London: Churchill, 1847.
———. "Dr. Snow on the effects of ether vapour." *LMG* 40 (1847): 859.
———. "On the inhalation of chloroform and ether. With description of an apparatus." *Lancet* 1 (1848): 177-80.
———. "The fatal chloroform case at Newcastle." *Lancet* 1 (1848): 239.
———. "Remarks on the fatal case of inhalation of chloroform." *LMG* 41 (1848): 277-78.
———. "On narcotism by the inhalation of vapours." *LMG* 41 (1848): 850-54 (no. 1, 19 May), 893-95 (no. 2, 26 May), 1074-78 (no. 3, 23 June); *LMG* 42 (1848): 330-35 (no. 4, 25 August), 412-16 (no. 5, 8 September), 614-19 (no. 6, 13 October), 840-44 (no. 7, 17 November), 1021-25 (no 8, 15 December); *LMG* 43 (1849): 228-35 (no. 9, 9 February), 451-56 (no. 10, 16 March), 983-85 (no. 11, 8 June); *LMG* 44 (1849): 272-77 (no. 12, 17 August); *LMG* 45 (1850): 622-27 (no. 13, 12 April); *LMG* 46 (1850): 321-27 (no. 14, 23 August), 749-54 (no. 15, 1 November); *LMG* 47 (1851): 622-27 (no. 16, 11 April); *LMG* 48 (1851): 1053-57 (no. 17, 19 December), 1090-94 (no. 18, 26 December). Reprint of all numbers edited by Richard H. Ellis. London: Royal Society of Medicine, 1991.
———. "On the use of chloroform in surgical operations and midwifery." *LJM* 1 (1849): 50-55.
———. "On the discussion respecting chloroform, in the Académie de Médecine of Paris." *LJM* 1 (1849): 324-26.

to a Nation: A Biography. Cornwall, Can.: York Point, 1995.
Sheppard, Francis H. W., ed. *The Parish of St. Anne Soho. Vol. 33, Survey of London*. London: Athlone Press, 1966.
———. *The Parish of St. James Westminster, Part 2: North of Piccadilly*. Vol 31, *Survey of London*. London: Athlone Press, 1963.
Sims, George. *John Snow Family History*. An audiotape recording; unpublished.
Simon, John. *English Sanitary Institutions*, 2nd ed. London: Smith, Elder, 1897.
———. *Public Health Reports*, edited by Edward Seaton. 2 vols. London: Churchill, 1887.
———. *Report of the Last Two Cholera Epidemics of London, as Affected by the Consumption of Impure Water*. London: HMSO, 1856.
Simmons, Jack, ed. *Transport*. London: Vista Books, 1962.
Smith, Protheroe. *Cholera: An Inquiry, Physiological and Pathological, into Its Proximate Cause*. 1835. Reprint, London: H. Ballière, 1849.
Snow, John. "Doctor's teetotal address delivered in 1836," edited by Thomas Snow. *British Temperance Advocate* (November 1888): 182; (January 1889): 20-21.
———. "Arsenic as a preservative of dead bodies." *Lancet* 1 (1838-39): 264.
———. "Action of recti muscles." *LMG* 23 (1838-39): 559-60.
———. "Mechanism of respiration." *Lancet* 1 (1838-39): 653-55.
———. "On the bands in the recti muscles." *LMG* 23 (1838-39): 719-20.
———. "On distortions of the chest and spine in children from enlargement of the abdomen." *LMG* 28 (1840-41): 112-16.
———. "On asphyxia, and on the resuscitation of still-born children." *LMG* 29 (1841-42): 222-27.
———. "On paracentesis of the thorax." *LMG* 29 (1841-42): 705-07.
———. "Uterine hæmorrhage, with retention of the placenta." *LMG* 31 (1842-43): 224-25.
———. "On the circulation in the capillary blood-vessels, and on some of its connections with pathology & therapeutics." *LMG* 31 (1842-43): 810-16.
———. "A new kind of pessary." *LMG* 32 (1842-43): 100.
———. "Case of acute poisoning by carbonate of lead." *LMG* 35 (1844-45): 248-50.
———. "Case of malignant or hæmorrhagic small-pox." *LMG* 35 (1844-45): 585-86.
———. "Pericarditis after scarlet-fever." *LMG* 35 (1844-45): 728-29.
———. "On the pathological effects of atmospheres vitiated by carbonic acid gas, and by a diminution of the due proportion of oxygen." *Edinburgh Medical and Surgical Journal* 65 (1846): 49-56.
———. "On the use of the term 'Allopathy'." *Lancet* 1 (1846): 229.
———. "Some remarks on alkalescent urine and phosphatic calculi." *LMG* 38

Chicago: University of Chicago Press, 1982.

Robinson, James. *A Treatise on the Inhalation of the Vapour of Ether*. London: Webster, 1847.

Robson, William. *London Directory*. London: Robson, 1838-1843.

———. *Royal Court Guide with Analysis of Peerage, for 1840*. London: Robson, 1840.

Rosen, George. "Social aspects of Jacob Henle's medical thought." *Bulletin of the Institute of the History of Medicine* 5 (1935): 509-37.

Rosenberg, Charles E. *Explaining Epidemics and Other Studies in the History of Medicine*. Cambridge: Cambridge University Press, 1992.

———. "The therapeutic revolution: Medicine, meaning, and social change in nineteenthcentury America." In *The Therapeutic Revolution. Essays in the Social History of American Medicine,* edited by Morris J. Vogel and Charles E. Rosenberg, 3-25. Philadelphia: University of Pennsylvania Press, 1979.

Rothenburg, J. N. C. *Die Cholera-Epidemie des Jahre* 1832 *in Hamburg*. Hamburg: Perthes and Besser, 1836.

Russell, Rollo. *Epidemics, Plagues and Fevers: Their Causes and Prevention*. London: E. Stanford, 1892.

Saint James, Parish of. Vestry Records. London: City of Westminster Archives Center.

———. *Annual Reports, 1858-66*; 70. 901 (St. J.). London Metropolitan Archives.

Sandler, Dale P. "John Snow and modern-day environmental epidemiology." *American Journal of Epidemiology* 152 (2000): 1-3.

Sanitary Review and Journal of Public Health. Vols. 3-4 (nos. 9-16; Mar. 1857-Jan. 1859). London. Includes *Transactions* of the Epidemiological Society of London, 1857-1858. Continuation of *Journal of Public Health, and Sanitary Review*.

Schleiden, Matthias J. *Principles of Scientific Botany*. Translated by Edwin Lankester. London: Longman, Brown, Green & Longmans, 1849.

Seale, Clive and Stephen Pattison, eds. *Medical Knowledge: Doubt and Certainty,* 2d ed. Buckingham, U.K.: Open University Press, 1994.

Seaman, Valentine. "An inquiry into the cause of the prevalence of yellow fever in New York." *The Medical Repository* (New York) 1 (1798): 315-72.

Sedgwick, William T. *Principles of Sanitary Science and the Public Health*. New York: MacMillan, 1914.

Shapter, Thomas. *The History of the Cholera in Exeter in 1832*. London: Churchill, 1849.

Shattuck, Lemuel. *Report of a General Plan for Promotion of Public and Personal Health*. Boston: Dutton and Wentworth, 1850.

Shephard, David A. E. *John Snow, Anaesthetist to a Queen and Epidemiologist*

———. *Royal National, Commercial, and Street Directory of London for 1840.* London: Pigot & Co., 1839.

Pirogoff, Nikolai I. *Researches Practical and Physiological on Etherization.* 1847. Translated by B. Raymond Fink. Park Ridge, Ill.: Wood Library-Museum of Anesthesiology, 1992.

Porter, Roy. *The Greatest Benefit to Mankind. A Medical History of Humanity.* New York: Norton, 1997.

Poynter, Frederick N. L., ed. *The Evolution of Medical Education in Britain.* Baltimore: Williams & Wilkins, 1966.

Provincial Medical and Surgical Journal. Journal of the Provincial Medical and Surgical Association. London, 1832-1852.

Quistorp, Johann B. *De Anaesthesia, von den unempfindlich seyn.* Rostock: Weppling, 1718.

Radcliffe, John N. "Cholera in London, and especially in the eastern districts." In Appendix 7.f. to *Ninth Report of the Medical Officer of the Privy Council, 1866. Sessional Papers, 1867,* vol. 37.

Raufman, Jean-Pierre. "Cholera." *American Journal of Medicine* 104 (1997): 386-94.

Rawnsley, Hardwicke D. *Henry Whitehead, 1825-1896: A Memorial Sketch.* Glasgow: James MacLehose & Sons, 1898.

Reader,William J. *Professional Men: The Rise of the Professional Classes in Nineteenth-Century England.* London: Weidenfield & Nicolson, 1966.

Reiser, Stanley J. *Medicine and the Reign of Technology.* Cambridge: Cambridge University Press, 1978.

Reynolds, John Russell. *Essays and Addresses.* London: Macmillan, 1896.

Reynolds, John R. and Henry Hartshorne, eds. *A System of Medicine.* Philadelphia: Henry C. Lea, 1880.

Richards, Thomas B., Charles M. Croner, Gerard Rushton, Carol K. Brown, and Littleton Fowler. "Geographic information systems and public health: Mapping the future." *Public Health Reports* 114 (1999): 359-73.

Richardson, Benjamin W. "The life of John Snow." In John Snow, *On Chloroform and Other Anaesthetics,* edited by B. W. Richardson, i-xliv. London: Churchill, 1858.

———. "John Snow, M.D. A representative of medical science and art of the Victorian era." *Asclepiad* 4 (1887): 274-300.

———. *Vita Medica: Chapters of Medical Life and Work.* New York: Longmans, Green, 1897.

Richardson, Harold, transcriber and ed. *Parish Register of Acomb.* York: Yorkshire Archaeological Society, 1966.

Risse, Guenter. "The Brownian system of medicine: Its theoretical and practical implications." *Clio Medica* 5 (1970): 45-51.

Robinson, Arthur H. *Early Thematic Mapping in the History of Cartography.*

Hygiene, 2nd. ed. London: Churchill, 1900.

Okabe, Atsuyuki, Barry Boots, and Kokichi Sugihara. *Spatial Tessellations: Concepts and Applications of Voronoi Diagrams*, 2nd ed. Chichester, U.K.: Wiley, 2000.

Old Ordnance Survey Maps of London. *West End 1870* (Sheet 61). Leadgate, U.K.: Alan Godfrey Maps, 2000.

O'Shaughnessy, William B. *Report on the Chemical Pathology of the Malignant Cholera. Containing Analyses of the Blood, Dejections, &c. of Patients Labouring Under that Disease in Newcastle and London, &c.* London: S. Highley, 1832.

Owen, Buddug. "A man called Read." *Proceedings of the History of Anaesthesia Society* 17 (1995): 86-92.

Oxford English Dictionary. New York: Oxford University Press, 1971.

Paget, Stephen, ed. *Memoirs and Letters of Sir James Paget*. London: Longmans, Green, 1901.

Paneth, Nigel, Peter Vinten-Johansen, Howard Brody, and Michael Rip. "A rivalry of foulness: Official and unofficial investigations of the London cholera epidemic of 1854." *American Journal of Public Health* 88 (1998): 1545-53.

Parkes, Edmund A. *A Manual of Practical Hygiene*, 2nd ed. London: John Churchill & Sons, 1864.

———. *Researches into the Pathology and Treatment of the Asiatic or Algide Cholera*. London: Churchill, 1847.

Pathological Society of London. *Transactions*. London, 1846-58.

Peitzman, Steven J. "Bright's disease and Bright's generation—Toward exact medicine at Guy's Hospital." *Bulletin of the History of Medicine* 55 (1981): 307-21.

———. "From Bright's Disease to end-stage renal disease." In *Framing Disease*, edited by Charles E. Rosenberg and Janet Golden, 3-19. New Brunswick, N.J.: Rutgers University Press, 1992.

Pelling, Margaret. *Cholera, Fever, and English Medicine 1825-1865*. Oxford: Oxford University Press, 1978.

Pernick, Martin S. *A Calculus of Suffering: Pain, Professionalism, and Anesthesia in Nineteenth Century America*. New York: Columbia University Press, 1985.

Petermann, Augustus H. *Cholera Map of the British Isles, Showing the Districts Attacked in 1831, 1832 and 1833*, and "Statistical Notes." London: John Betts, 1852.

Peters, John C. *Notes on the Origin, Prevention, and Treatment of Asiatic Cholera*, 2nd ed. New York: Van Nostrand, 1867.

Peterson, M. Jeanne. *The Medical Profession in Mid-Victorian London*. Berkeley: University of California Press, 1978.

Pigot and Co. *Directory of London*. London: Pigot & Co., 1839.

Michael F. Goodchild, and David W. Rhind, 9-20. New York: Wiley, 1991.
Maher, John F. "The origins of American nephrology (1800-1850)." *Journal of the American Society of Nephrology* 10 (1991): 1128-35.
McClellan, Ely. *A History of the Cholera Epidemic of* 1873 *in the United States.* Washington: GPO, 1875.
McLeod, Kari S. "Our sense of Snow: The myth of John Snow in medical geography." *Social Science and Medicine* 50 (2000): 923-35.
McMahon, Brian, and Dimitrios Trichopoulos. *Epidemiology: Principles and Methods*, 2nd ed. Boston: Little, Brown, 1996.
Medical Times. 24 vols. London: 1839-1851.
Medical Times and Gazette. London: 1852-1885.
Medico-Chirurgical Transactions. Royal Medical and Chirurgical Society. 90 vols. London: 1809-1907.
Merrell, D. Scott, Susan M. Butler, Firdausi Qadri, et al. "Host-induced epidemic spread of the cholera bacterium." *Nature* 417 (2002): 642-45.
Merrington, William R. *University College Hospital and its Medical School: A History.* London: Heinemann, 1976.
Metropolitan Commission of Sewers. Records. London Metropolitan Archives.
Mills, Dennis and Carol Pearce. *People and Places in the Victorian Census.* Historical Geography Research Series no. 23. Cambridge: Cambridge Group for the History of Population and Social Structure, 1989.
Moon, John B. "Sir William Brooke O'Shaughnessy—The foundations of fluid therapy and the Indian telegraph service." *New England Journal of Medicine* 276 (1967): 283-84.
Morris, Jeremy N. *Uses of Epidemiology*, 3rd ed. London: Churchill, Livingstone, 1975.
Morris, R. J. *Cholera 1832: The Social Response to An Epidemic.* New York: Holmes & Meier, 1976.
Morton, Leslie T. *Garrison and Morton's Medical Bibliography,* 2nd rev. ed. London: Andre Deutsch, 1965.
Naphtali, Zvia. "GIS in healthcare: When geography matters." http://www.nyu.edu/its/connect/archives/99spring/nathtaligis.html (8 October 2002).
National Geographic Society. *TC Tool Kit: A Resource for Teacher-Consultants.* Washington, D.C.: National Geographic Society, 1993.
Newman, Charles. *The Evolution of Medical Education in the Nineteenth Century.* London: Oxford University Press, 1957.
Newton, John Frank. *The Return to Nature, or, A Defence of the Vegetable Regimen; with Some Account of an Experiment Made During the Last Three or Four Years in the Author's Family.* London: T. Cadell & W. Davies, 1811.
Nordenskiöld, Erik. *History of Biology.* New York: Tudor, 1946.
Notter, James L., and William H. Horrocks. *The Theory and Practice of*

———. *Researches into the Properties of Spring Water with Medical Cautions (Illustrated by Cases) Against the Use of Lead in the Construction of Pumps, Water-Pipes, Cisterns, etc.* London: J. Johnson, 1803.

Lambert, Royston. *Sir John Simon,* 1816-1904. London: MacGibbon & Kee, 1963.

The *Lancet.* London, 1823-.

Laquer, Thomas W. "Working-class demand and the growth of English elementary education, 1750-1850." In *Schooling and Society. Studies in the History of Education,* edited by Lawrence Stone, 192-205. Baltimore: Johns Hopkins University Press, 1976.

Lawrence, Christopher. *Medicine in the Making of Modern Britain, 1700-1920.* London: Routledge, 1994.

Lawrence, Susan C. "Entrepreneurs and private enterprise: The development of medical lecturing in London, 1775-1820." *Bulletin of the History of Medicine* 62 (1988): 171-97.

Lawson, John. *Primary Education in East Yorkshire,* 1560-1902. York: East Yorkshire Local History Society, 1959.

Leaman, Alan M. "John Snow MD—his early days." *Anaesthesia* 39 (1984): 803-05.

Levy, A. Goodman. *Chloroform Anesthesia.* London: John Bale, Sons, & Danielsson, 1922.

Liebig, Justus. *Animal Chemistry, or Organic Chemistry in its Applications to Physiology and Pathology,* edited by William Gregory. Philadelphia: Peterson, 1850.

———. *Chemistry in its Application to Agriculture and Physiology,* edited by Lyon Playfair. Philadelphia: Peterson, 1856.

Lilienfeld, David. "John Snow: The first hired gun?" *American Journal of Epidemiology* 152 (2000): 4-9.

Lind, James. *An Essay on the Most Effectual Means of Preserving the Health of Seamen in the Royal Navy.* London: D. Wilson, 1779.

Liston, Robert. *Casebooks,* vol 11. UCH MR/1/61. London: University College London, Science Library, Manuscripts Division.

London Journal of Medicine. A Monthly Record of the Medical Archives. 4 vols. London: 1849-1852.

London Medical Gazette. 48 vols. London: 1827-1851.

Long, Esmond R. *A History of Pathology.* 1928. Reprint, New York: Dover, 1965.

Loudon, Irvine. *Medical Care and the General Practitioner, 1750-1850.* Oxford: Clarendon Press, 1986.

Luckin, Bill. *Pollution and Control. A Social History of the Thames in the Nineteenth Century.* Bristol: Adam Hilger, 1986.

Maguire, David. "An overview and definition of GIS." In *Geographical Information Systems: Principles and Applications,* edited by David J. Maguire,

New York: Hoebner, 1927.
Hunt, Thomas, ed. *The Medical Society of London, 1773-1973*. London: Heinemann, 1972.
Hurt, John. *Education in Evolution*. London: Rupert-Davis, 1971.
Inkster, Ian and Jack Morrell, eds. *Metropolis and Province, Science in British Culture, 1780-1850*. Philadelphia: University of Pennsylvania Press, 1983.
Jackson, James. *A Report on Spasmodic Cholera, Prepared by a Committee under the Direction of the Counsellors of the Massachusetts Medical Society*. Boston: Carter & Hendee, 1832.
Jarcho, Saul. "Yellow fever, cholera, and the beginnings of medical cartography," *Journal of the History of Medicine and Allied Sciences* 25 (1970): 131-42.
Jewson, N. D. "The Disappearance of the sick-man from medical cosmology, 1770-1870." *Sociology* 10 (1976): 225-44.
Johnson, George. *On Epidemic Diarrhoea and Cholera: Their Pathology and Treatment, with a Record of Cases*. London: J. W. Parker & Son, 1855.
Jordan, Edwin O., George C. Whipple, and Charles E. A. Winslow. *A Pioneer of Public Health. William Thompson Sedgwick*. New Haven: Yale University Press, 1924.
Journal of Public Health, and Sanitary Review, vols. 1-2 (nos. 1-8; 1855-Jan. 1857). London. Includes the Transactions of the Epidemiological Society of London, 1855-56. Continued as *The Sanitary Review and Journal of Public Health*.
Kay-Shuttleworth, James P. *The Moral and Physical Condition of the Working Classes Employed in the Cotton Manufacture in Manchester*, 2nd ed. London: Ridgway, 1832.
Kelsey, Jennifer L., W. Douglas Thompson, and Alfred S. Evans. *Methods in Observational Epidemiology*. New York: Oxford University Press, 1986.
King, Lester S. *Medical Thinking*. A Historical Preface. Princeton: Princeton, N.J.: University Press, 1982.
———. *The Medical World of the Eighteenth Century*. Huntington, N.Y.: Krieger, 1958.
Kudlick, Catherine. *Cholera in Post-Revolutionary Paris: A Cultural History*. Berkeley: University of California Press, 1996.
Lambe, William. *Additional Reports on the Effects of a Peculiar Regimen in Cases of Cancer, Scrofula, Consumption, Asthma and Other Chronic Diseases*. London: J. Mawman, 1815.
———. *A Medical and Experimental Inquiry, into the Origin, Symptoms, and Cure of Constitutional Diseases*. London: J. Mawman, 1805.
———. *Reports on the Effects of a Peculiar Regimen on Scirrhous Tumours and Cancerous Ulcers*. London: J. Mawman, 1809.

Gotfredsen, Edvard. John Snow, *Anæstesiologiens Grundlægger* (Founder of Anesthesiology). Copenhagen: 1958.

Greenhow, Thomas M. *Cholera, As It Recently Appeared in the Towns of Newcastle and Gateshead; Including Cases Illustrative of its Physiology and Pathology, with a View to the Establishment of Sound Principles of Practice.* Philadelphia: Carey & Lea, 1832.

Halliday, Stephen. *The Great Stink of London. Sir Joseph Bazalgette and the Cleansing of the Victorian Metropolis.* Stroud, Gloucestershire: Sutton, 1999.

Hamlin, Christopher. *A Science of Impurity; Water Analysis in 19th Century Britain.* Bristol: Adam Hilger, 1990.

———. "John Sutherland's Epidemiology of Constitutions." *International Journal of Epidemiology* 31 (2002): 915-19.

———. *Public Health and Social Justice in the Age of Chadwick: Britain 1800-1854.* New York: Cambridge University Press, 1998.

Hare, Augustus. *Walks in London,* 7th ed., vol. 2. London: George Allen, 1901.

Hargrove, William. *History and Description of the Ancient City of York.* 2 vols. York: William Alexander, 1818.

Harrison, Brian. *Drink and the Victorians. The Temperance Question in England 1815-1872,* 2nd ed. Newcastle-under-Lyme: Keele University Press, 1994.

Hartley, David. *Observations on Man, His Frame, His Duty, and His Expectations.* London: Richardson, 1749.

Hassall, Arthur Hill. *Food and Its Adulterations.* London: Longman, Brown, Green, & Longmans, 1855.

———. *Memoirs of a Busy Life.* London: Longmans, Green, 1893.

Hatton, John. "A lecture on the sanitary condition of Chorlton-upon-Medlock delivered at the request of the Manchester and Salford Sanitary Association, 12 January 1854." Manchester: Beresford & Galt, 1854.

Hays, J. N. "The London lecturing empire." In *Metropolis and Province, Science in British Culture, 1780-1850,* edited by Ian Inkster and Jack Morrell, 91-119. Philadelphia: University of Pennsylvania Press, 1983.

Herschel, John F. W. *A Preliminary Discourse on the Study of Natural Philosophy.* 1830. Reprint, Chicago: University of Chicago Press, 1987.

Holloway, Sydney W. F. "The Apothecaries' Act, 1815: A reinterpretation." *Medical History* 10 (1966): 107-29, 221-36.

———. "Medical education in England, 1830-1858. A sociological analysis." *History* 49 (1964): 299-324.

Howard-Jones, Norman. "Cholera therapy in the nineteenth century." *Journal of the History of Medicine* 27 (1972): 373-95.

Hudson, Robert. *Disease and Its Control.* Westwood, Conn.: Greenwood Press, 1983.

Hume, Edgar E. *Max von Pettenkofer, His Theory of the Etiology of Cholera.*

Foster, William D. *A History of Parasitology*. Edinburgh: Livingstone, 1965.

Foucault, Michel. *The Birth of the Clinic: An Archeology of Medical Perception*. 1963. Translated by A. M. Sheridan Smith. New York: Pantheon Books, 1973.

FP Report (newsletter of the American Academy of Family Physicians).

Frazer, William M. *A History of English Public Health, 1834-1939*. London: Balliere, Tindall & Cox, 1950.

Friis, Robert H. and Thomas A. Sellers. *Epidemiology for Public Health Practice*. Gaithersburg, Md.: Aspen, 1996.

Frost,Wade Hampton, ed. *Snow on Cholera, Being a Reprint of Two Papers by John Snow MD Together with a Biographical Memoir by B. W. Richardson*. 1936. Reprint, New York: Hafner, 1965.

Galbraith, N. Spence. *Dr John Snow (1813-1858). His early years*. London: Royal Institute of Public Health, 2002.

———. "Dr John Watson (1790/91-1847) of Burnopfield and his assistant Dr. John Snow." *Bulletin, Durham County Local History Society* 57 (1998): 32-50.

———. "Dr. Joshua Parsons (1814-1892) of Beckington Somerset general practitioner." *Somerset Archaeology and Natural History* 140 (1997): 105-19.

———. "Joseph Warburton (1786-1846) of Pateley Bridge and his assistant Dr. John Snow." *Yorkshire Archaeological Journal* 71 (1999): 225-36.

———. "William Hardcastle (1794-1860) of Newcastle-upon-Tyne and his pupil John Snow." *Archæologia Æliana* (The Society of Antiquaries of Newcastle upon Tyne) 27 (1999): 155-70.

Gardner, Phil. *The Lost Elementary Schools of Victorian England: The People's Education*. London: Croom Helm, 1984.

Gaulter, Henry. *The Origin and Progress of the Malignant Cholera in Manchester*. London: Longman, 1833.

Gavin, Hector. *Sanitary Ramblings*. 1848. Reprint, London: Frank Cass, 1971.

Gay-Lussac, Joseph Louis. "The expansion of gases by heat." In *A Source Book in Physics*, edited by William Francis Magie, 165-72. New York: McGraw-Hill, 1935.

Gilbert, Edmund W. "Pioneer maps and health and disease in England." *Geographical Journal* 124 (1958): 172-83.

Gilbert, Pamela K. "'Scarcely to Be Described': Urban Extremes as Real Spaces and Mythic Places in the London Cholera Epidemic of 1854." *Nineteenth Century Studies* 14 (2000): 149-72.

Gilman, Sander L., ed. *The Face of Madness : Hugh W. Diamond and the Origin of Psychiatric Photography*. New York: Brunner/Mazel, 1976.

Glass, David V. *Numbering the People: The Eighteenth-Century Population Controversy and the Development of Census and Vital Statistics in Britain*. Farnborough, Hants: Heath, 1973.

Gordis, Leon. *Epidemiology*. Philadelphia: Saunders, 1996.

———. "Early ether anaesthesia: The news of anaesthesia spreads to the United Kingdom." In *The History of Anaesthesia: Proceedings of the Second International Symposium,* edited by R. S. Atkinson and T. B Boulton, 69–76. London: RSM Services, 1989.

———. Introduction. *On Narcotism and the Inhalation of Vapours,* edited by Richard H. Ellis, xi–xxvi. London: Royal Society of Medicine, 1991.

Empson, Charles. *Narratives of South America, Illustrating Manners, Customs, Scenery.* London: Edwards, 1836.

———. *Portfolio of* 12 *Coulored Drawings Made at Various Localities.* London: Ackerman, 1836. Bibliography 407

Engel, George L. "The need for a new medical model: A challenge for biomedicine." *Science* 196 (1977): 129–36.

English, Mary P. *Victorian Values: The Life and Times of Dr. Edwin Lankester.* Bristol, U.K.: Biopress, 1990.

Evans, Alun. "Benjamin Guy Babington: Founding president of the London Epidemiological Society." *International Journal of Epidemiology* 30 (2001): 226–30.

———. "Let's not forget B G Babington." *Lancet* 356 (2000): 1870.

Evans, Keith. *The Development and Structure of the English School System.* London: Hodder and Stoughton, 1985.

Evans, Richard. *Death in Hamburg.* Oxford: Oxford University Press, 1986.

Eyler, John M. "The changing assessments of John Snow and William Farr's cholera studies." *Sozial-und Präventivmedizin* 46 (2001): 225–32.

———. *Victorian Social Medicine. The Ideas and Methods of William Farr.* Baltimore: Johns Hopkins University Press, 1979.

———. "William Farr on the cholera: The sanitarian's disease theory and the statistician's method." *Journal of the History of Medicine* 28 (1973): 79–100.

Farley, John. "Parasites and the germ theory of disease." In *Framing Disease: Studies in Cultural History,* edited by Charles E. Rosenberg and Janet Golden, 33–49. New Brunswick, N.J.: Rutgers University Press, 1997.

———. "The spontaneous generation controversy (1700–1860): The origin of parasitic worms." *Journal of the History of Biology* 5 (1972) : 95–125.

Farr, William. "Report on the cholera epidemic of 1866 in England." In U.K. Parliament. *Sessional Papers,* 1867–68, vol. 37.

———. *Report on the Mortality from Cholera in England, 1848–1849.* London: HMSO, 1852.

———. *Vital Statistics. A Memorial Volume of Selections from the Reports and Writings of William Farr.* 1885. Reprint, Metuchen, N.J.: Scarecrow Press, 1975.

Finn, M. W. Introduction to *The Medical and Legal Aspects of Sanitary Reform* by Alexander P. Stewart and Edward Jenkins. Reprint, Leicester: Leicester University Press, 1969.

1786.

Cunningham, Peter. *Hand-Book of London, Past and Present.* London: John Murray, 1850.

Dalton, John. "Experimental enquiry into the proportion of the several gases or elastic fluids, constituting the atmosphere, read Nov. 12, 1802." In *Memoirs of the Literary and Philosophical Society of Manchester* 1 (1805): 244-58.

Daley, David J. and Joseph Gani. *Epidemic Modelling: An Introduction.* Cambridge: Cambridge University Press, 1999.

Darwin, Charles. *Correspondence,* vol. 1, 1821-36. Cambridge: Cambridge University Press, 1985.

Davey Smith, George. "Behind the Broad Street pump: aetiology, epidemiology and prevention of cholera in mid-19th century Britain." *International Journal of Epidemiology* 31 (2002): 920-32.

Davison, M. H. Armstrong. *The Evolution of Anesthesia.* Altrincham, U.K.: John Sherratt & Son, 1965.

Delaporte, François. *Disease and Civilization: The Cholera in Paris, 1832.* Translated by Arthur Goldhammer. Cambridge, Mass.: MIT Press, 1986.

Desmond, Adrian. *The Politics of Evolution: Morphology, Medicine, and Reform in Radical London.* Chicago: University of Chicago Press, 1989.

Digby, Anne. *Evolution of British General Practice 1850-1948.* New York: Oxford University Press, 1999.

Digby, Anne and Peter Searby. *Children, School, and Society in Nineteenth-Century England.* London: Macmillan, 1981.

Doyle, Arthur Conan. *The Adventures of Sherlock Holmes.* Oxford: Oxford University Press, 1993.

———. *The Memoirs of Sherlock Holmes.* New York: Oxford University Press, 1993.

Duncum, Barbara M. *The Development of Inhalation Anaesthesia.* London: Oxford University Press, 1947.

Dunglison, Robley. *A Dictionary of Medical Science,* 13th ed. Philadelphia: Lea & Blanchard, 1856.

Durey, Michael. *The Return of the Plague: British Society and the Cholera 1831-2.* Dublin: Gill & Macmillan, 1979.

Dyos, Harold J. and Derek H. Aldcroft. *British Transport.* Leicester: Leicester University Press, 1969.

Earles, Melvin P. "The prescription records." In *The Casebooks of Dr. John Snow,* edited by Richard H. Ellis, xliv-1. London: Wellcome Institute for the History of Medicine, 1994.

Elliotson, John. *Human Physiology,* 5th ed. London: Longman, 1840.

Ellis, Richard H., ed. *The Casebooks of Dr. John Snow.* London: Wellcome Institute for the History of Medicine, 1994.

Cholera Inquiry Committee. *Report on the Cholera Outbreak in the Parish of St. James, Westminster during the Autumn of 1854.* London: Churchill, 1855.

Clark, E. Gurney and Anna Gelman. "Epidemiology exercise: Snow on cholera." Bank of Epidemiology Exercises, exercise 1, edition 1, Department of Preventive Medicine, New York Medical College, October 1967.

Clark, George. *A History of the Royal College of Physicians of London.* 3 vols. Oxford: Clarendon Press, 1966.

Clark-Kennedy, A. E. "The London Hospitals and the Rise of the University." In *The Evolution of Medical Education in Britain,* edited by F. N. L. Poynter, 111-20. Baltimore: Williams & Wilkins, 1966.

Clarke, Keith. *Analytical and Computer Cartography,* 2nd ed. Englewood Cliffs, N.J.: Prentice-Hall, 1995.

Clarke, Keith, Sara L. McLafferty, and Barbara J. Tempalski. "On epidemiology and geographic information systems: A review and discussion of future directions." *Emerging Infectious Diseases* 2 (1996): 1-11.

Clover/Snow Collection. Woodward Biomedical Library, University of British Columbia, Canada.

Cock, Frederick W. "The first major operation under ether in England." *UCH Magazine* 1 (1911): 127-44.

Coley, Noel G. "The collateral sciences in the work of Golding Bird (1814-1854)." *Medical History* 13 (1969): 363-76.

Coope, Robert. *Diseases of the Chest.* Edinburgh: Livingstone, 1944.

Cooper, Edmund. "Report on an enquiry and examination into the state of the drainage of the houses situate[d] in that part of the Parish of St. James, Westminster. . . ." 22 September 1854. MCS 478/21. London Metropolitan Archives.

Cope, Zachary. "The private medical schools of London, 1746-1914." In *The Evolution of Medical Education,* edited by F. N. L. Poynter, 89-109. Baltimore: Williams & Wilkins, 1966.

———. *Royal College of Surgeons of England. A History.* London: Royal College of Surgeons, 1959.

Copland, James. *A Dictionary of Practical Medicine,* vol 1. London: Longmans, 1839; vol. 2. Cambridge: Folsom, Wells, and Thurston, 1838.

Copeman, William S. C. *The Worshipful Society of Apothecaries of London. A History 1617-1967.* Oxford: Pergamon Press, 1967.

Cowdell, Charles. *A Disquisition on Pestilential Cholera; Being an Attempt to Explain Its Phenomena, Nature, Cause, Prevention, and Treatment, by Reference to an Extrinsic Fungous Origin.* London: Highley, 1848.

Creighton, Charles. *A History of Epidemics in Britain.* 2 vols. 1894. Reprint, London: Frank Cass, 1965.

Cullen, William. *First Lines of the Practice of Physic.* 4 vols. Edinburgh: Eliot,

Brockington, Colin F. *Public Health in the Nineteenth Century*. Edinburgh: Livingstone, 1965.

Brody, Howard, Michael Rip, Peter Vinten-Johansen, Nigel Paneth, and Stephen Rachman. "Map-making and myth-making in Broad Street: The London cholera epidemic, 1854." *Lancet* 356 (2000): 64-68.

Brown, Peter E. "Another look at John Snow." *Anaesthesia and Analgesia. Current Researches* 43 (1964): 646-53.

———. "John Snow—The autumn loiterer." *Bulletin of the History of Medicine* 35 (1961): 519-28.

Brownson, Ross C. and Diana B. Petitti. *Applied Epidemiology*. New York: Oxford University Press, 1998.

Budd, William. *Malignant Cholera: Its Mode of Propagation and Its Prevention*. London: John Churchill, 1849.

———. *On the Causes of Fevers*. 1839. Edited by Dale C. Smith. Baltimore: Johns Hopkins University Press, 1984.

———. *Typhoid Fever: Its Nature, Mode of Spreading, and Prevention*. London: Longmans, Green, 1873.

The Builder; an Illustrated Weekly Magazine for the Architect, Engineer, Archaeologist, Constructor, Sanitary-Reformer and Art Lover. London, 1843-.

Burnby, Juanita G. L. *A Study of the English Apothecary from 1660-1760*. Medical History Supplement 3. London: Wellcome Institute for the History of Medicine, 1983.

Bynum,W. F. *Science and the Practice of Medicine in the Nineteenth Century*. New York: Cambridge University Press, 1994.

Campbell, R. *The London Tradesman, Being a Compendious View Of All the Trades, Professions, Arts, both Liberal and Mechanical, Now Practised in the Cities of London and Westminster. Calculated for the Information of Parents, and the Instruction of Youth in Their Choice of Business*. London: T. Gardner, 1747.

Caton, Donald. *What a Blessing She Had Chloroform: The Medical and Social Response to the Pain of Childbirth from* 1800 *to the Present*. New Haven: Yale University Press, 1999.

Chadwick, Edwin. *Report to Her Majesty's Principal Secretary of State for the Home Department, from the Poor Law Commissioners on an Inquiry into the Sanitary Condition of the Labouring Population of Great Britain*. London: HMSO, 1842.

Charleton, Robert J. *Newcastle Town*. London: Walter Scott, 1885.

Chave, Sidney P. W. "Henry Whitehead and cholera in Broad Street." *Medical History* 2 (1958): 92-108.

———. "John Snow, the Broad Street Pump, and After." *The Medical Officer* 99 (1958): 347-49.

Bell, George Hamilton. *Treatise on Cholera Asphyxia, or Epidemic Cholera, as It Appeared in Asia, and More Recently in Europe*. Edinburgh: William Blackwell, 1831.

Benson, Edwin. "A history of education in York, 1780-1902." PhD diss., London University, 1932.

Benson, George. *An Account of the City and County of the City of York: From the Reformation to the Year 1925*. 1925. Reprint, East Ardsley, England: S. R. Publishers, 1968.

Bentivoglio, Marina and Paolo Pacini. "Filippo Pacini: A determined observer." *Brain Research Bulletin* 38 (1995): 161-65.

Billings, John S. *Bibliography of Cholera*. Washington: GPO, 1875.

Bird, Golding. *Urinary Deposits: Their Diagnosis, Pathology, and Therapeutical Indications*, 3rd ed. London: Churchill, 1851.

Bonderup, Gerda. *"Cholera-Morbro'er" og Danmark*. Aarhus: Aarhus Universitetsforlag, 1994.

Booth, R. K. *York: The History and Heritage of a City*. London: Barrie & Jenkins, 1990.

Borthwick Institute of Historical Research. "All Saints North Street baptismal register, 1750-1807." PR Y/ASN 2. University of York, England.

———. "All Saints North Street baptismal register, 1808-12." PR Y/ASN 3. University of York, England.

———. "All Saints North Street baptismal register, 1813-35." PR Y/ASN 4. University of York, England.

———. "All Saints North Street marriage register, 1754-1812." PR Y/ASN 6.

———. "Last will and testament of John Empson." 2 May 1843. Under 100£ Prerogative, July 1850.

———. "Water rates collection book for 1795." Temp. ref. Sch. 3A. University of York, England.

Brande, William T. and Alfred S. Taylor, *Chemistry*. Philadelphia: Blanchard and Lea, 1863.

Brigham, A. *Treatise on Epidemic Cholera*. Hartford: Huntington, 1832.

Bright, Pamela. *Dr. Richard Bright (1789-1858)*. London: The Bodley Head, 1983.

Bright, Richard. "Cases and observations, illustrative of renal disease accompanied with the secretion of albuminous urine." *Guy's Hospital Reports* 1 (1836): 338-400.

———. *Reports of Medical Cases Selected with a View to Illustrating the Symptoms and Cure of Diseases by a Reference to Morbid Anatomy*. 2 vols. London, Longman, 1827-31.

British Medical Journal. Journal of the British Medical Association (formerly Provincial Medical and Surgical Association). London, 1857-.

Brockbank, William. *Ancient Therapeutic Arts*. London: Heinemann, 1954.

参考文献

Ackerknecht, Erwin H. "Anti-contagionism between 1821 and 1867." *Bulletin of the History of Medicine* 22 (1948): 562-93.

———. *A Short History of Medicine*, rev. ed. Baltimore: Johns Hopkins University Press, 1982.

Adams, C. N. "Scolding wives, squealing pigs, and other matters: The lay reaction to the introduction of anaesthesia in Victorian England." *Proceedings of the History of Anaesthesia Society* 20 (1997): 44-58.

Annesley, James. *Sketches of the Most Prevalent Diseases of India, Comprising, a Treatise on the Epidemic Cholera of the East*. London: Thomas & George Underwood, 1825.

Anning, Stephen T. "Provincial medical schools in the nineteenth century." In *The Evolution of Medical Education in Britain*, edited by F. N. L. Poynter, 121-34. Baltimore: Williams & Wilkins, 1966.

Armstrong, Alan. *Stability and Change in an English County Town*. London: Cambridge University Press, 1974.

Artusio, J. F. "Ether analgesia during major surgery." *JAMA* 157 (1955): 33-36.

Ashcroft, Anthony. "John Snow—Victorian physician." In *Medicine in Northumbria: Essays on the History of Medicine in the North East of England*, 246-60. Newcastle-upon-Tyne: The Pybus Society for the History and Bibliography of Medicine, 1993.

Association Medical Journal. Journal for the Provincial Medical and Surgical Association. New Series. London, 1853-56.

Bailey, James B. "The medical institutions of London." *BMJ* 1 (1895): 1289-91, 1349-50, 1388-89; 2 (1895): 24-26, 100-03.

Baines, Edward. *History, Directory & Gazetteer of the County of York*. Leeds: Edward Baines, 1823.

Baker, Robert. *Report of the Leeds Board of Health* (Leeds: 1833).

Baldwin, Peter. *Contagion and the State in Europe, 1830-1930*. Cambridge: Cambridge University Press, 1999.

Barnet, Margaret C. "The 1832 cholera epidemic in York." *Medical History* 16 (1972): 27-39.

Barrett, Frank A. *Disease & Geography: The History of An Idea*. York, Ontario: York University, Atkinson College, 2000.

Barua, Dhiman and William B. Greenough, eds. *Cholera*. New York: Plenum, 1992.

Bazalgette, Joseph W. *On the Metropolitan System of Drainage, and the Interception of the Sewage from the River Thames*. London: William Clowes, 1865.

わ行

や行

ら行

ま行

は行

た行

な行

さ行

か行

あ行

索 引

【訳者】
井上　栄（いのうえ　さかえ）
大妻女子大学名誉教授。国立感染症研究所名誉所員。1940（昭和15）年山梨県生まれ。東京大学医学部医学科卒業、同大学院博士課程修了。国立予防衛生研究所研究員、国立公衆衛生院衛生微生物学部長、国立予防衛生研究所感染症疫学部長、国立感染症研究所感染症情報センター（現・感染症疫学センター）の初代センター長を経て、2001〜2012年大妻女子大学家政学部食物学科教授。2010年瑞宝小綬章受章（保健衛生分野）。東京都花粉症対策検討委員会委員。
著書『文明とアレルギー病—杉花粉症と日本人』（講談社、1992）、『感染症の時代』（講談社現代新書、2000）、『感染症—広がり方と防ぎ方』（中公新書、2006）、『母子手帳から始める若い女性の健康学』（大修館書店、2012）、『ノロウイルス現場対策 改訂第2版』（共著 幸書房、2014）。翻訳書『ノーベル賞の真実—いま明かされる選考の裏面史』（E・ノルビー著 東京化学同人、2018）。

コレラ、クロロホルム、医の科学
近代疫学の創始者ジョン・スノウ　定価：本体4,000円＋税

2019年9月26日発行　第1版第1刷©

著　者　ピーター・ヴィンテン＝ヨハンセンほか

訳　者　井上《いのうえ》　栄《さかえ》

発行者　株式会社　メディカル・サイエンス・インターナショナル
代表取締役　金子 浩平
東京都文京区本郷1-28-36
郵便番号　113-0033　電話（03）5804-6050

印刷：横山印刷／装丁：トライアンス

ISBN 978-4-8157-0173-4　C3047